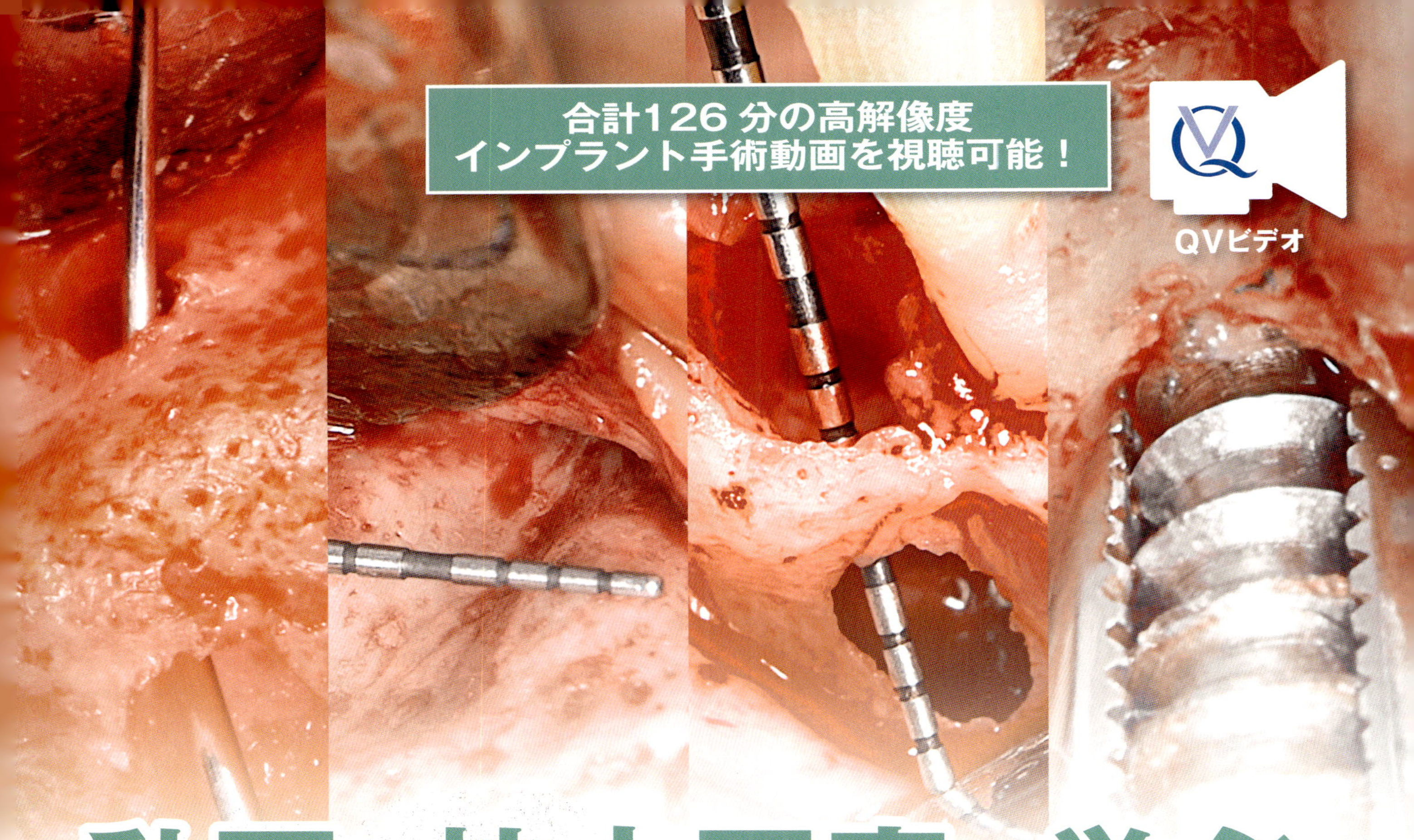

合計126分の高解像度
インプラント手術動画を視聴可能！

QVビデオ

動画と拡大写真で学ぶ“タバネラメソッド”

Tabanella Method

エンド・ペリオの失敗に悩む心理状態に配慮した患者負担軽減のためのインプラント治療

著　Giorgio Tabanella
監訳　井汲憲治
訳　田中譲治／水口稔之／若井広明／岩野義弘／髙山忠裕

クインテッセンス出版株式会社　2019
QUINTESSENCE PUBLISHING
Berlin, Barcelona, Chicago, Istanbul, London, Milan, Moscow, New Delhi, Paris, Prague, São Paulo,
Seoul, Singapore, Tokyo, Warsaw

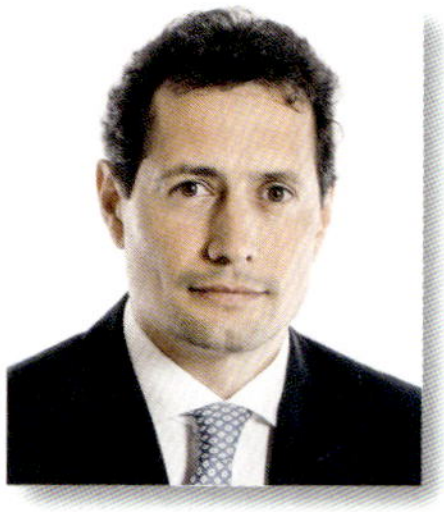

Giorgio Tabanella プロフィール

イタリア・ローマ開業。Dr.Tabanellaは、アメリカ歯周病学ボード歯周病専門医の資格を有する。南カルフォルニア大学（米国）において、歯周病学の修了証および頭蓋顔面生物学の修士号を取得し卒業。現在、国際インプラント会議の科学部門のコーディネーターや数々の国際学術誌の論文査読の担当をしている。インプラントおよび歯周外科治療、インプラントや歯周治療による審美的マネージメント、インプラント周囲の骨リモデリング、軟組織や硬組織再建に関して、アメリカだけでなくヨーロッパ、アジア、中東、南アフリカなど世界各国において講演を行っている。さらに、インプラントや天然歯周囲の骨欠損だけに限らず、さまざまな骨移植材料や軟組織の移植を組み合わせた組織再生や造成法にフォーカスをあてた研究を行っている。

Decision Making For Retreatment Of Failures In Dental Medicine

QUINTESSENCE PUBLISHING

Ifenpfad 2-4, 12107 Berlin, Germany
www.quintessenz.de

Author / Recording: www.tabanellaorec.com
Postproduction / Mastering: www.quintessenz.tv
Printing / Pressing: www.optimal-media.com

For Lorena, Edoardo and Alice

序文

現在の歯周治療や歯科インプラント治療は、過去の治療の失敗や合併症、診断の誤りに起因する医原性疾患に直面しており、その数は増加傾向にある。したがって、本書で失敗の許されない再治療の臨床例を紹介し、治療プロトコール、実際の治療法、使用する器具、および材料を共有することは、同じ臨床医のみならず患者にも有益なことであると考える。また、“複雑なバックグラウンドを有する患者”の再治療を行う際には、治療結果への高い期待と難しい心理的特徴を併せもつ患者に対応するための治療への情熱、倫理観、そして強い意思が求められる。歯周組織のバイオタイプや組織再生に関する生物学的および解剖学的な可能性、病的な歯やインプラント周囲の既存骨の形態や性質などの情報は、最良の治療結果を実現するための臨床的意思決定に影響を与えるだろう。そして、インプラント治療を行う際の判断は、教育的背景や治療経験に加えて最新のエビデンスに基づいて行われることが理想である。さらに歯周治療に精通すること、患者や施術部位のリスク評価、疾患に対する予知性、費用対効果、治療結果として予見されることや不明確なこと、治療結果の長期的安定性を考慮することが大切である。

Giorgio Tabanella

Contents

QVビデオ: クインテッセンス出版のホームページにて、本書添付のシリアルナンバーを入力することで、各章の高解像度インプラント手術動画（合計126分）をご覧いただけます。

訳者一覧

監訳

井汲憲治

一般社団法人 日本インプラント臨床研究会 名誉会長／
石倉歯科医院院長

訳

田中譲治

一般社団法人 日本インプラント臨床研究会 施設長･会長／
田中歯科医院院長

水口稔之

一般社団法人 日本インプラント臨床研究会 研修会委員会委員長／
水口インプラントセンター新宿・水口歯科クリニック院長

若井広明

一般社団法人 日本インプラント臨床研究会 学術発表・AOIA委員会委員長／
若井歯科医院院長

岩野義弘

一般社団法人 日本インプラント臨床研究会 サイエンス委員会委員長／
岩野歯科クリニック院長

髙山忠裕

日本大学歯学部歯科保存学第Ⅲ講座 助教

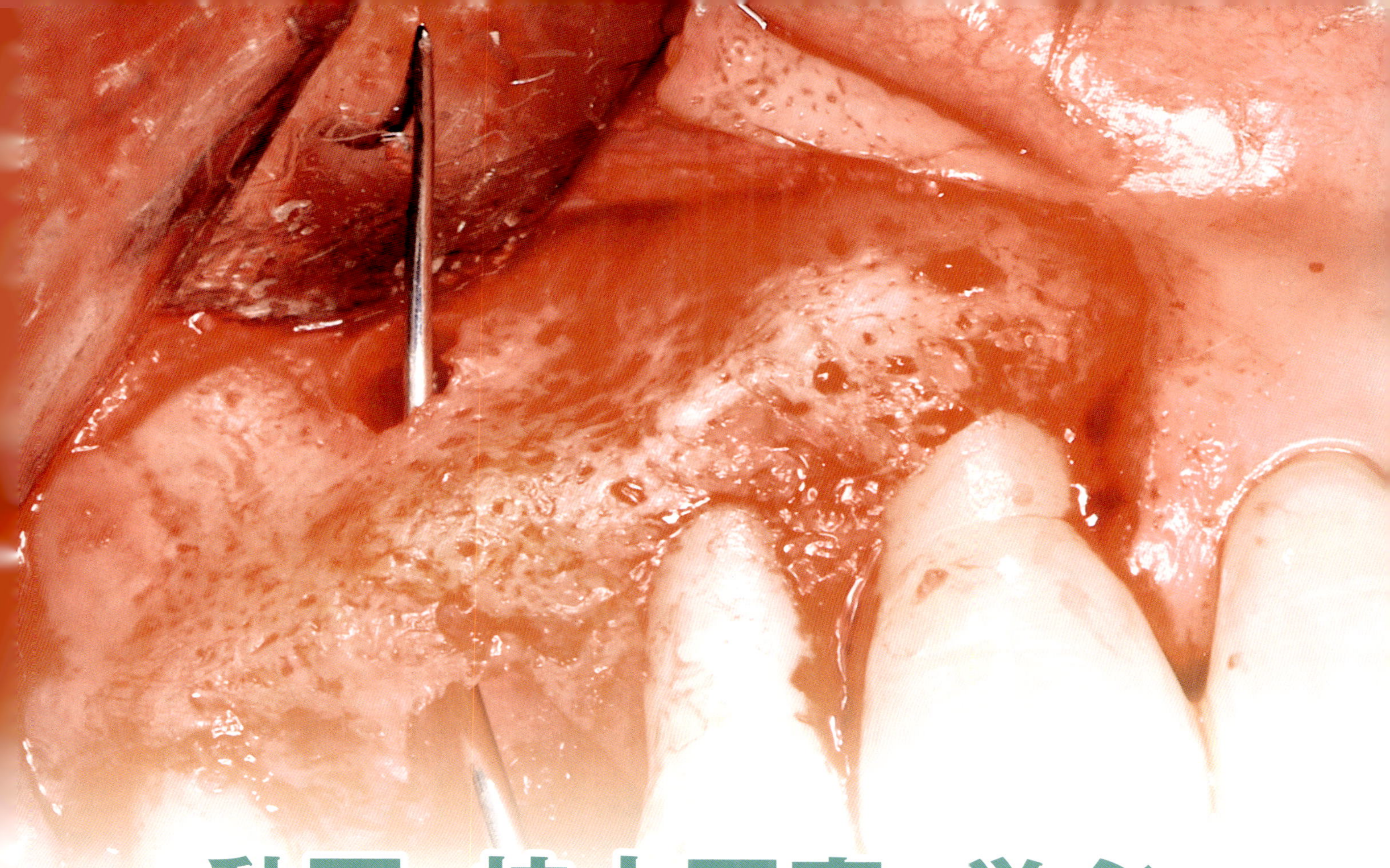

動画と拡大写真で学ぶ
“タバネラメソッド”

Tabanella Method

Part 1

歯内療法の失敗

歯の喪失と頬側骨の穿孔

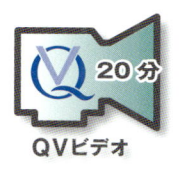

20分

QVビデオ

Summary

歯内療法の成功率は高いにもかかわらず、多くの症例で治療の失敗が起きている。これらの問題に対しては再根管治療で対応することができる。しかしながら、歯内療法の失敗が抜歯につながるケースもある。歯内療法失敗の主な原因は、過剰な根管治療用セメント、辺縁漏洩、未処置根管、持続的な細菌感染、根管への不良なアクセスに起因する医原性疾患、器具に関する合併症、不適切なシーリング、大きい根尖病変などである。

臨床家は、不適切な根管治療の重大性について気づくべきである。実際、歯内療法の失敗の多くは、解剖学的形態が影響する場合もあると考えられ、骨量の大幅な喪失を招くかもしれない。審美領域病変へのアプローチや組織の再構築が必要な場合、特に病変部位の生物学的制限がある部位を治療する際には、この結果は重要となるであろう。

Part 1 では、抜歯原因の約 30％を占める歯内療法の失敗に対する処置の症例について紹介する。患者は若年女性で頬骨下縁に症状があった。3D 構築画像とデジタル分析によって、重度歯周炎と歯内療法の失敗に起因する問題が認められた。患者は旅行が趣味であることやその他の理由により治療に制限が加わった。しかし、抜歯と同時に歯周外科治療、即時インプラント埋入および荷重、骨組織再生療法（GBR 法）を行うことにより外科治療のリスクを管理したうえでの患者の再治療が可能となった。

また、特殊なケースを治療する際のリスクを評価するために、デジタル機能を用いた治療計画についても説明する。特に重度歯周炎に対する外科処置における健全歯周組織と審美的要素のバランス、バイオタイプを改善するための軟組織の管理、インプラント外科治療、過去の治療の失敗のために生物学的制限がある部位の高度な骨再建への対応についてである。さらに、外科処置後の即時荷重は治療期間を大幅に短縮することができる。

本書は実践的な構成になっており、動画とあわせて問題を解決するために治療ステップをわかりやすく解説している。このシリーズの最大の目的は、難症例に対してできるかぎり容易に対応し、患者の要望を加味しながら治療期間の短縮を可能にするためのノウハウを皆さんと共有することである。

Giorgio Tabanella

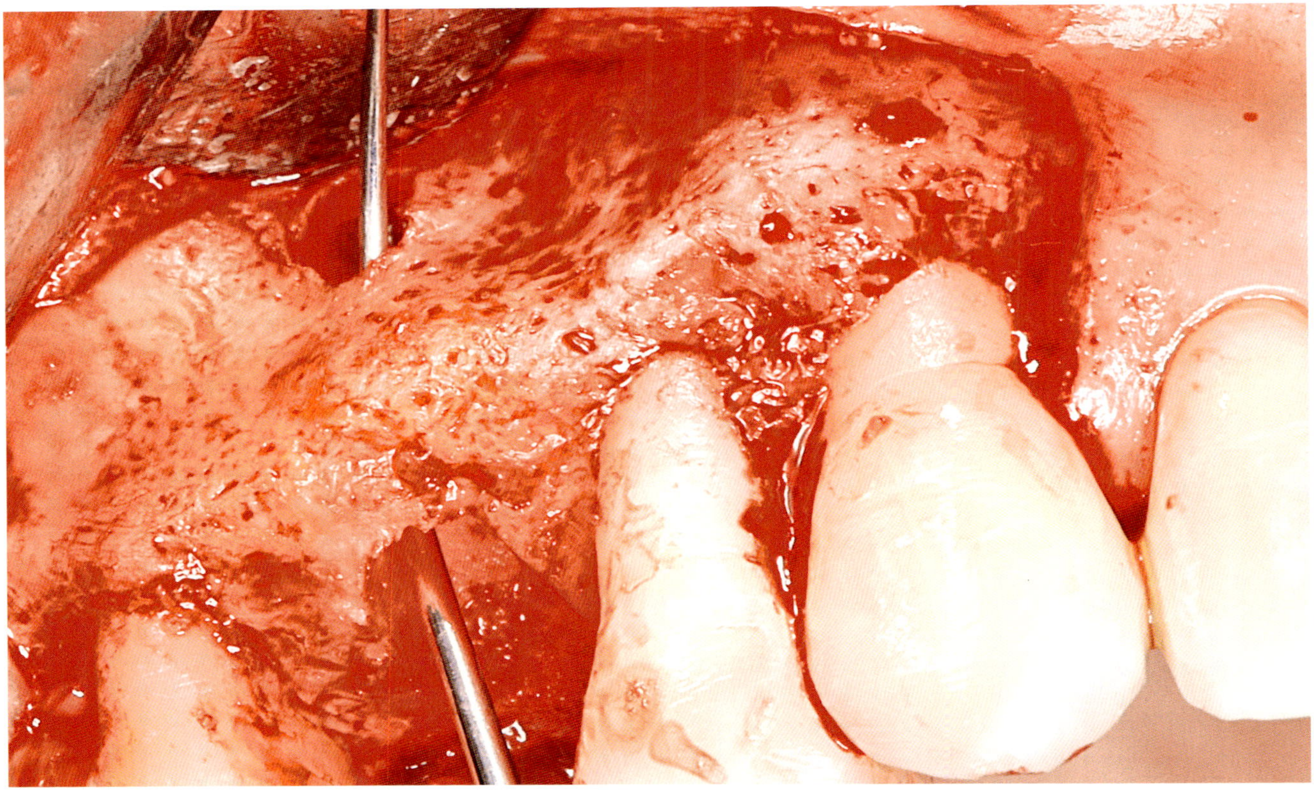

症例提示

歯内療法の失敗によって抜歯に至るケースが約 1/3 という報告がある。根尖病変がソケット内に残存していると骨結合の喪失につながることは周知の事実であり、そこへインプラント埋入を行えば成功率が減少することになる。しかしながら、治療期間短縮の要求が高まれば歯周病専門医や外科医は従来の外科プロトコルを改良することを考える。本症例の目的は、治療期間を短くするための外科的アプローチについて手順ごとに説明することである。また、合併症の可能性を最小限にすることはいうまでもない。本症例では、即時インプラント埋入および荷重、同時に骨移植を歯槽堤の内側と外側に行うことで、わずか４ヵ月の治癒期間を可能にした。

はじめに

医原性疾患を有する患者の治療では、適切な診断をしなければならない。その理由は、治療中のわずかな合併症が重度の骨吸収や軟組織の形態異常を引き起こす可能性があるからである。これらの合併症は、治療上の問題が過去にあった場合にはより広範囲に、そして重度となることがある。さらに、このような複雑な外科処置や治療を必要とする患者の心理的側面は、治療自体に影響を及ぼすかもしれない。すべての症例において、インプラント周囲の骨形態はポジティブであることが望ましく、これは周囲粘膜の安定性にも直結する。軟組織と硬組織のバランスは、長期的に審美的治療結果を維持するためのインプラント周囲組織の安定性をつくり出すことに影響する。本症例における治療に対するフィロソフィーは、インプラント治療学に新たな可能性を見出し、患者の要望や治療中の QOL を著しく改善することとなった。したがって、自然感を求めた治療と長期間の結果を達成するための重要な因子について重点を置いて解説する。

治療に関して合併症の経験があり不信感をもっている患者は、過去の治療の問題を解決しようとしている新たな専門医に対して特別な感情をもっている。すなわち、担当医に対して懐疑的であるうえに、治療に対して積極的な姿勢を示さない。患者は歯科医療や歯科医師に対する尊敬の念を失っている場合が非常に多い。一般的にこのタイプの患者は、新たな治療に携わる医療チームに対して協力的な姿勢やポジティブな感情をもっていない。したがって、初期の段階で正しい診断を行い、最終的な治療のゴールを視覚化することが不可欠である。現代の治療技術は患者と担当医が求めていることを実現する助けになる可能性があるが、デジタル技術は生物学的原理によってサポートされる必要がある。生物学、解剖学、血管新生、欠損形態、組織再生の可能性、外科手技と経験のみが診断時期を可視化することが可能かどうかを決定することになる。

また、全体的な治療期間を短縮するために高度な技術や改変したプロトコルによる再治療を行う際に注意することは、患者は過去の治療によりすべてのエネルギーを奪われていることに気づくことである。したがって、治療期間を短縮することは、固定性もしくは可撤性部分床義歯のようなもっとも簡単で早い治療を患者が選択することを避けるための重要なパラメータとなる。なぜなら、特に若い頃に広範囲な治療を経験している患者においては、このような治療は患者にさらなる再治療を将来的に課すことになる可能性があるからである。

患者の主訴に基づいて診断し、最終的な治療計画を立案した。

既往歴 / 病歴

患者は 45 歳女性で、右側頬骨下縁に疼痛を自覚しているが、排膿は認められない（図 1 ～ 8）。患者に著明な全身疾患は認められないが、軽度の低血圧症がある。治療時に服用薬はなかった。

歯科既往歴

患者は人生の大半にわたり歯科治療を行っていたという。幼少期には、矯正治療と主にアマルガムおよびコンポジットレジンによるう蝕治療（76|67、56|7）を行った。この治療以降、う蝕になることはなかった。25 歳の時に左側下顎第一大臼歯（|6）を、その数年後に|7を喪失した。患者は喪失原因については正確には覚えていないが、歯の動揺があったと記憶している。抜歯後数カ月経過時に|6にインプラントを埋入した。その後、根管治療と支台築造を5|、56|に行った。5|と|7には、歯内療法後に補綴処置を行った。

主訴

「右上にひどい痛みがあり右目まで痛みをともなう。この痛みを取り除いてほしい、そして歯の間の空間を改善できるかどうか知りたい」

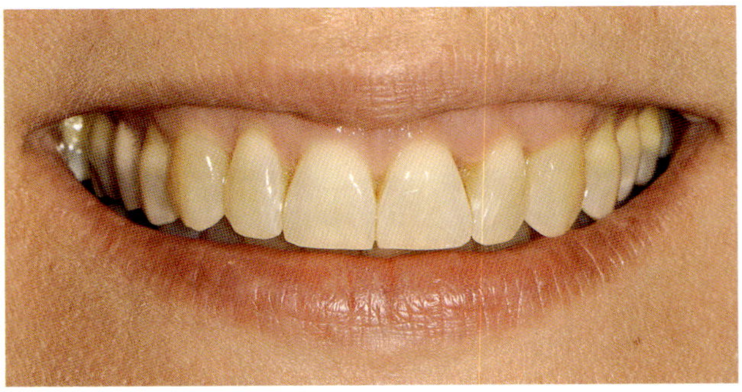

図1　術前の口腔内写真より、患者はガミースマイルであり広汎型侵襲性歯周炎のため歯間乳頭が退縮していることがわかる。その後、慢性歯周炎へと移行した。歯間部のブラックトライアングルは、近遠心の歯槽骨頂の吸収を意味している。

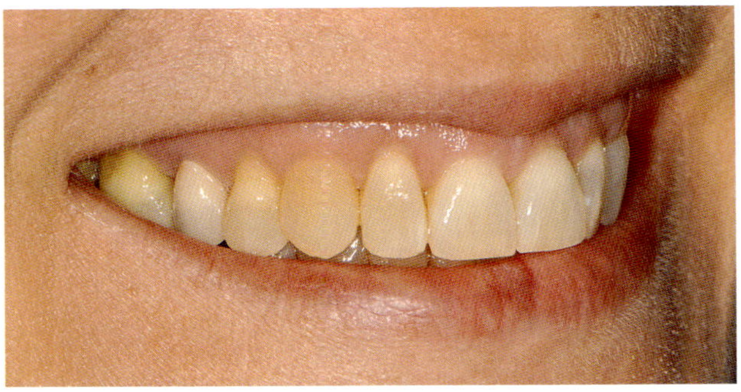

図2　右斜め方向からの口腔内写真より、5|に補綴装置が装着されている。ガミースマイルの影響から、7|まで見えるため、最終補綴装置の審美性を考慮しなければいけない。

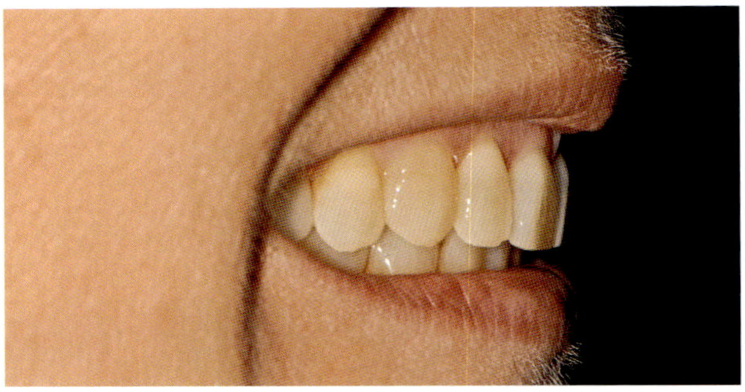

図3　側方面観からは、本症例における治療の成功率を低下させる審美的問題は見受けられない：ガミースマイル。

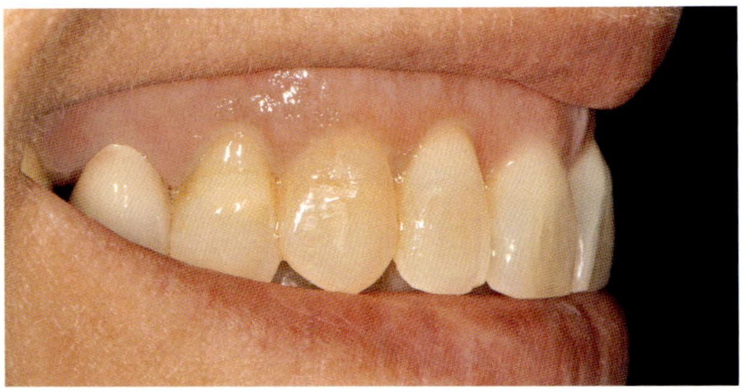

図4　側方面観（ガミースマイル）より、医原性疾患の治療に際して多くの問題点が認められる。慢性歯周炎と隣在歯の歯周組織へのダメージが存在する。

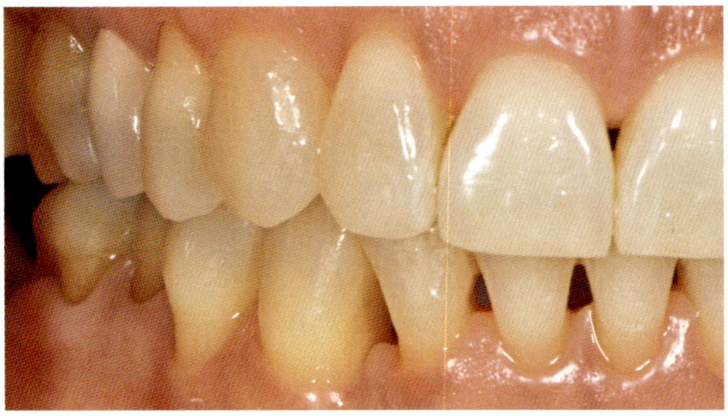

図5　広域の口腔内写真から歯肉退縮をともなう重度歯周炎が認められる。

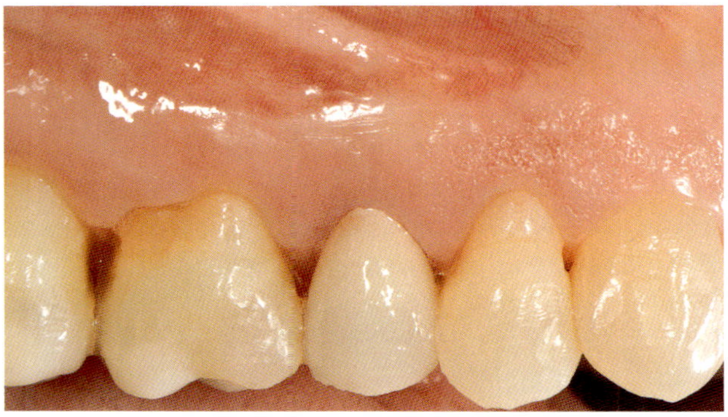

図6　小帯の付着が認められる5|に、患者は局所の痛みを訴えていた。排膿やフィステルは認められない。

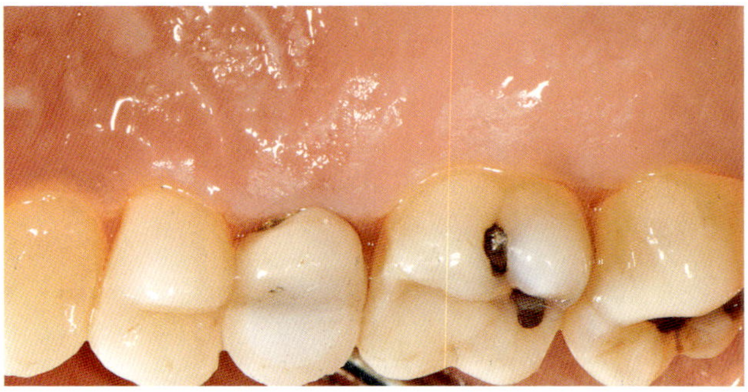

図7　口蓋側面観より、5|の補綴装置は、オーバーハングで近心部分はオープンマージンとなっている。

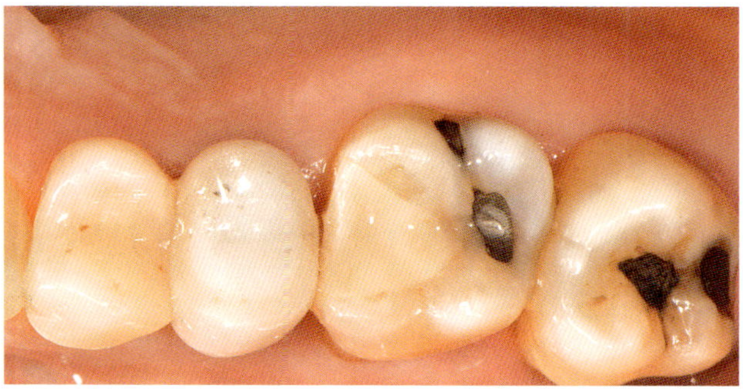

図8　咬合面観より、慢性歯周炎による広い鼓形空隙があり炎症性歯肉が認められる。

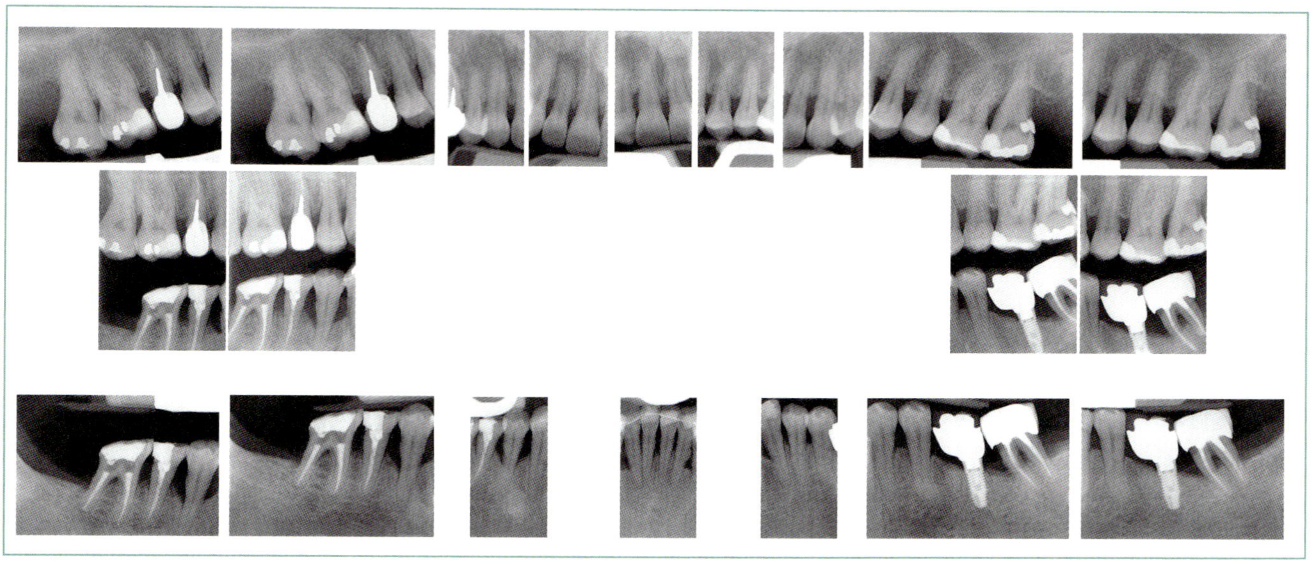

図9　全顎的X線写真より、重度の水平性骨吸収、深いう蝕、歯内 - 歯周病変、垂直性骨欠損、症状のある慢性根尖性病変が認められる。また、全体的に診断の失敗による医原性疾患と重度歯周炎がある。

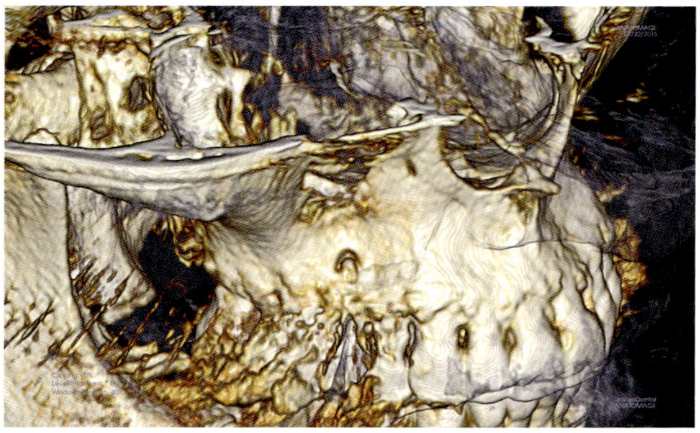

図10　3D構築画像より、5|に根尖病変が明らかに認められる。

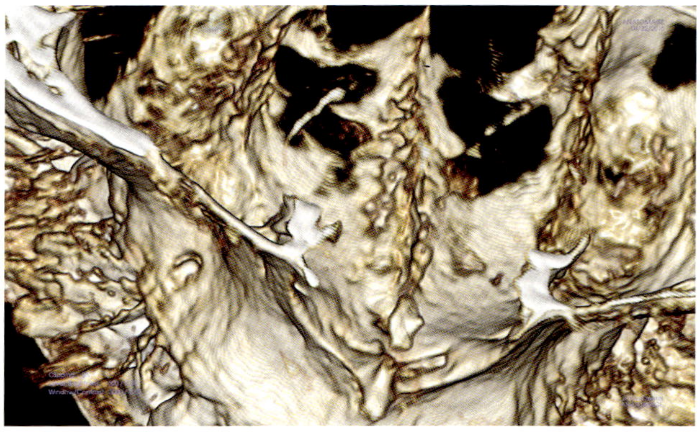

図11　医原性疾患による慢性歯内病変（頬側骨の穿孔と開窓）が認められる。当該部位が患者の症状と一致する。3D構築画像より根尖病変の範囲と形態が確認される。

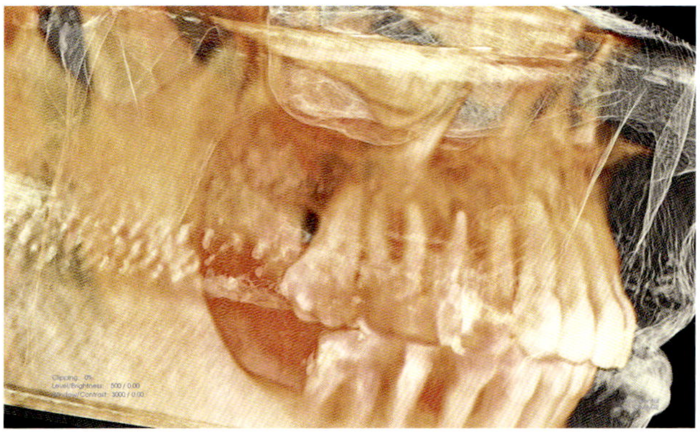

図12　複数のモードを組み合わせることにより、欠損状態がより明確に診断される。

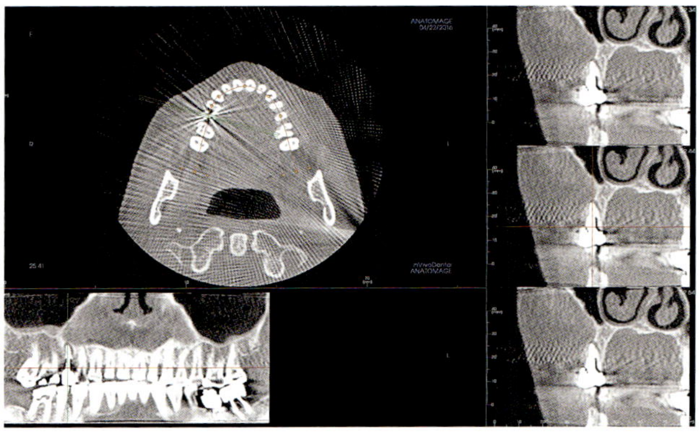

図13　0.1mm幅で解像可能なパノラマ像より、頬舌方向の分析から病変が確認される。

ポケット		5 2 4 7 5 5	4 2 4 5 4 5	4 2 3 4 3 3	3 2 3 4 2 4	3 2 4 3 2 4	4 2 4 4 2 3	5 2 3 3 2 3	3 2 4 3 3 5	4 2 5 5 3 5	5 2 4 5 3 4	5 2 5 3 5 5	5 2 5 5 5 3	5 3 4 4 2 7	4 3 8 5 3 10	
	8	7	6	5	4	3	2	1	1	2	3	4	5	6	7	8
	8	7	6	5	4	3	2	1	1	2	3	4	5	6	7	8
ポケット			5 3 7 6 3 4	7 3 5 5 3 5	4 3 7 5 3 5	7 2 5 4 3 7	7 2 3 7 3 4	2 2 4 3 3 4	4 3 2 5 3 3	3 2 7 3 2 7	7 2 3 6 2 3	4 3 4 3 2 5	5 3 5 5 2 4	0 0 0 0 0 0	8 7 7 7 6 6	

図 14　歯周組織検査より、重度慢性歯周炎と診断される。

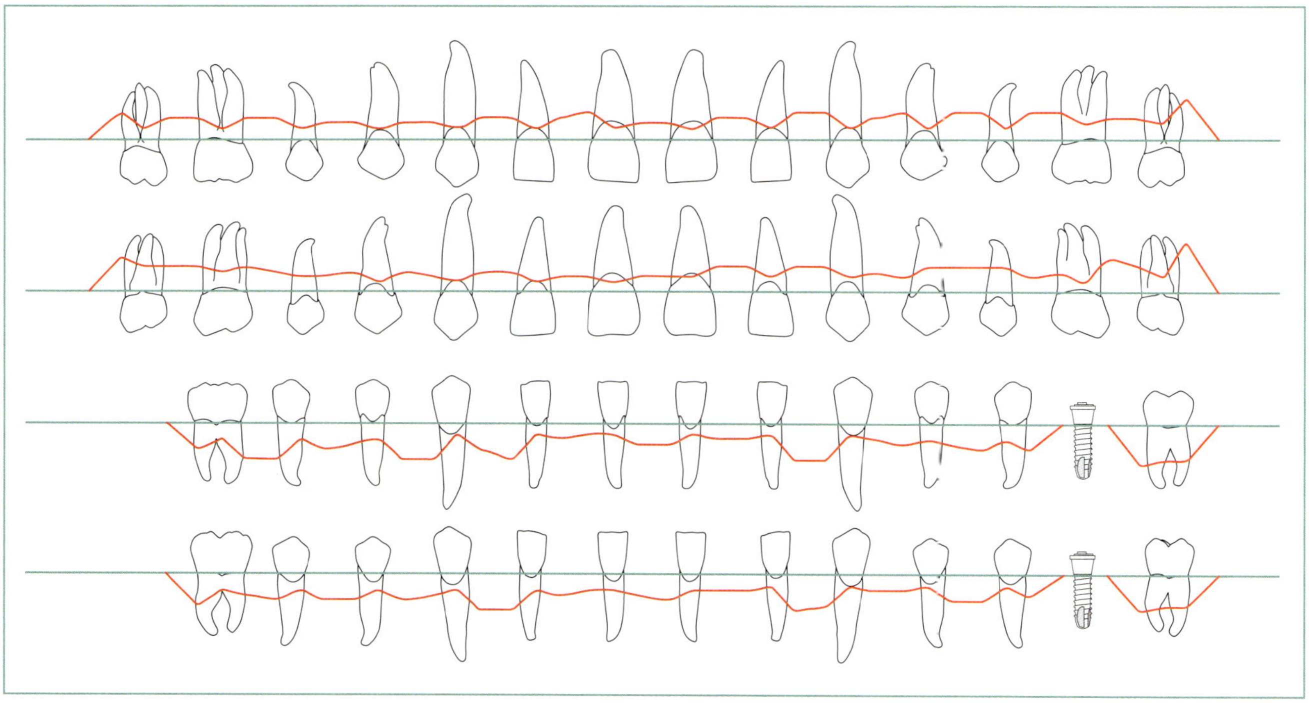

図 15　全顎的な水平性骨吸収と臼歯部に垂直性骨欠損を認める。

X 線写真所見

全顎的 X 線写真において、5|に根尖病変、|7 遠心部に深いう蝕、全顎的な水平性骨吸収と|7 および 5|に垂直性骨欠損が存在している（図 9）。また、重度の骨吸収が 7|7 遠心部に認められる。6|7 に根分岐部病変が見られる。さらに 3D 構築画像より 5|に根尖病変が原因である頬側骨の穿孔が確認される（図 10 ～ 13）。

臨床所見

臨床検査の結果、全顎的にクラス I 、II 、III の歯肉の退縮と形態異常を認める。プロービング値から重度のアタッチメントロスが認められる（図 14、15）。

診断

広汎型重度侵襲性歯周炎、重度慢性歯周炎、歯肉歯槽粘膜の形態異常、歯の欠損（7|6）、う蝕（|7）、オーバーハングの補綴装置（5|、|7）、問題のある歯内療法（5|）、根尖病変。

予後判定

Fair：6|、4~6、|5 4
Guarded：|6、5~3
Poor：7 5|7、6|7
全体的：Fair

適応症と目的

若年時の侵襲性歯周炎の影響から、歯周組織がダメージを受けて喪失しており、慢性歯周炎を発症していることが、X線写真および歯周組織検査より明らかとなった。侵襲性歯周炎からプラーク性慢性歯周炎への細菌叢の変化が、患者の歯科既往歴やう蝕罹患時期が短いことからも考えられる。患者は20代初めに侵襲性歯周炎に罹患しており、細菌叢がう蝕病原性細菌に変化し、最終的にはプラーク性慢性歯周炎に移行した。このことにより、患者が歯周病と診断されず、杜撰な治療計画が行われたことは明らかである。

治療は歯周治療が中心となるが、5|に症状があるため外科治療が右側上顎から行われた。全顎的な歯周治療が必要であることを患者に説明することは、不可欠である。なぜならば、5|へのインプラント治療を計画する際に、インプラント周囲炎に罹患するリスクがあるためである。歯周組織の状態および、この症例を再治療するリスクに関しても評価することが重要である。適応となるすべての外科治療法が、本症例の治療前に検討された。

意思決定の基準

本症例において、以下に示す通常の治療計画が立案された。

① 予後判定がpoorである歯をすべて抜歯し、プロビジョナルレストレーションの装着
② 非外科的歯周治療
③ 4～6週間後に再評価
④ 5mm以上のポケット深さが残存した部位に対して歯周外科治療
⑤ 骨吸収部位への骨造成
⑥ 治癒期間6ヵ月
⑦ 骨内インプラント埋入
⑧ 平均治癒期間4ヵ月
⑨ 二次手術
⑩ 結合組織移植術
⑪ 軟組織の治癒期間として最低3ヵ月
⑫ プロビジョナルレストレーション
⑬ インプラント支持型固定性ブリッジ

以上の治療計画によると、すべての治療を終えるのに2年以上を要するだろう。この治療法では、患者のモチベーションを維持することはできない。治療期間全体を短縮するための新たな治療プロトコルを考案する必要があると思われた。すなわち、すべての外科処置を1つにまとめてインプラントの即時荷重を行う。これは、私的な意見であるが、治療に対する患者の要望や感情は、臨床家が最良の治療オプションを提示するときに加味されるべき重要なファクターとなる。特に過去の治療にトラウマがある患者に対して、新たな専門医チームが信用を得るためにも重要である。このような患者に対する治療期間の調整は、治療計画の了解を得るために優先される事項となる。さらに、このタイプのアプローチは、十分に検討やデザインがされていない場合には、インプラント周囲骨の吸収やインプラントの脱離などの大きな問題につながることが考えられる。しかしながら、4ヵ月以内で治療を完了する機会を患者に与えることは、リスクを増加させるだけでなく治療を受け入れる要素を増加させることにもなる。また、細部に及ぶ分析を患者自身と治療計画を共有する前に行わなければならない。なぜなら過去に問題のある治療を行った患者は、いかなるマイナスの事象をも受け入れることができないからである。

患者の歯周組織の状態を考慮して治療計画を立案した。多くの治療項目を行う必要があることがわかる。

治療計画

①全顎的なスケーリング・ルートプレーニング
②4週後に再評価を行い、最終的な治療計画立案
③ 7|と5|の抜歯

④ 抜歯と同時に即時インプラント埋入
⑤ 骨造成
⑥ 即時荷重
⑦ 即時荷重４ヵ月後に最終補綴装置装着
⑧ メインテナンス

外科器具と術式

非外科的歯周治療後に7|と6|部位に限局した病変となったため、残存歯周ポケットに対する処置として骨外科は必要ではなかった。Ⅲ度の根分岐部病変のため7|を抜歯することにより、6|の遠心部クレーター状骨欠損が除去された。歯内療法の問題により5|を抜歯したため、6|近心部のクレーターが除去され骨が平坦化し、即時インプラント埋入が行われた。薄い頬側骨にダメージを与えないように、小臼歯がていねいに抜歯された。歯肉線維を離断するために、15Cのメスを歯肉溝内に挿入した。その後、エレベーターによる天然歯の脱臼を行うための狭いスペースをつくるために、超音波器具が使用された。“歯の周囲に人工的に製作した骨欠損”に到達した血流が、頬側骨を壊すことなく歯の容易な抜去を可能にした（図16～21）。抜歯後（図22～27）、インプラント埋入窩形成を行った（図28、29）。抜歯窩の大部分は頬側に位置しているため、インプラント埋入窩形成はわずかに口蓋側寄りに行った。これは、審美的で自然感のある上部構造体を製作するための重要な部位であり、良好な管理を可能にする。抜歯後、抜歯窩から肉芽組織を除去した。インプラント埋入窩形成は、ガイドドリル、ツイストドリル、オステオトーム、テーパードリルを組み合わせて行われた。インプラント頚部周囲のストレスを解放するために、最歯冠側部の形成はスクリュータップで行った。ノーベル社製リプレイスグルービーCCインプラント（直径3.5mm、長さ13.0mm）を埋入した（図30～32）。

非クロスリンクの吸収性コラーゲンメンブレン（図33～37）を「蝶形」にトリミングし、「人工的５壁性骨欠損」の歯冠側部および口腔前庭の位置でピンを用いて固定した。この方法でメンブレンを安定させることにより、処置や出血のコントロールを行いやすくするとともに、抜歯窩内および頬側骨の外側からの骨移植片の圧接をすることができる。また、抜歯後に起こる頬舌方向の骨吸収も顕著に抑えることができる。

ギャップを満たすように脱灰ウシ骨を欠損内に填入し、歯槽骨の頬舌的吸収を抑えた。最終的にインプラントの近心および遠心部でメンブレンは固定された。即時アバットメントがインプラントプラットフォームに装着され、テンポラリークラウンを用いて即時荷重を行った（図38～45）。組織の治癒期間として４ヵ月経過した後（図46～63）、最終印象が行われた。CAD/CAMによるチタン製アバットメントおよびオールセラミッククラウンが装着された。同時に6|にもオールセラミッククラウンが装着された（図64～78）。

タイムライン

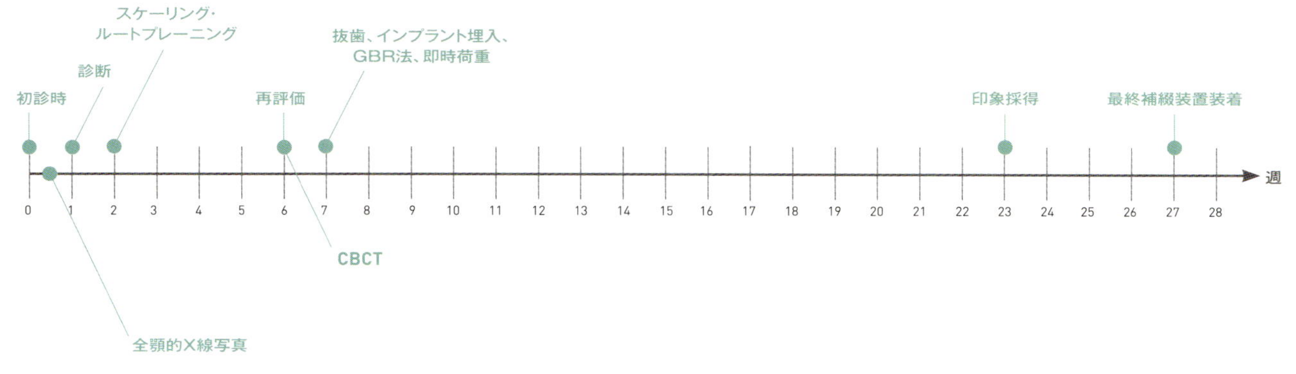

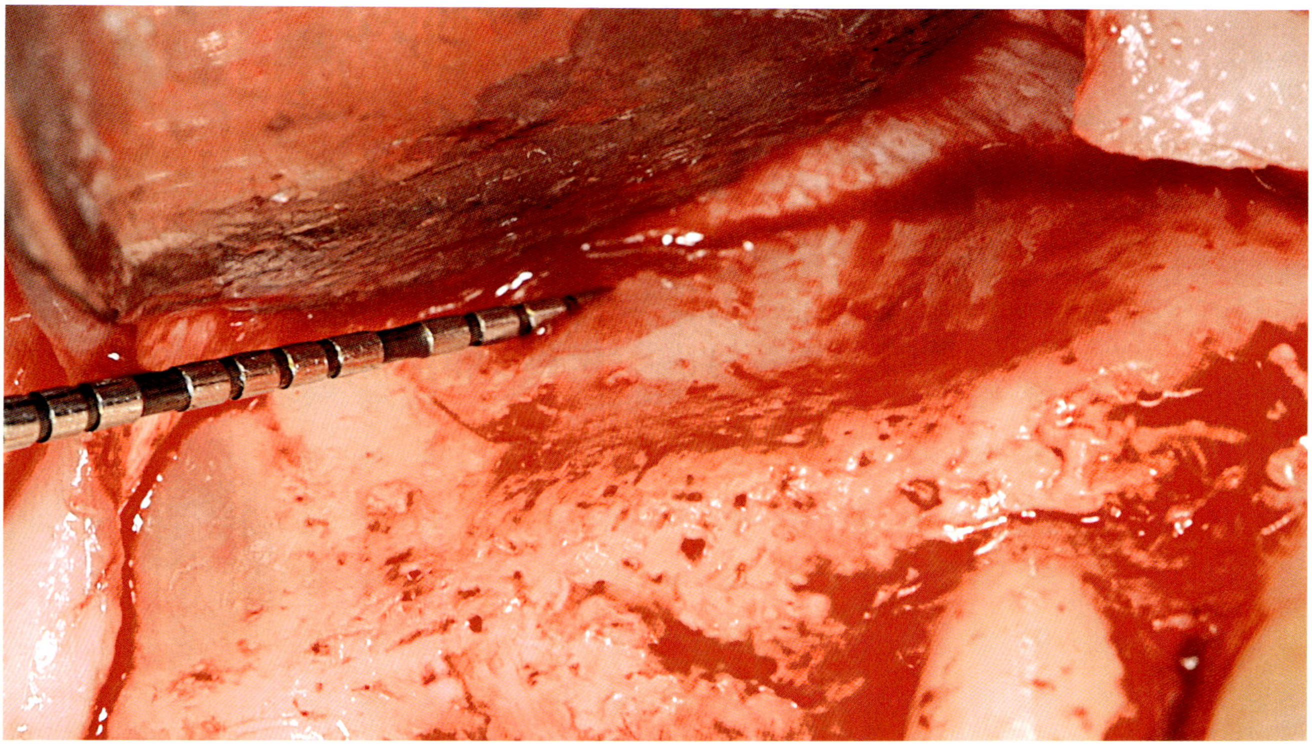

図 16　犬歯近心から7|遠心に及ぶ広範囲の全層弁が翻転された。フラップをていねいに挙上すると、歯内病変が認められた。頬側の深い陥凹が穿孔の原因となり、不十分な骨の厚みが病変自体に影響している。

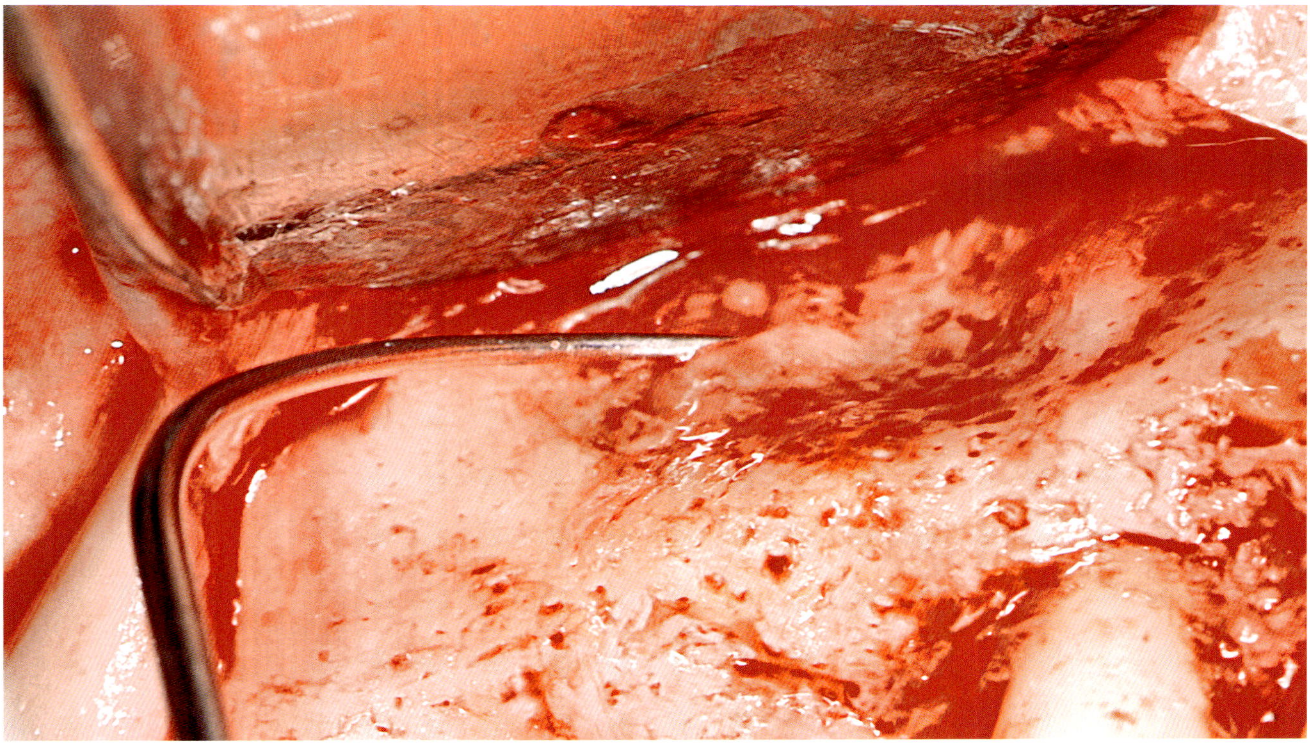

図 17　病変の深さと方向を確認するために、歯周探針が用いられた。

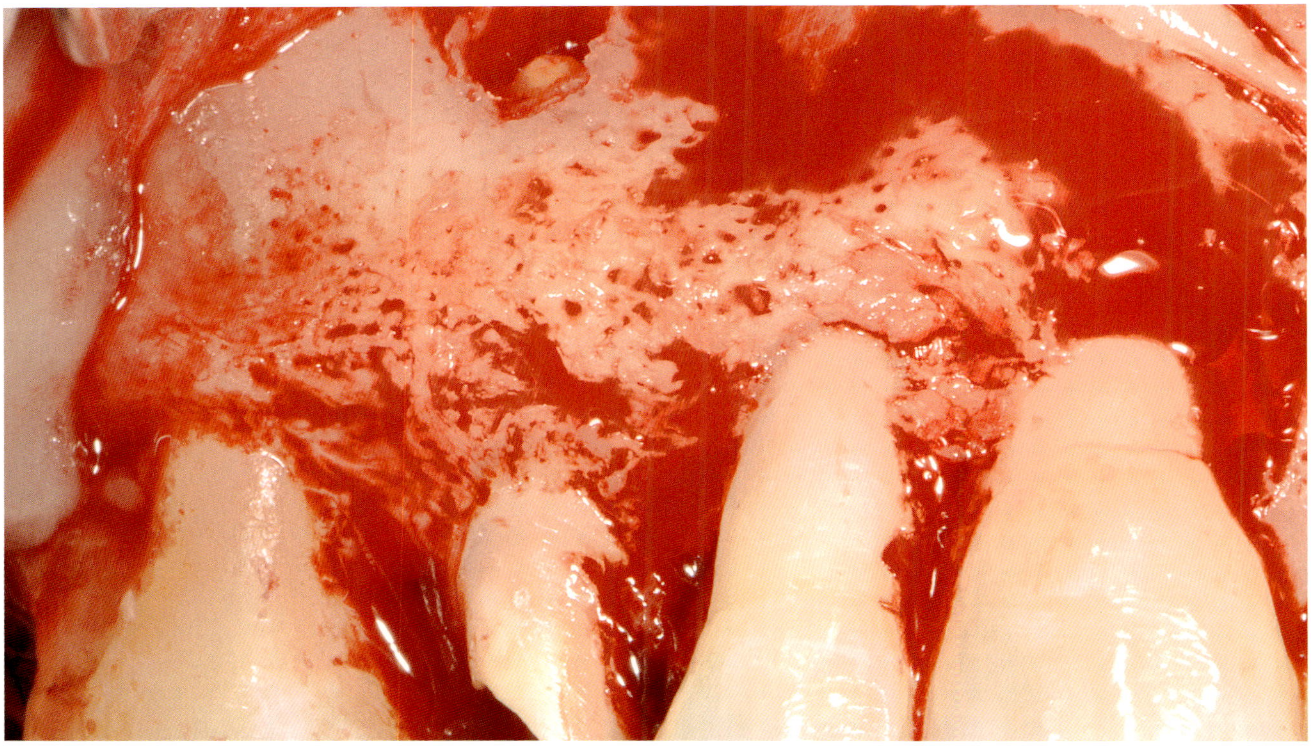

図 18　フラップの水平方向の伸張が縦切開の役割をしていることから、近心部のみわずかに縦切開を加えた。6|の頬側にⅡ度の根分岐部病変を認める。

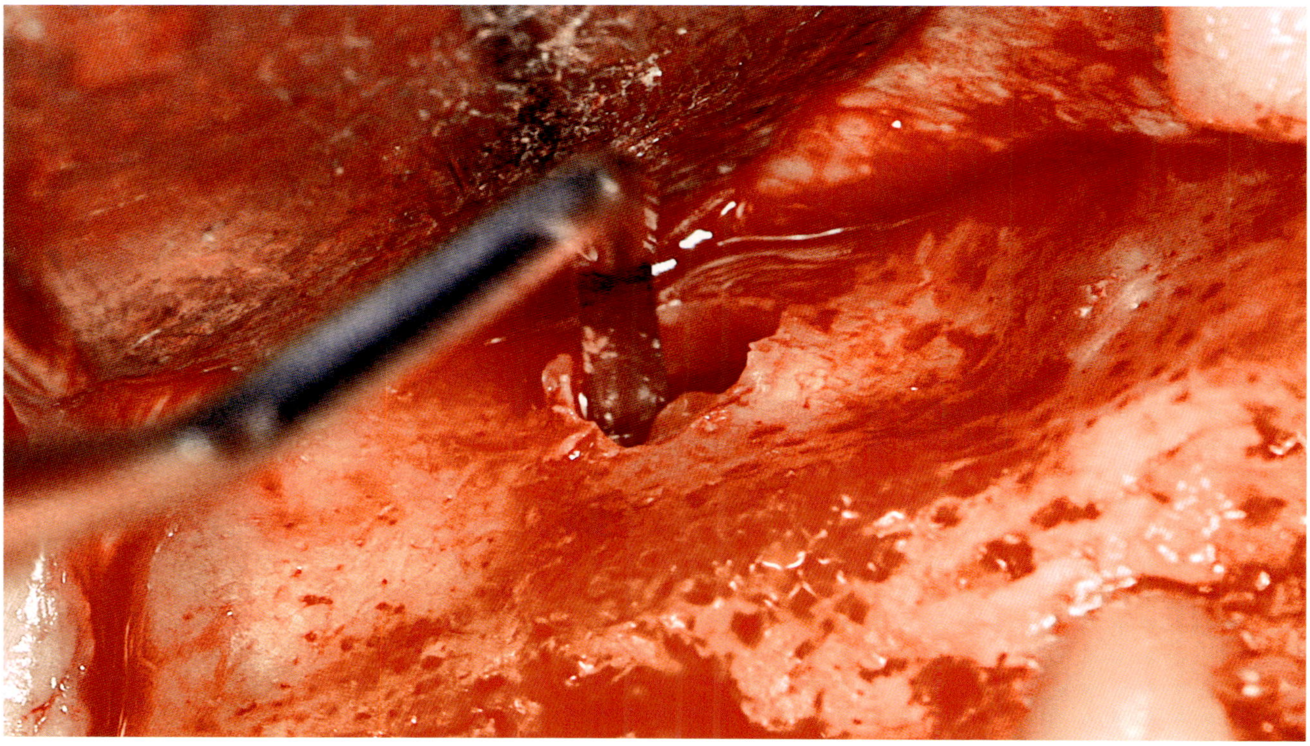

図 19　抜歯前に、ユニバーサル型の器具であるTABANELLA2（ヒューフレディ社製）を用いて肉芽組織の除去を行った。歯根端切除術を外科治療前に考えたが、TABANELLA2による診査によって再根管治療を行える可能性を再考した。しかしながら、歯冠側方向への病変の拡大とポスト除去が困難であるため、再根管治療を断念した。実際、適切に病変を除去するためには数ミリの歯根切除が必要であり、歯冠／歯根比が不良となる結果を招いてしまう。

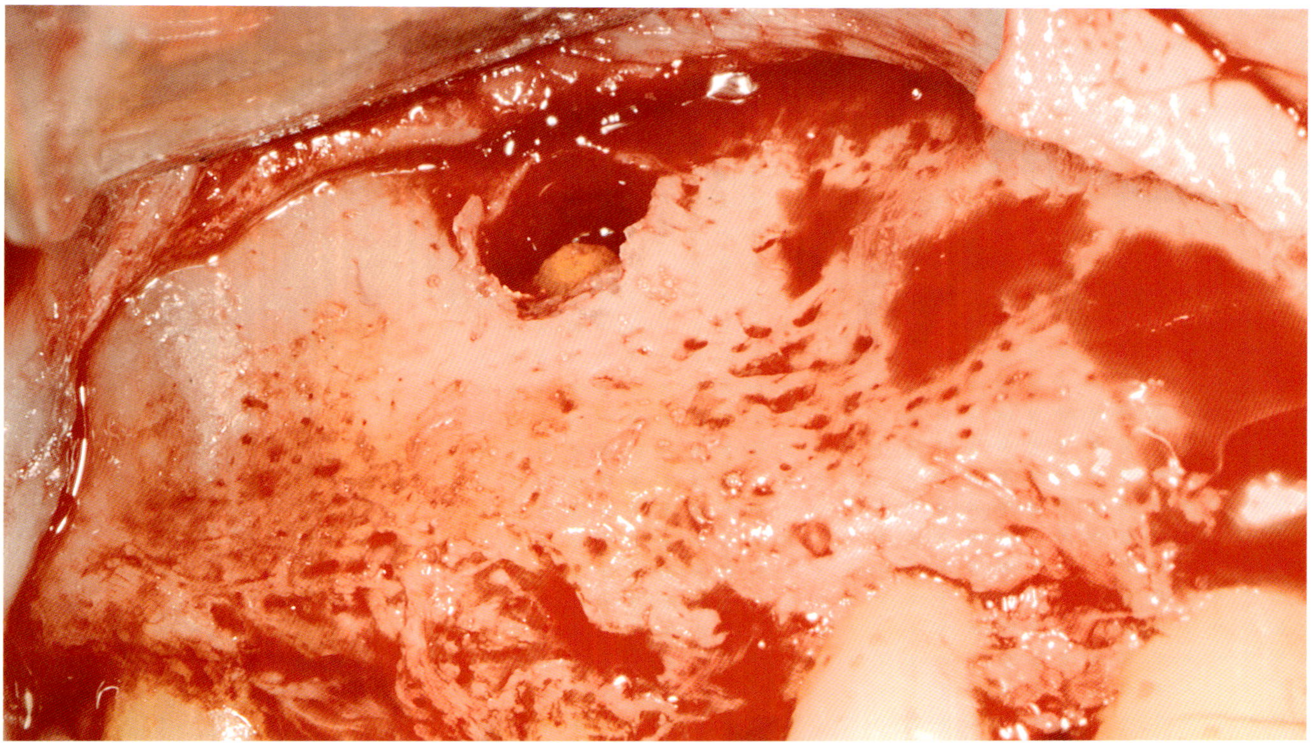

図 20　病変除去後に、残存している骨欠損の垂直的範囲を歯周プローブや探針で確認することができる。当該小臼歯の予後判定は poor である。

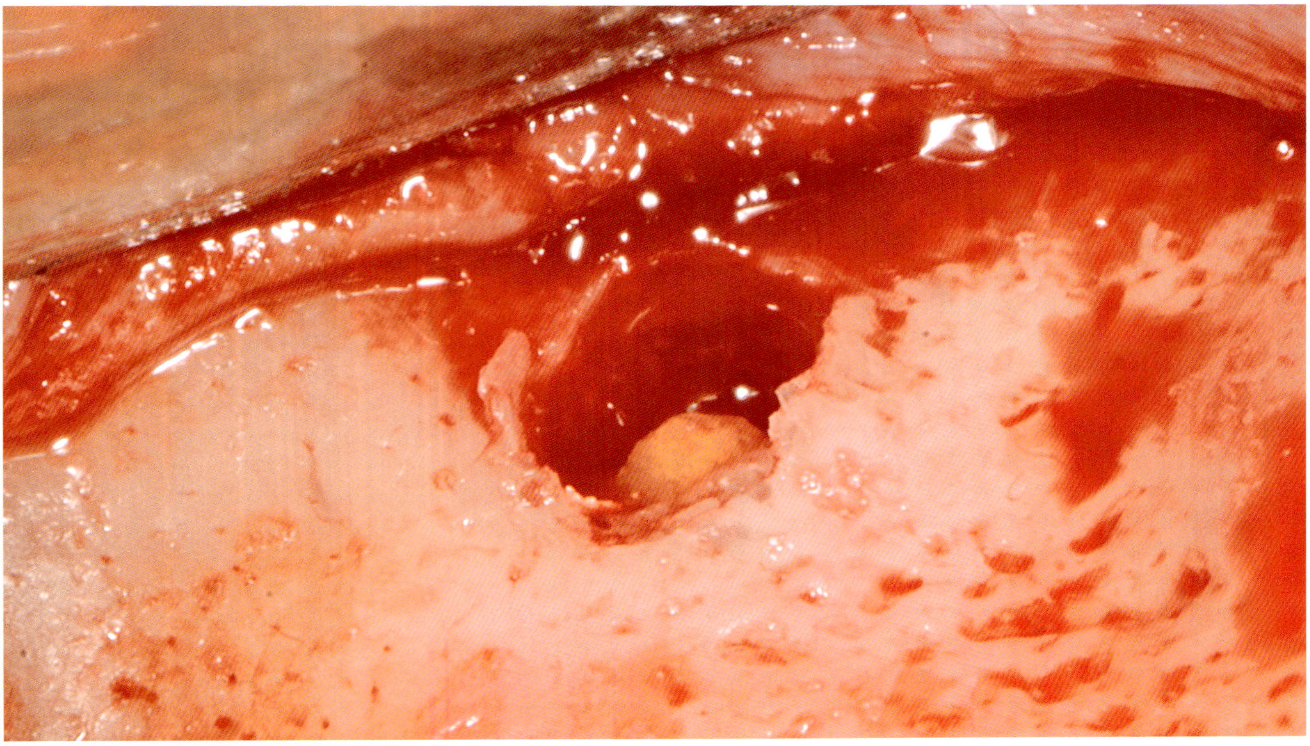

図 21　根尖病変の拡大写真。

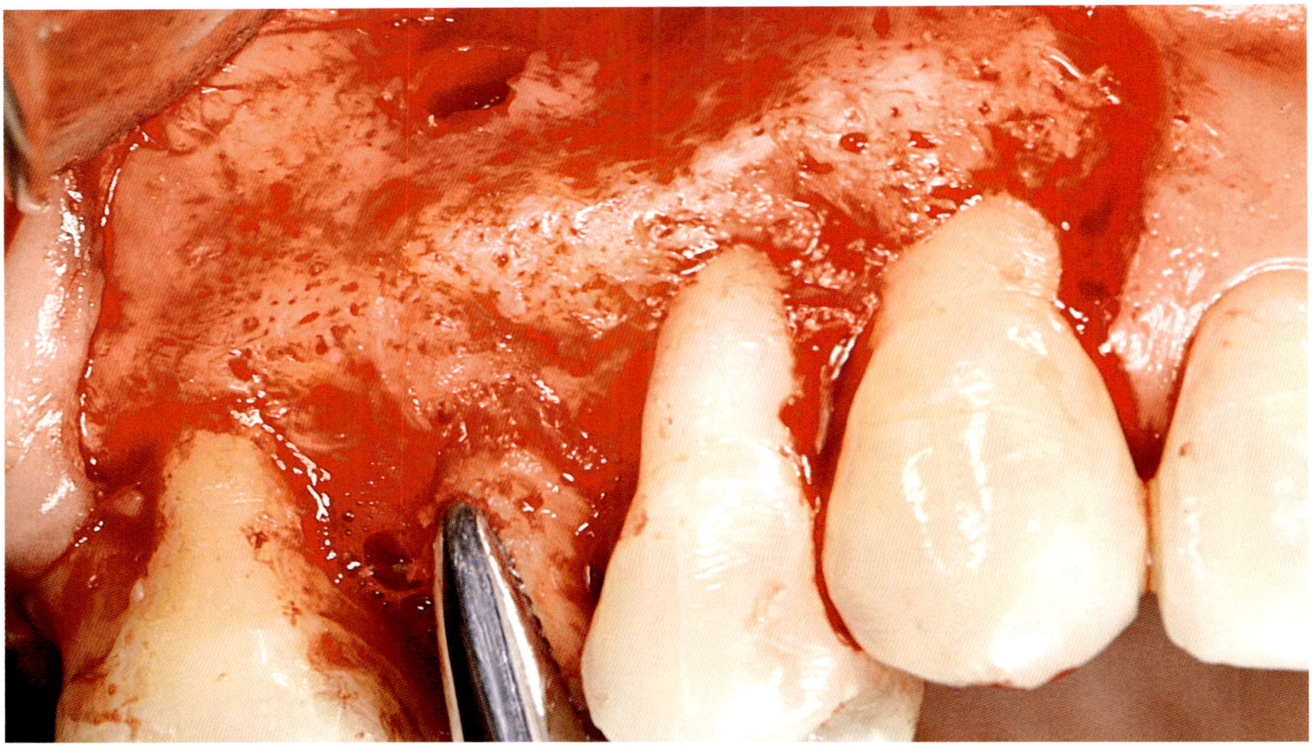

図 22　超音波器具にて歯の周囲にスペースを製作した後に小臼歯をていねいに抜去した。この方法は、頬側骨を温存しながら歯を脱臼することができる。

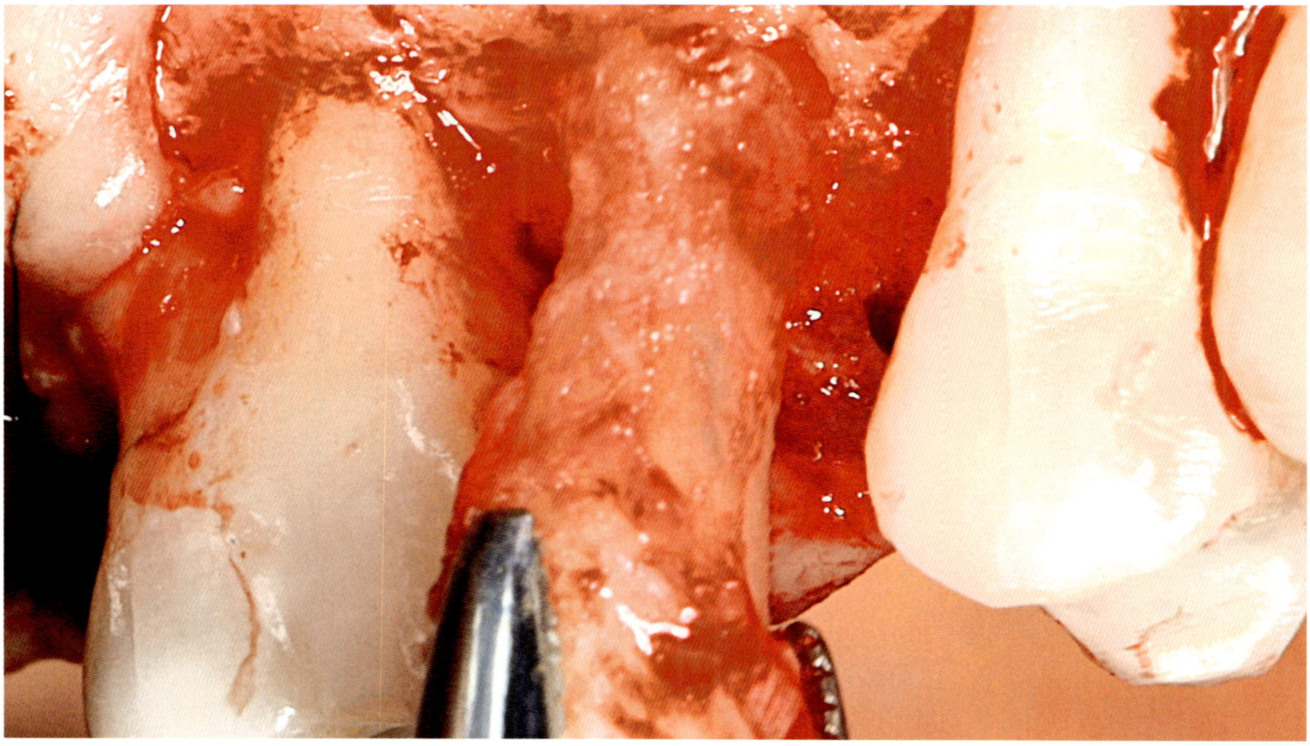

図 23　Ⅲ度の根分岐部病変を有する重度歯周炎に罹患している7|を抜去した。同時に5|も抜去した。

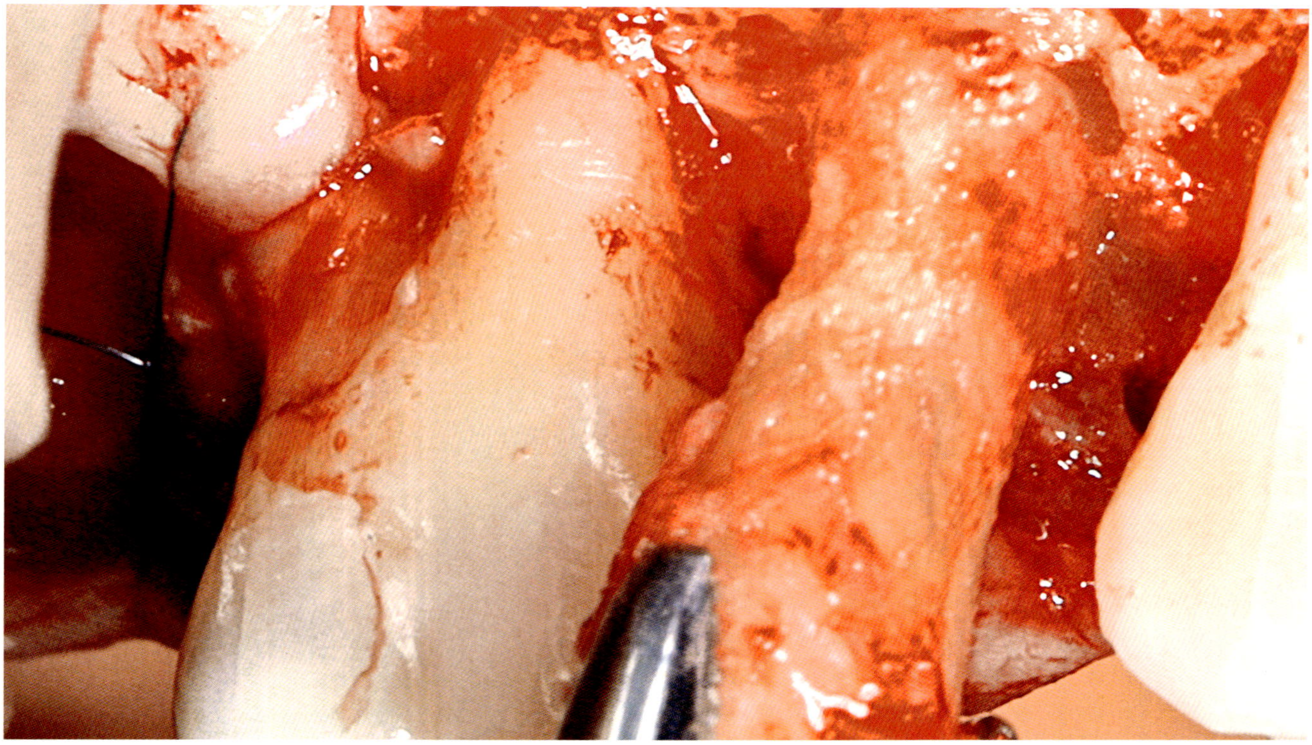

図 24　抜去した5|には進行性の歯内病変に由来する歯根外部吸収が認められる。

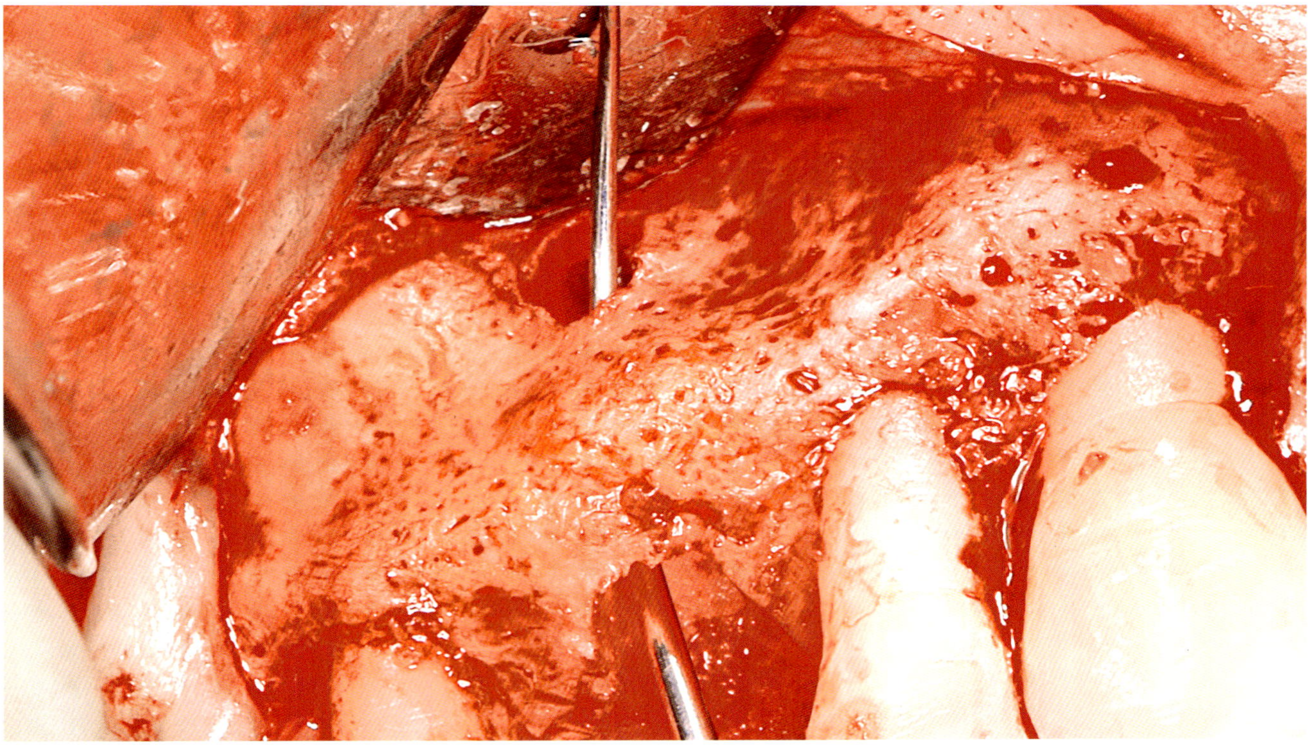

図 25　歯周探針を用いて頬側骨の状態と残存肉芽組織を確認した。

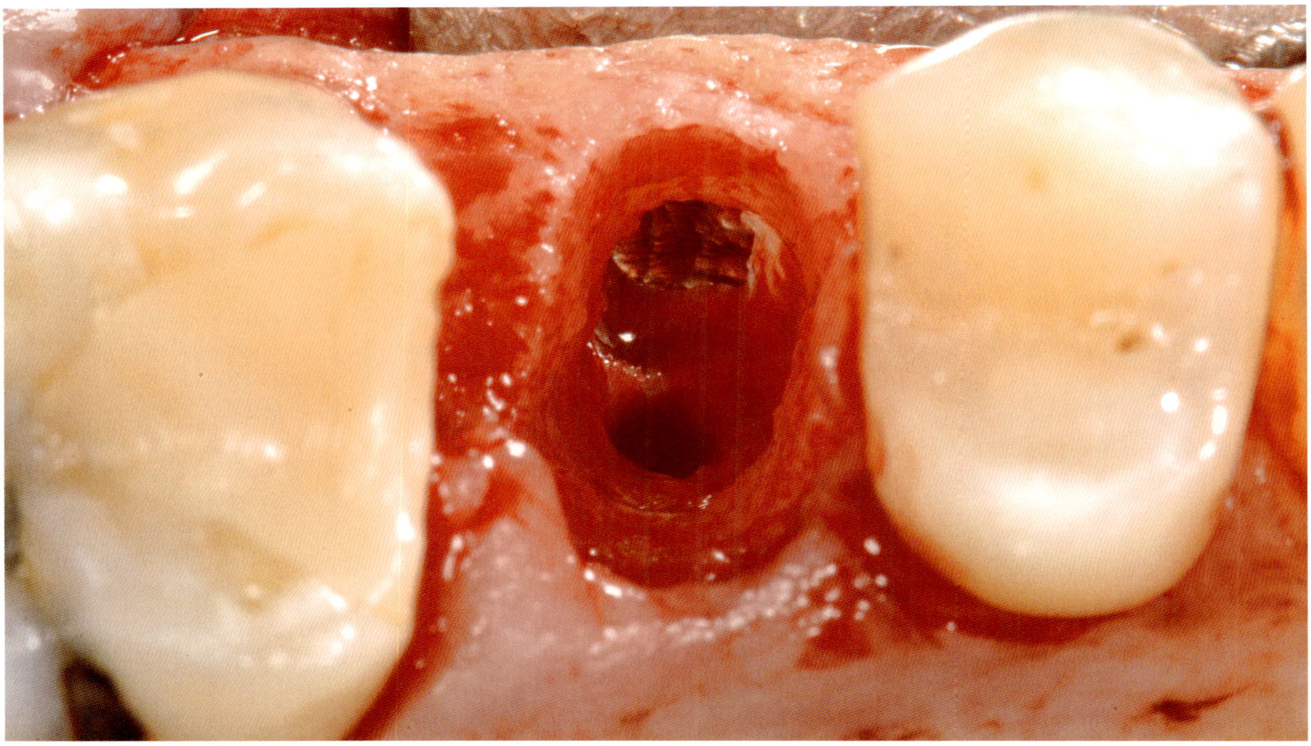

図 26　歯槽部の咬合面観拡大写真から頬側骨の穿孔と残存骨が確認される。

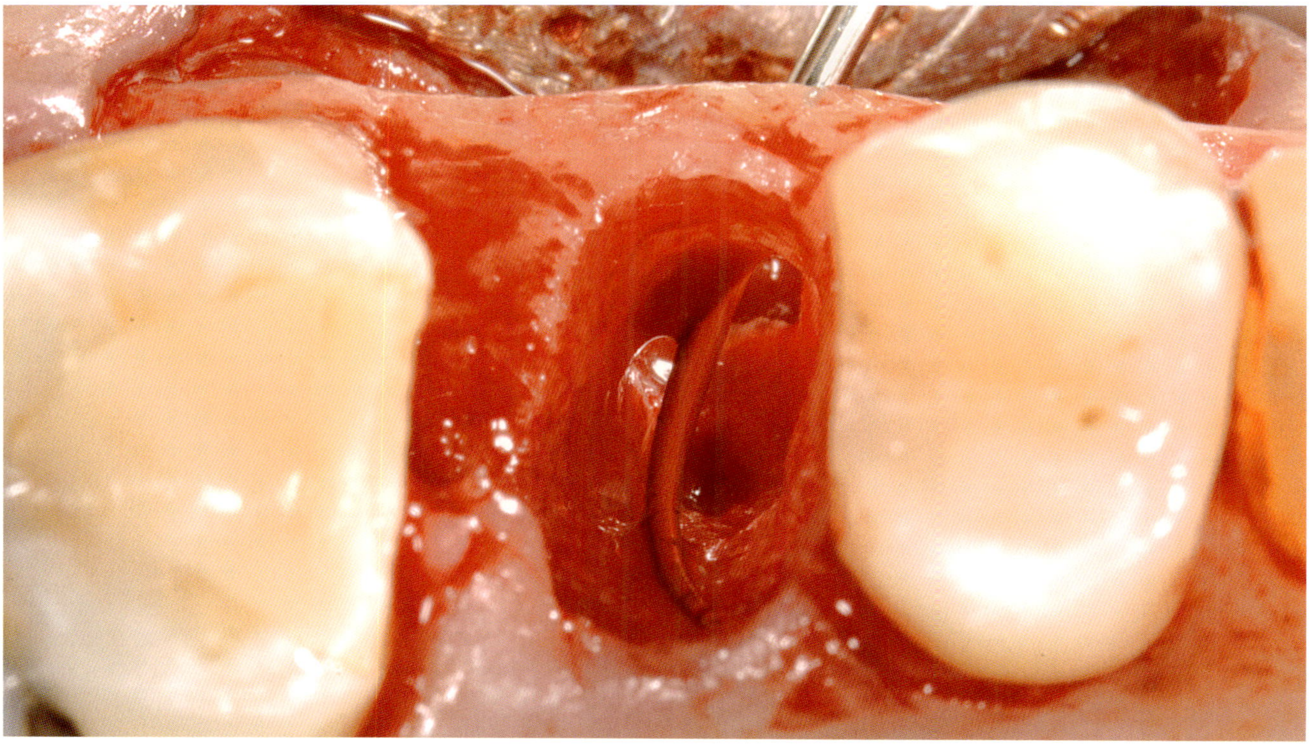

図 27　抜歯窩の根尖部に、近遠心方向へつながる薄い残存骨が認められる。この部位がインプラント埋入と同時に拡大される。また、この部位を残すことができる治療技術により、インプラントの安定性が向上し、全体的な治療期間の短縮につながる。

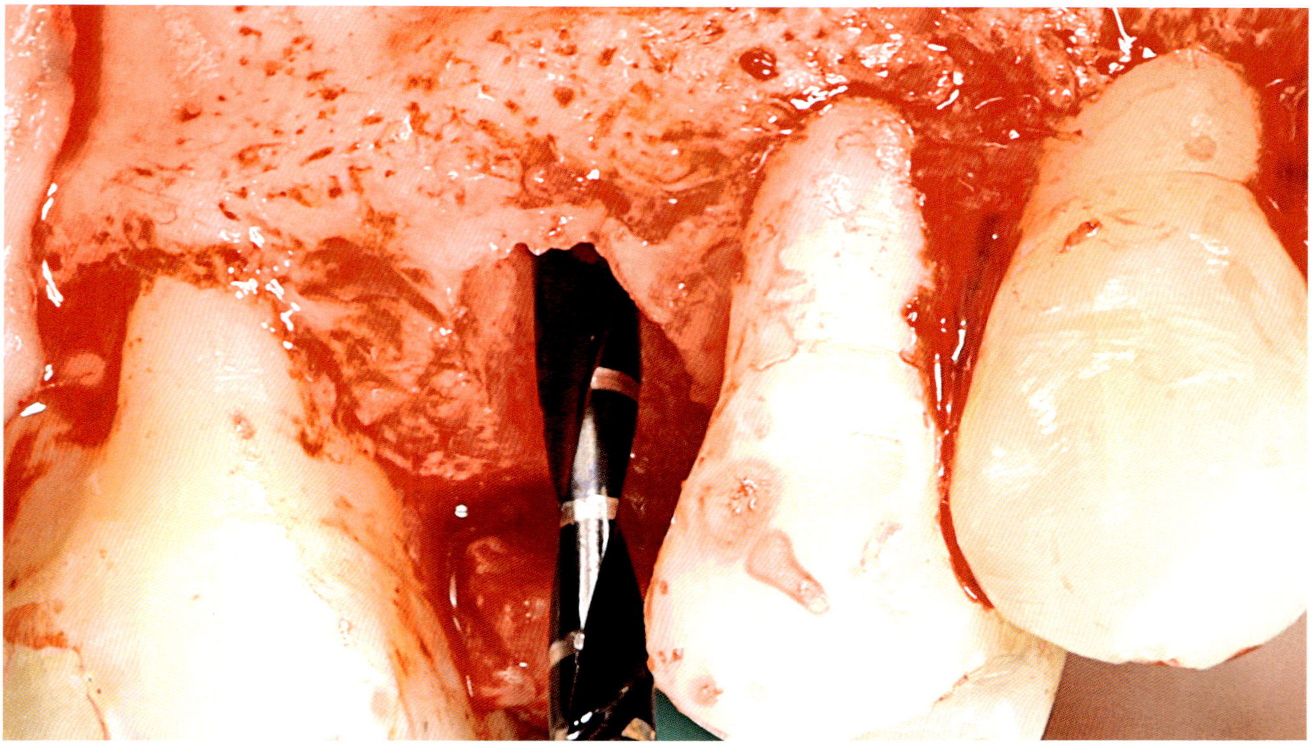

図 28　インプラント埋入窩形成は、抜歯窩底部へ最初にツイストドリルを用いる。

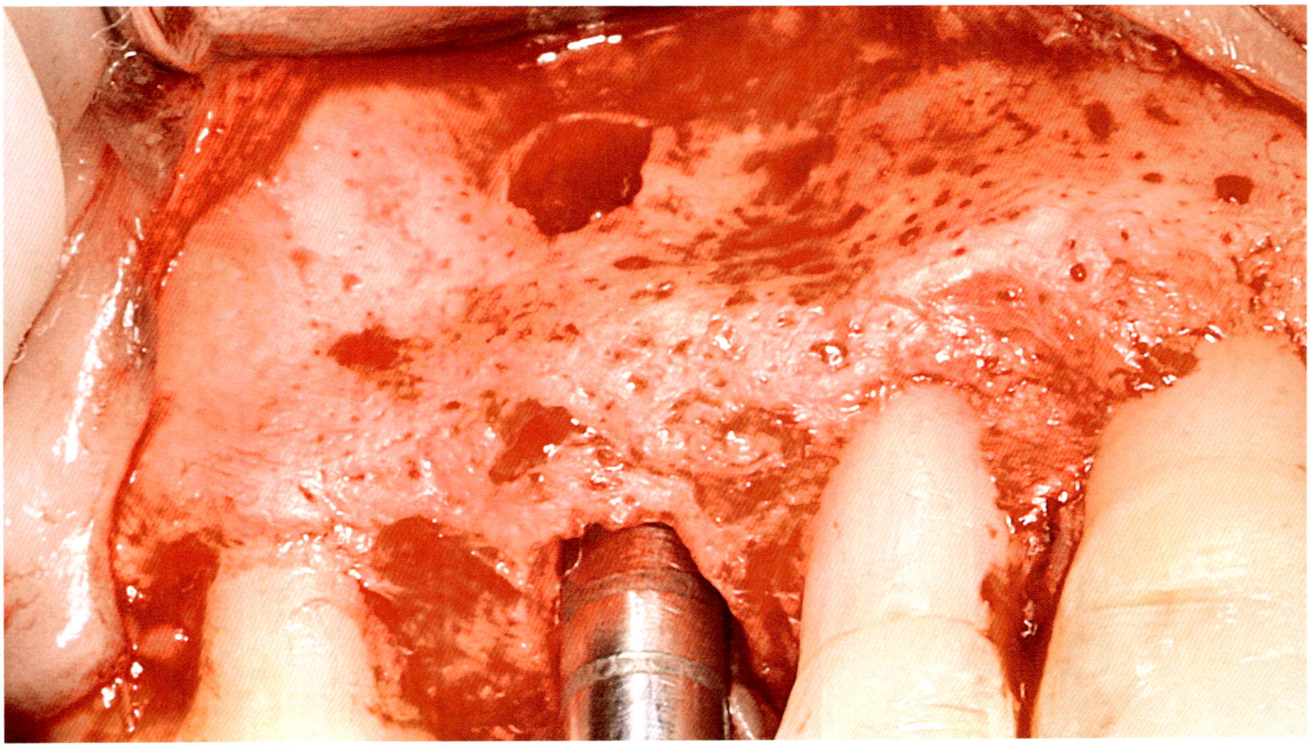

図 29　骨質の改善のためにオステオトームを用いて骨を圧接するとともに骨幅を拡大する。その際に頬側骨を温存するようにていねいに行う。

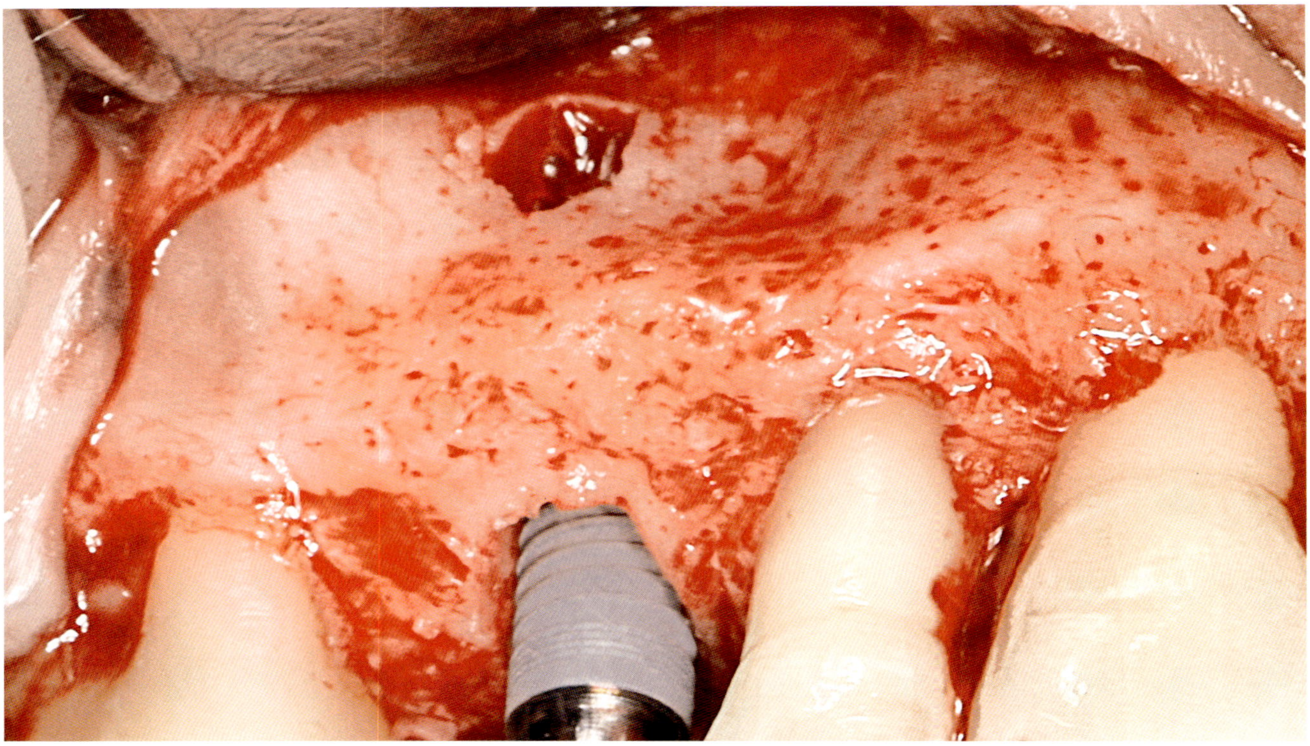

図 30　直径 3.5mm、長さ 13mm のテーパータイプのインプラントを埋入した。

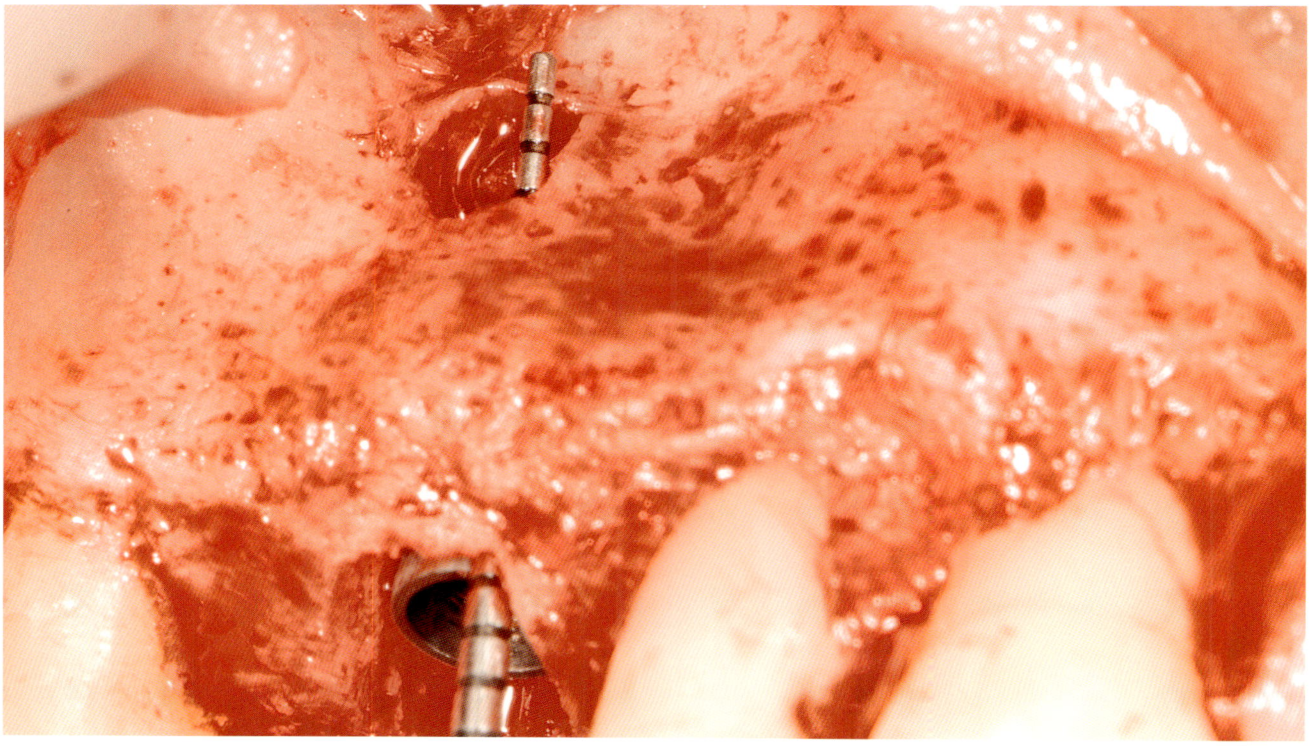

図 31　インプラント周囲のギャップは頬側に存在しており、薄い頬側骨に対して骨移植が内側および外側から行われた。

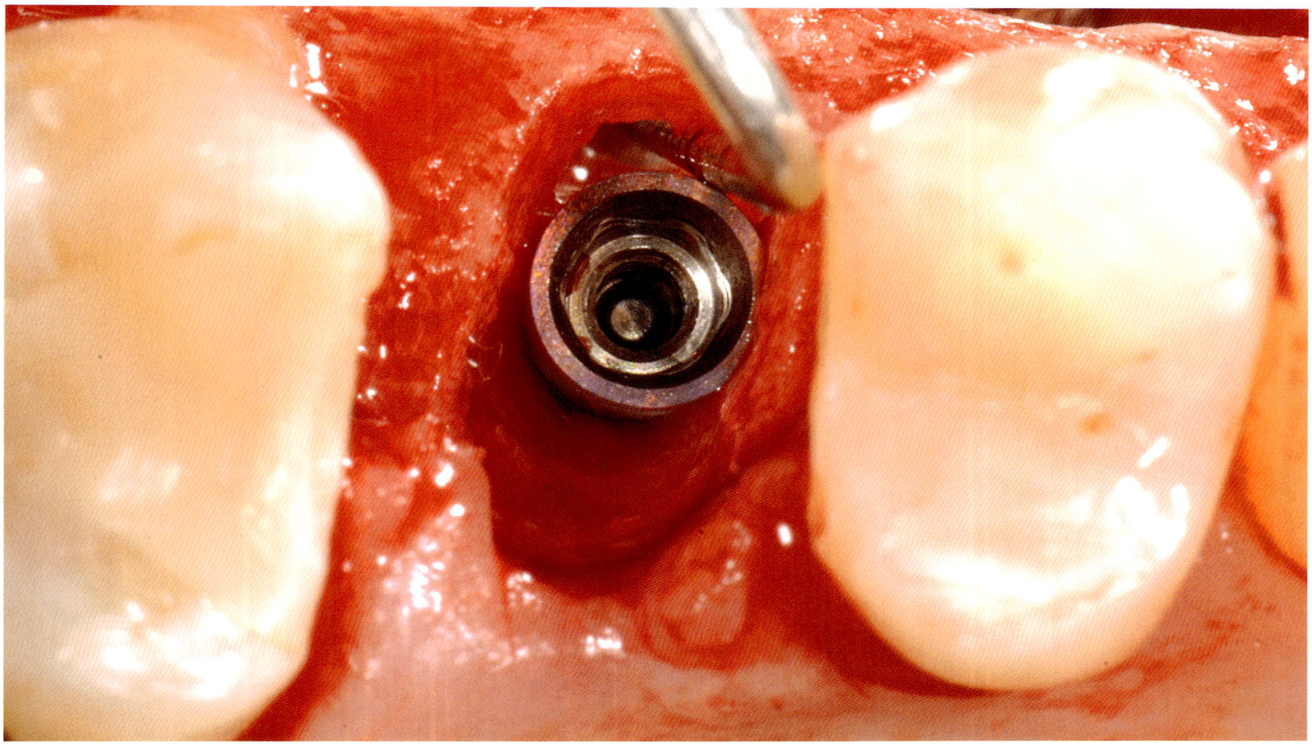

図 32　咬合面観：インプラント周囲は完全に骨の支持がない。基底部骨のみによって初期固定が得られている。

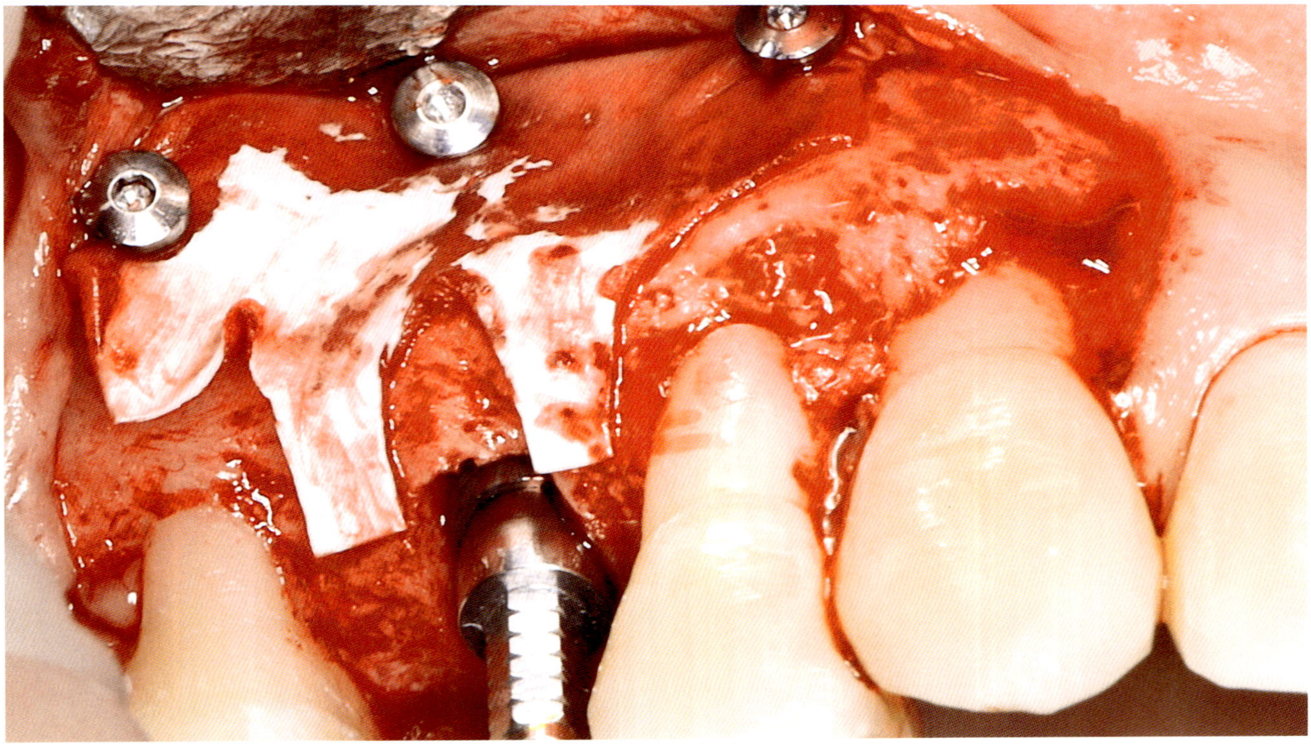

図 33　即時アバットメントが装着された。ブタ由来の非クロスリンク吸収性コラーゲンメンブレンを「ズボン型」にトリミングした後に、当該部位の根尖部に３本のチタン製ピンで固定した。

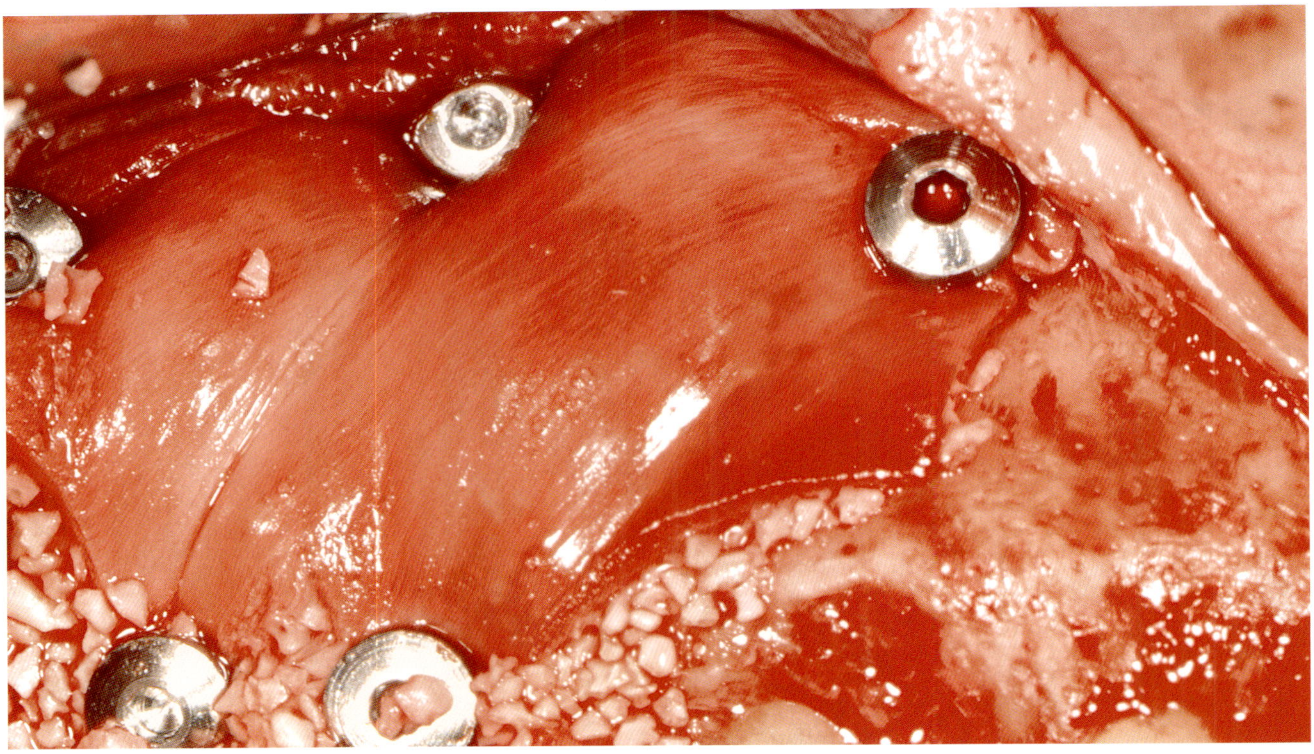

図 34　TABANELLA1（ヒューフレディ社製）を用いて脱灰ウシ骨を填入し圧接した。メンブレンを２本のピンで近遠心部の歯冠側で固定した。

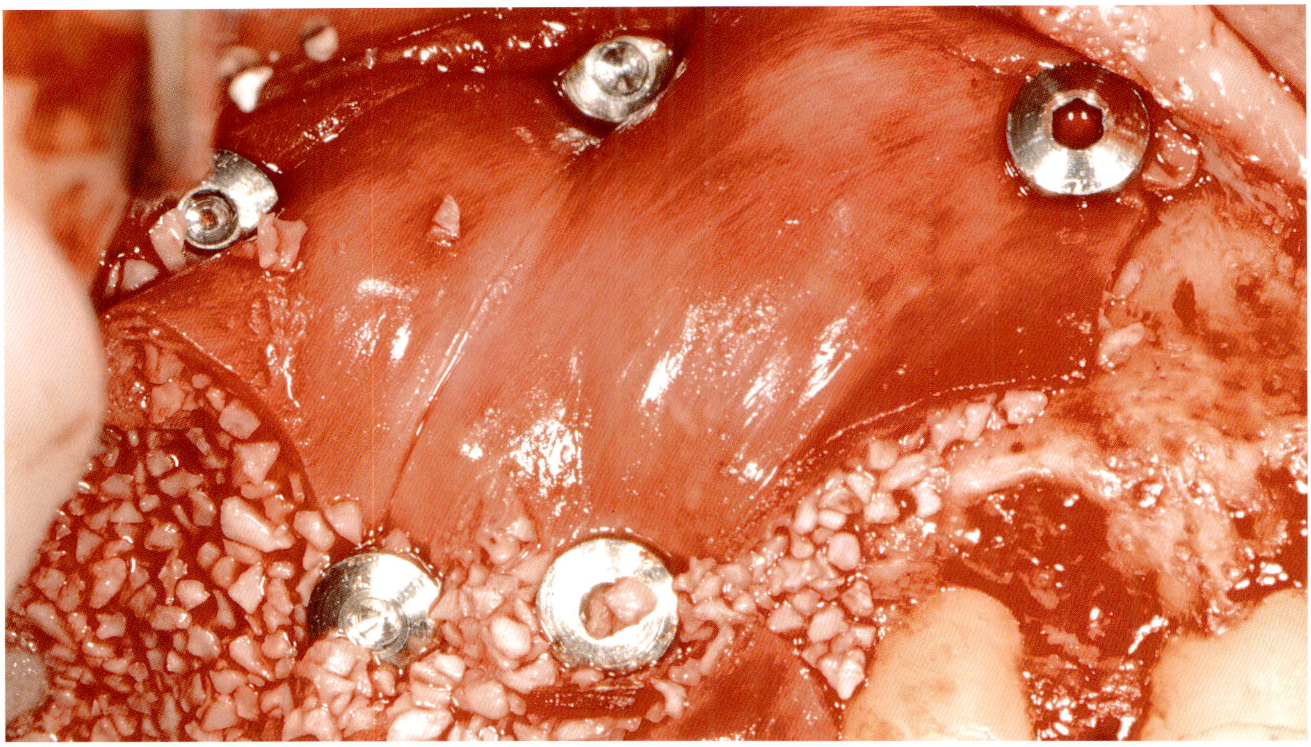

図 35　GBR 法によって骨欠損部位に対して三次元的な歯槽骨再建が行われた。

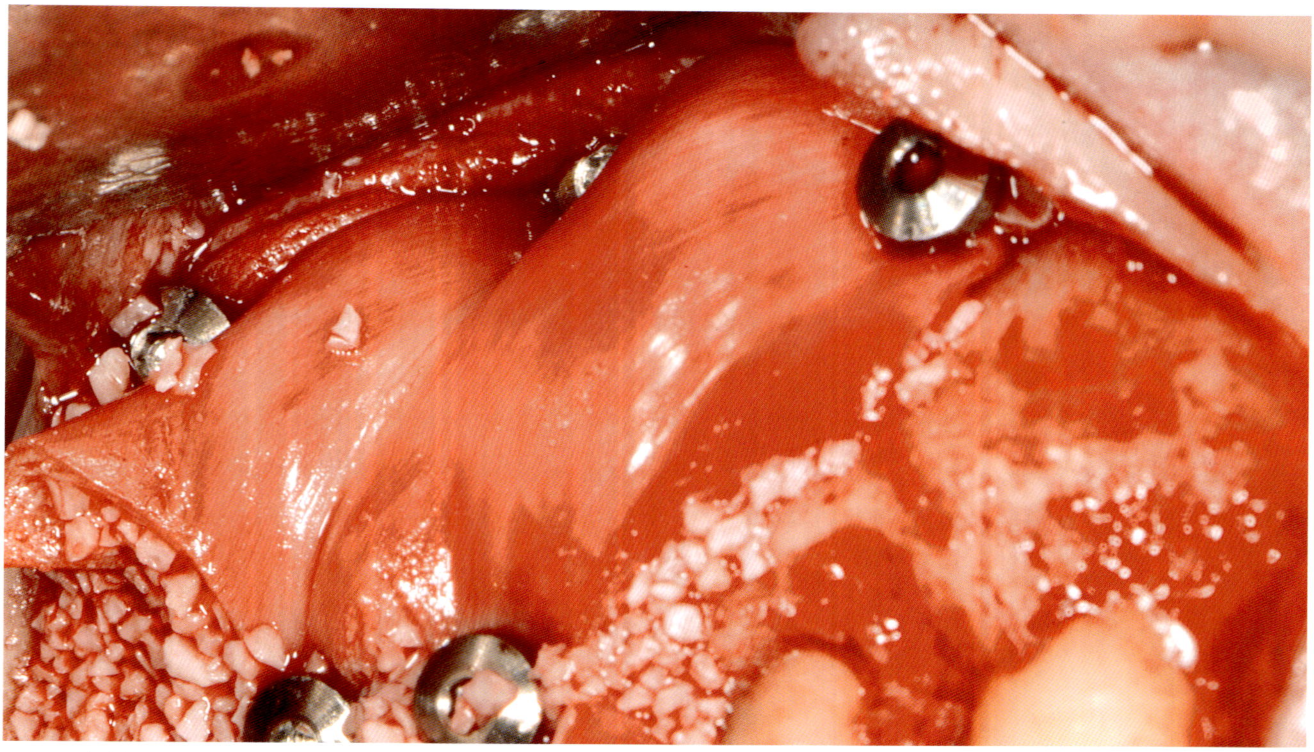

図 36　治癒期間中に起こる骨リモデリングによる吸収量を補填するために、必要量よりも約 20% 多く移植した。メンブレンや圧接された骨移植片による三次元的な形態は安定しており、「頬側骨バルコニー」が形成されている。

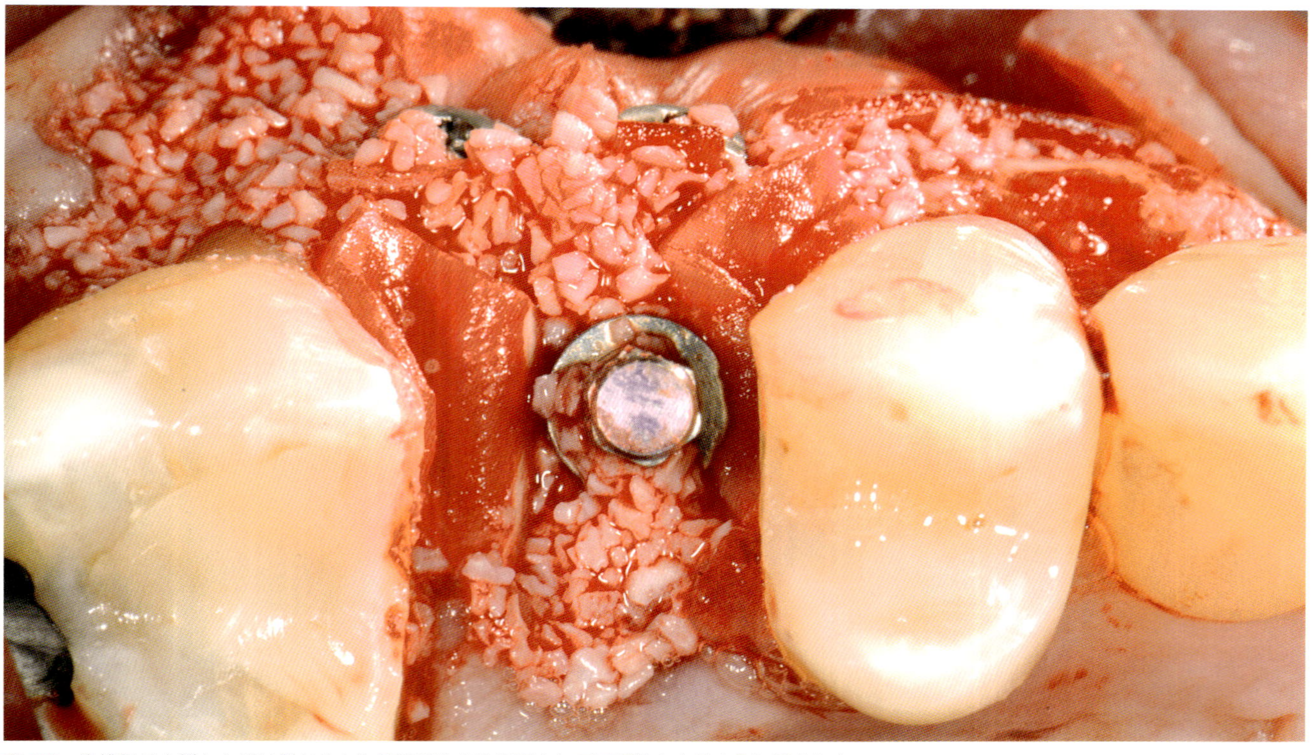

図 37　歯槽部の内側および外側からウシ骨移植片を抜歯窩内に二層構造となるように填入した。

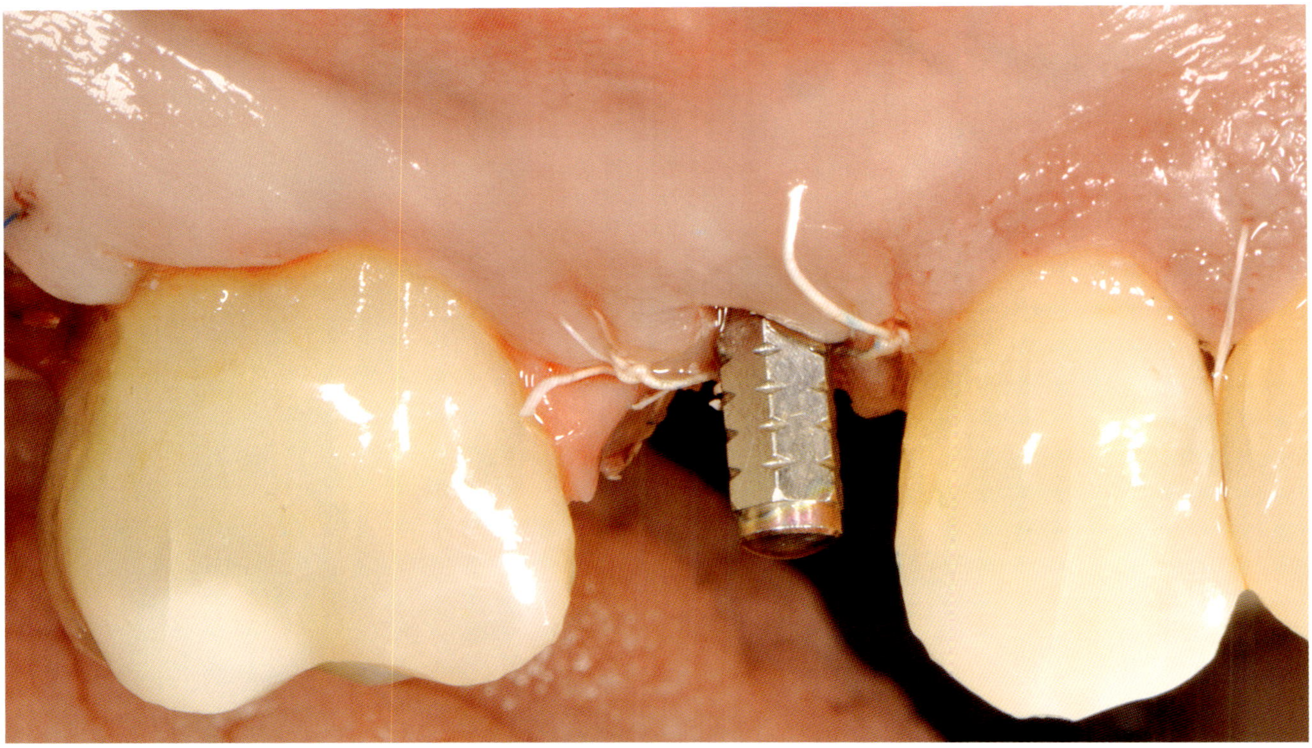

図 38　アバットメント周囲を 5-0 と 6-0 e-PTFE 縫合糸で閉鎖した。その後、隣在歯を利用した懸垂縫合を行った。

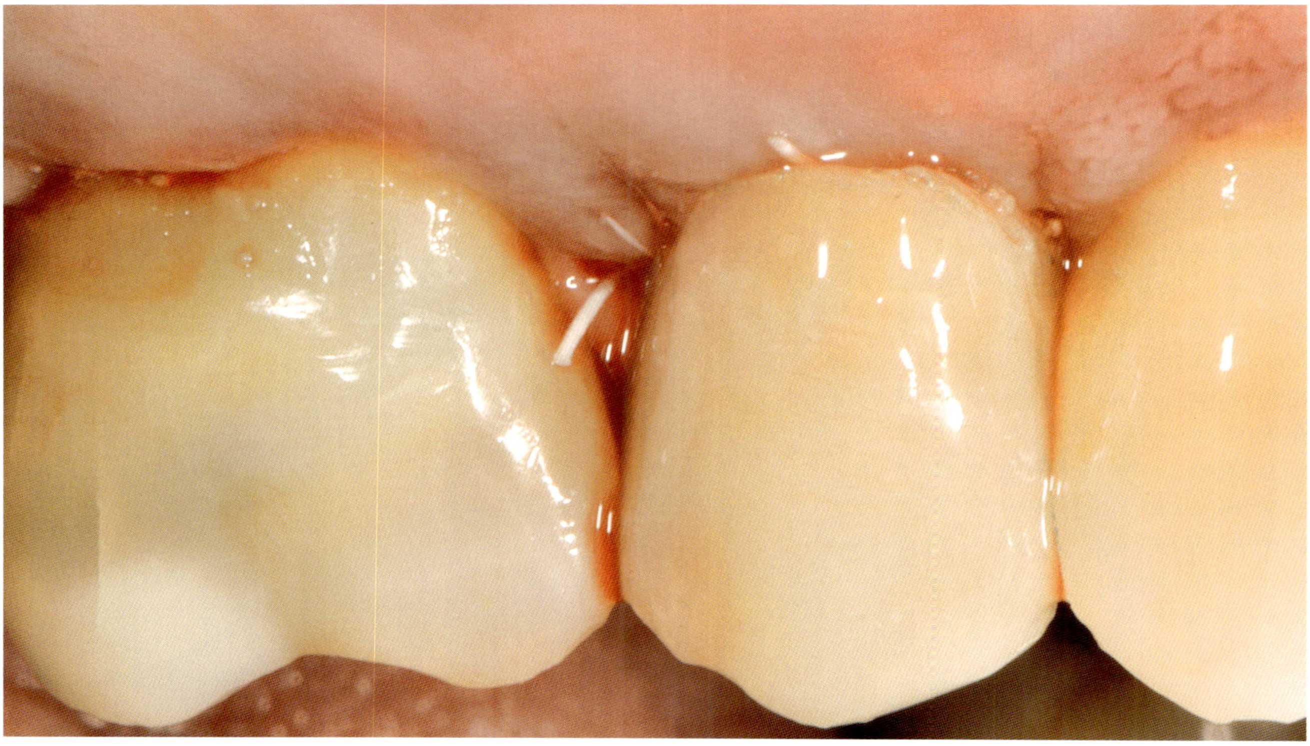

図 39　アバットメントに即時プロビジョナルレストレーションを装着した。

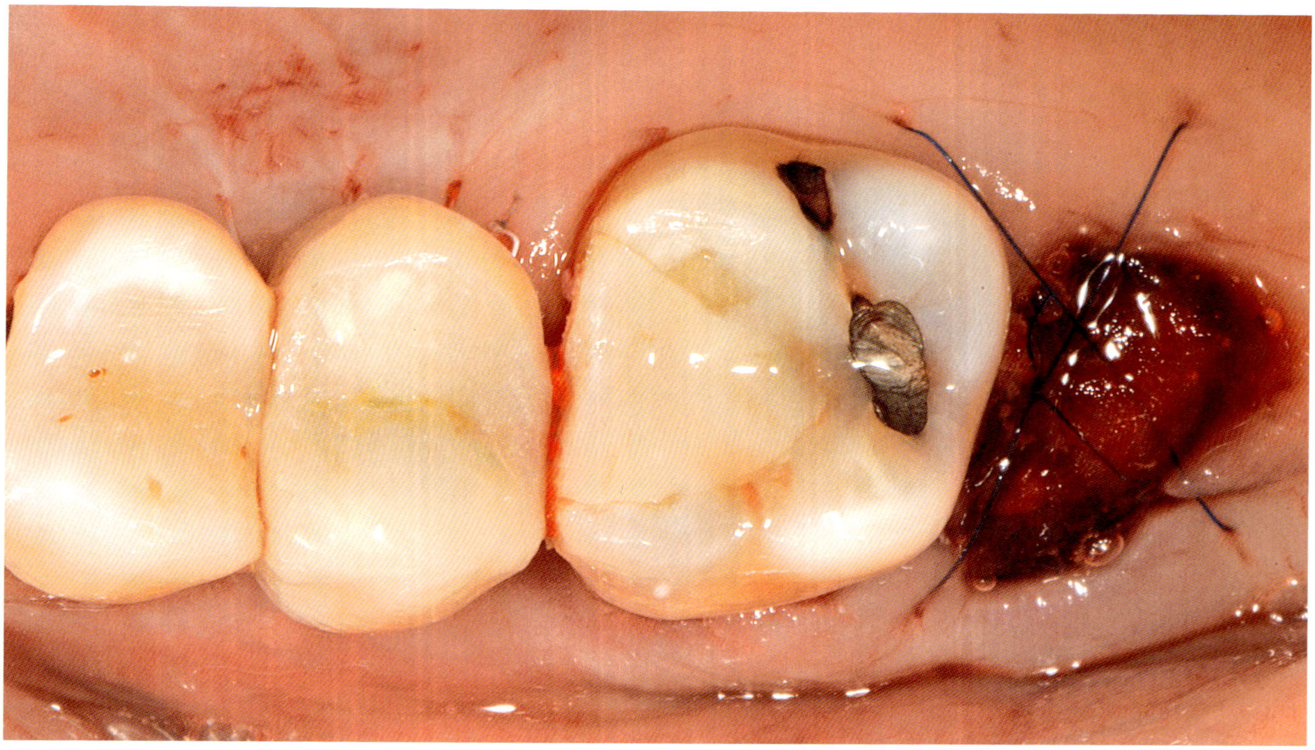

図 40　咬合面観：縫合時。

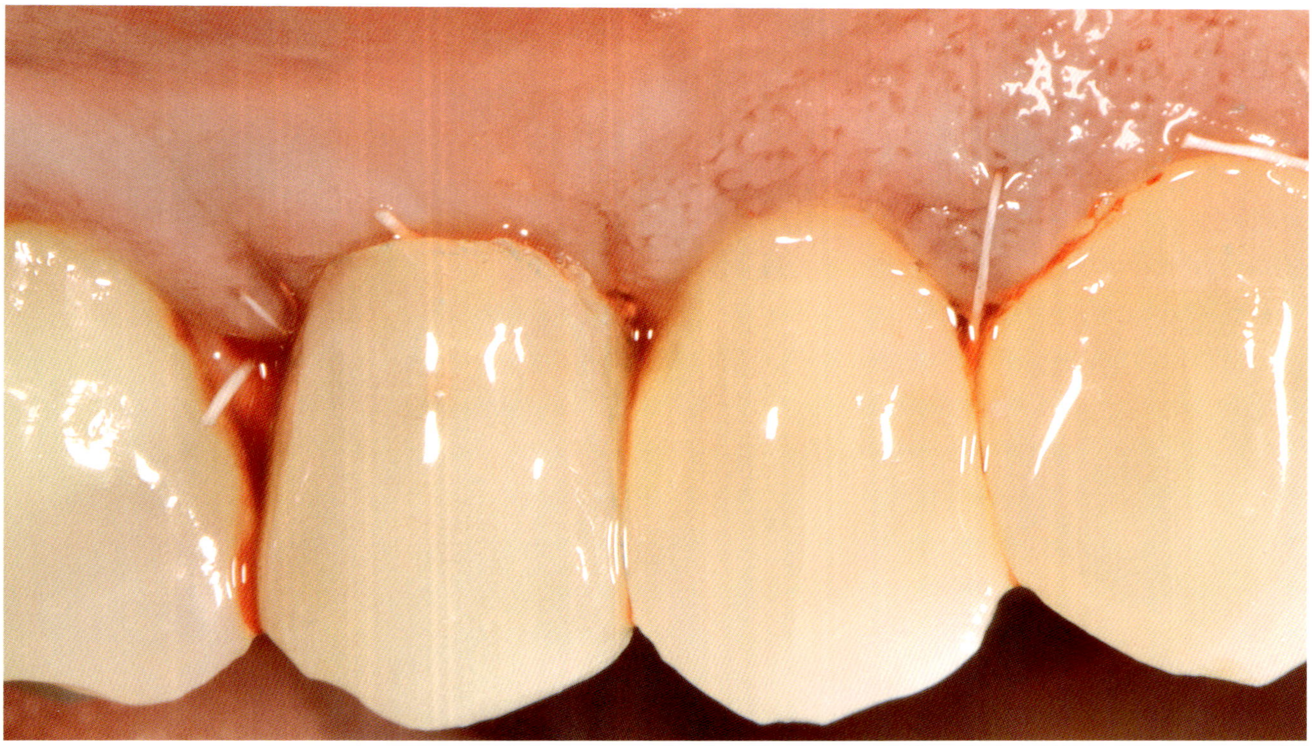

図 41　側方面観。

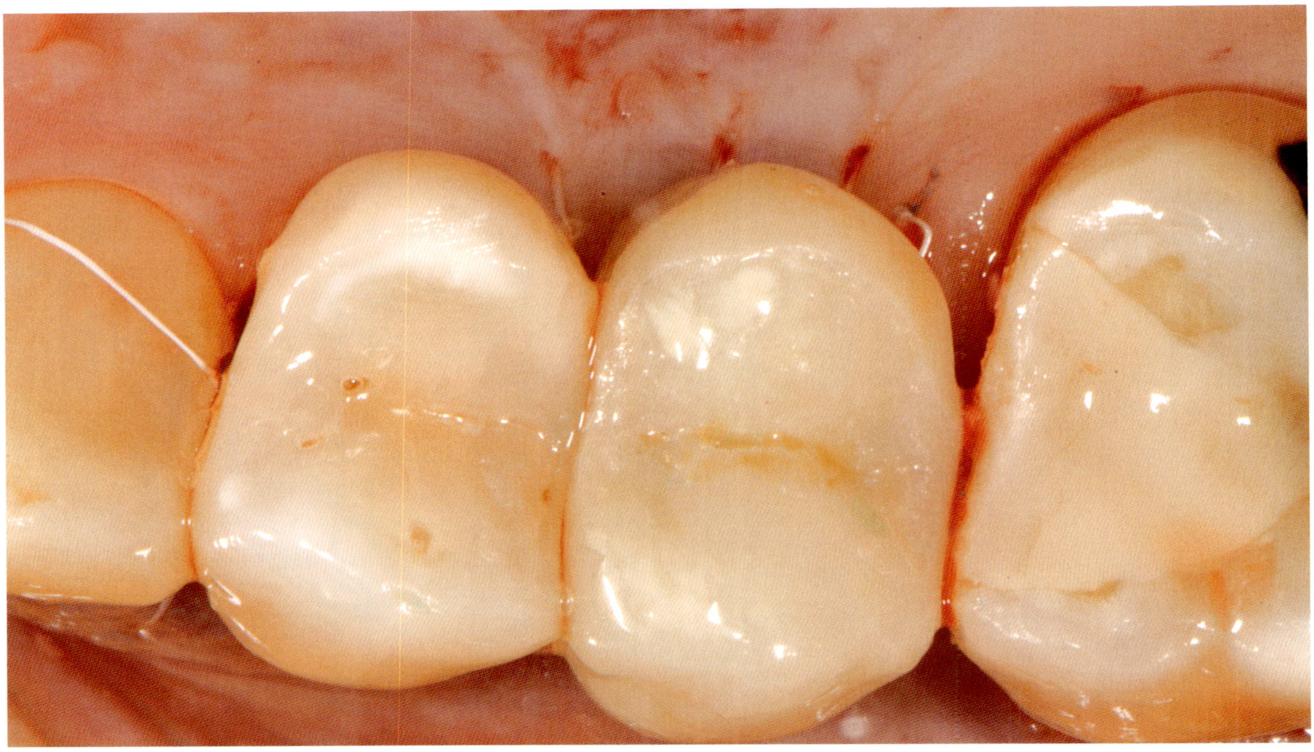

図 42　外科部位の拡大写真。

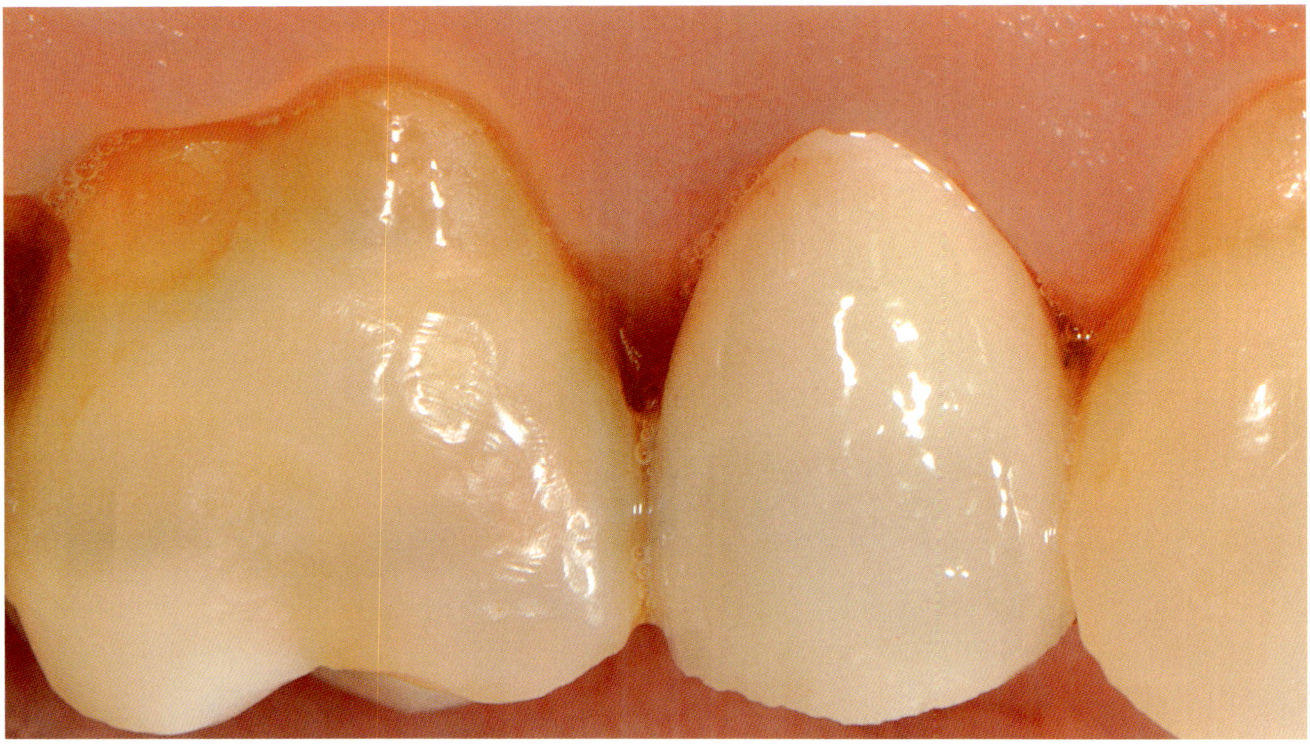

図 43　術前口腔内写真。

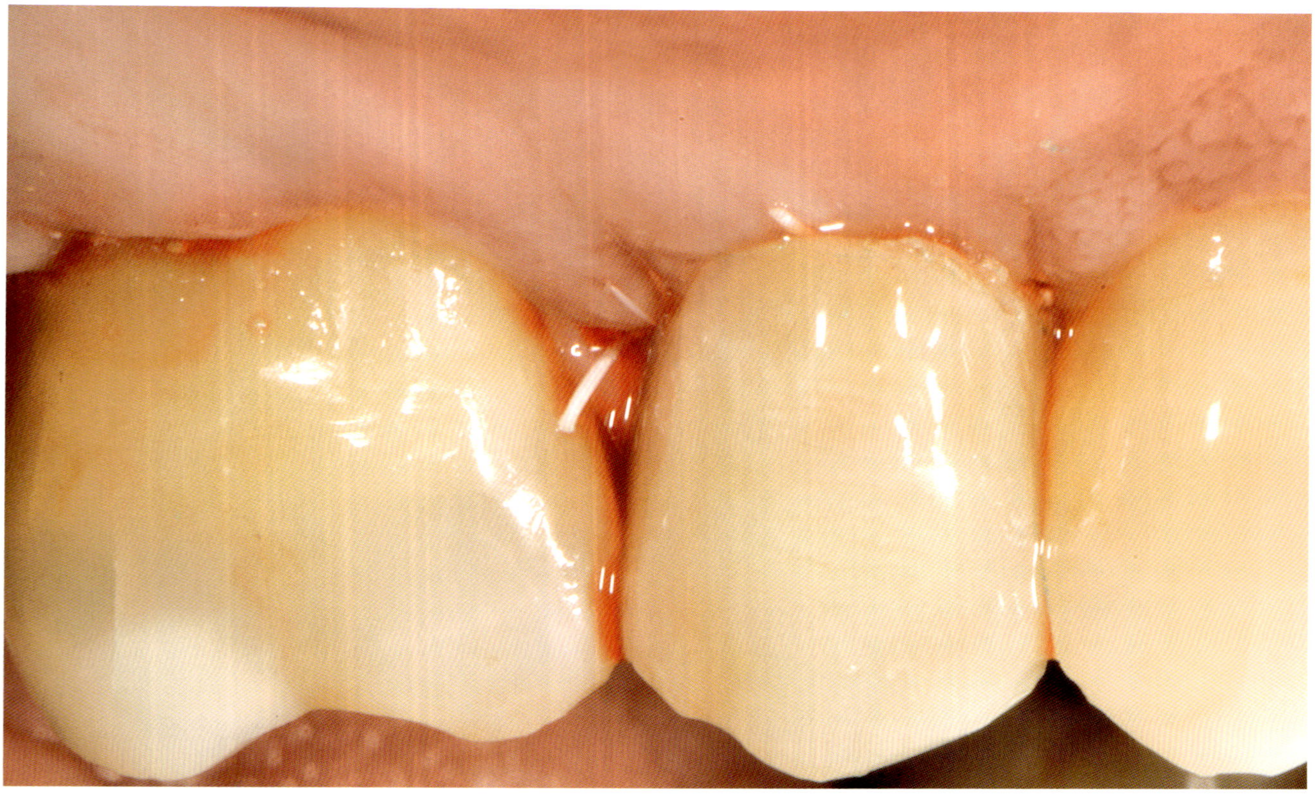

図 44　術後口腔内写真。

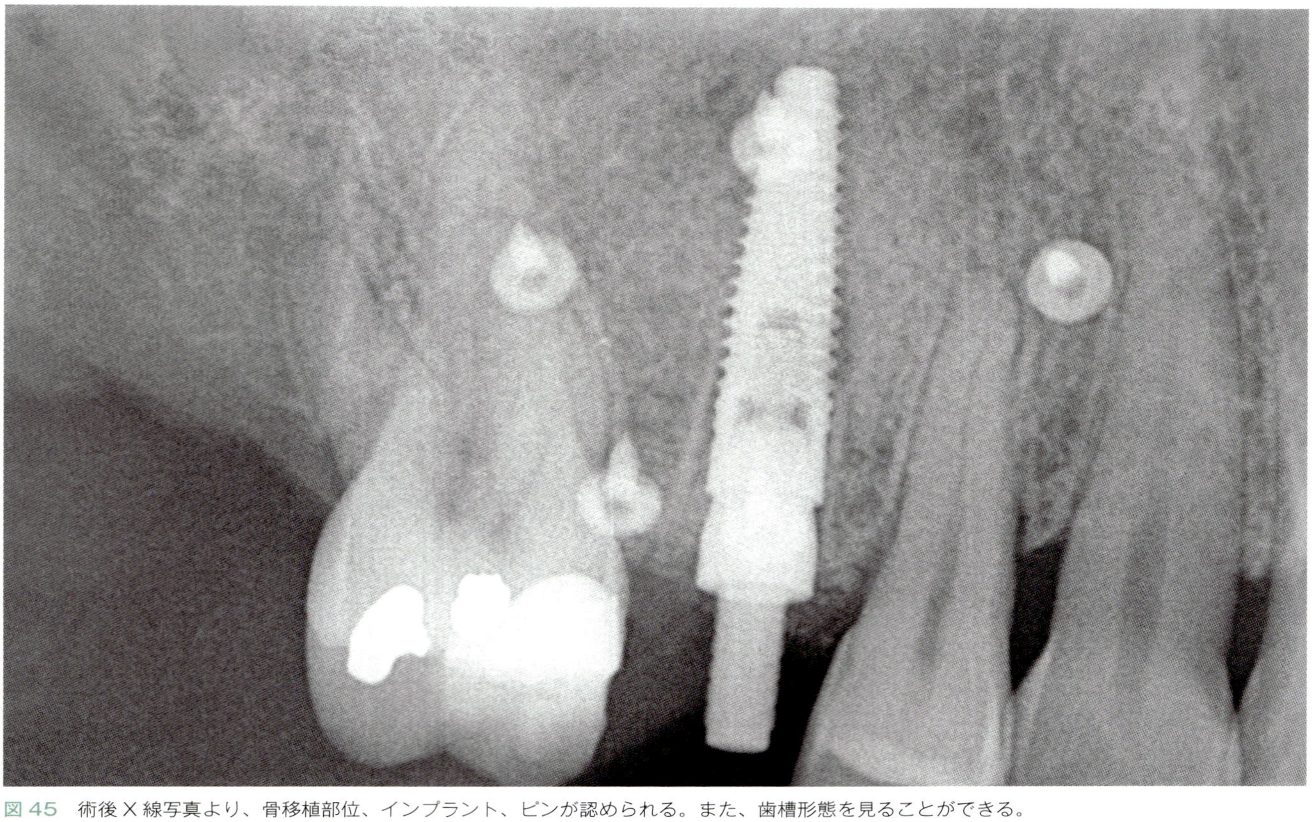

図 45　術後 X 線写真より、骨移植部位、インプラント、ピンが認められる。また、歯槽形態を見ることができる。

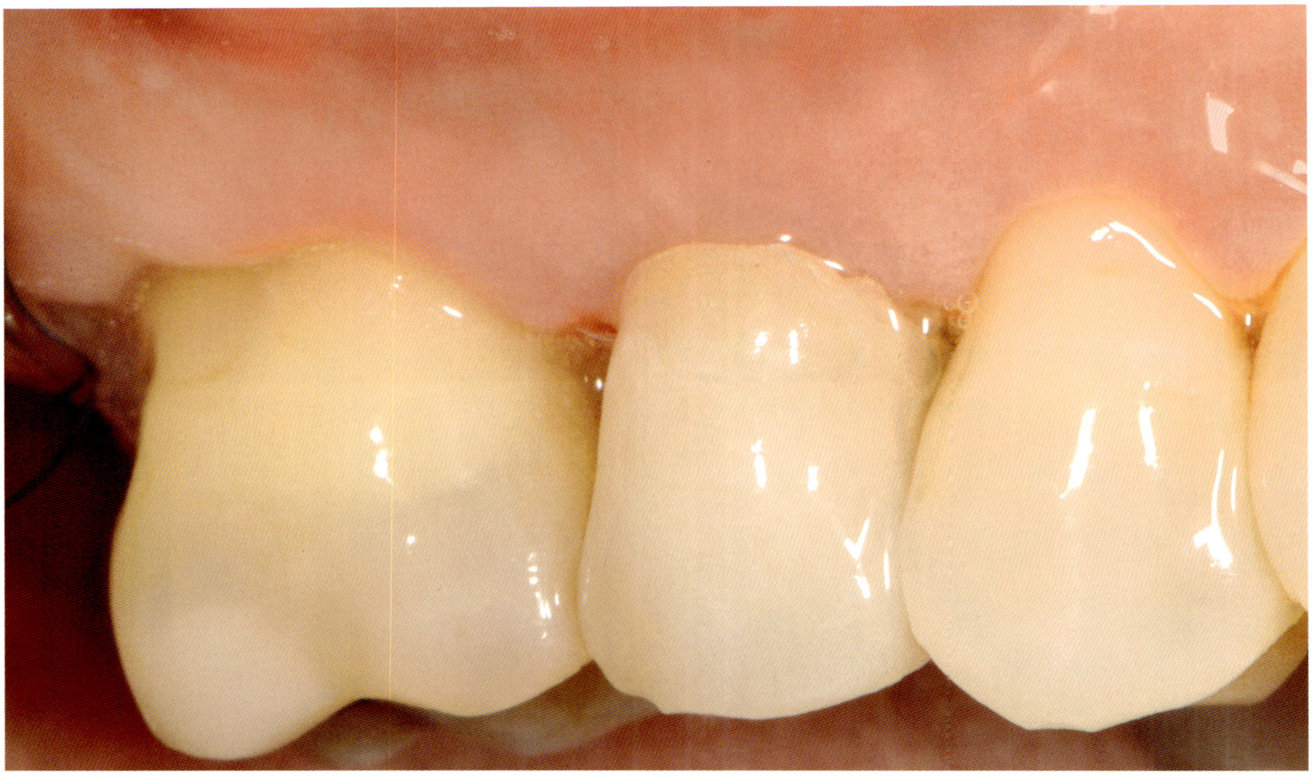

図 46　術後５日の側方面観。

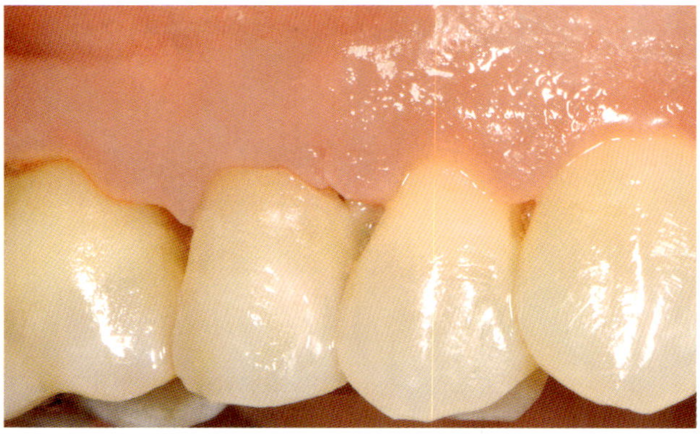

図 47　術後 13 日、術前に予想されていた軟組織の退縮。

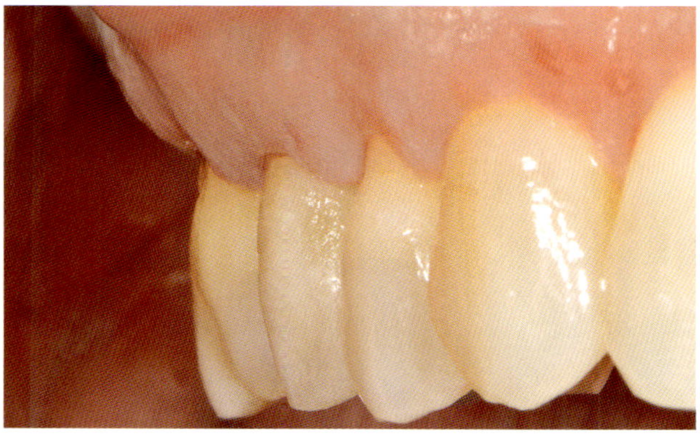

図 48　術後 13 日の斜め側方写真。幅のある組織量とインプラント近接部位の擬似的歯間乳頭の高さは隣在歯との自然な移行形態を示している。

治療結果

本症例における新規外科アプローチは、患者の機能回復の時期を著しく短縮することができた。このことは、患者の満足度を増加させ、治癒期間中の可撤性部分床義歯の装着および複数回の外科治療を避けることとなった。さらに、今回の治療結果は、治療期間を短縮する方法や自然感のある安定した軟組織のカントゥアと厚みを実現することを明確に示した。

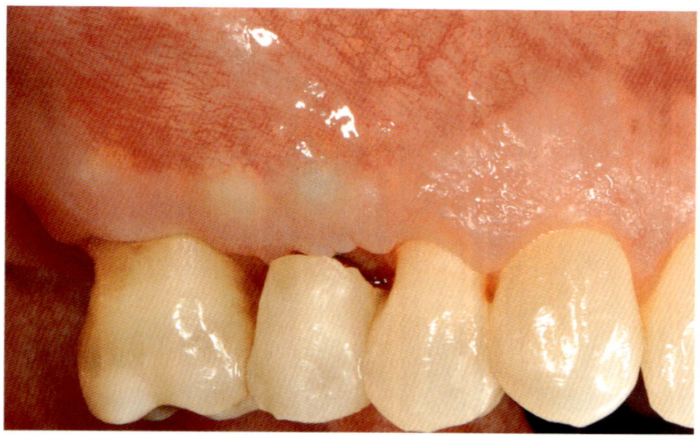

図 49　術後１ヵ月時。インプラント周囲の擬似的乳頭は退縮した。

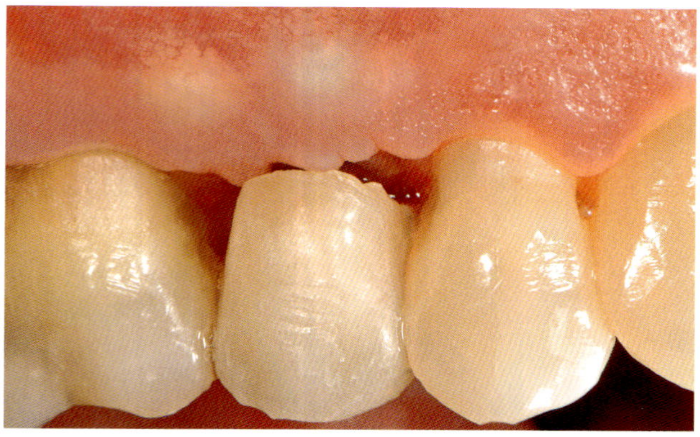

図 50　治癒４週後。固定用ピンが粘膜に透けて確認できる。

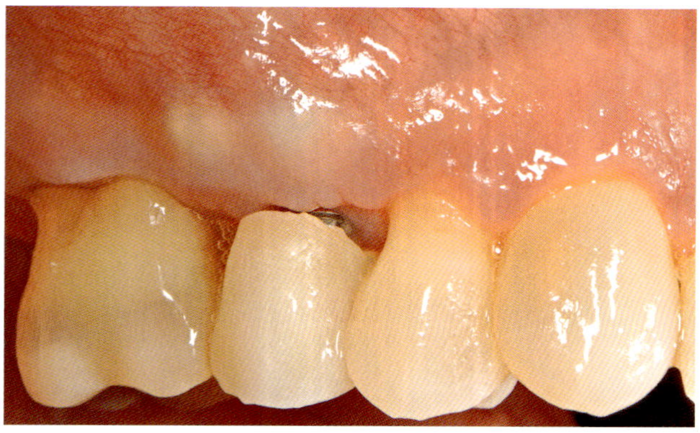

図 51　２ヵ月時。退縮は安定している。組織の厚みが口蓋側から頬側へと起きている。

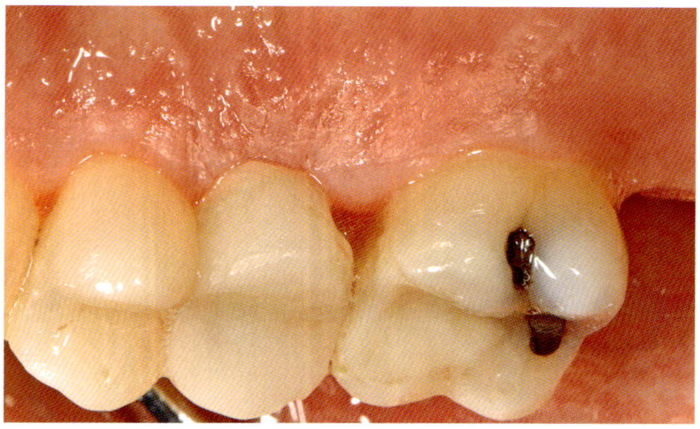

図 52　２ヵ月時。口蓋側面観。近心の歯間乳頭は再建している。遠心部は歯間鼓形空隙が広いためにまだ完全に回復はしていない。

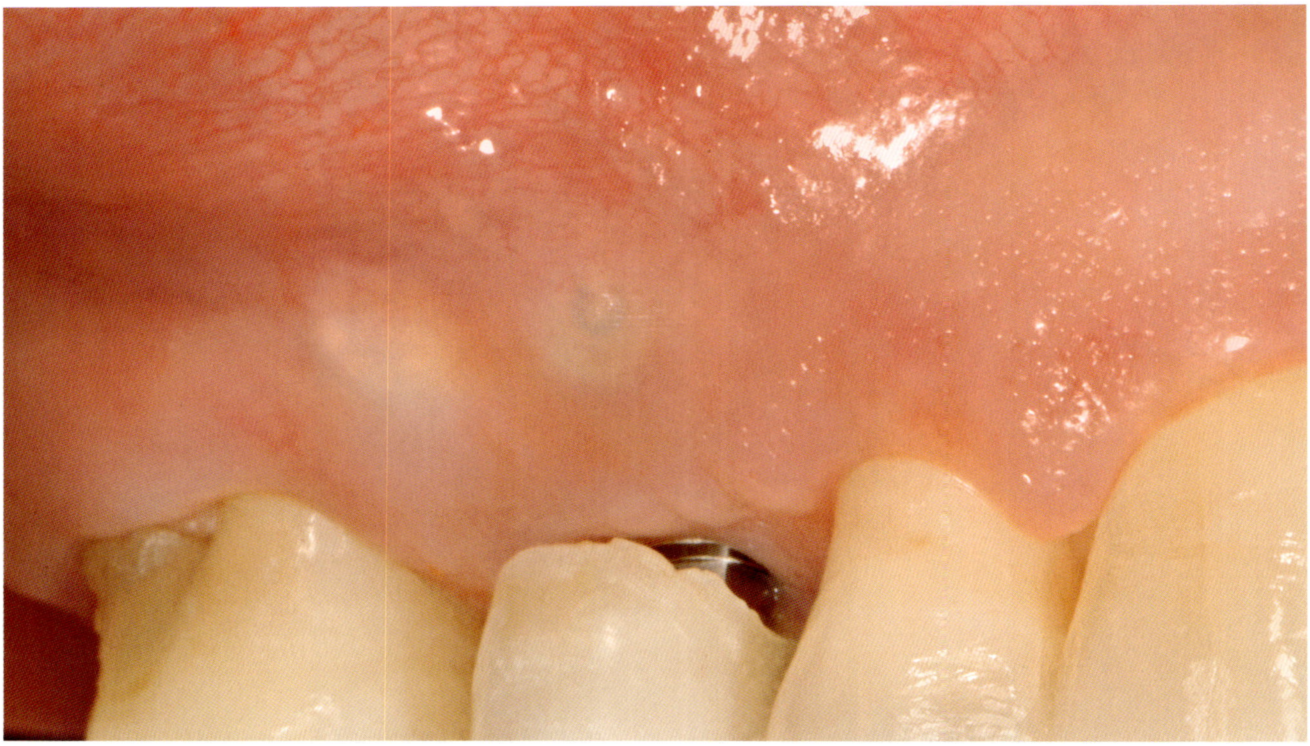

図 53　術後４ヵ月時。組織の成熟が認められ、退縮が落ち着いた。隣接面部のインプラント周囲粘膜の厚みが増している。

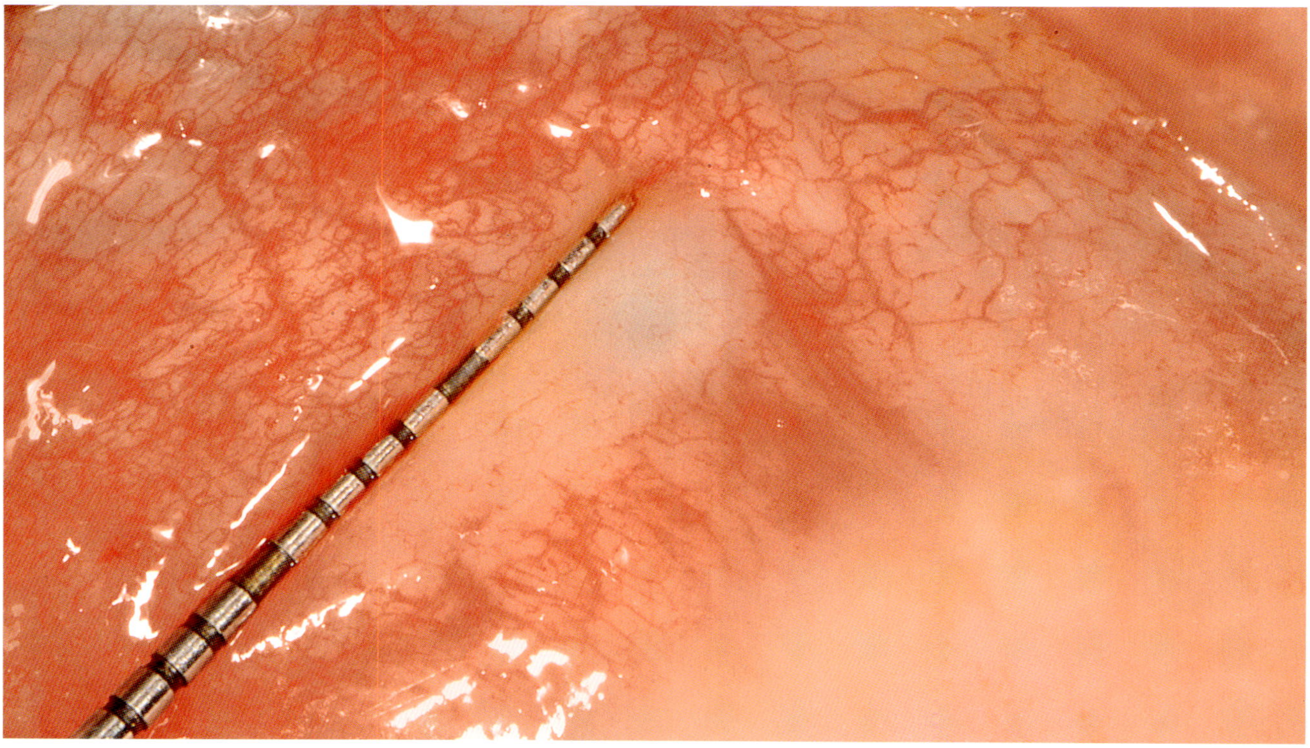

図 54　コラーゲンメンブレンを固定している根尖側部分のピンの１つが歯周プローブで示されている。

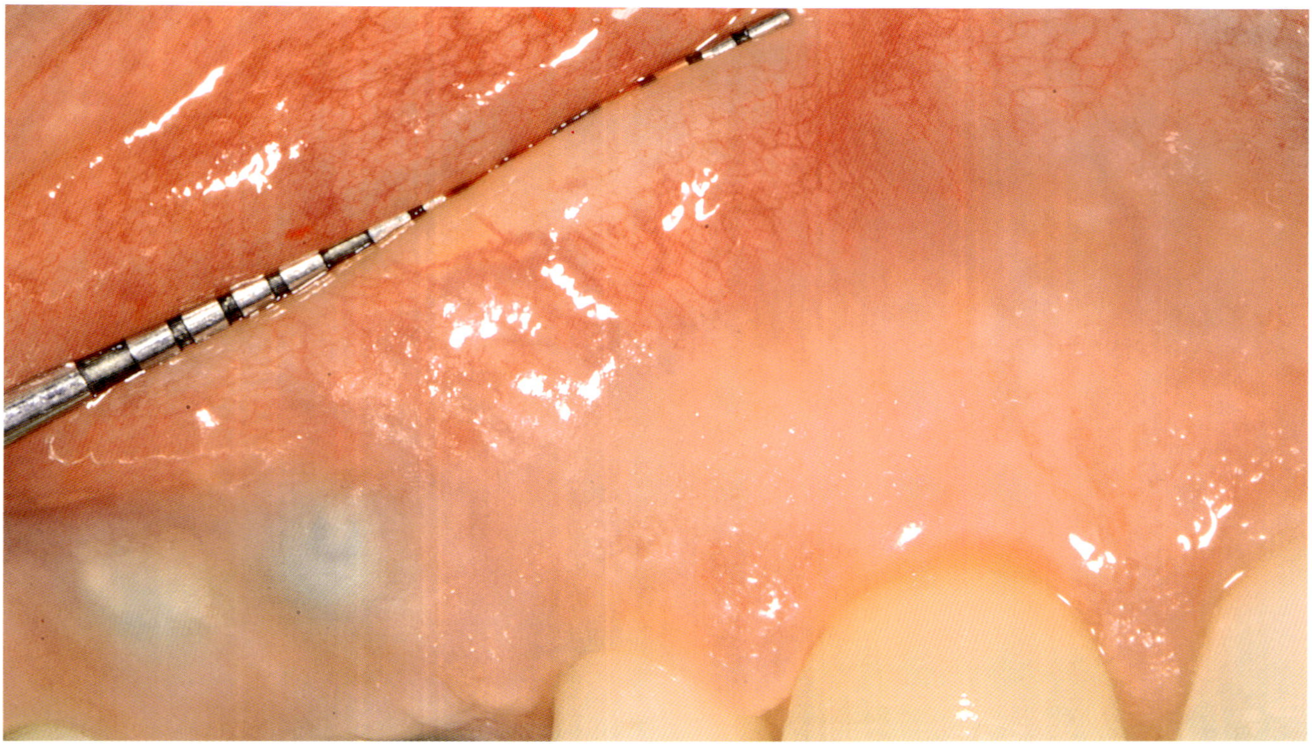

図 55　インプラント周囲乳頭は、4|近心部に比較して根尖側方向に位置している。固定用ピンは粘膜を透けておらず確認できない。

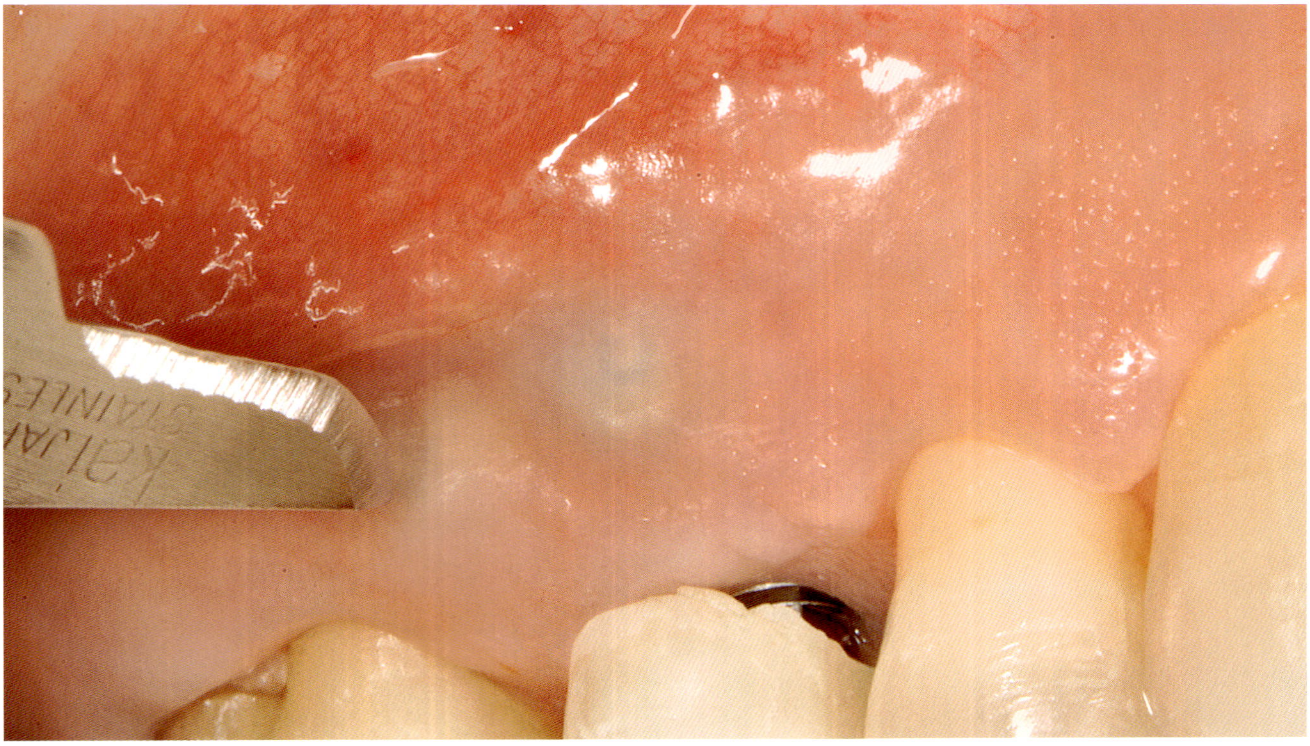

図 56　固定用ピンを除去するために 15C メスを使用しててていねいに切開を加えた。

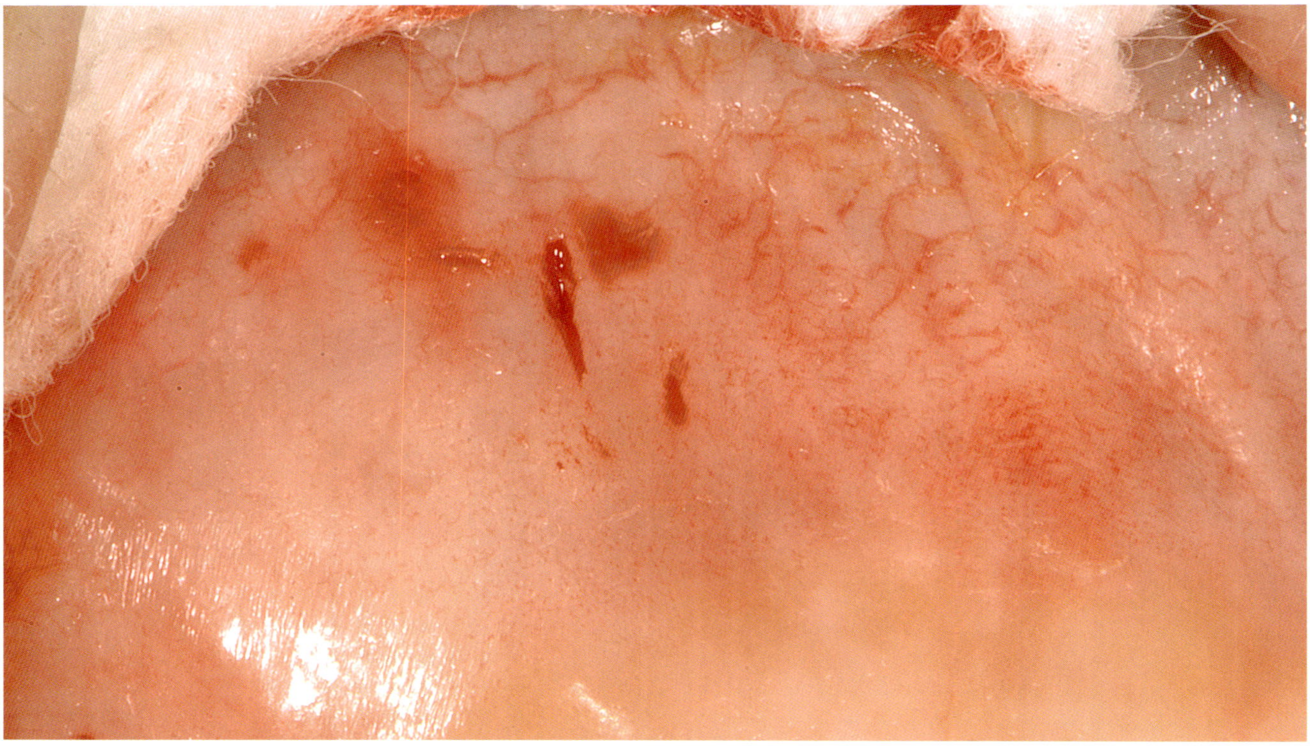

図 57　切開は容易に縫合できるように垂直方向に加えた。粘膜への血液供給を遮断しないように注意し、出血を抑えた。

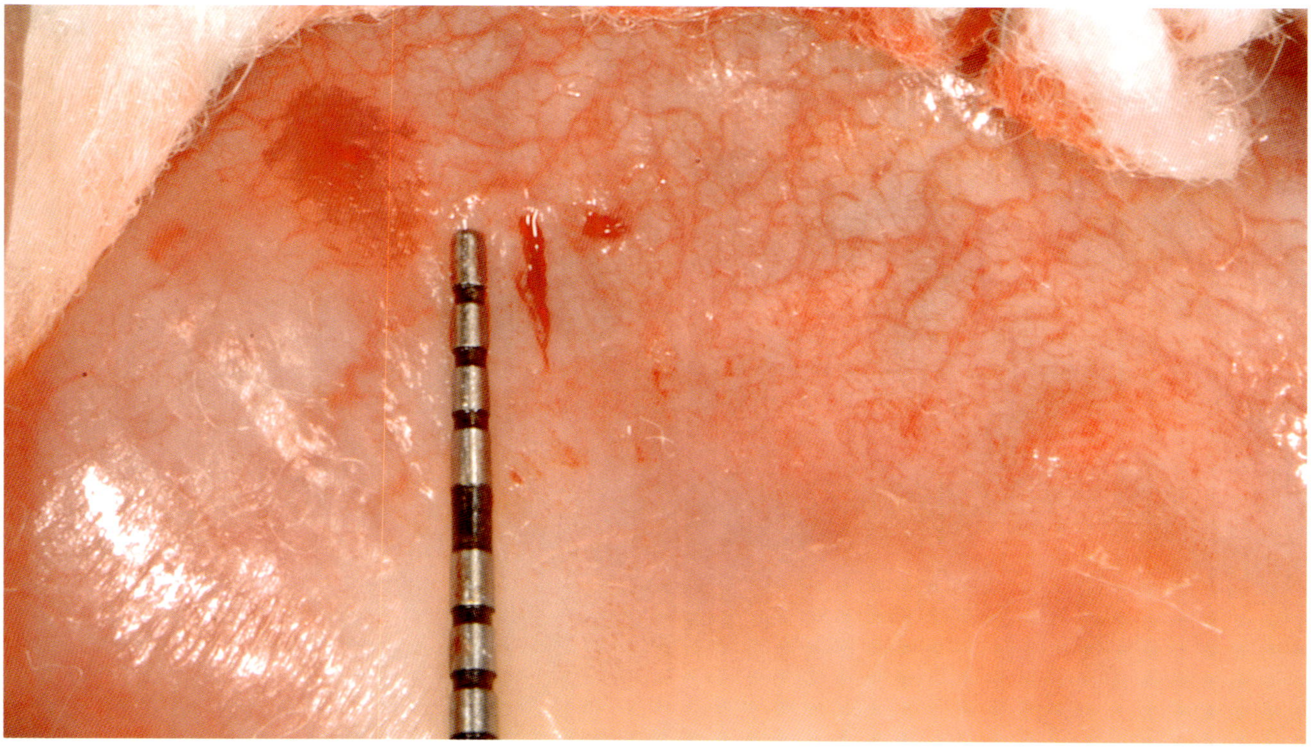

図 58　2 mm 以内の切開とした。

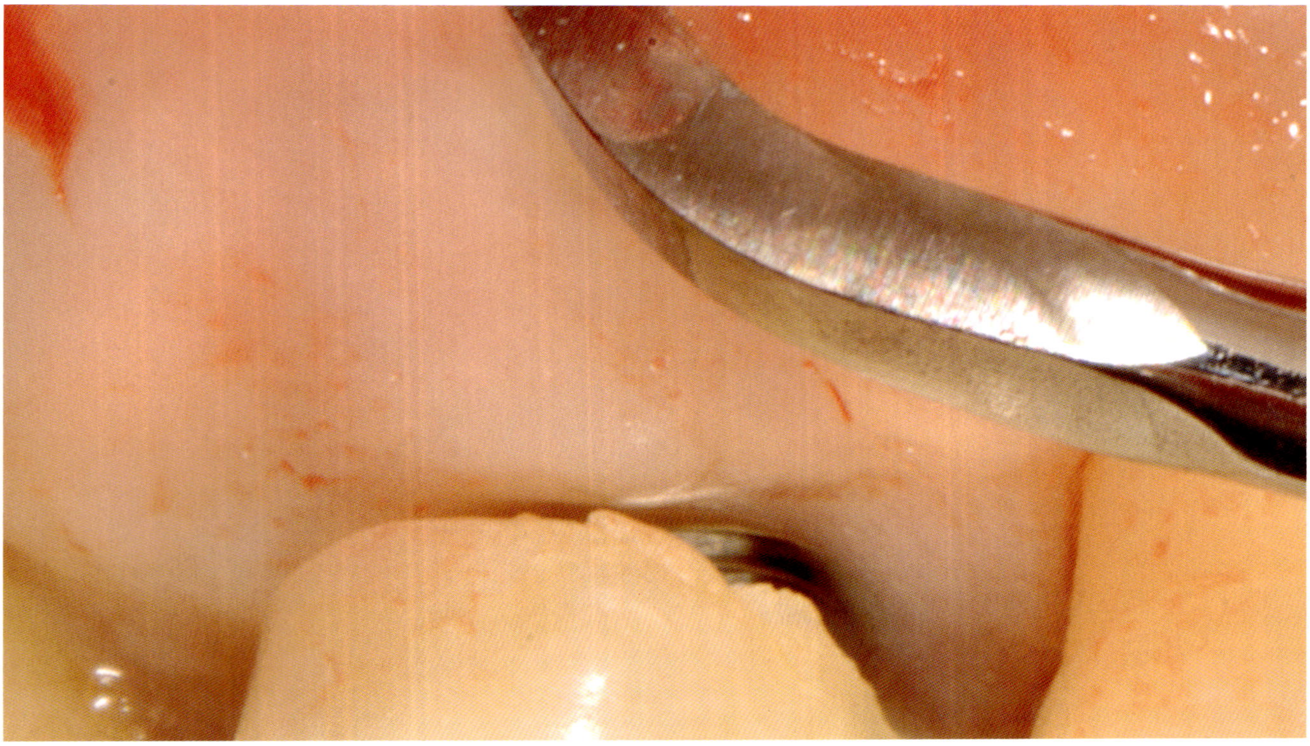

図 59　TABANELLA2 を軟組織に対してていねいに使用し、固定用ピンにアクセスした。

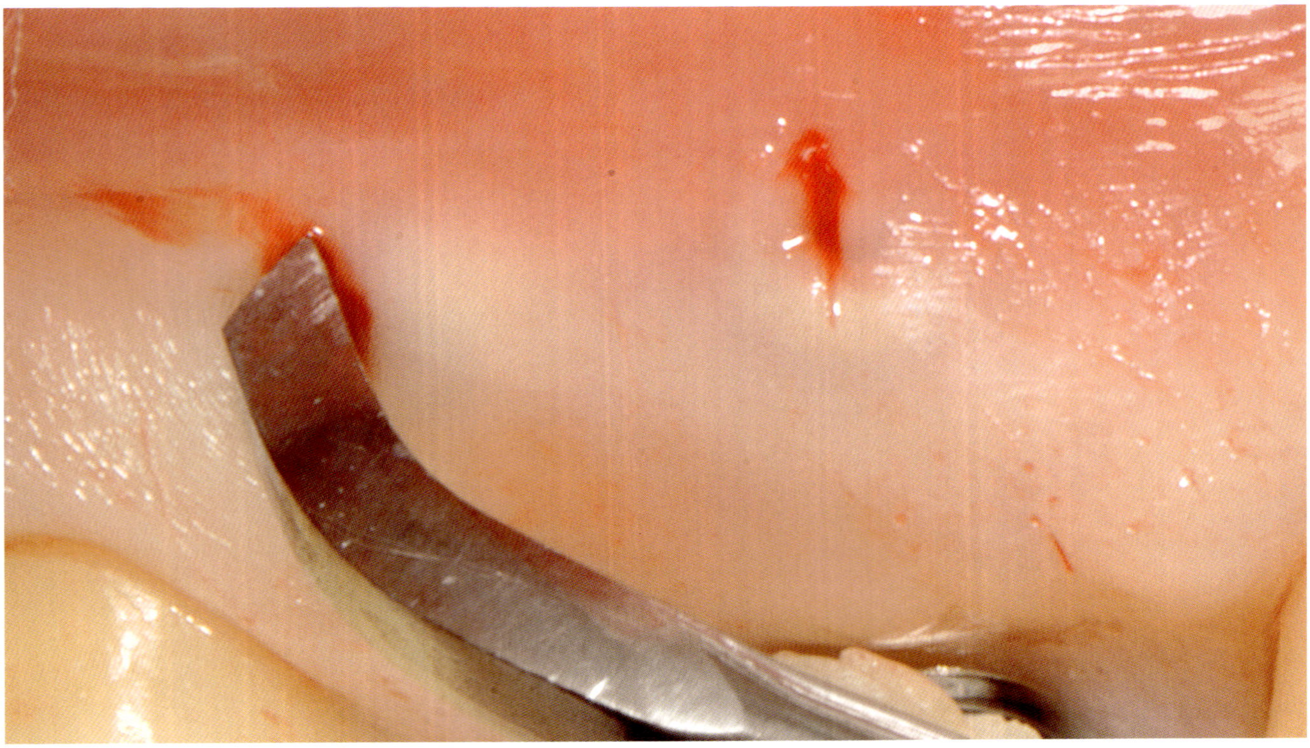

図 60　ピンへアクセスするために器具の先端を動かせる範囲で切開を最小限にした。

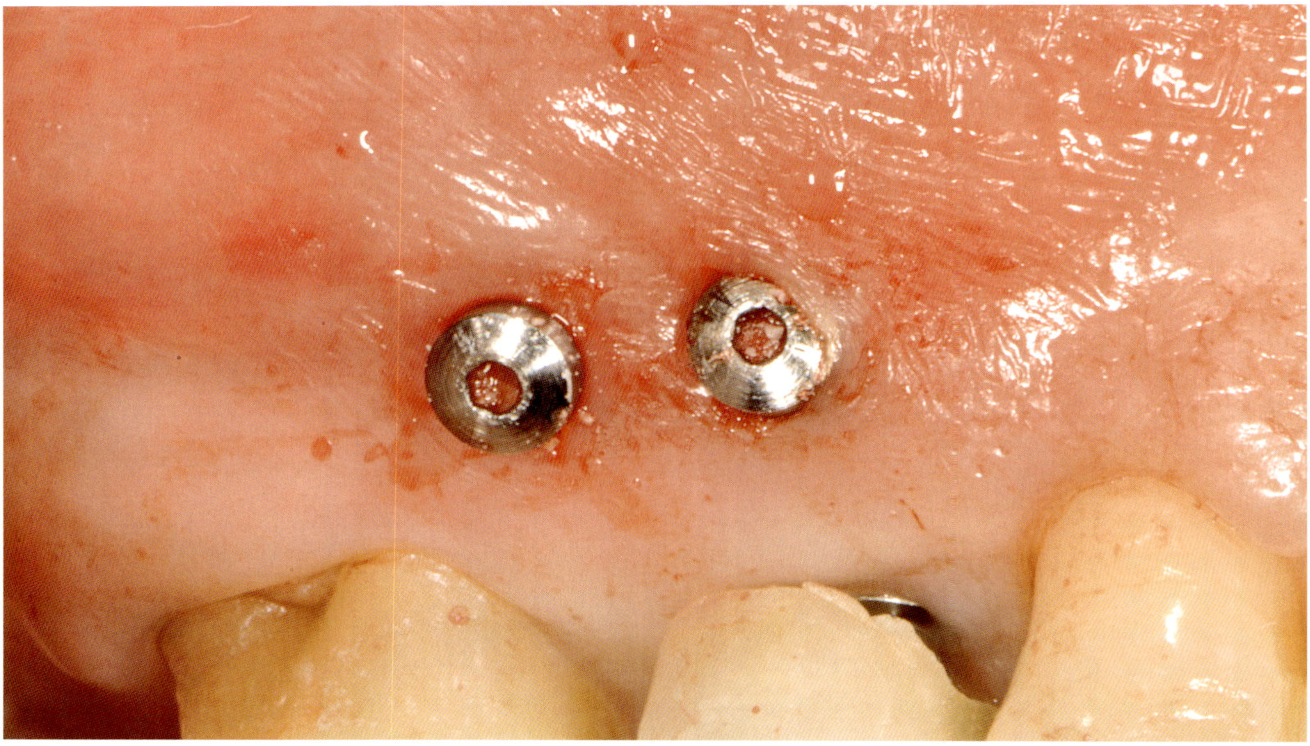

図 61　固定用ピンは切開部分から簡単に除去できた。切開の直径はピンより小さい。

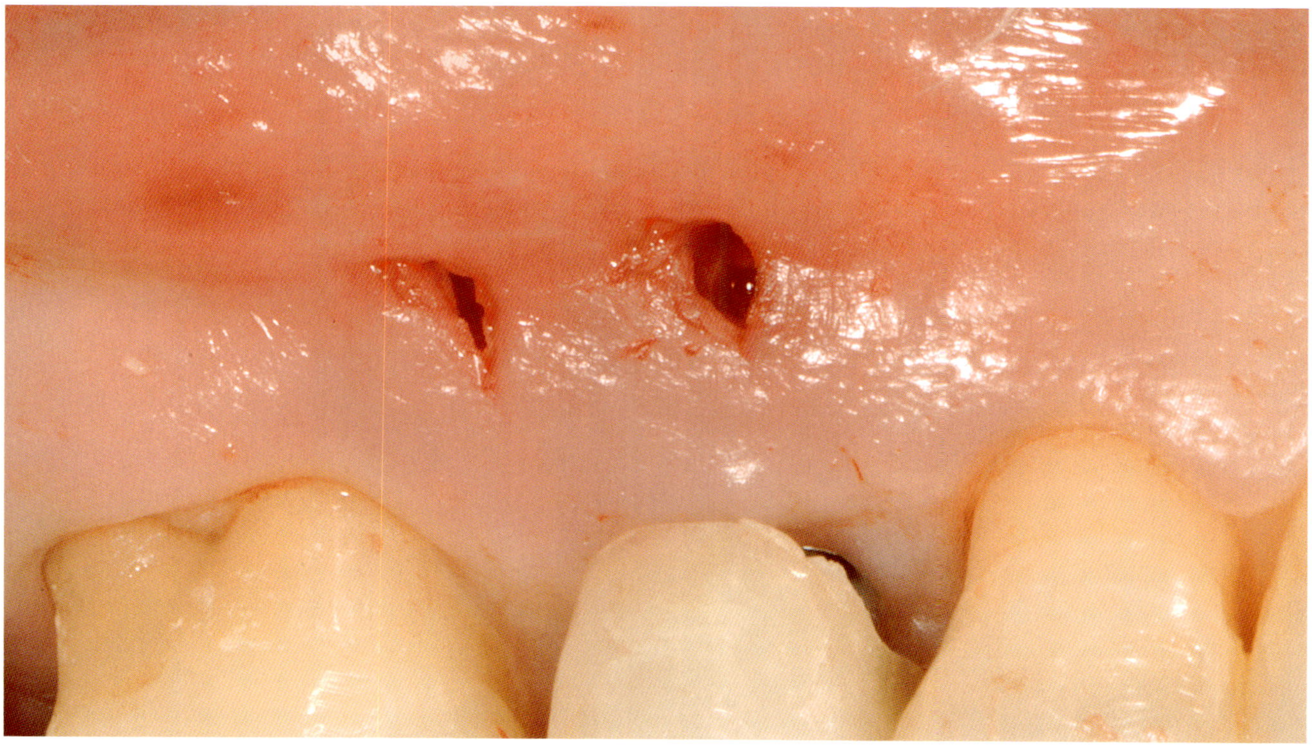

図 62　固定用ピン除去時。出血は認められない。

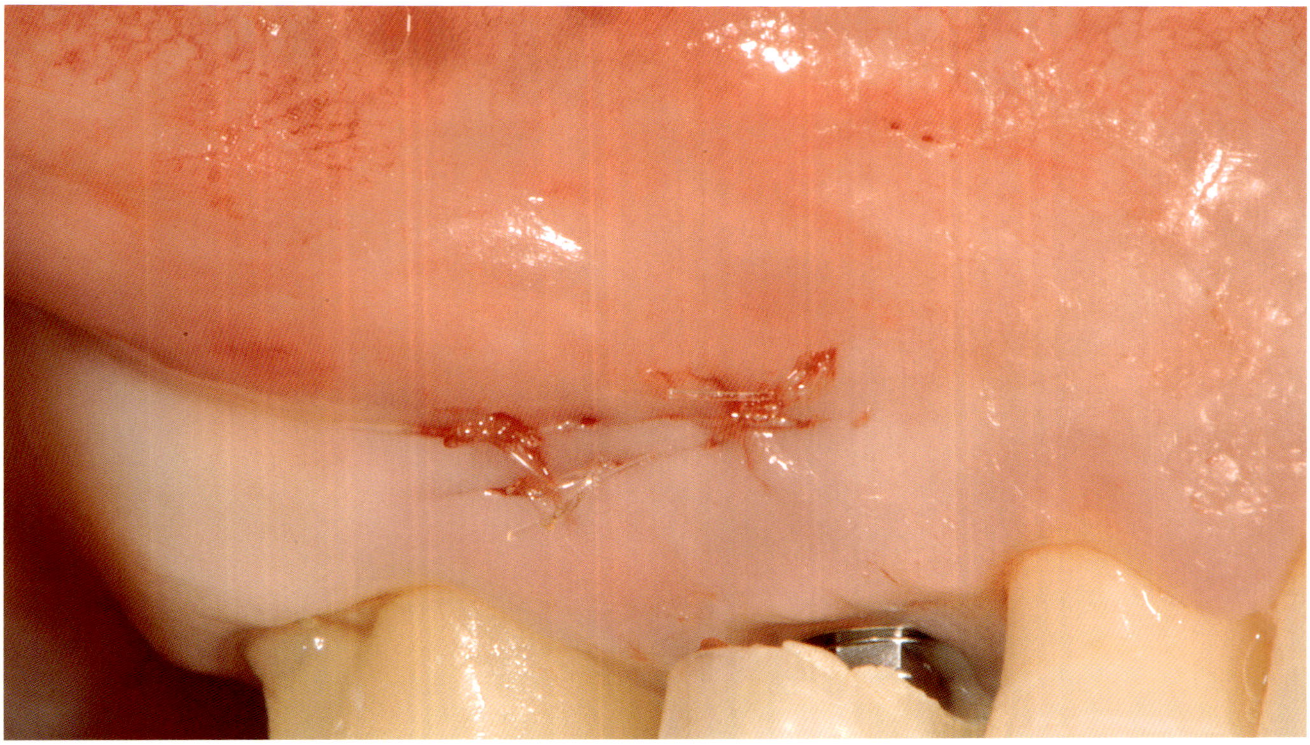

図 63　縫合時拡大写真。5-0 PGA 縫合糸で単純縫合を２糸行った。

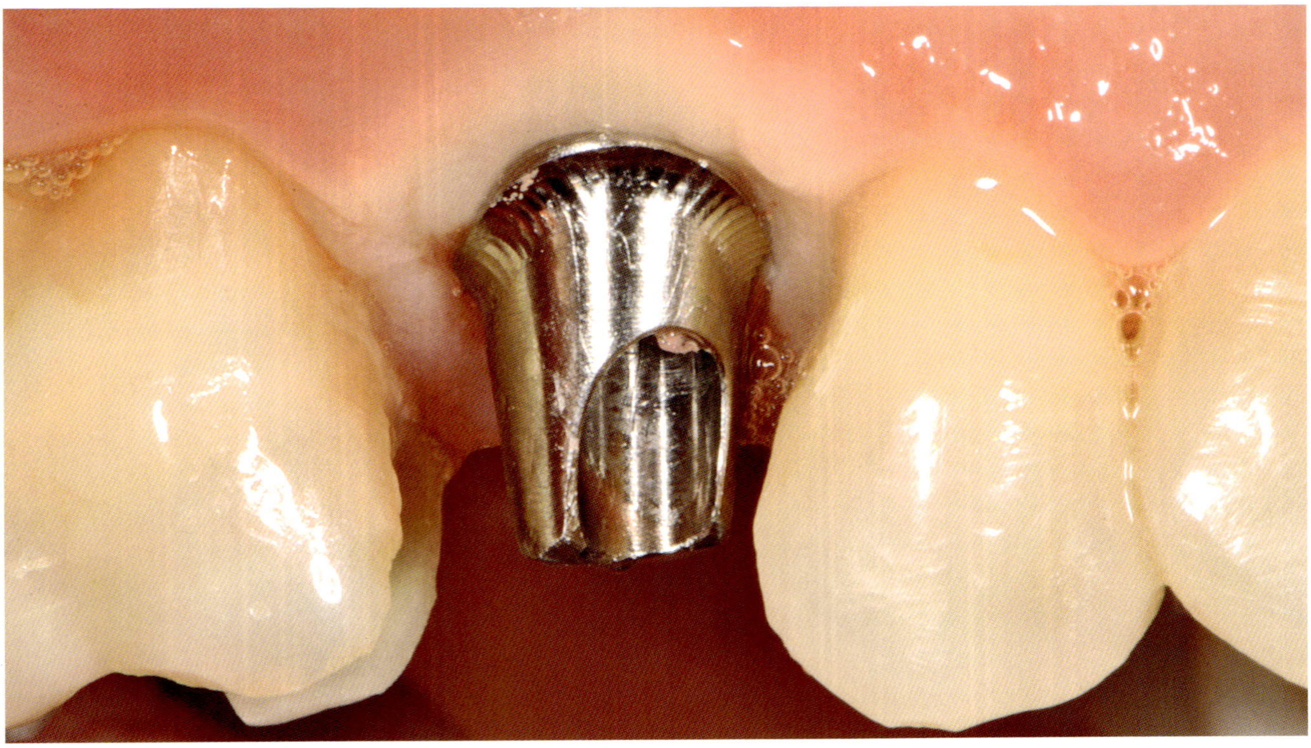

図 64　拡大写真：歯間乳頭を圧接しているために粘膜が軽度の貧血状態になっている。

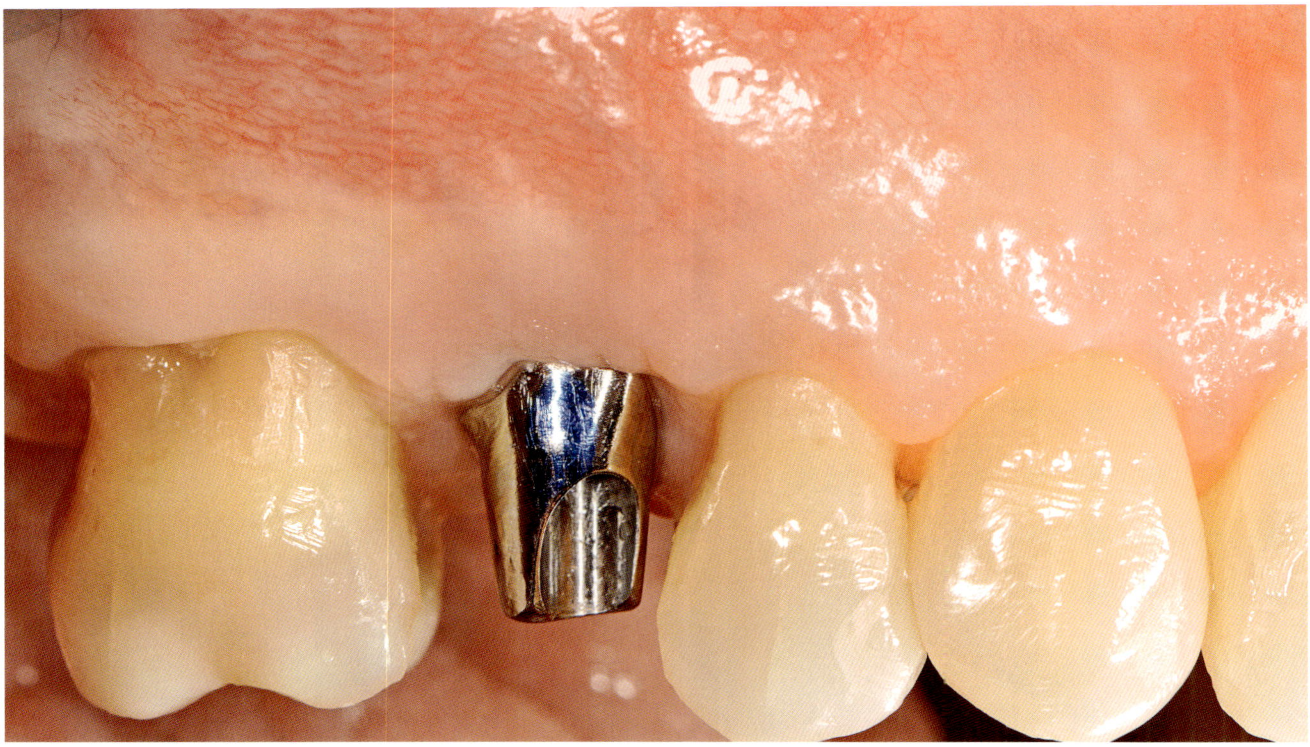

図 65　CAD/CAM で製作したチタン製アバットメント。

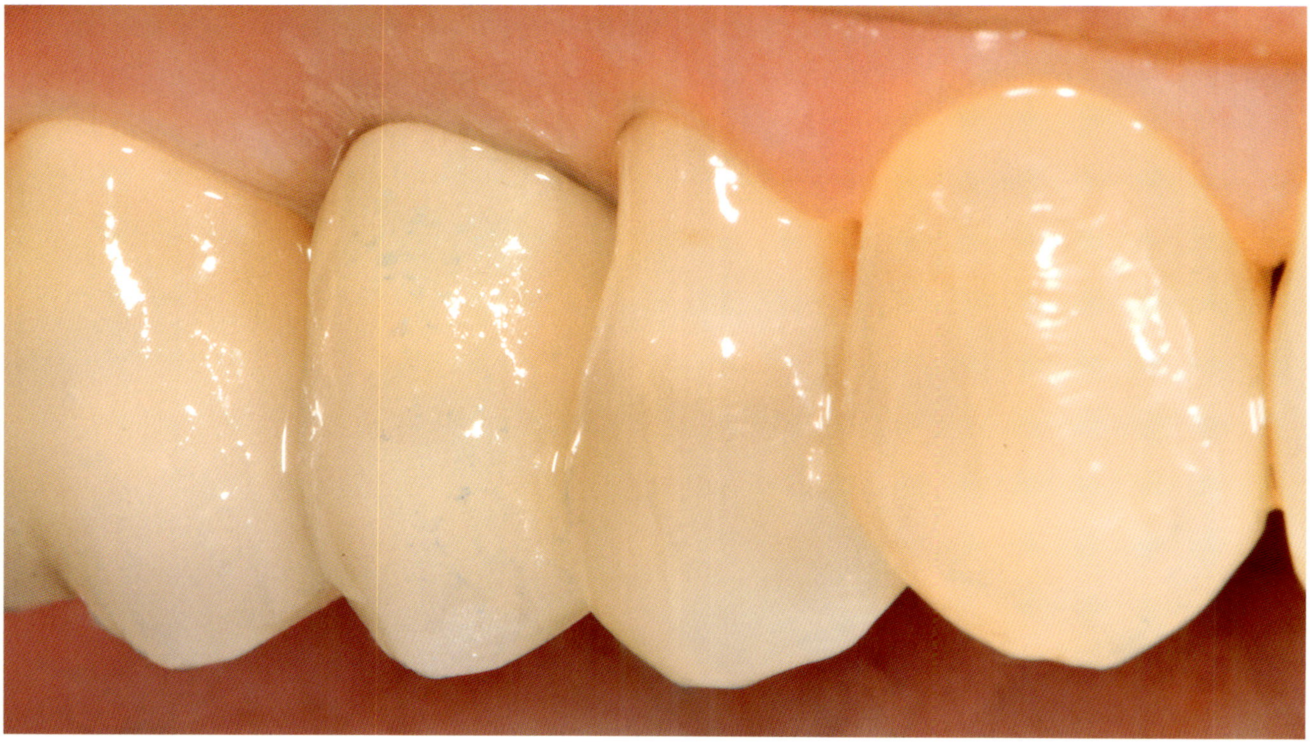

図 66　1 回目の補綴装置試適時。自然な軟組織カントゥアである。

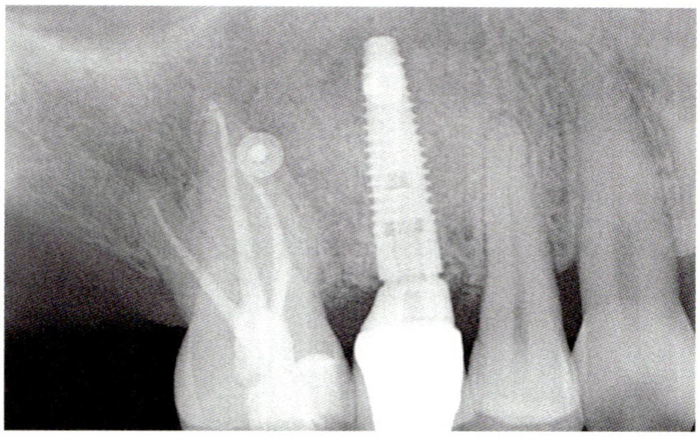

図67　根尖周囲X線像より2本のピンが残っている。これらは粘膜外側からは確認できない。

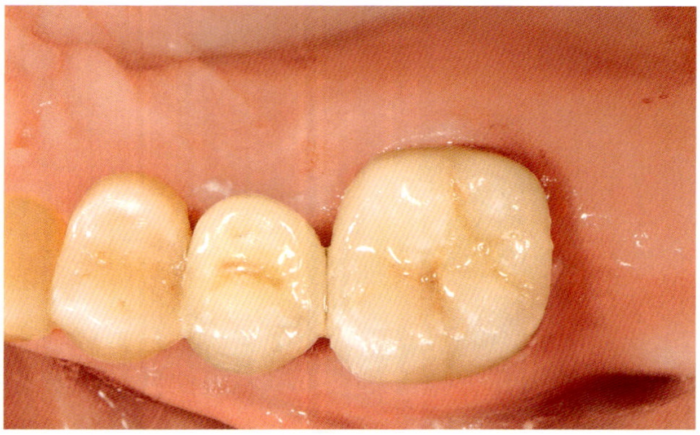

図68　咬合面観：65|の1回目の補綴装置試適時。

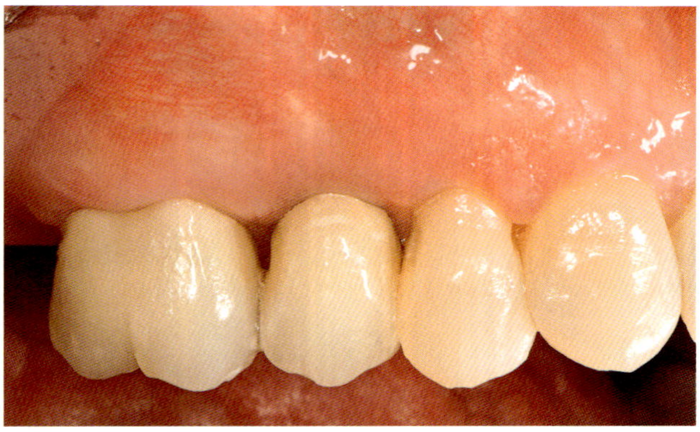

図69　CAD/CAMで製作したオールセラミッククラウンの側方面観。

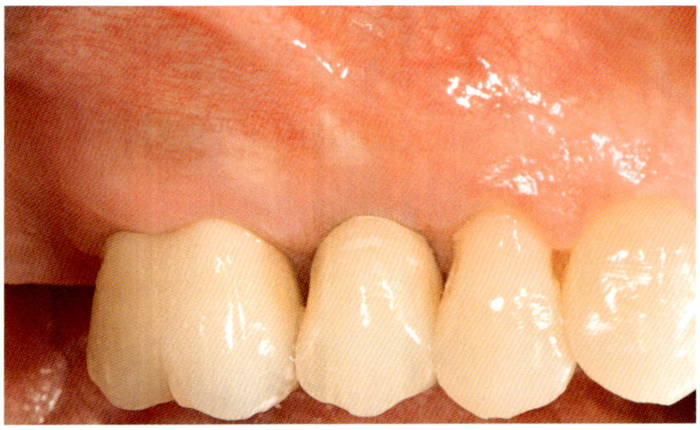

図70　最終補綴装置装着後2週。近接歯間乳頭のクリーピングに注目されたい。

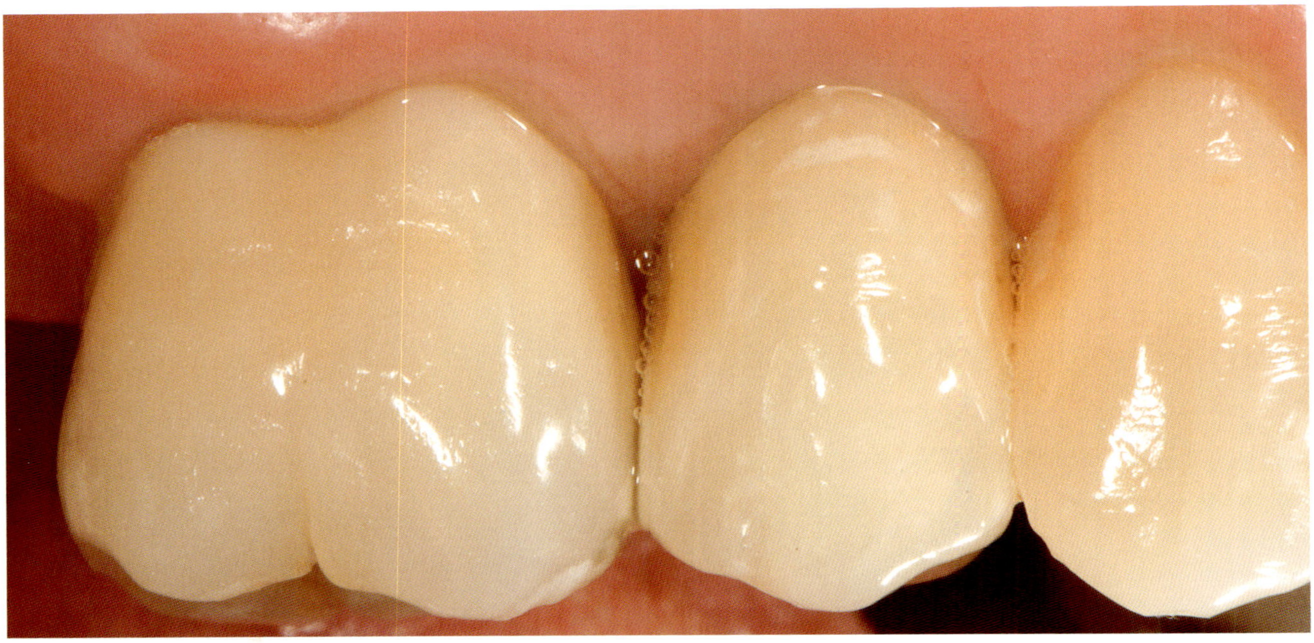

図 71　オールセラミッククラウン装着後１ヵ月。歯間隣接面部に歯間乳頭の新生が確認できる。

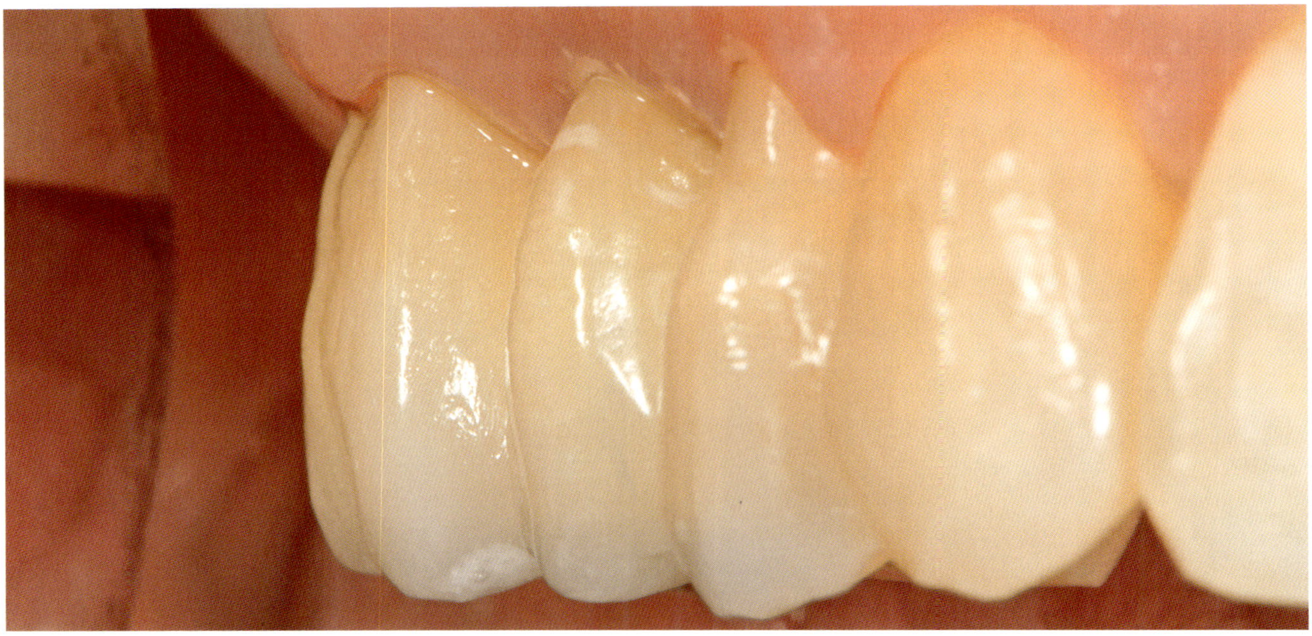

図 72　最終補綴装置装着時：斜め方向からの口腔内写真。軟組織の良好な適合状態。

結論

本症例における治療計画と最小限の侵襲による外科的アプローチによって、良好な結果をもたらすことができた。特に治療期間や患者の不快感そして外科処置の間隔を減少させることが可能となった。

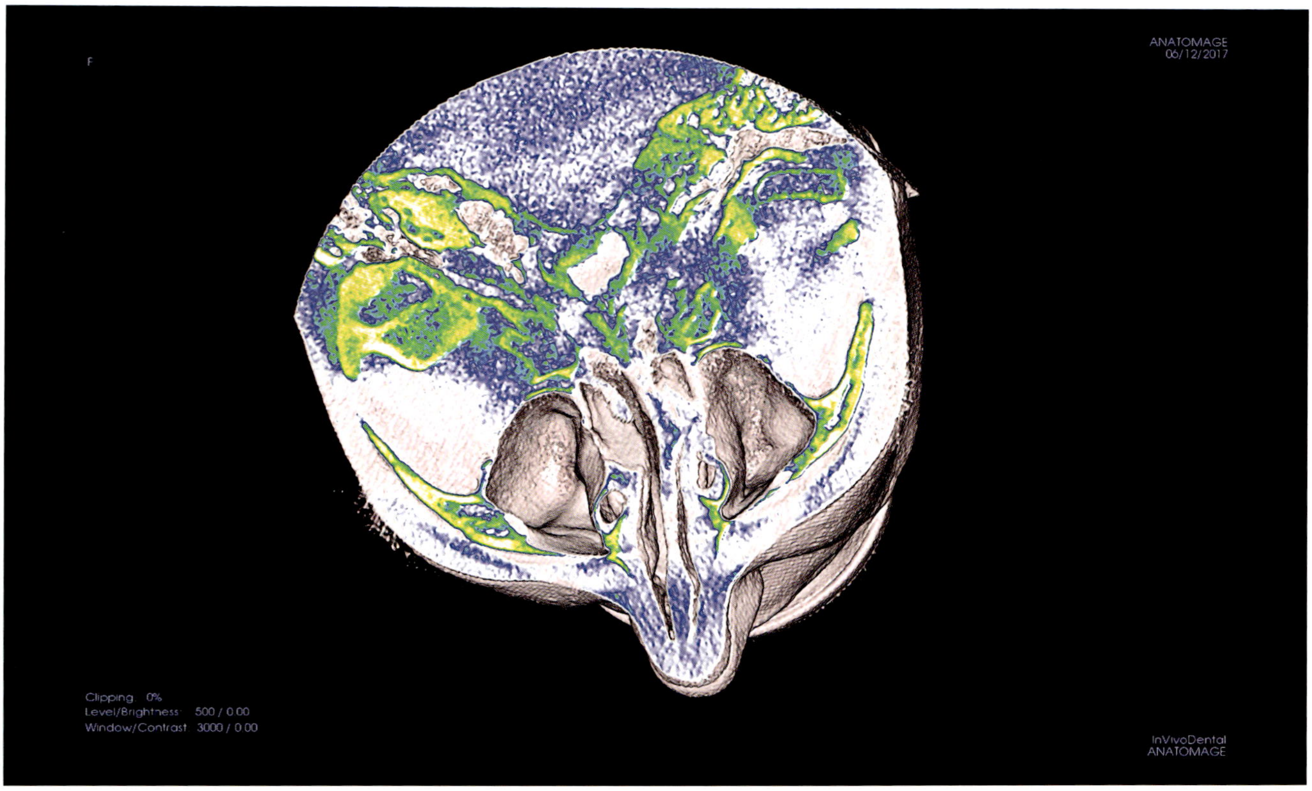

図 73　3D 構築画像による外科部位の軟組織形態。

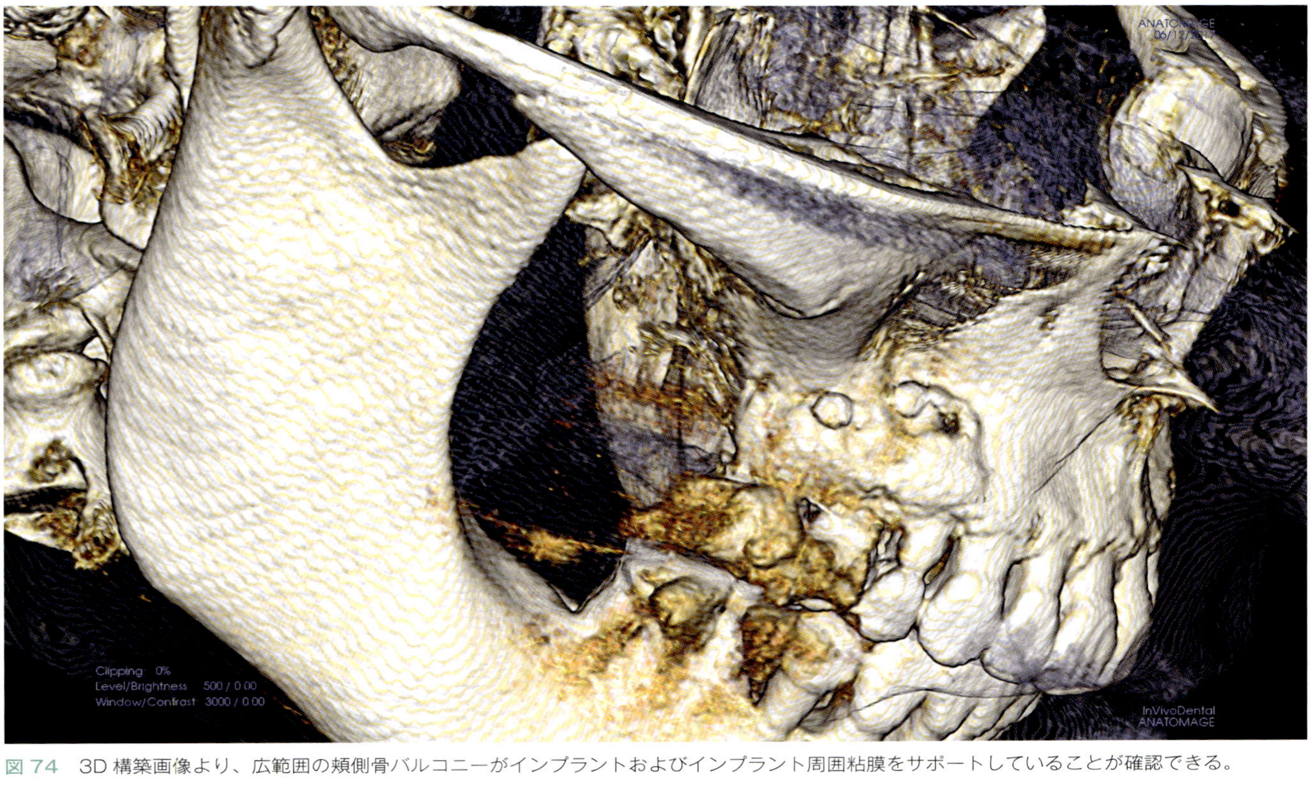

図 74　3D 構築画像より、広範囲の頬側骨バルコニーがインプラントおよびインプラント周囲粘膜をサポートしていることが確認できる。

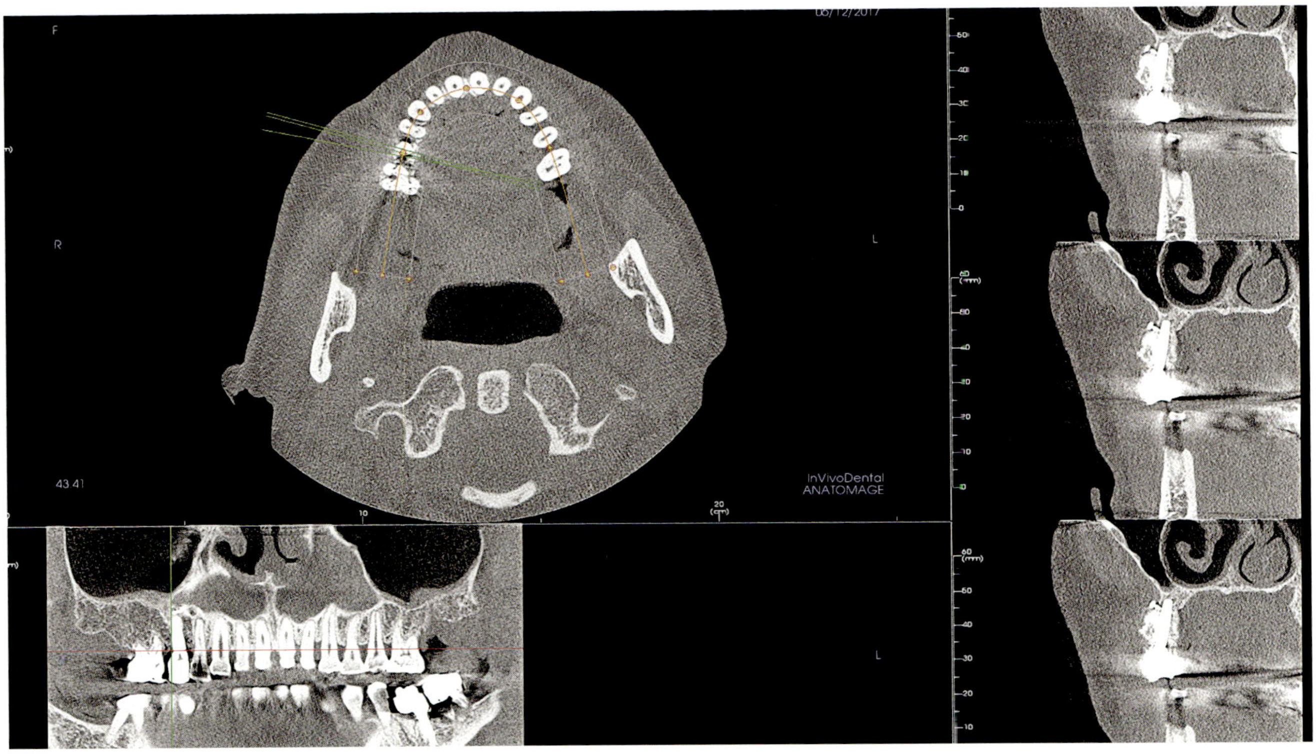

図 75　矢状断よりインプラント周囲骨の不透過性が亢進していることがわかる。

図 76　拡大像：インプラント周囲の頬側骨の厚みは約 4 mm である。頬側の造成量は、口蓋側の既存骨よりも多い。

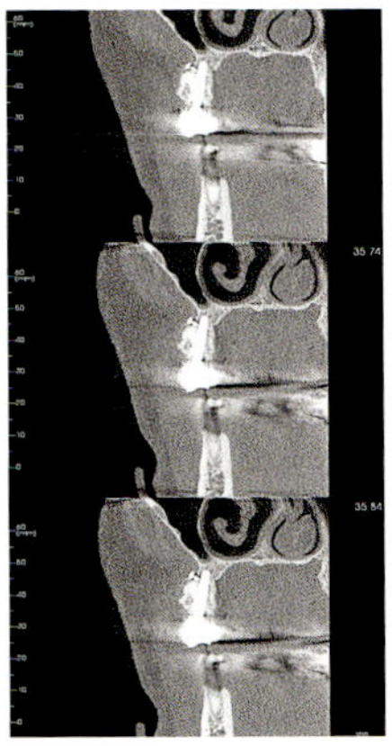

図 77　インプラント周囲骨の厚みは、近遠心で均一であった。

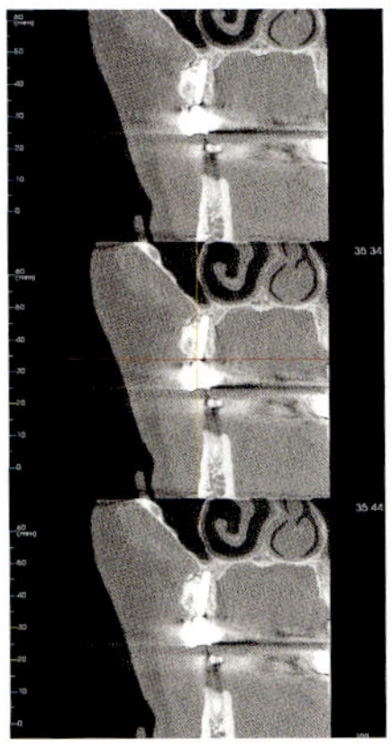

図 78　頬側面観の頬側骨バルコニーは 3.78mm であった。

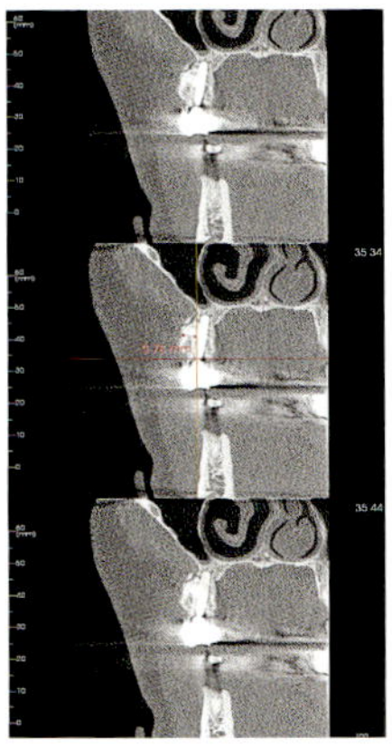

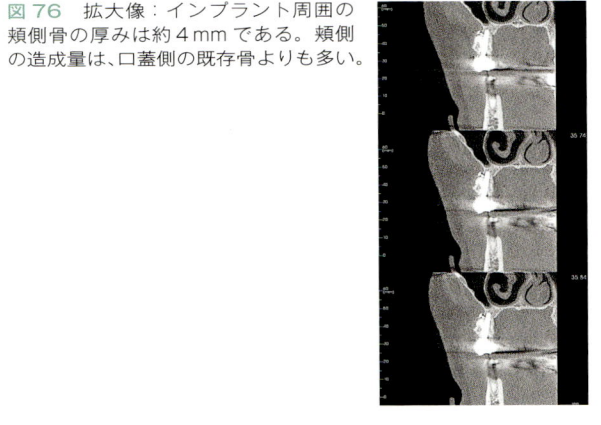

謝辞

筆者はこの挑戦的なプロジェクトを行うにあたりLorena Bordiのサポートに深謝するとともに、Dr. Emanuele Nicoliniに外科撮影時の技術的なサポートを受けたことにも感謝したい。

参考文献

Abrahamsson I, Berglundh T, Lindhe J. The mucosal barrier following abutment dis/reconnection. An experimental study in dogs. J Clin Periodontol **1997**;24:568–572.

Aghaloo TL, Moy PK. Which hard tissue augmentation techniques are the most successful in furnishing bony support for implant placement? Int J Oral Maxillofac Implants **2007**;22 (suppl):49–70.

Amler, MH, Johnson PL, Salman I. Histological and histochemical investigation of human alveolar socket healing in undisturbed extraction wounds. J Am Dent Assoc **1960;**61:432–442.

Bateman G, Barclay CW, Saunders WP. Dental dilemmas: Endodontics or dental implants? Dent Update **2010**;37:579–582, 585–586.

Bergenholtz G. Assessment of treatment failure in endodontic therapy. J Oral Rehabil **2016**;43:753–758.

Chrcanovic BR, Martins MD, Wennerberg A. Immediate placement of implants into infected sites: a systematic review. Clin Implant Dent Relat Res **2015**;17 (suppl 1):e1–e16.

Chugal N, Mallya SM, Kahler B, Lin LM. Endodontic Treatment Outcomes. Dent Clin North Am **2017**;61:59–80.

Cotton TP, Geisler TM, Holden DT, Schwartz SA, Schindler WG. Endodontic applications of cone-beam volumetric tomography. J Endod **2007**;33:1121–1132.

Coulthard P, Esposito M, Jokstad A, Worthington HV. Interventions for replacing missing teeth: bone augmentation techniques for dental implant treatment. Cochrane Database Syst Rev **2003**;3:CD003607.

Coulthard P, Esposito M, Jokstad A, Worthington HV. Interventions for replacing missing teeth: bone augmentation techniques for dental implant treatment. Cochrane Database Syst Rev **2003**;3:CD003607.

Donos N, Mardas N, Chadha V. Clinical outcomes of implants following lateral bone augmentation: systematic assessment of available options (barrier membranes, bone grafts, split osteotomy). J Clin Periodontol **2008**;35(suppl 8):173–202.

Doyle SL, Hodges JS, Pesun IJ, Baisden MK, Bowles WR. Factors affecting outcomes for single-tooth implants and endodontic restorations. J Endod **2007**;33:399–402.

Feller L, Jadwat Y, Chandran R, Lager I, Altini M, Lemmer J. Radiolucent inflammatory implant periapical lesions: a review of the literature. Implant Dent **2014**;23:745–752.

Flanagan D. Implant Placement in Failed Endodontic Sites: A Review. J Oral Implantol **2016**;42:224–230.

Hämmerle CH, Jung RE, Feloutzis A. A systematic review of the survival of implants in bone sites augmented with barrier membranes (guided bone regeneration) in partially edentulous patients. J Clin Periodontol **2002**;29 (suppl 3):226–231; discussion 232–233.

Jensen SS, Terheyden H. Bone augmentation procedures in localized defects in the alveolar ridge: clinical results with different bone grafts and bonesubstitute materials. Int J Oral Maxillofac Implants **2009**;24 (suppl):218–236.

Kang YH, Kim HM, Byun JH, Kim UK, Sung IY, Cho YC, Park BW. Stability of simultaneously placed dental implants with autologous bone grafts harvested from the iliac crest or intraoral jaw bone. BMC Oral Health **2015**;15:172.

Keinan D, Moshonov J, Smidt A. Is endodontic re-treatment mandatory for every relatively old temporary restoration? A narrative review. J Am Dent Assoc **2011**;142:391–396.

Larsson C, Wennerberg A. The clinical success of zirconia-based crowns: a systematic review. Int J Prosthodont **2014**;27:33–43.

López-Martínez F, Gómez Moreno G, Olivares-Ponce P, Eduardo Jaramillo D, Eduardo Maté Sánchez de Val J, Calvo-Guirado JL. Implants failures related to endodontic treatment. An observational retrospective study. Clin Oral Implants Res **2015**;26:992–995.

Mohamed A, Steier L. Uncertain Decision-Making in Primary Root Canal Treatment. J Evid Based Dent Pract **2017**;17:205–215.

Nixdorf DR, Moana-Filho EJ, Law AS, McGuire LA, Hodges JS, John MT. Frequency of persistent tooth pain after root canal therapy: a systematic review and meta-analysis. J Endod **2010**;36:224–230.

Olcay K, Ataoglu H, Belli S. Evaluation of Related Factors in the Failure of Endodontically Treated Teeth: A Cross-sectional Study. J Endod **2018**;44:38–45.

Pjetursson BE, Brägger U, Lang NP, Zwahlen M. Comparison of survival and complication rates of tooth-supported fixed dental prostheses (FDPs) and implant-supported FDPs and single crowns (SCs). Clin Oral Implants Res **2007**;18 (suppl 3):97–113.

Sánchez-Torres A, Sánchez-Garcés MÁ, Gay-Escoda C. Materials and prognostic factors of bone regeneration in periapical surgery: a systematic review. Med Oral Patol Oral Cir Bucal **2014**;19:e419–e425.

Sim IG, Lim TS, Krishnaswamy G, Chen NN. Decision Making for Retention of Endodontically Treated Posterior Cracked Teeth: A 5-year Follow-up Study. J Endod **2016**;42:225–229.

Siqueira JF Jr, Rôças IN, Ricucci D, Hülsmann M. Causes and management of post-treatment apical periodontitis. Br Dent J **2014**;216:305–312.

Siqueira JF Jr, Rôças IN. Clinical implications and microbiology of bacterial persistence after treatment procedures. J Endod **2008**;34:1291–1301.

Slagter KW, den Hartog L, Bakker NA, Vissink A, Meijer HJ, Raghoebar GM. Immediate placement of dental implants in the esthetic zone: a systematic review and pooled analysis. J Periodontol **2014**;85:e241–e250.

Tabanella G, Nowzari H, Slots J. Clinical and microbiological determinants of ailing dental implants. Clin Implant Dent Relat Res **2009**;11:24–36.

Tabanella G. "May Vitamin D Intake be a Risk Factor for Peri-Implant Bone Loss? A Critical Review". EC Dental Science 15.3 **2017**:71–76.

Tabanella G, Schupbach P. "A Peri-Implant Soft Tissue Biopsy Technique to Analyze the Peri-Implant Tissue Sealing: A Non Invasive Approach for Human Histologies". EC Dental Science 16.2 **2017**:93–99.

Tabanella G. Oral tissue reactions to suture materials: a review. J West Soc Periodontol Periodontal **2004**;52:37–44.

Tabanella G. The "Buccal Pedicle Flap technique" for peri-implant soft tissue boosting. Int J Esthet Dent (in press).

Urban IA , Nagursky H, Lozada JL, Nagy K. Horizontal ridge augmentation with a collagen membrane and a combination of particulated autogenous bone and anorganic bovine bone-derived mineral: a prospective case series in 25 patients. Int J Periodontics Restorative Dent **2013**;33:299–307.

Vela X, Méndez V, Rodríguez X, Segalá M, Tarnow DP. Crestal bone changes on platform-switched implants and adjacent teeth when the tooth-implant distance is less than 1.5 mm. Int J Periodontics Restorative Dent **2012**;32:149–155.

Wessing B, Emmerich M, Bozkurt A. Horizontal Ridge Augmentation with a Novel Resorbable Collagen Membrane: A Retrospective Analysis of 36 Consecutive Patients. Int J Periodontics Restorative Dent **2016**;36:179–187.

Zhao B, van der Mei HC , Subbiahdoss G , de Vries J , Rustema-Abbing M , Kuijer R , Busscher HJ , Ren Y . Soft tissue integration versus early biofilm formation on different dental implant materials. Dent Mater **2014**;30:716–727.

Zitzmann NU, Krastl G, Hecker H, Walter C, Waltimo T, Weiger R. Strategic considerations in treatment planning: deciding when to treat, extract, or replace a questionable tooth. J Prosthet Dent **2010**;104:80–91.

Tabanella Method

“タバネラメソッド”って何？

“タバネラメソッド”　その１
患者心理に配慮した Treatment Planning

“タバネラメソッド”　その２
患者負担軽減のためのShort-term Treatment

“タバネラメソッド”　その３
成功のための Material Selection

“タバネラメソッド”　その４
抜歯後即時インプラント埋入と GBR の Combination Procedure

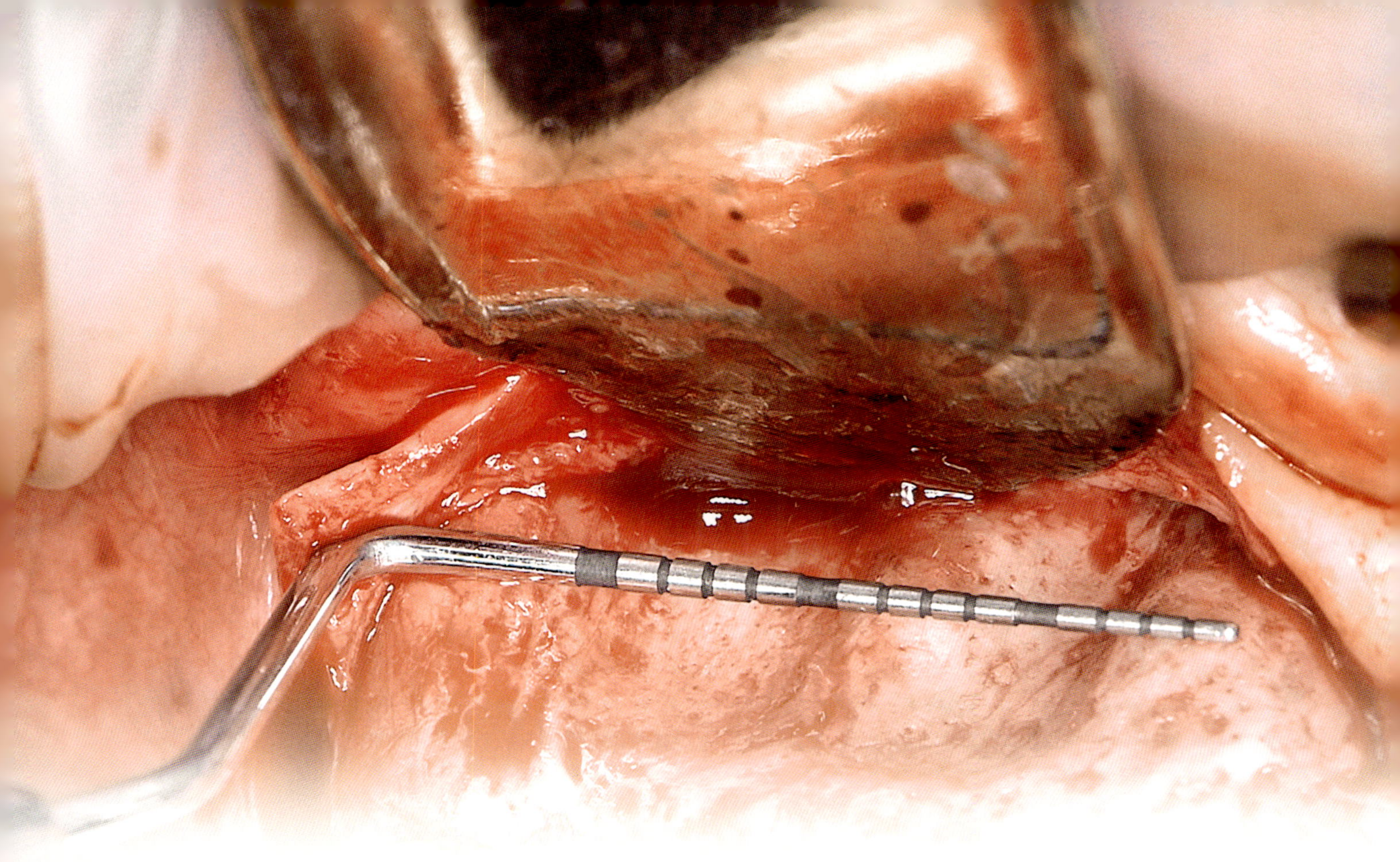

動画と拡大写真で学ぶ“タバネラメソッド”

Tabanella Method

Part 2

診断の誤り

正しく治療されなかった根尖部の慢性病変および
解剖学的骨形態異常をともなう外傷

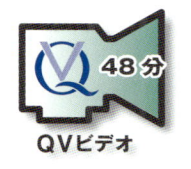

QV 48分
QVビデオ

Summary

すべての治療の最終ゴールは、患者の治癒と治療期間をとおして患者の QOL を改善することである。それぞれの治療は明確である必要があり、患者それぞれの診断のうえに成り立っている。予後を確実にする診断は１つである。しかしながら、いくつかの臨床環境においては、代替治療が考案され、患者に提案されるかもしれない。一度誤った診断がされると、全体的な予後が誤ったものとなり、治療アプローチが大きな失敗へとつながるかもしれない。このことから患者の治療期間においてもっとも重要な過程は、初期治療時の診断を考察する過程でなければならない。

本書で紹介するケースは、診断を失敗した多くの症例の中で再治療を必要とした代表的なものを示した。解剖学的制限が治療上あり、患者の心理的状況が影響する臨床所見は、診断の失敗が治療の失敗へとつながる特有の臨床例である。

医療専門家としてわれわれは、みずからの責任について自身で考えなければならない。その治療を行うことによって患者の気持ちにネガティブに影響するかどうか、感情はヒトにとってコアな部分である。感情は患者の歩む人生の中でポジティブにもネガティブにも影響することがある。治療を行う場合、このことを念頭に置いていなければならない。患者が治療中である場合、また再治療を行わなければならない場合にはさらに重要になるだろう。

Part 2 では、約 20 年前に行われた歯科治療に関する診断ミスについて紹介する。その治療以来、患者は自分の笑顔に自信をもてないでおり、物静かで遠慮がちな性格である。前歯を見せることを嫌がり、さらには話したがらないため、彼と会話をすることはとても困難なことである。そして患者は、自分の手で口元を隠すしぐさを度々行う。また、医療従事者への信頼がないことや、感情をシェアすることを好まないことは明白であった。しかしながら、最初の数回の来院の間に可能な限りの情報を収集し、非外科的歯周基本治療を行ったところ、患者は予約の１時間以上も前に来院するようになった。これは、患者のモチベーションが上がった証拠である。しかしながら、モチベーションが上がったことと信用回復が得られたかどうかは別である。患者は口元の審美的改善を行いたいが、まだ気が進まないようであった。そこにはエラーが存在し、いくつかの小さな合併症が心理学的失敗につながっている。患者への最初のアプローチは患者の主訴に基づくこと、すなわち患者の期待と要望に寄り添うことである。また残存組織の生物学的治癒潜在能力にも注意を払うことが重要である。治療スケジュールは正確に決定されなければならないし、患者の協力度を評価しなければならない。提案される治療計画は前回の治療の続きとして患者の視点から考えられているものであることを医療専門家として理解することが必須である。言い換えれば、患者は過去の治療によってすでに疲弊しており、小さな問題点のために治療スケジュールが遅れることは患者自身が受け入れることができない可能性がある。

治療期間を顕著に短縮できる新規治療プロトコルと、同時に合併症のリスクが最小限である治療法を臨床家が考案することが大切である。本症例は、現代の再生治療に直面したわれわれの新しい挑戦である。

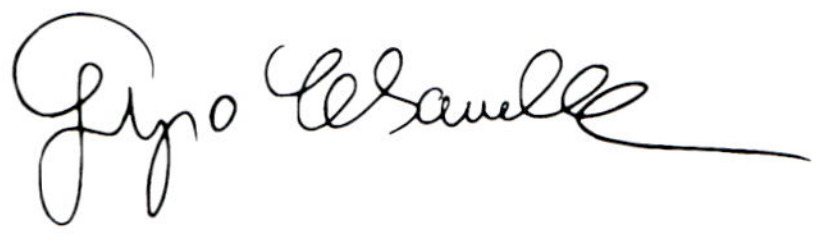

Giorgio Tabanella

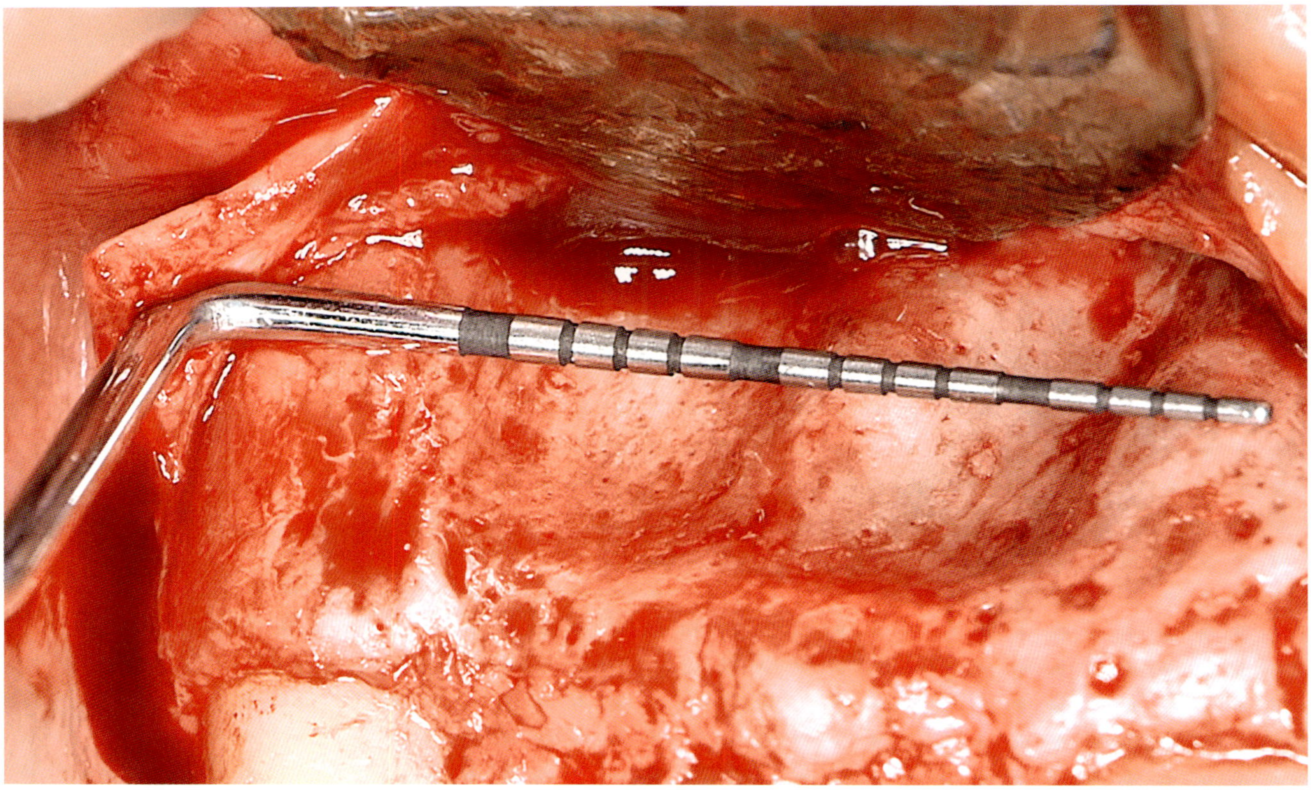

症例提示

患者は 57 歳男性、約 20 年前の外傷による 1| および 2| の変色がある。当時、両歯とも歯内療法を行ったとのことである。しかしながら、矯正治療や補綴治療は行われなかった。根尖周囲の X 線写真や 3D 構築画像において、根尖および歯根側面に歯内病変、顎骨委縮、通常の大きさと異なる鼻口蓋管が認められた。

歯科インプラント治療は選択肢ではなかったが、審美領域における歯槽頂の完全な喪失を避けるために、広範囲の歯槽骨再建が抜歯前に必要であった。高度な技術を要する組織移植を行うことで、治癒過程の速度を上げた新規治療アプローチを紹介する。本法でのトータルの治癒期間は７ヵ月であり、大幅な減少に成功した。

はじめに

患者はたいへん神経質な性格であった。患者は口数が少なく、数分の問診後に患者の口元が原因で生活の多くの場面で悪影響を及ぼしていることが判明した。患者は会話中、上顎前歯部を隠すために口元を手で覆う癖があった。この審美的問題点を改善するために、複数の歯科医院に足を運んでいた（図1～12）。当初患者は症状がなかったことから、治療の必要性を感じていなかったが、その後、患者は口元の審美性に関して問題を感じ始めるようになった。そして複数の歯科医院を受診し、上顎中切歯および側切歯の変色と位置異常を解決したいと申し出ていた（図13）。しかしながら、当該部位の複数歯の抜歯のような治療方法は受け入れられなかった。さらに審美領域へのインプラント治療を躊躇した。したがって患者を満足させるような治療オプションは提示されなかった。特に患者は、可撤性部分床義歯を用いた長期的な補綴移行期間に対してつねに受け入れる態度を示さなかった。その時の患者の心理状態は気が進まない感じであり、口腔衛生管理に関する内容の歯科治療に対しても拒否した。患者は審美的な改善と長期的に機能する歯科治療を探し求めていたが、日常生活において可撤性の暫間補綴装置の装着をする必要があるとしても受け入れることはなかった。特に、可撤性部分床義歯の装着を約1年と、最終的なインプラント支持型補綴装置装着のために8ヵ月の待機時間が必要であることが伝えられた。患者が通院するようになり、高いプラーク指数と歯肉炎およびプラーク起因性広汎型重度慢性歯周炎であることが判明した。患者の医師に対する信頼の回復が、この状況を改善する最初のステップであると感じた。このような患者が再治療を必要としている際の最初のアプローチは、自信を回復させることである。最終的な結果を視覚的にすること、組織再生や回復に関する最大限の生物学的潜在能力を明確にしたうえで、患者の希望もしくは期待を理解することが必須である。臨床家として、治療期間中の患者のQOLを改善するために、新規治療プロトコルを定義することによって患者を助ける義務がある。組織再生中の固定性暫間補綴装置だけでなく、治療期間全体のスピードアップのための新規治療プロトコルの提案を行うことが急務である。

既往歴／病歴

患者は前立腺肥大症以外の全身疾患は有していなかった。歯科治療の前年に前立腺の経尿道切除術を行った。

歯科既往歴

患者は30代前半のころに、主にう蝕治療を受けた。その際に根管治療と修復治療が行われた前歯に外傷があったことが報告された。|47 に過去5年以内にクラウンが装着された。患者は長年に渡り専門家による治療は受けていなかった。過去15年間歯科を受診していなかった。口腔衛生指導やメインテナンスも行われていなかった。

主訴

「これ以上は良くならないと言われたけれども、審美性を改善したい。可撤性部分床義歯は入れたくない：恥ずかしいから。自分の歯を白くしたい、そして歯並びも良くしたい。しかし、矯正装置は望まない」

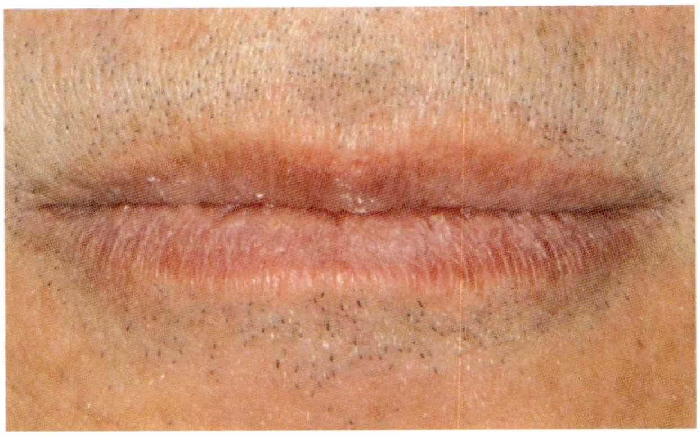

図1　正面観。

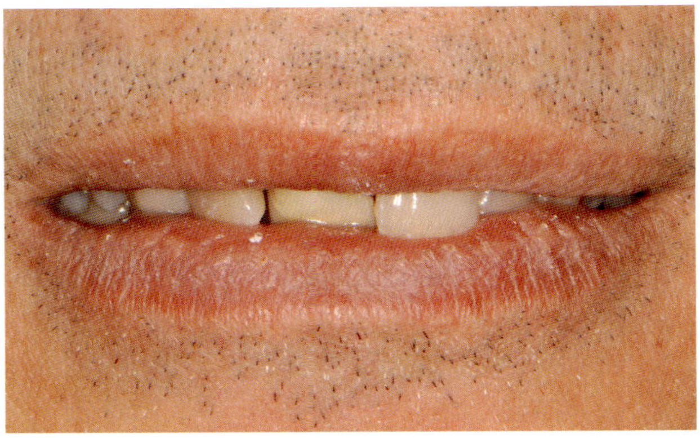

図2　わずかに口唇を開いた状態。|1の唇側転位が認められる。

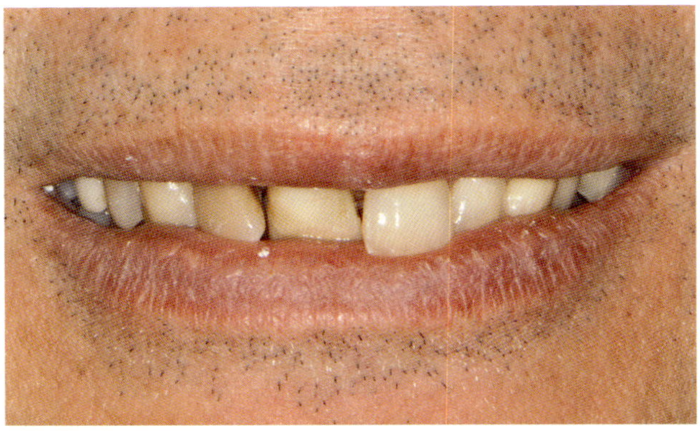

図3　中程度に口唇を開いた状態、正面観：2|が|1と同じように唇側にあるようにみられる。1|は舌側転位であり、側切歯と同様の変色が認められる。

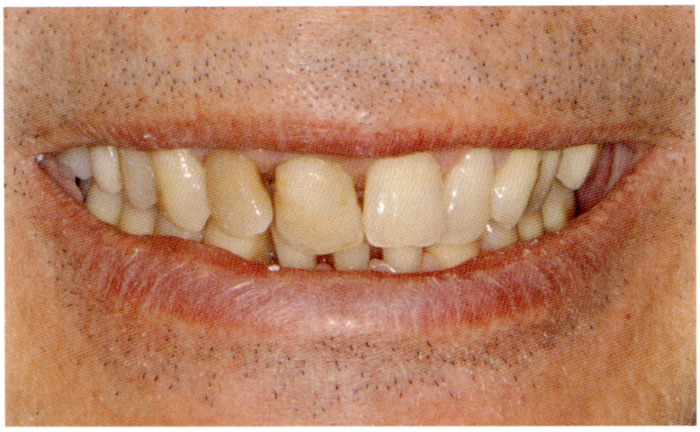

図4　大きく口唇を開いた状態、正面観：患者にとって不自然と感じる。

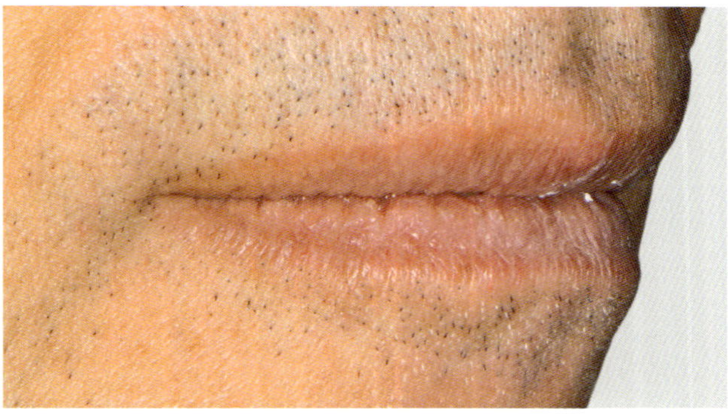

図５　右側側方面観：安静位。

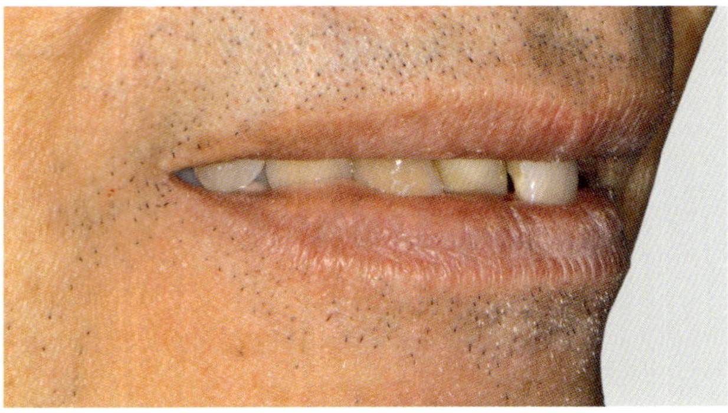

図６　右側側方面観：わずかに口唇を開いた状態。

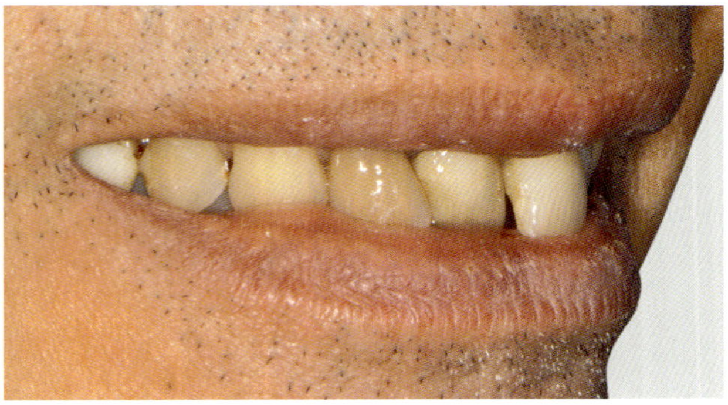

図７　右側側方面観：中程度に口唇を開いた状態。

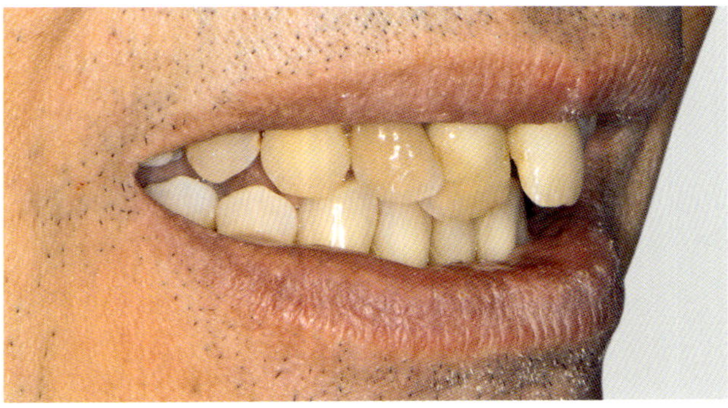

図８　右側側方面観：大きく口唇を開いた状態。

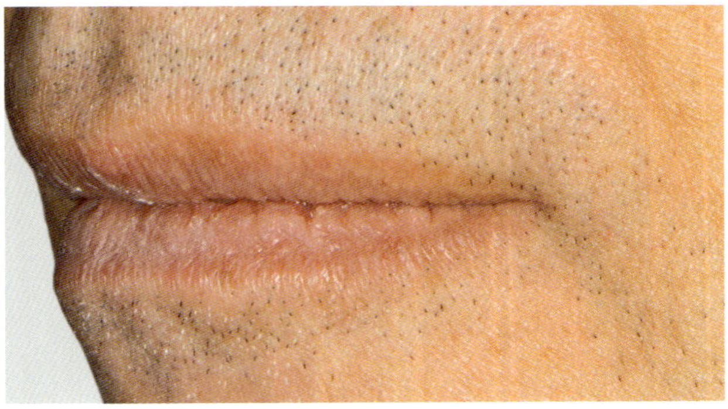

図９　左側側方面観：安静位。

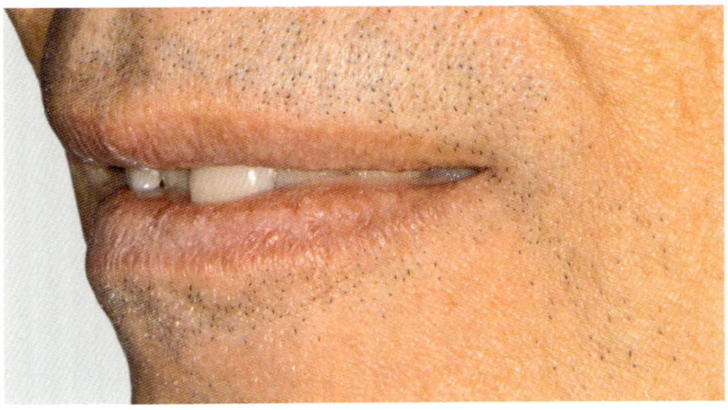

図１０　左側側方面観：わずかに口唇を開いた状態。

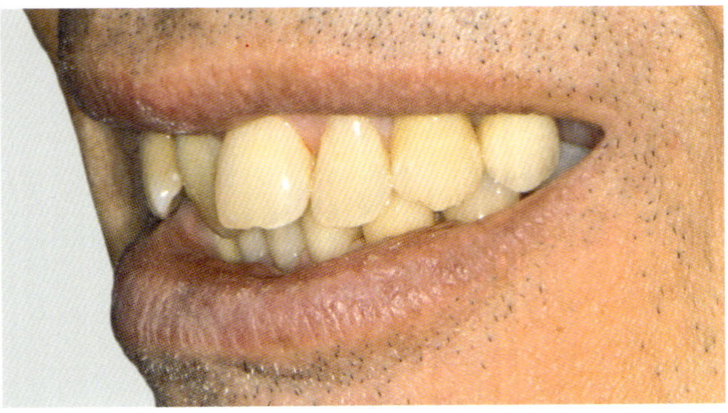

図１１　左側側方面観：中程度に口唇を開いた状態。

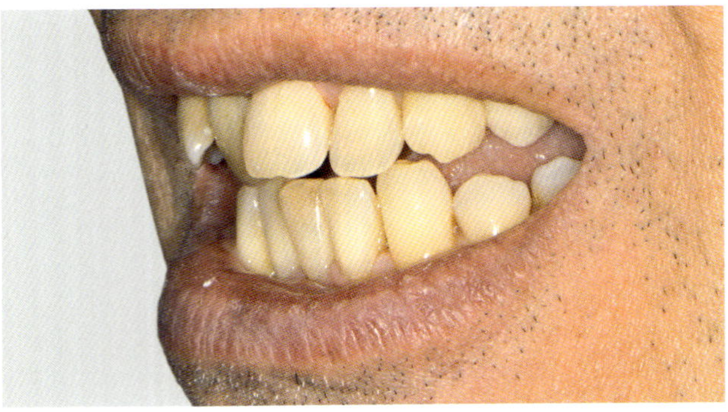

図１２　左側側方面観：大きく口唇を開いた状態。

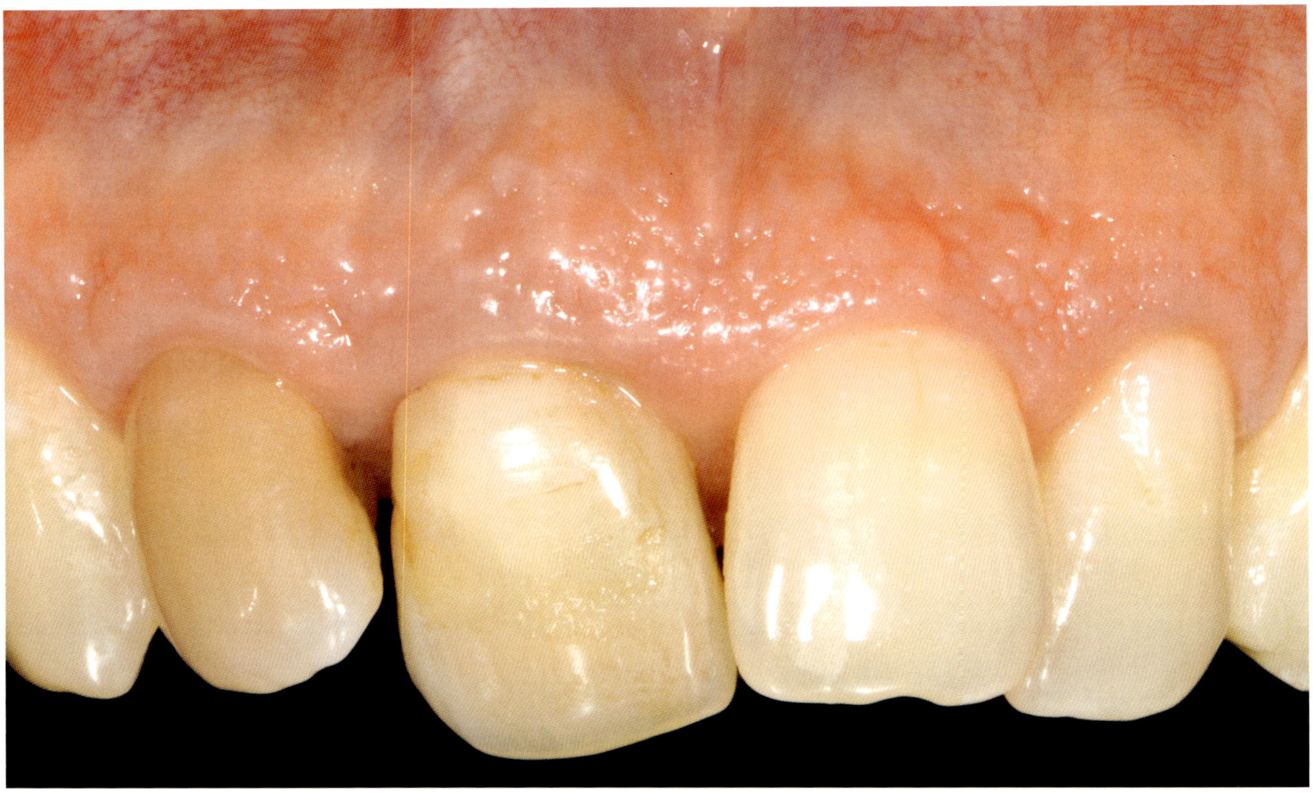

図 13　術前上顎前歯部正面観：写真の背景を変えることによって、変色の程度や歯冠概形の診断に役立つ。

X 線写真所見

全顎 X 線写真において、多量の歯肉縁下歯石が散見され水平性骨吸収像がみられる（図 14）。上顎第一小臼歯から後方の臼歯部歯根周囲には含気性の上顎洞があり、より根尖側方向に広がっている。複数の慢性根尖性歯周炎が散見される（４２１|３~５７、７|）（図 15 ～ 17）。|５には上顎洞の近心壁に入り込んだ大きく症候性の慢性根尖性病変に関連した水平破折も認められる。全体的に辺縁漏洩を疑うオーバーハングの修復処置が数多くみられる（６~４２１|３〔図 18〕、|５７、７６|）。|４７にクラウンが装着されているが、オープンマージンであり漏洩が考えられる。患者からの報告で２|は外傷の後に歯内療法が行われた。根管充填の状態は均一ではないように見られ、広く拡大された根管であることがわかる。１|は適切な根管拡大がされておらず、根管は湾曲している。同一の根尖部の X 線画像において、小さな根尖病変と中等度の根側歯内病変が明瞭に認められる。遠心歯頸部には外部歯根吸収がみられる。最後に、大きい鼻口蓋管が１|近心に顕著に存在した。

しかしながら、3D 構築画像（図 19、20）では治療の必要性がより現実的であった。実際、三次元モデルでは唇側骨は薄く穿孔が認められた。矢状断（図 21、22）では、１|に大きい根尖病変が見られた。これは根尖部の X 線写真では明らかにならなかった。なぜなら唇側と口蓋側の皮質骨が重なって映ることによるためである。唇舌的顎堤幅が２mm しかない部位に非常に稀な大きさの鼻口蓋管が見られたことは、全体的な治療計画を立案するにあたりきわめて重要であった。今回の特別な臨床ケースでは、X 線写真の所見が正確な治療を行うにあたり明確に機能した。

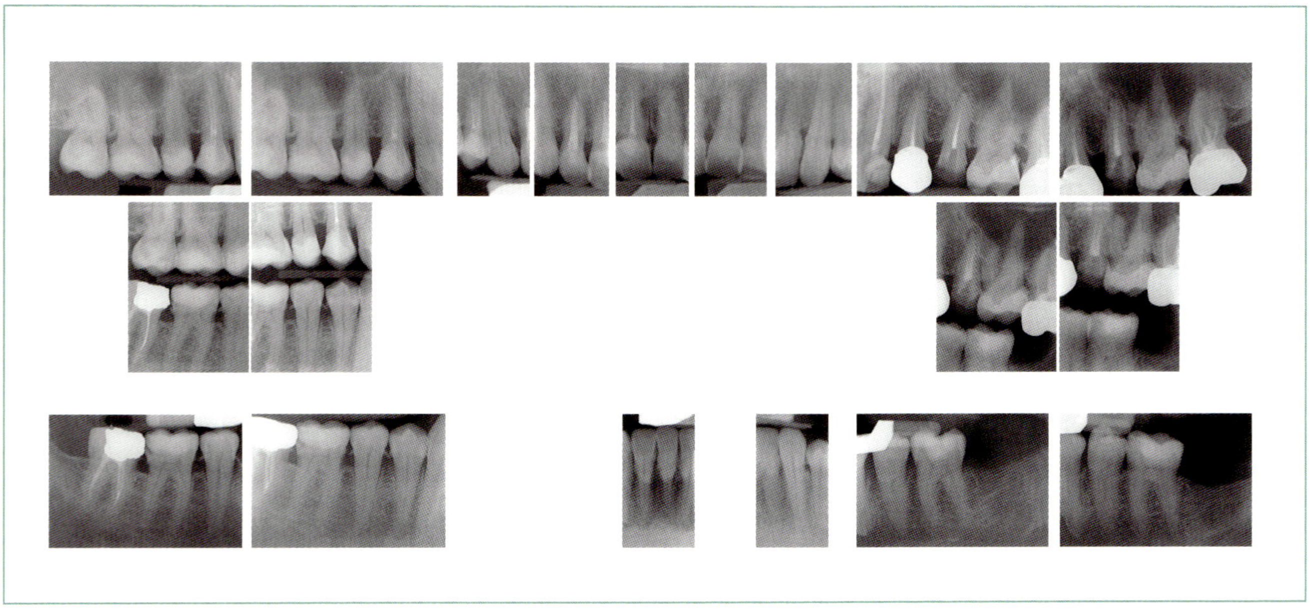

図 14　全顎Ｘ線写真。水平性骨吸収像とオーバーハングの修復処置に起因した歯周組織の喪失が認められる。過去に歯内療法を行った歯には根尖病変がみられる。

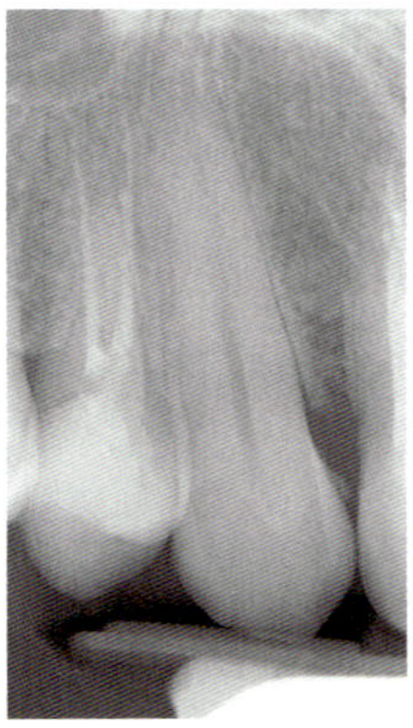

図 15　3|のＸ線写真（拡大像）。

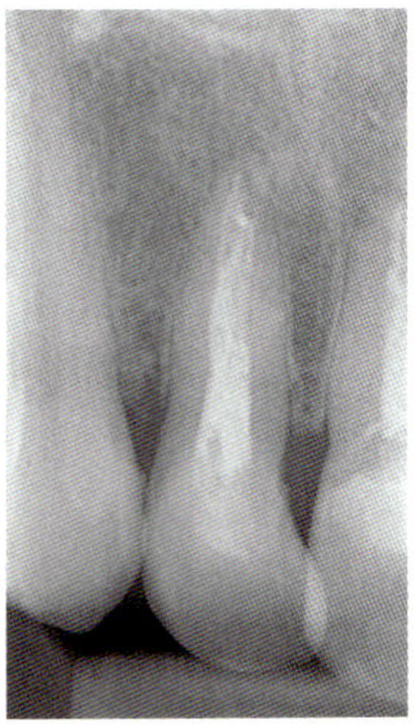

図 16　2|のＸ線写真：歯内療法の失敗による慢性根尖性歯周炎が認められる。

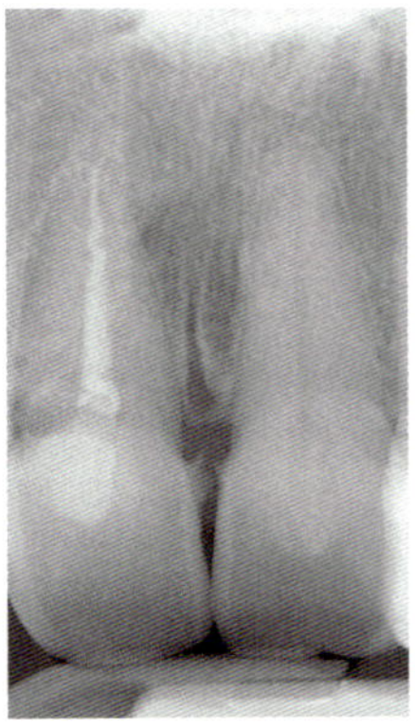

図 17　Ｘ線写真より、幅の広い鼻口蓋管と根尖から歯根側方への慢性歯内病変および歯根外部吸収が認められる。

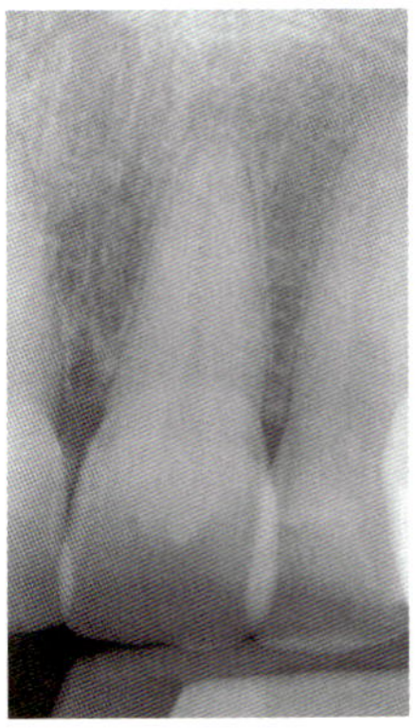

図 18　|1は健全であり、唇側転位である以外は歯科疾患は認められない。

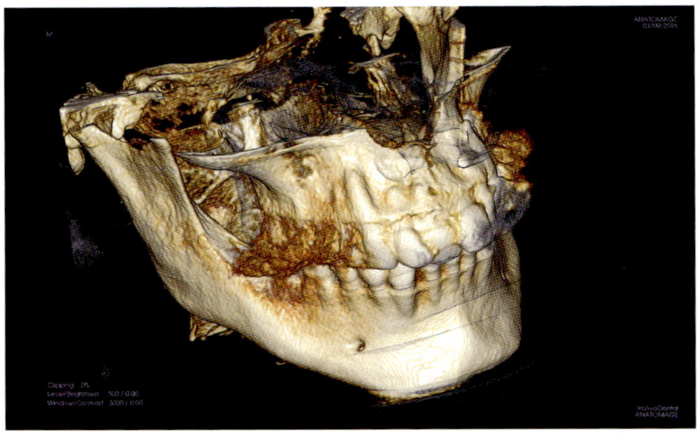

図 19　3D 構築画像より、薄い唇側骨と1|の開窓をともなった歯根側方の慢性歯内病変を認める。

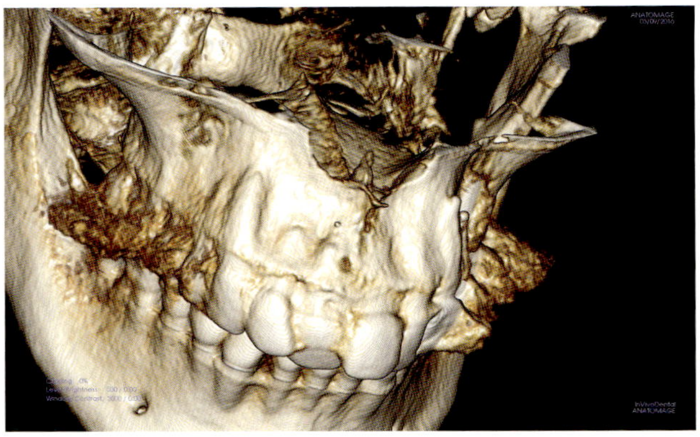

図 20　1|の根尖部に歯内病変を認める。

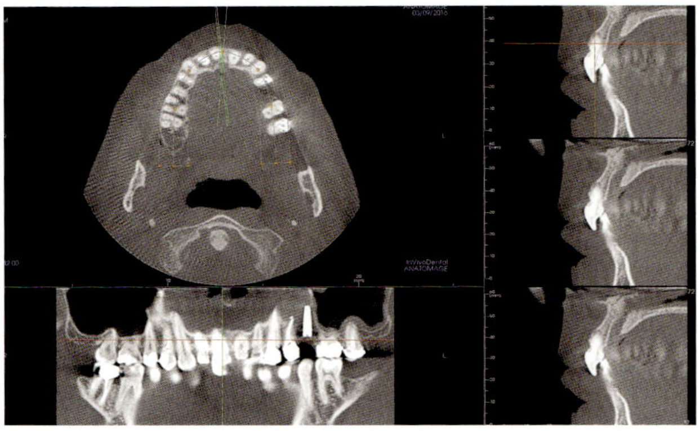

図 21　矢状断より、1|に大きい根尖病変を認める。また、通常の大きさと異なる鼻口蓋管および最小限の唇舌的骨幅も観察される。

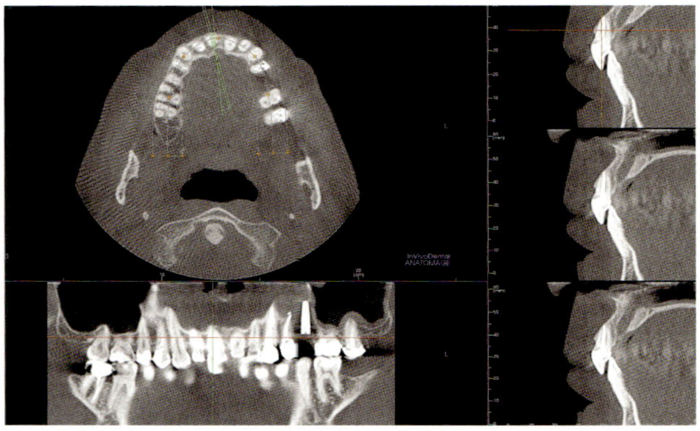

図 22　矢状断より、1|への抜歯即時インプラント治療は非適応症である。

Pocket		323 353	323 333	423 424	423 523	212 323	222 323	343 335	222 322	322 423	323 323	323 333	423 423	324 323	533 333	
	8	7	6	5	4	3	2	1	1	2	3	4	5	6	7	8
	8	7	6	5	4	3	2	1	1	2	3	4	5	6	7	8
Pocket		334 323	537 323	325 322	525 222	224 225		423 522	424 425	333 423	323 232	222 222	324 423	333 422		

図 23　過去に修復処置や歯内処置を行った歯に近接する部位で病的な歯周プロービングが散見される。

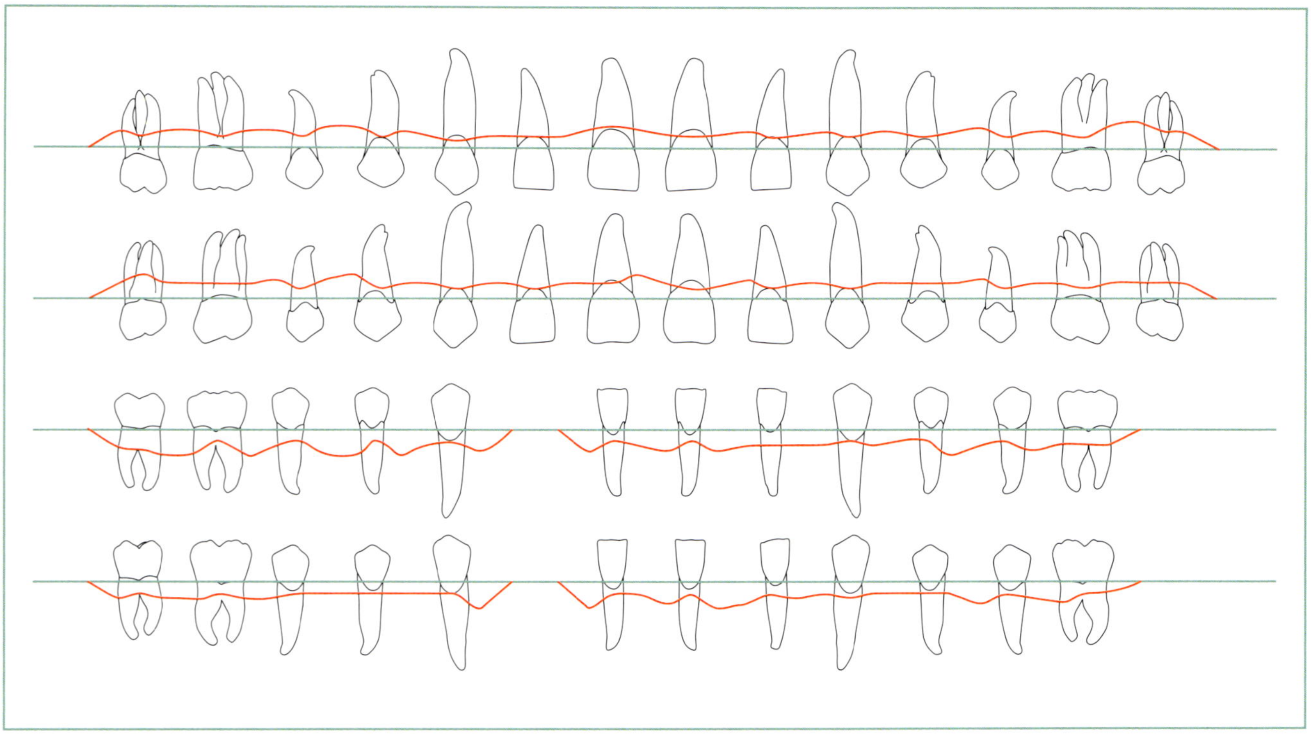

図 24　歯周チャートより、水平性骨吸収と中等度のアタッチメントロスが全顎的にみられる。

臨床所見

歯周組織検査結果についてまとめると（図 23、24）、歯周支持組織の減少と基本治療時のスケーリング・ルートプレーニング後に中等度のプロービングデプスが認められた。オーバーハングの修復物に近接する部位における非外科的歯周治療後に、病的なプロービング値が残存した。適合不良な修復物は歯周疾患の修飾因子であることが考察される。2|の近遠心にオープンコンタクトが認められ、食片圧入の影響による病的な歯周ポケットの誘発因子になることが推測される。2 1|は、外傷と歯内療法の失敗による変色がみられる。上顎に歯列不正が認められる：2|は唇側に、1|は舌側に転位している。主な不調和は2|と|2の審美的色調に起因しており、歯の位置だけでなく（|2は挺出しており、|1に比較して切縁の位置がより歯冠側にある）、歯冠概形の影響も受けている（|2は2|に比較して歯冠長が長い）。歯肉歯槽粘膜部に異常はなく角化粘膜の状態も良好であることが観察された。全体として、上顎４前歯の不調和すなわち2|1の過度の唇側転位と1|2の過度の舌側転位が認められる。

診断

プラーク性慢性歯周炎、上顎切歯の位置異常、2 1|は不良な根管治療による変色、根尖から側方に及ぶ慢性歯内病変。

予後判定

Fair：2|
Guarded：1|
Poor：該当なし
全体的：Fair

適応症と目的

患者は専門性の高い歯科治療を希望した。矯正治療と多数歯の抜歯の拒否、短期間であっても可撤性部分床義歯の装着は望まない。完全に自信喪失状態であり、社会生活に対する信頼を回復する必要があった。本治療の目的を以下に示す。

①治療中に可撤性の補綴装置を除外することによる自信の回復
②医療従事者に対する信頼回復
③歯周病の改善
④補強された固定性暫間被覆装置を用いた即時審美性改善
⑥根尖および根側歯内病変の除去
⑦トータルの治癒期間の短縮
⑧インプラント支持型補綴装置の長期メインテナンスに対するインプラント周囲バイオタイプの改善

意思決定の基準

意思決定は、患者の再治療に対する可能性に準拠している。三次元画像構築によって厚い歯肉バイオタイプであったが薄い唇側骨であることが判明した。したがって、今回のような臨床ケースは非常に稀である。歯周軟組織の中程度の厚みと不良な歯内療法による開窓に起因した紙状の唇側骨からなる。患者は矯正治療を望まなかった。1|の唇側への移動が、薄い唇側骨の厚みと開窓によって悪化した唇側骨喪失につながったことは明確であった。よって、再根管治療後でも矯正治療はうまくいかないと思われた。同様に大きい歯内病変は、歯根端切除術が必要となるかもしれなかった。guarded の予後判定であった唯一の歯が1|のみであったことから、複数歯の抜歯は必要でなくなった。患者の要望と期待を考慮すると、歯の位置を補綴治療によって変化させる必要があった。この段階において1|を抜歯し、2|1を歯冠形成して歯の位置を補綴的に変化させる方法が合理的であった。しかしながら、1|の抜歯は、術前の上顎の解剖学的形態を考慮せずに実行すべきではなかった。実際、慢性根側歯内病変のある1|に関して矢状断において大きい慢性根尖性病変が確認された。さらに薄い唇側骨と残り2mm の厚みの既存骨、さらに広い鼻口蓋管もあった。1|の抜歯は、骨リモデリングと歯槽頂の過度の吸収を進行させるかもしれない。既存の解剖学的構造は、鼻口蓋管と残存する唇側骨量がきわめて薄く少ないために、抜歯後に吸収されてしまう可能性が考えられ制限がある。歯内病変を除去することによって空洞スペースが残り、抜歯窩は唇舌側（水平）と歯冠歯根（垂直）方向の骨吸収を促進するかもしれない。同様に抜歯窩の保存は、抜歯後複数の空洞スペース、例えば根尖および根側歯内病変、鼻口蓋管そして抜歯窩そのものが残ることから骨リモデリングでは十分に補いきれないと推測される。さらに抜歯窩の薄い唇舌側幅径は、抜歯窩保存後であってもインプラント埋入は困難である。よって一般的な外科術式を根底から変える必要があり、外科手順を逆にする。抜歯時に唇側骨の空間が軟組織支持だけでなくインプラント埋入も可能にするために、骨移植術を抜歯前に行うべきである。このような新規外科アプローチは炎症もしくは感染のない外科部位に適応となる。2 1|に対する歯内療法失敗の再治療はフラップ翻転前に行われることが重要である。根尖周囲肉芽腫を有するこの稀なケースでは、歯根端切除術は選択肢にはならず、GBR 法と同時に行うことになるであろう。

治療計画

① 非外科的歯周治療：全顎的なスケーリング・ルートプレーニング、口腔衛生指導とメインテナンス
② ４～６週後に再評価
③ 2 1|の再根管治療
④ インプラント埋入や抜歯をともなわないGBR法
⑤ ４ヵ月後：1|抜歯と同時にインプラント埋入、その際に抜歯窩内側および外側にGBR法併用、2|1の歯冠形成とプロビジョナルレストレーション装着、1|にはテンポラリーアバットメント付きのプロビジョナルレストレーション装着。
⑥術後３ヵ月：最終単冠CAD/CAMオールセラミックス補綴；SPTもしくはメインテナンス。

外科器具と術式

最初の外科的アプローチは歯間乳頭の保存を目的とした。コルからの血流を維持するために、口蓋側フラップの挙上を避けなければならなかった。ターゲット部位への外科アプローチは、乳頭に切開を入れた後にマイクロエレベーターのTABANELLA2（ヒューフレディ社製）を用いて挙上した（図25）。マイクロエレベーターは、従来の外科アプローチに比較して異なる角度で用いられる。鋭い作業端は乳頭の基底部に挿入し、軟組織を歯間骨頂へ垂直にやさしく持ち上げる。マイクロエレベーターは、歯肉歯槽粘膜境を越えるところまで使用することで、フラップの穿孔のリスクがなくなる。フラップにダメージを与えることなく、乳頭への精度の高いていねいな切開はTABANELLA2を用いて行われた。より幅広の骨膜剥離子（図26～28）は、全層弁を挙上する際に使用された。血流の確保や患者の不快感を減少させるために、縦切開は行わなかった。しかしながら、フラップ自体のより広範囲の水平延長を用いて縦切開を補う必要があったが、口蓋側のフラップは挙上しなかった。この最小限の侵襲アプローチは全層弁で可能であり、組織を非常にていねいに管理できる。唇側骨が確認でき（図29～34）、再根管治療により根尖病変が改善し、歯根端切除術の必要性がなくなった。到達が困難である部位から最小限の侵襲による自家骨採取が必要であり、自家骨を近接部位からTABANELLA2を用いて採取した。バックアクション（図35）とボーンスクレーパーは、到達が容易な部位に使用した。自家骨と異種骨（脱灰ウシ骨）を１：１で混和した。吸収性コラーゲンメンブレン（図36）を複数のチタンピンで固定した。ピンの数は、造成部位の広さと伸展されるべきメンブレン自体の安定性に関係する。皮質骨穿通（図37、38）が手用器具で行われた。生理食塩水を使用しないことで、外科手術中にメンブレンをおおむね乾燥状態で維持できた。このことは、メンブレンの操作性を向上させ移植骨の圧接具合を向上させる。皮質骨穿通は、新生骨の調和をより促し治癒を早める。これは二次手術時の際に記述される一般的な臨床所見である。事前に理想的な乳頭の形態を模倣し、トリミングされたメンブレンの最根尖側部位をピンで固定する。骨リモデリングで補填されることができる重要なステップが、外科部位に追加で行われた。近接する骨構造の厚みについて、2|については、骨造成術が歯肉退縮のリスクを減少するために、1|については、必要とされた唇側骨バルコニーの維持のために、それぞれ分析が行われた。人工的に製作した５壁性骨内欠損の内部に適量の骨片を填入するために時間が使われた（図39、40）。圧接がTABANELLA1（ヒューフレディ社製）を用いて歯冠から根尖側方向および水平（近心から遠心、遠心から近心）方向に行われた。骨顆粒間の死腔を避けることが必須事項であり、これは造成骨の重大な吸収を起こすことにつながり、理想とする骨量に到達しない要因となる。歯冠側部分のメンブレンの固定は、チタンピンで行われた（図41～44）。5-0ポリプロピレン縫合糸にて懸垂縫合が行われた（図45、46）。この外科ステップで必要とされる重要事項は、1|の外部吸収に関連することである。この病変は４ヵ月後に抜歯される歯であるために処置されておらず、このアプローチにより水平破折のリスクが上昇した。根尖部Ｘ線写真は、フォローアップ開始を定義するために術後に撮影された（図47、48）。

術後４ヵ月において、順調な治癒が3D構築画像で確認されたことから（図49～54）、二次と最終外科の時期が決まった（図62、63）。最小限の全層弁が、1|唇側骨にアプローチするために挙上された。手用マイクロエレベーターと超音波装置を組み合わせて歯を脱臼させた後に、1|がていねいに抜歯された（図64～69）。脱臼は口蓋側、遠心側、近心側から行われ、唇側からのアプローチは、薄い唇側骨の保存と破折を防ぐために行わなかった（図70～72）。インプラント埋入窩をツイ

ストドリルとオステオトームを組み合わせて製作し、長さ 11.5mm、直径 4.3mm のテーパーインプラント（ノーベル・バイオケア社製）を埋入した（図 73 ～ 88）。オステオトミーがインプラント体の十分な初期固定を得るために行われた。オステオトミーはインプラントの角度が歯槽基底部に沿って既存骨に平行になるように形成された。この方法により、インプラントスレッド部の大部分が口蓋側の骨に接触することが可能になる。残りのスレッドだけが抜歯窩に面しており、インプラントの歯冠側部分が露出している状態となる。

新規の骨造成法が行われた（図 89 ～ 98）。異種骨が抜歯窩に移植され、インプラントプラットホーム部分を取り巻く唇側骨の厚みを増加させることができる。吸収性コラーゲンメンブレンが、ピンによって最初に根尖側部分、次に側方部分を固定した。ギャップ部分が脱灰ウシ骨によって満たされ、最終的にメンブレンは近心および遠心部分で２つのピンで固定された。即時暫間チタンアバットメントをインプラントプラットホームに装着し、続いて 5-0 ポリプロピレン縫合糸によってフラップを閉じるために懸垂縫合（図 99 ～ 101）、6-0 ポリプロピレン縫合糸によって単純縫合が追加された。

補綴治療期間は、近接する 2|1 を歯冠形成することから始まった。プロビジョナルレストレーションが調整され、2|1 そしてインプラントにもセメント固定された（図 102 ～ 105）。３ヵ月後、インプラント周囲の軟組織の造成は必要なく（図 106 ～ 114）、CAD/CAM を応用したオールセラミッククラウンによる最終補綴処置を 2 1|1 に行うこととした（図 115 ～ 160）。

タイムライン

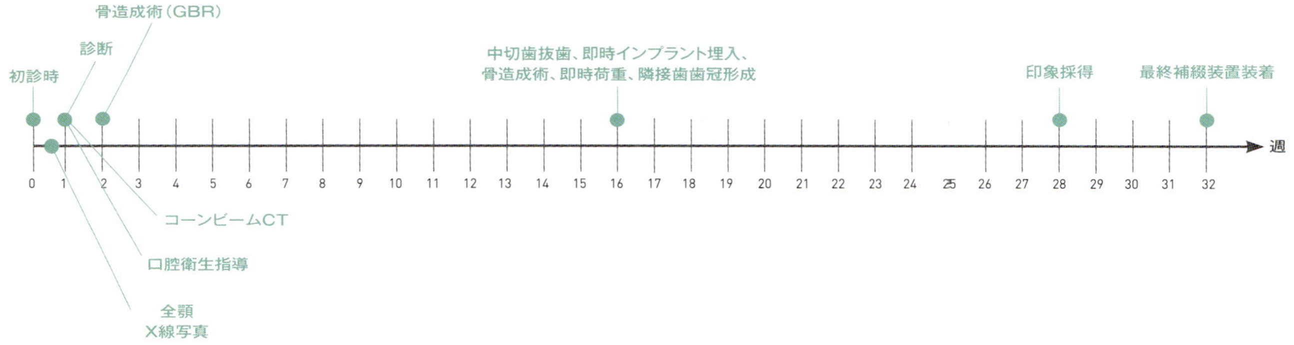

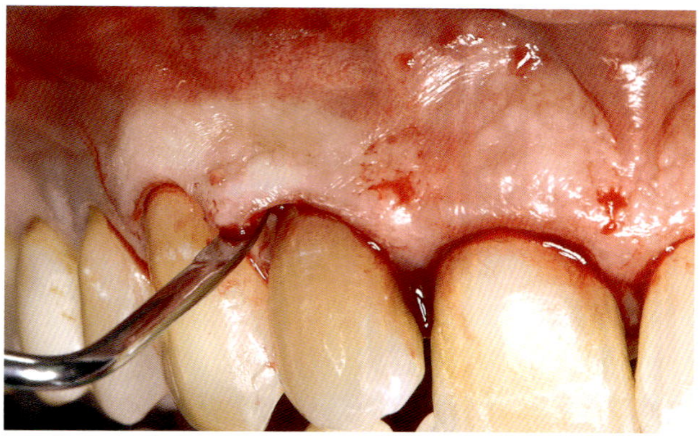

図 25　No.15C のメスで歯肉溝内切開を行った後に、TABANELLA2（ヒューフレディ社製）マイクロエレベーターで歯間乳頭を挙上する。これにより、フラップ穿孔の可能性を著しく減少できる。

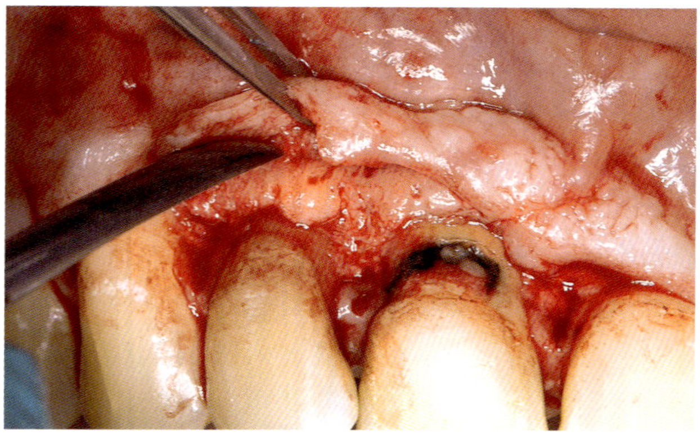

図 26　唇側の陥凹、もしくは線維性組織がある場合、通常はマイクロエレベーターを用いて線維性組織を切断し、幅の広いエレベーターを再度用いる。

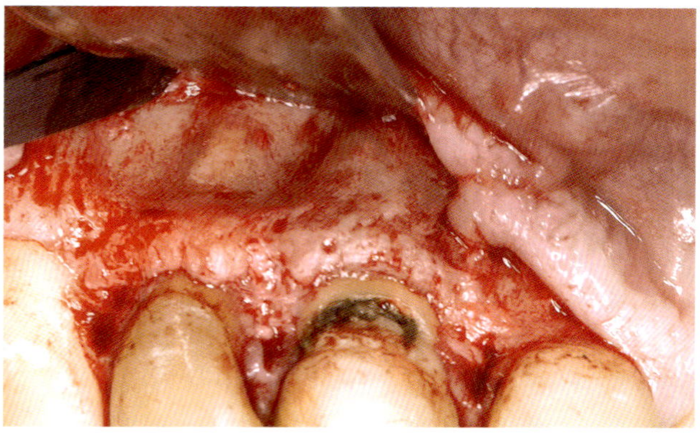

図 27　唇側骨はきわめて薄く透きとおって見える。歯根が薄い唇側骨をとおして見える。

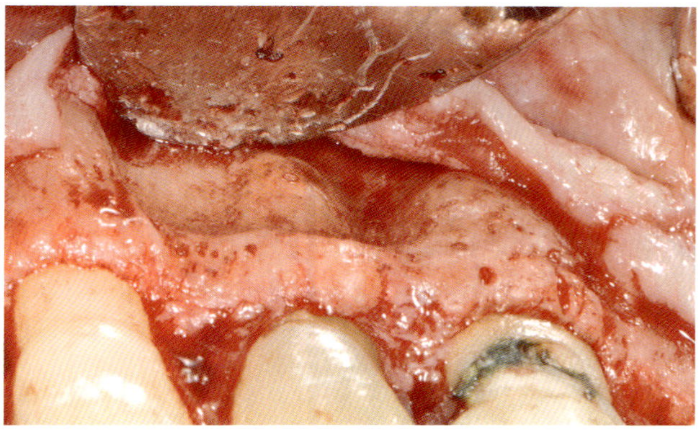

図 28　薄い唇側骨が前歯部にみられる。歯根外部吸収と1|歯頚部にう蝕が認められる。

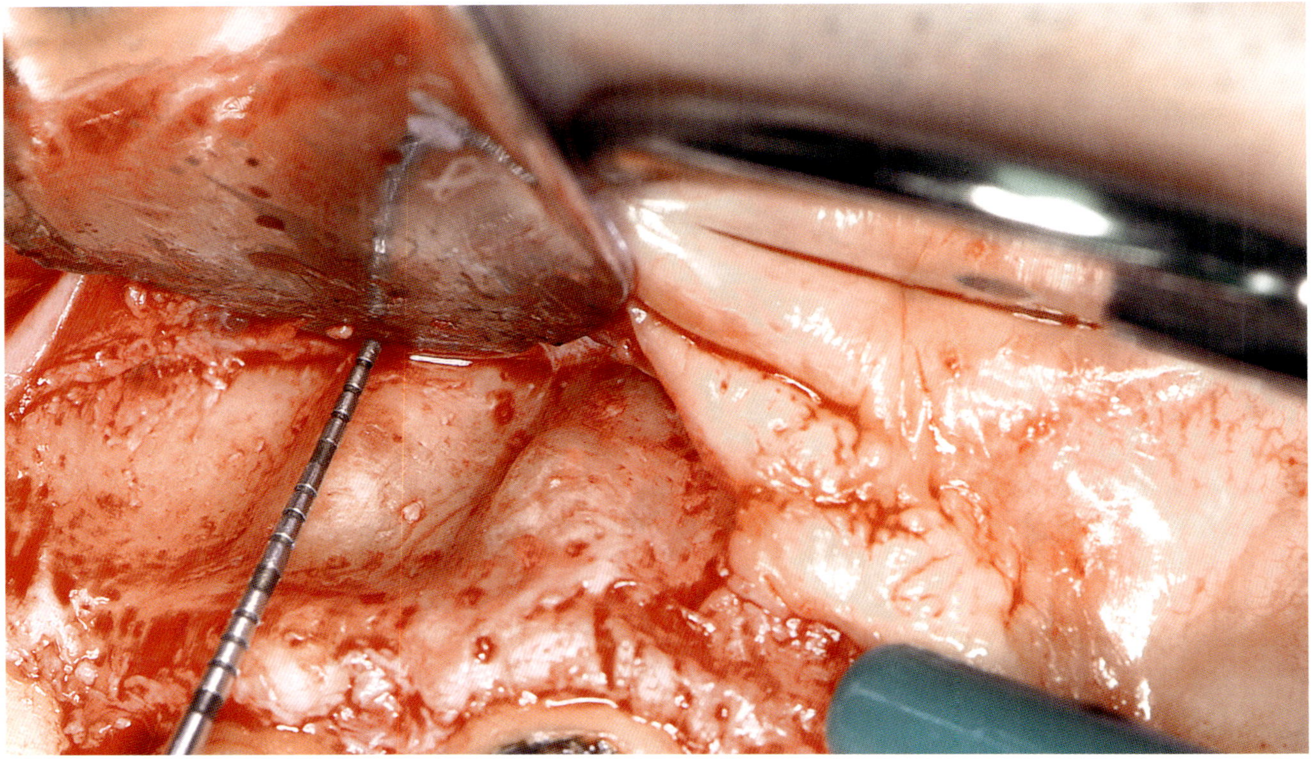

図 29　1|の唇側骨をとおしてガッタパーチャが確認される。骨造成が少なくとも 10mm 必要である。骨量も天然歯の長期的メインテナンスのために回復する必要がある。

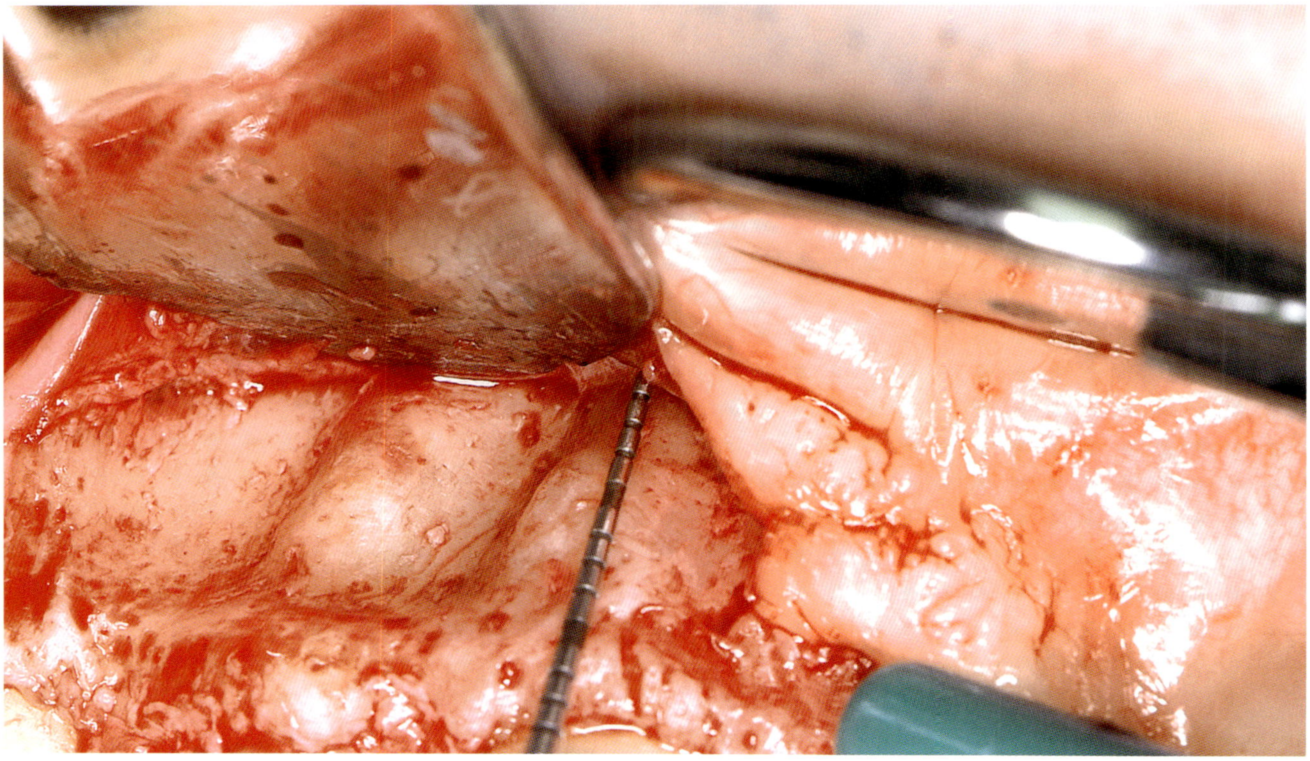

図 30　3+1にかけて骨造成が必要である。

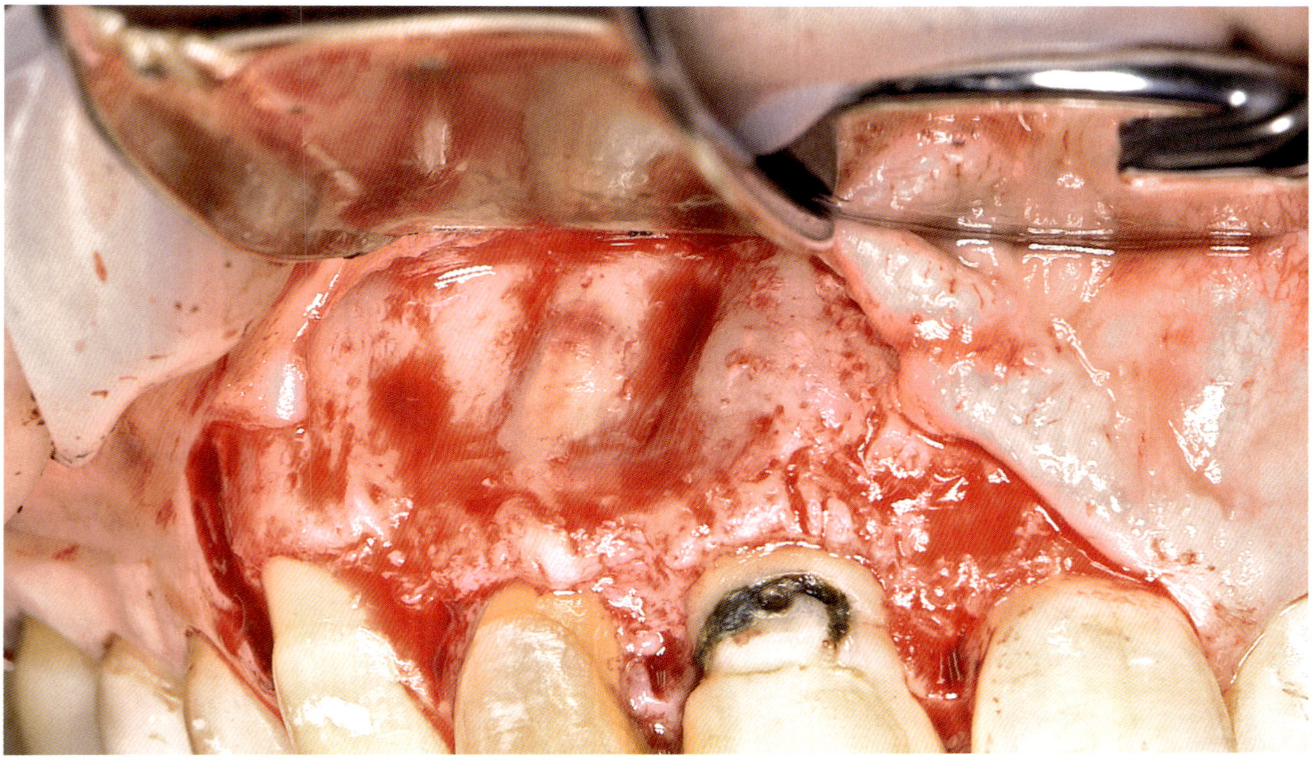

図 31　フラップの伸展性を得るために3|の遠心部に縦切開を加えた。

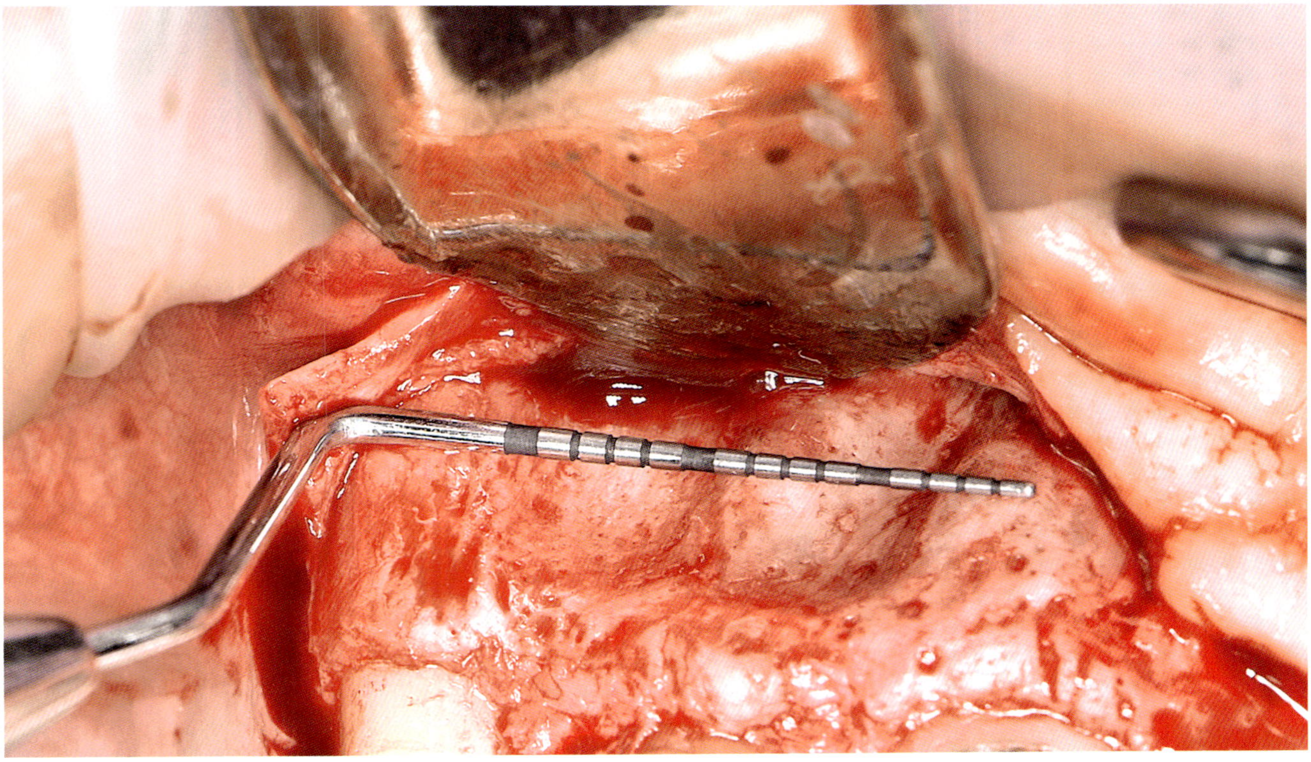

図 32　近遠心方向に約 18mm の骨造成が必要である。

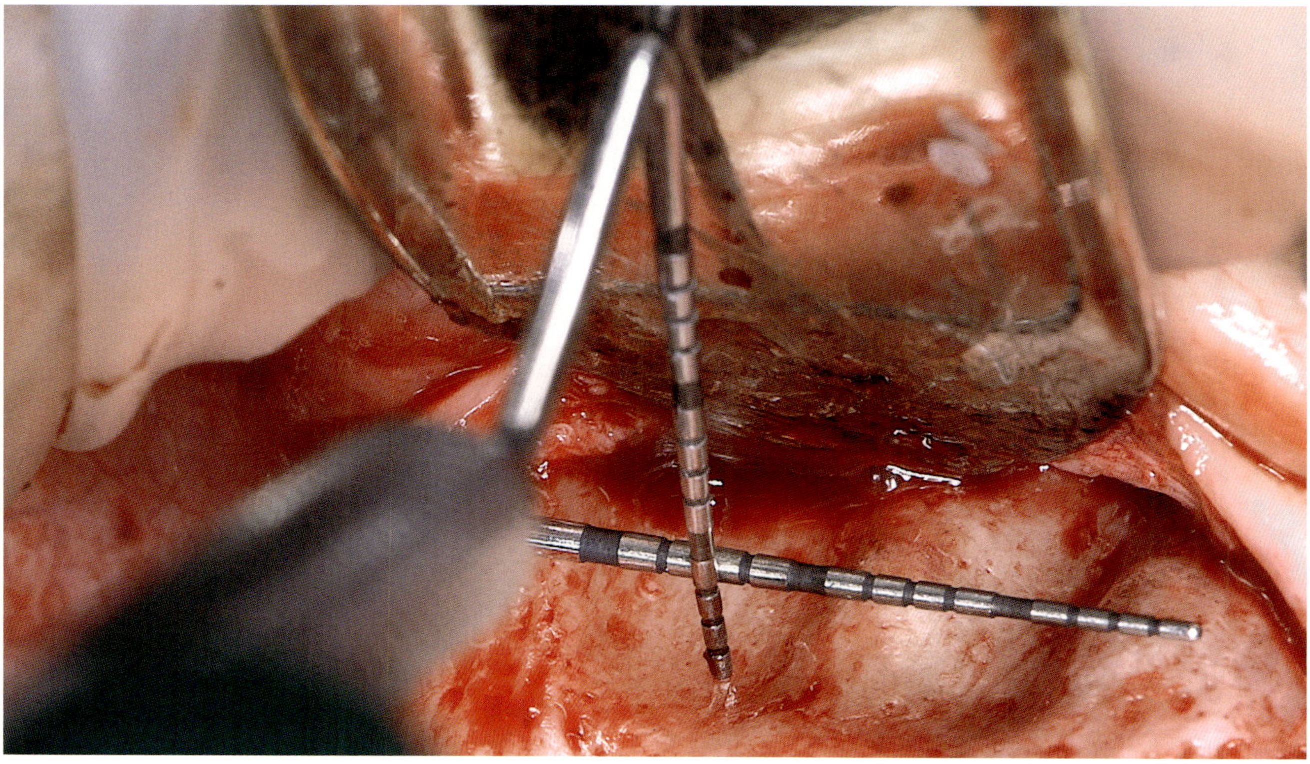

図 33　唇舌方向に少なくとも５mm の骨造成が必要である。

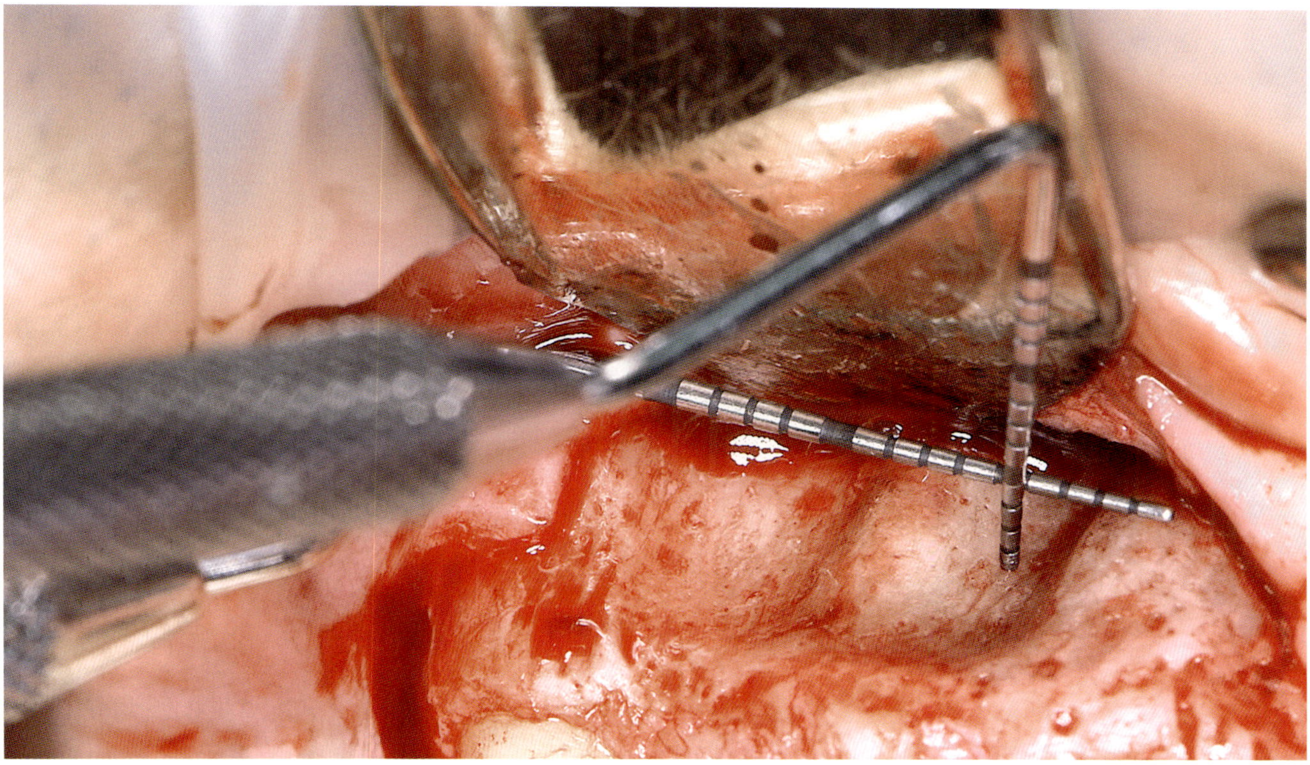

図 34　1|へのインプラント埋入を計画するにあたり、唇舌方向の骨造成が必要であり、骨内インプラント周囲の唇側骨バルコニーの維持にも寄与する。骨リモデリングによる骨吸収を想定して必要量以上行う。

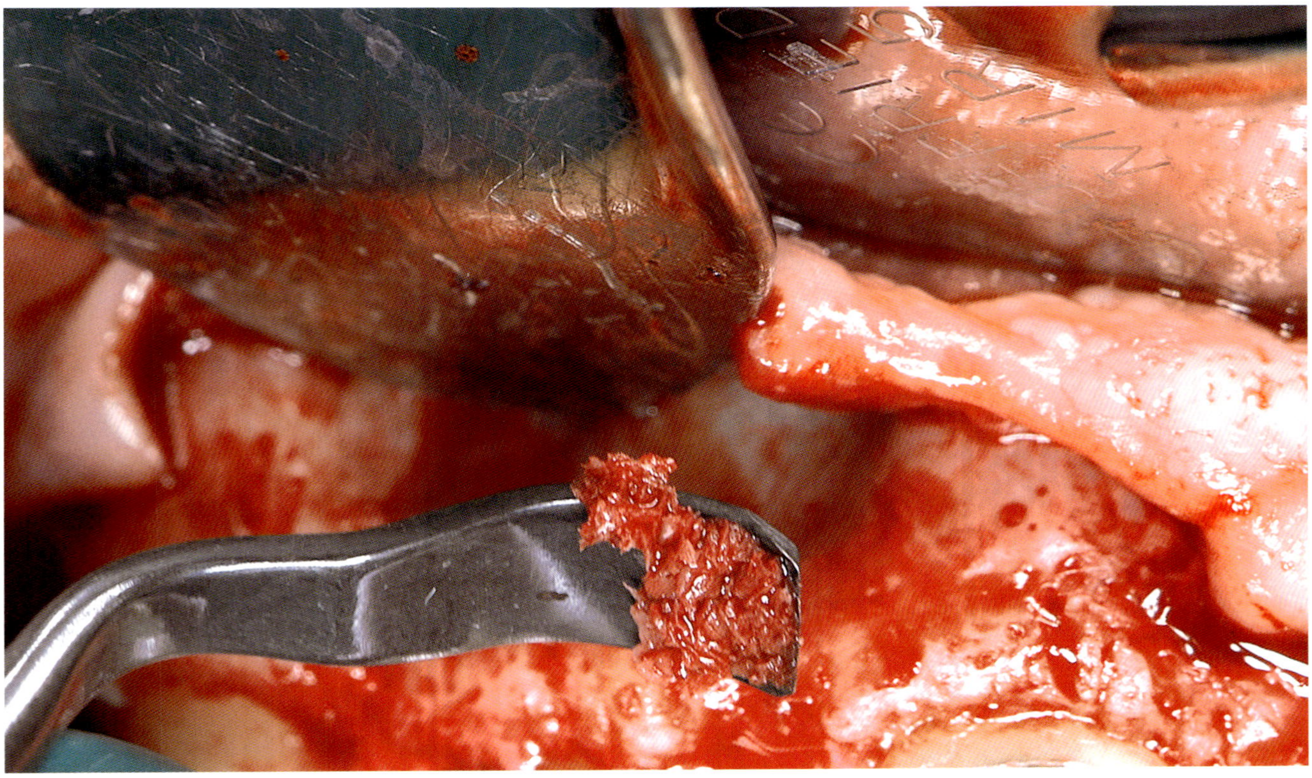

図 35　バックアクションチゼルを用いて近接部位から自家骨移植片を採取する。

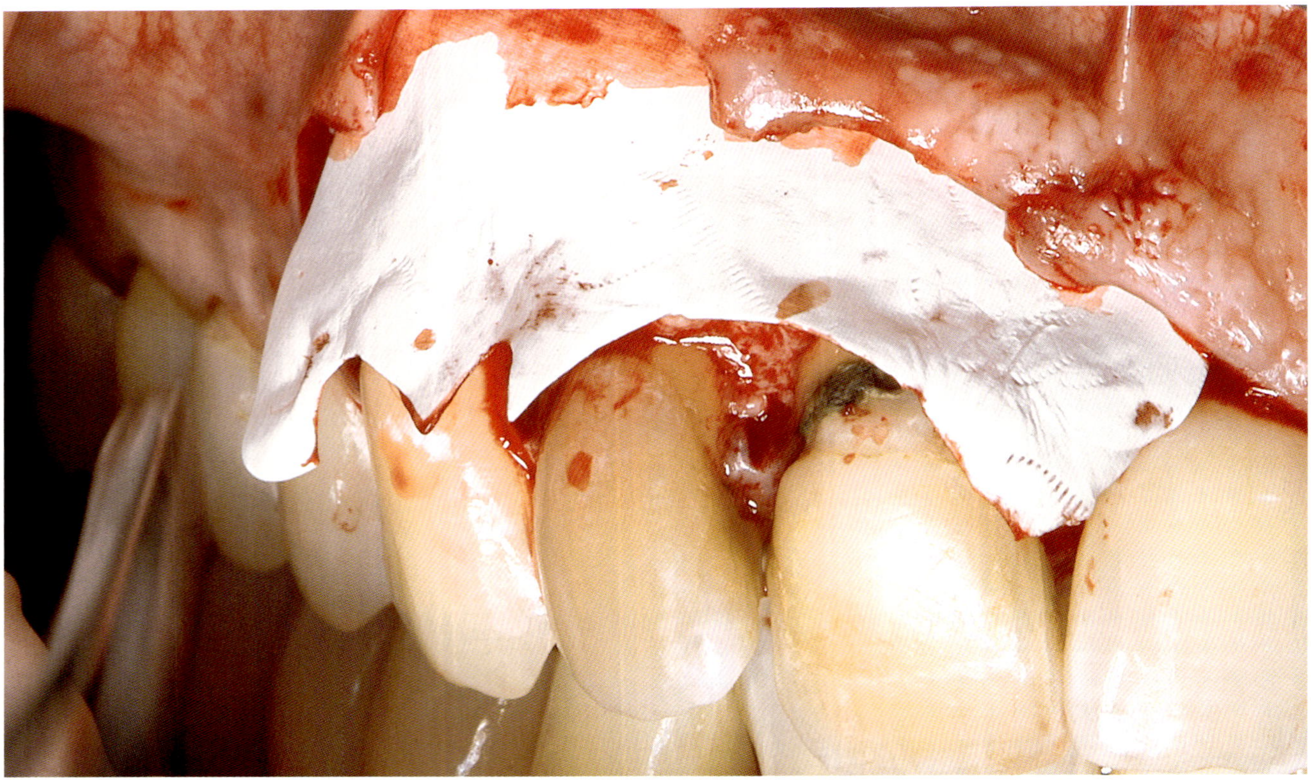

図 36　ブタ由来の吸収性コラーゲンメンブレンを最終的な歯間乳頭の形態にトリミングする。

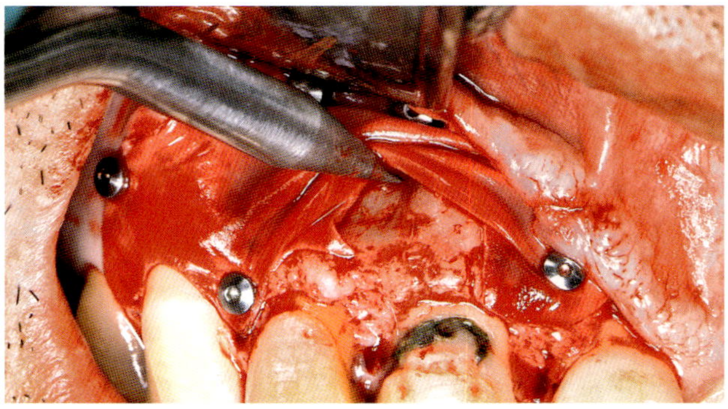
図 37　唇側骨の根尖付近にチタン製ピンでメンブレンを固定する。

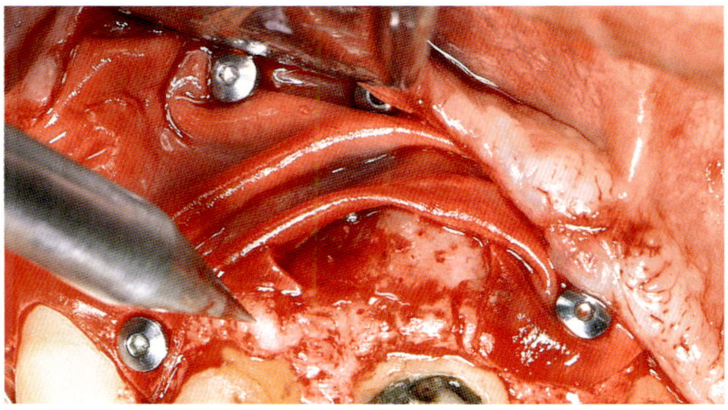
図 38　皮質骨の穿通を手用器具にて行う。このアプローチ法は、回転切削器具を用いることを避けることで生理食塩水の使用がなく、メンブレンの乾燥を維持することができる。ウェットなメンブレンは乾燥しているものよりハンドリングが困難である。

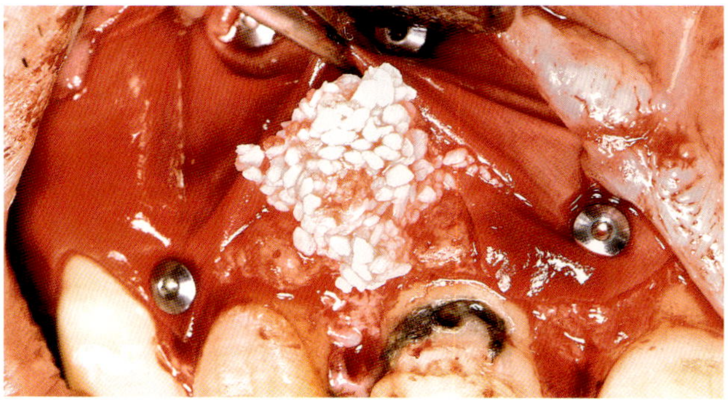
図 39　人為的に製作した５壁性骨内欠損に自家骨と脱灰骨を１：１で填入した。

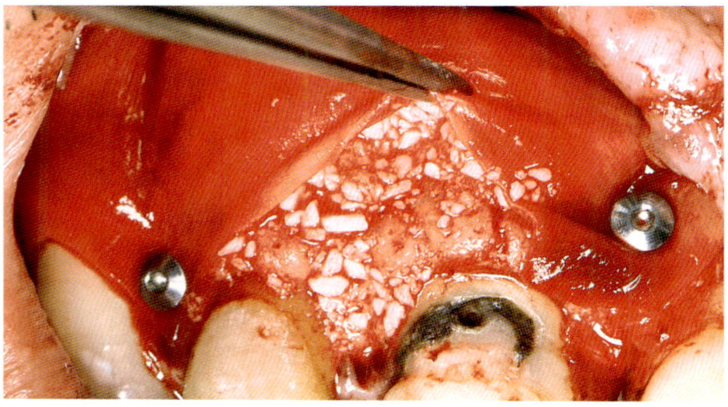
図 40　TABANELLA1 を用いて骨移植片周囲にデッドスペースをつくらないように近心、遠心、根尖部に填入した。

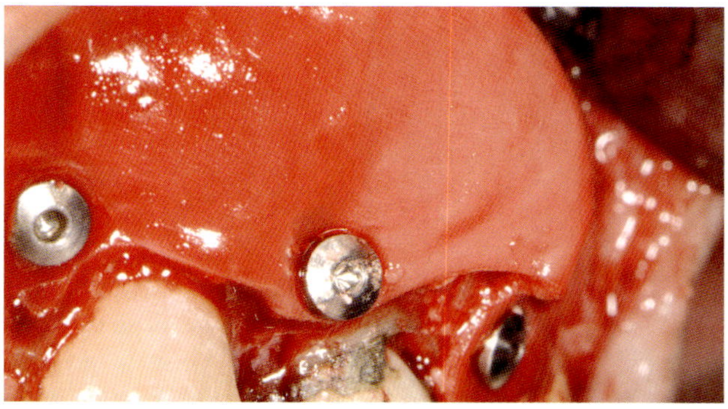
図 41　1|骨造成量が顕著な部位である。将来的なインプラント埋入予定部位である。

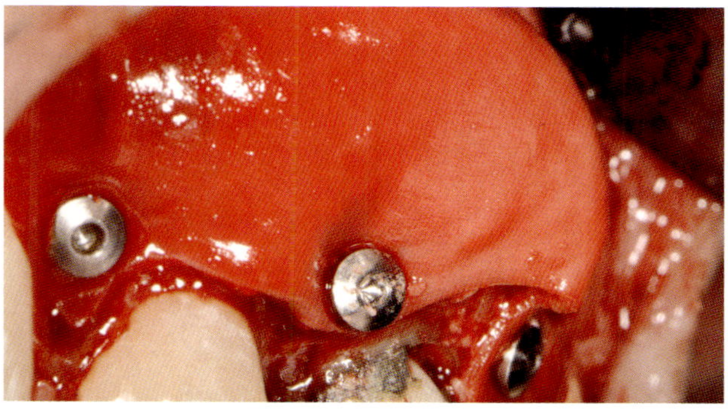
図 42　骨造成部位唇側面観。

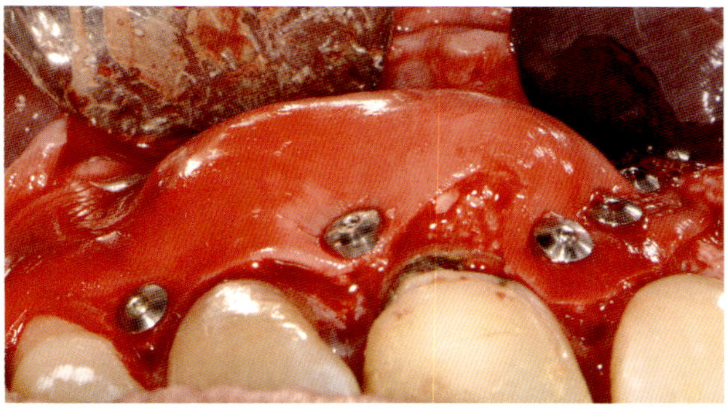
図 43　メンブレンを動かないように固定し、骨移植片を安定させる。

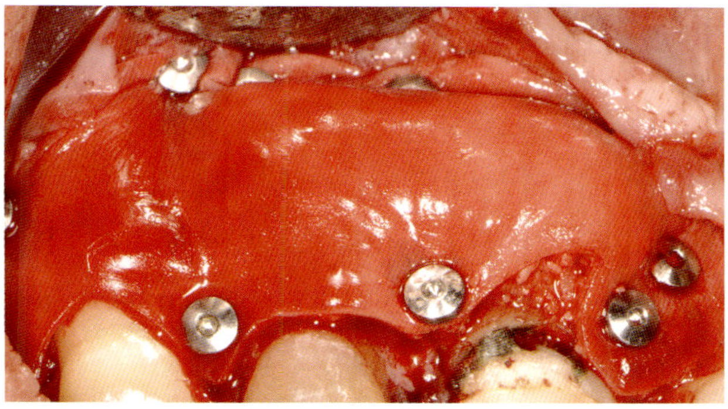
図 44　骨吸収の形態と範囲によってチタン製ピンの数は決定される。

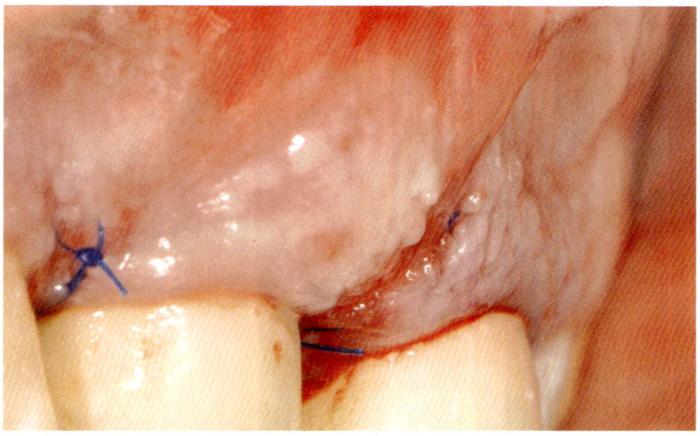

図 45　懸垂縫合がわずかにフラップを越えて歯面上にある。

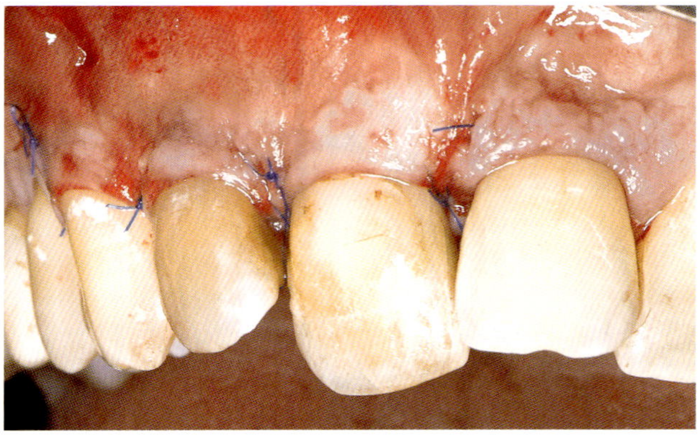

図 46　口蓋側の弁は唇側の歯間乳頭が術前の位置に戻り完全な治癒を促すために翻転しない。

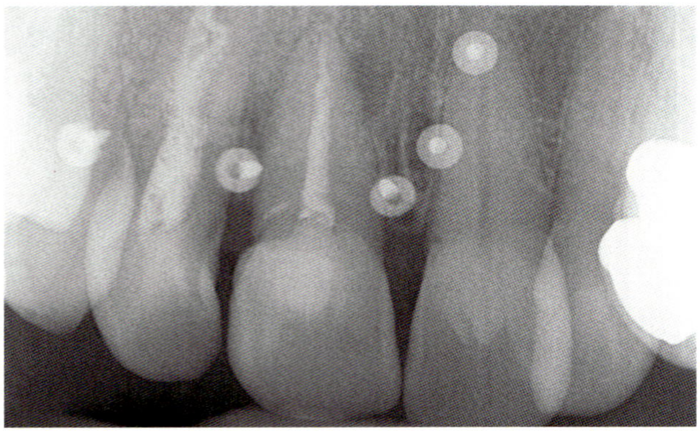

図 47　術後の根尖部 X 線写真

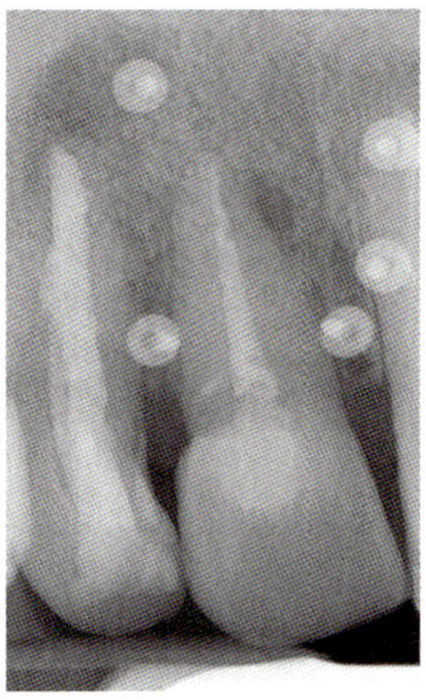

図 48　近遠心部のピンは歯間部のメンブレンを固定している。

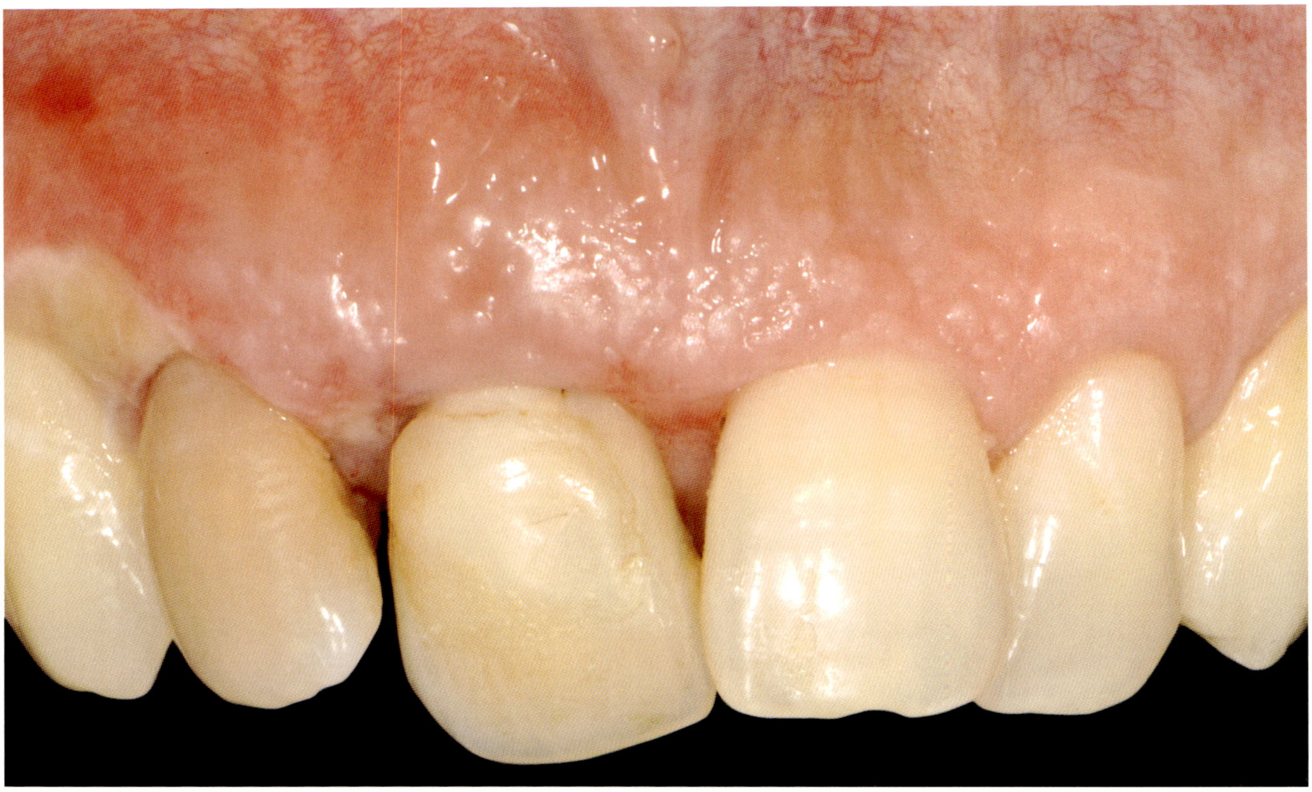

図 49　問題なく治癒している。縦切開を加えた部位にわずかな上皮変性がみられる。

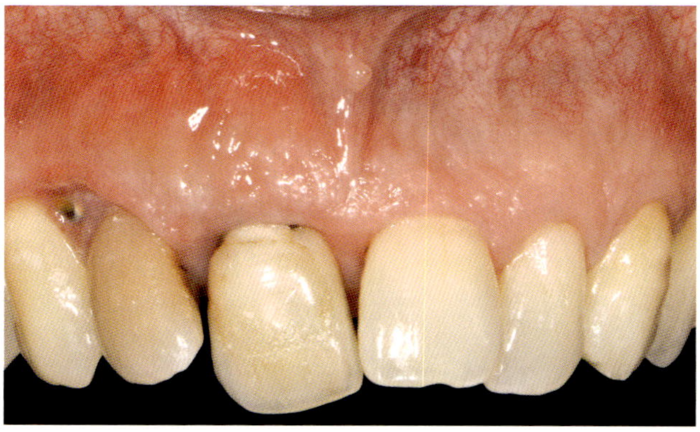

図 50　術後３週、3|近心部にチタン製ピンがみられる。

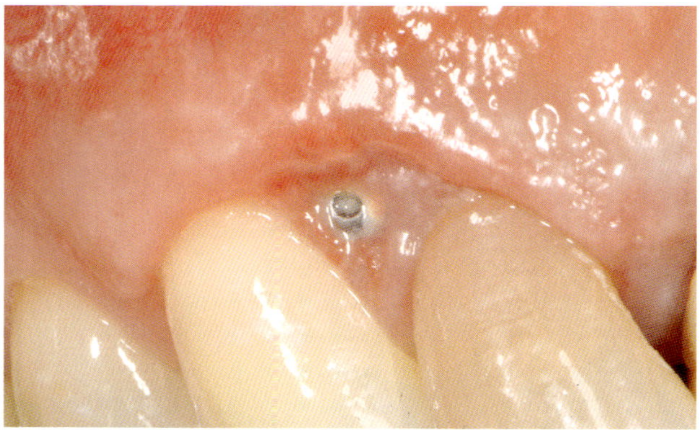

図 51　露出したピンの拡大写真。ピンは最表層部にあるが痛みや排膿は認められない。

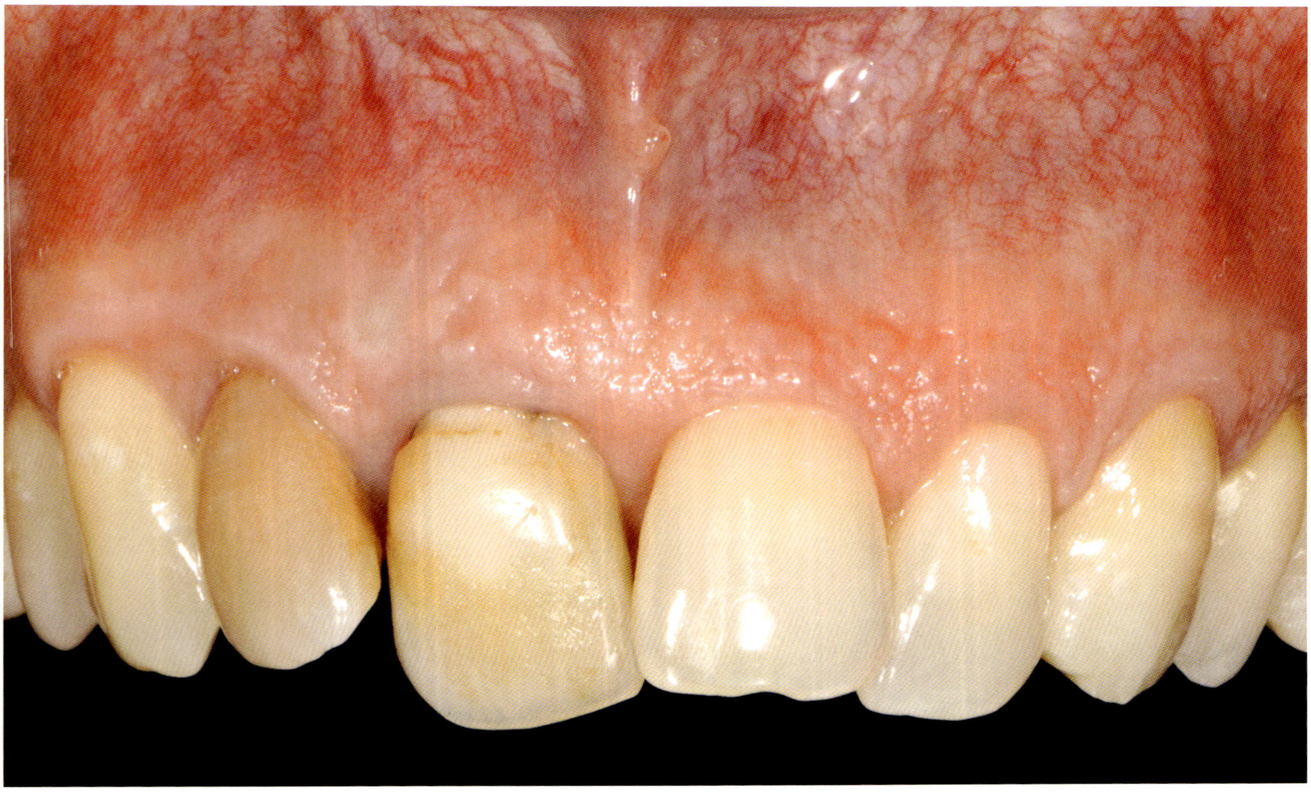

図 52　術後 3.5 ヵ月、組織の成熟が図られている。

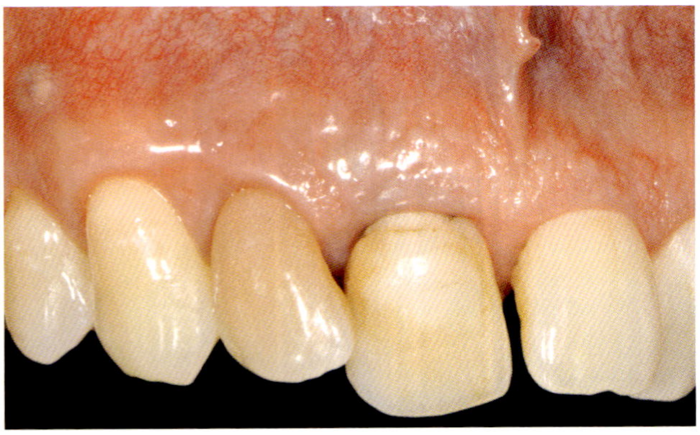

図 53　唇側面観。

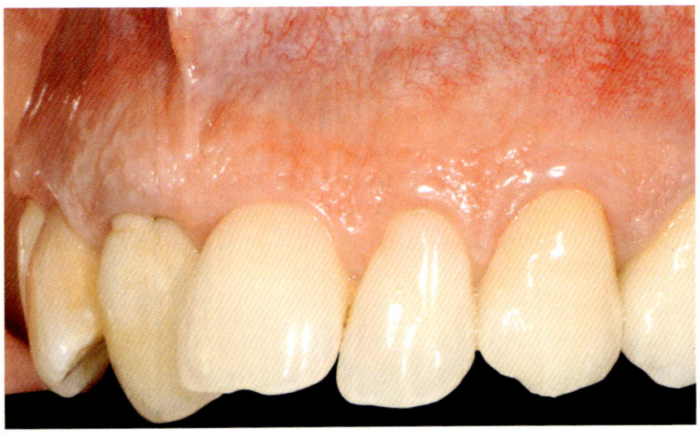

図 54　反対側からの口腔内写真。3～1|部の骨造成が認められる。

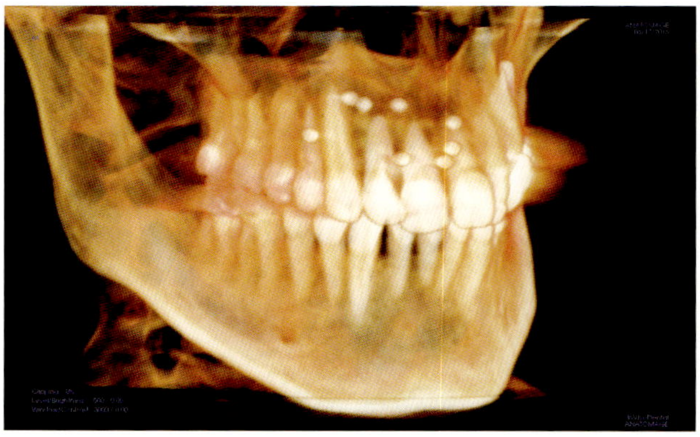

図 55　骨造成部位の拡大像。

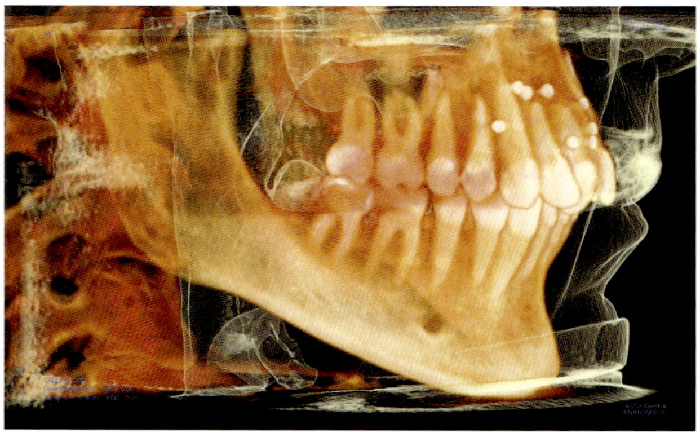

図 56　側方 3D 画像による骨形態と軟組織の位置関係。

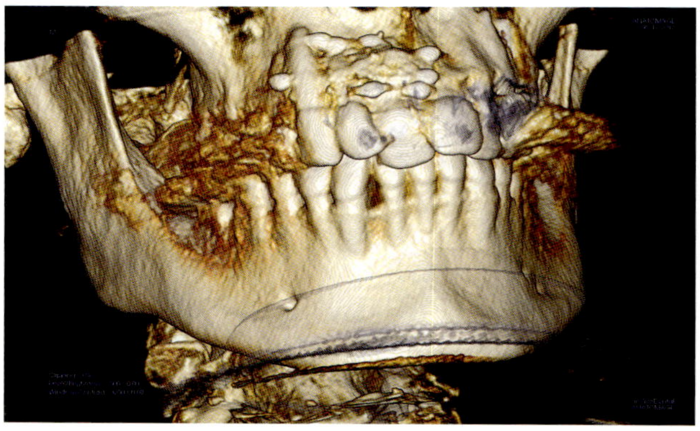

図 57　骨造成後 3.5 ヵ月。

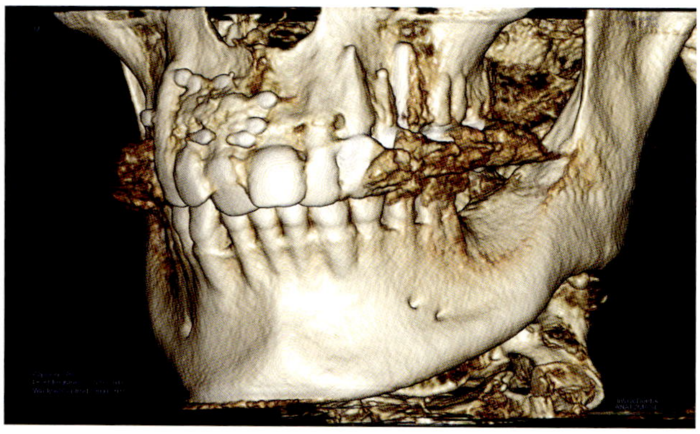

図 58　3~1|の骨造成が認められる。

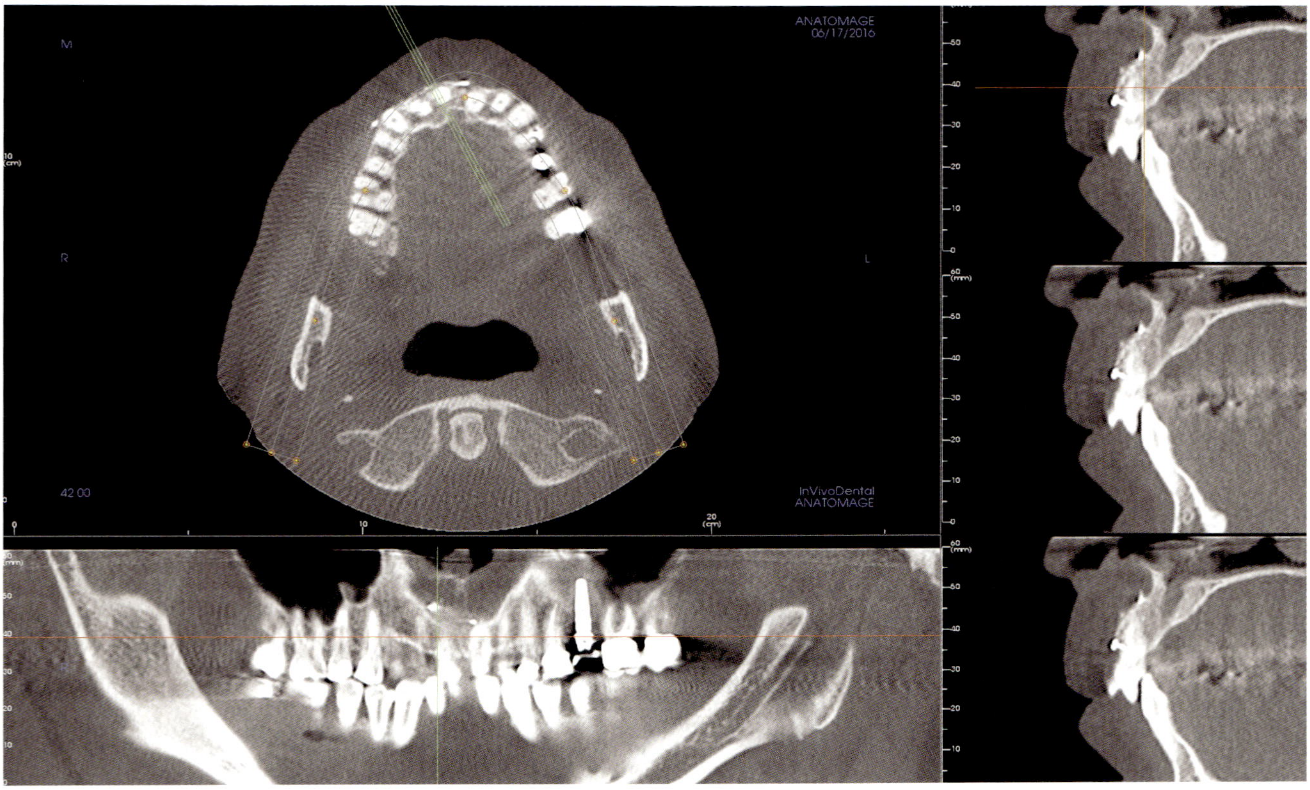

図 59　矢状断での骨造成量。

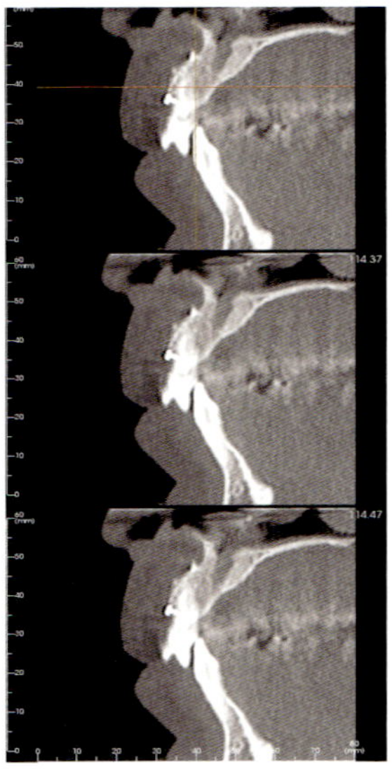

図 60　矢状断の拡大像。唇側骨が厚くなっている。

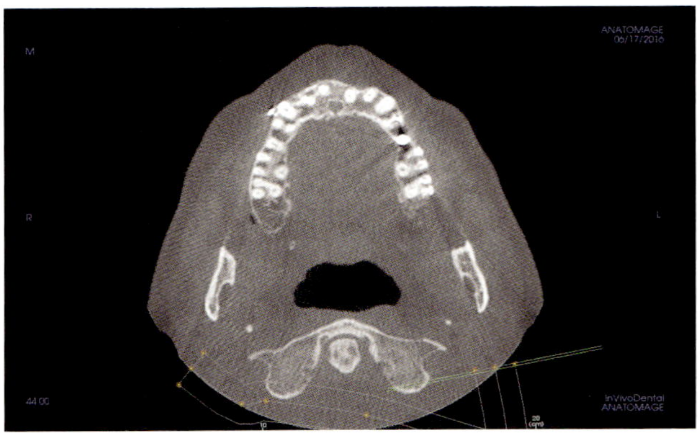

図 61　横断像より、唇側骨バルコニーが存在する。

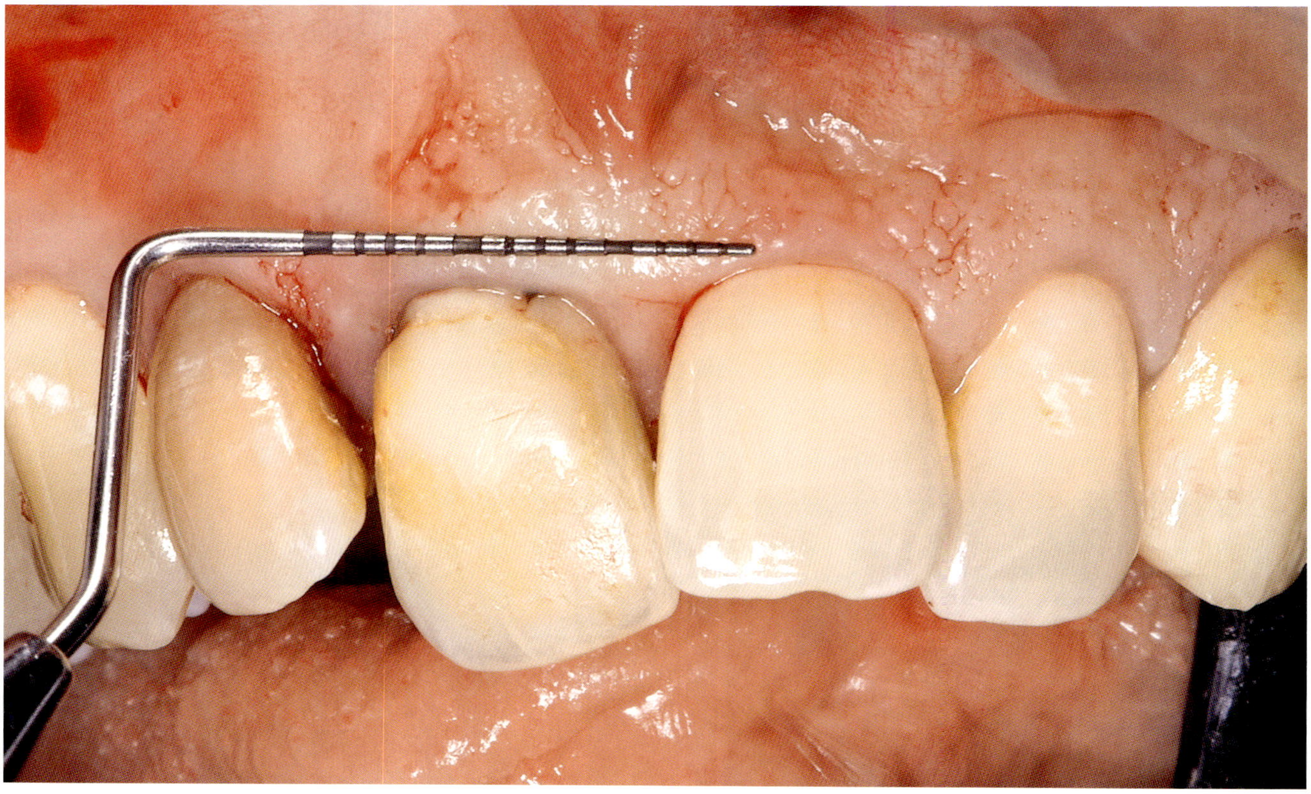

図 62　粘膜の安定とボリュームの増大が認められる。

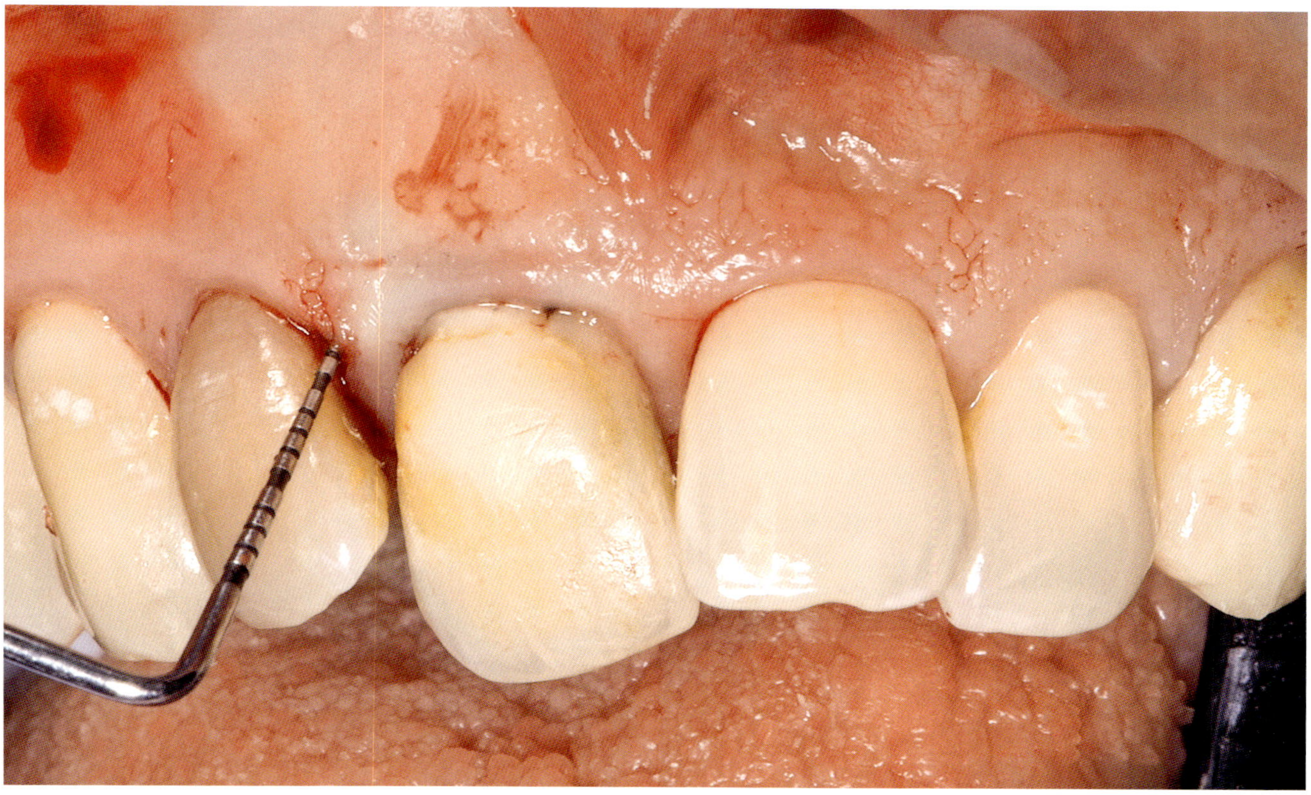

図 63　GBR 法術後、病的なプロービングデプスは近接部位に認められなかった。

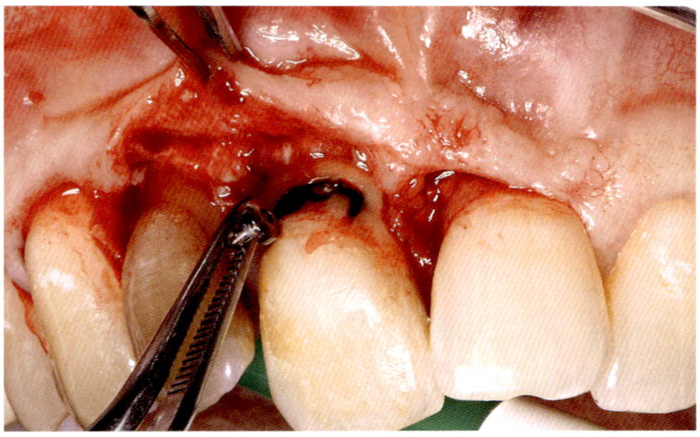

図 64　フラップを挙上し最歯冠側のピンを除去した。

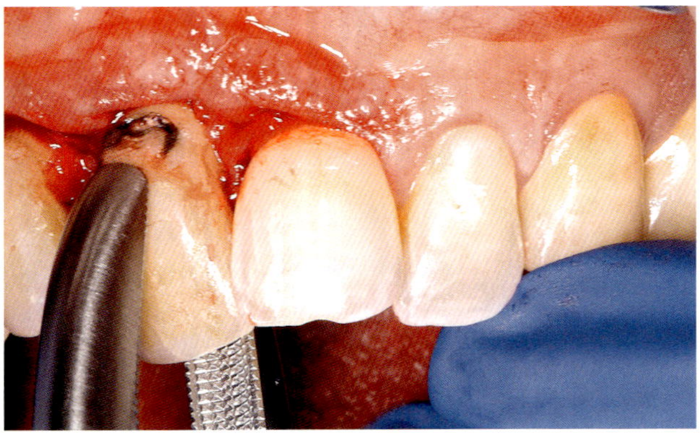

図 65　1|を脱臼した後に抜歯した。

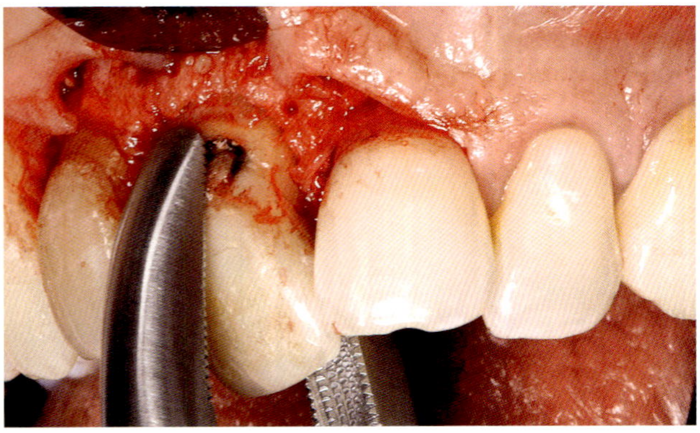

図 66　回転させるように動かす。

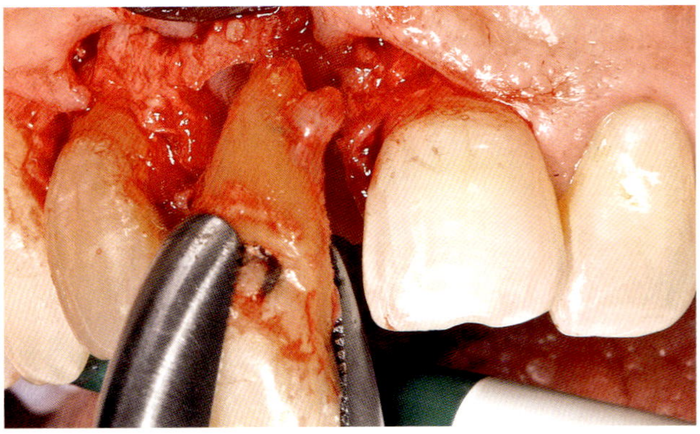

図 67　抜歯後、歯根近心面に慢性炎症の肉芽が付着している。

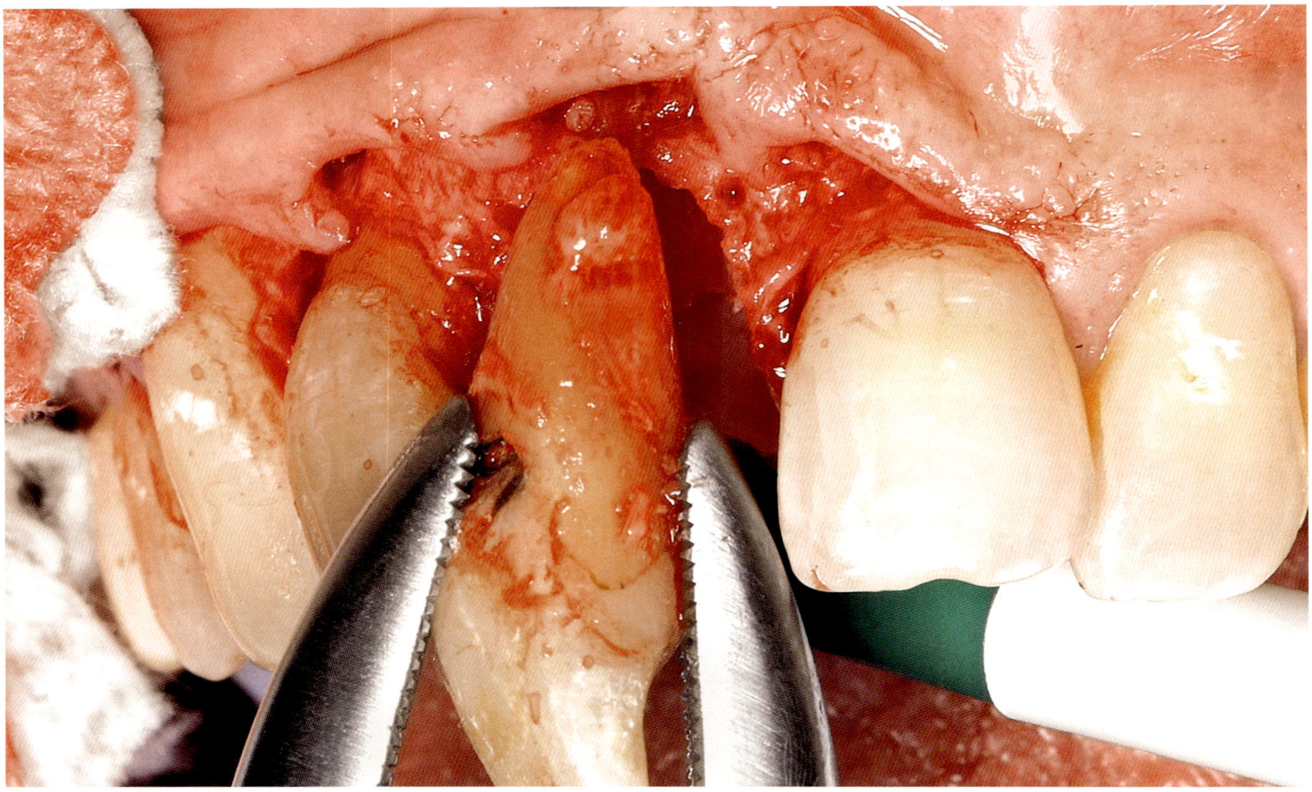

図 68　唇側骨の形態が維持されている。

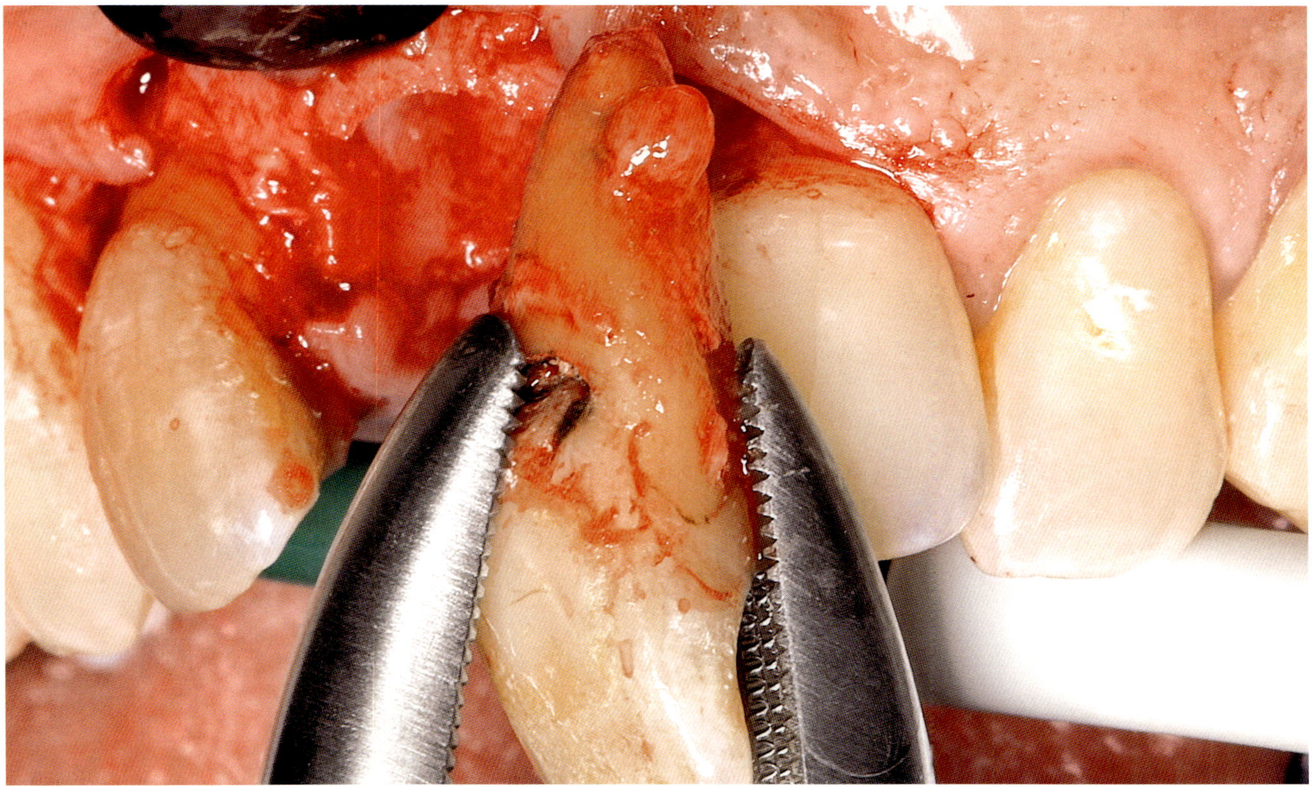

図 69　1|が抜歯された。

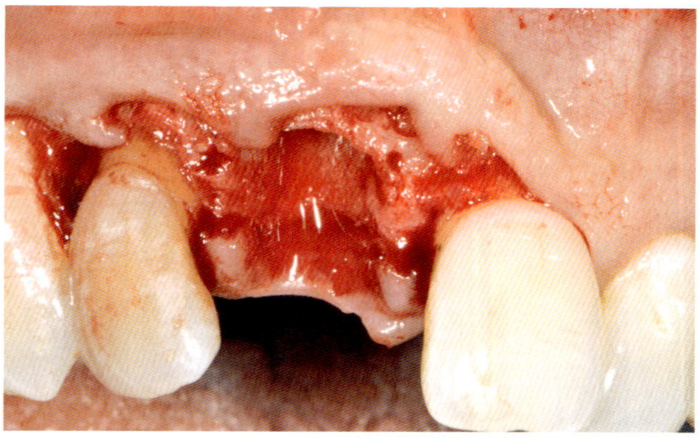

図 70　唇側骨の垂直的位置は口蓋側に比較して根尖側にある。理想的な三次元的骨量の獲得のための再度の骨造成は行わない。

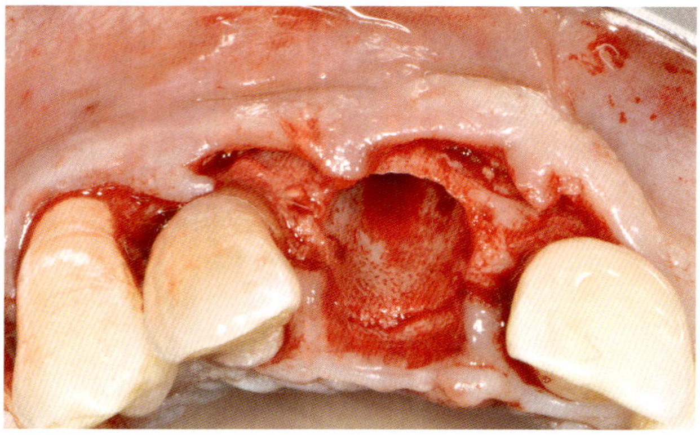

図 71　必要最小限のフラップの挙上を行う。口蓋側の軟組織はそのままである。

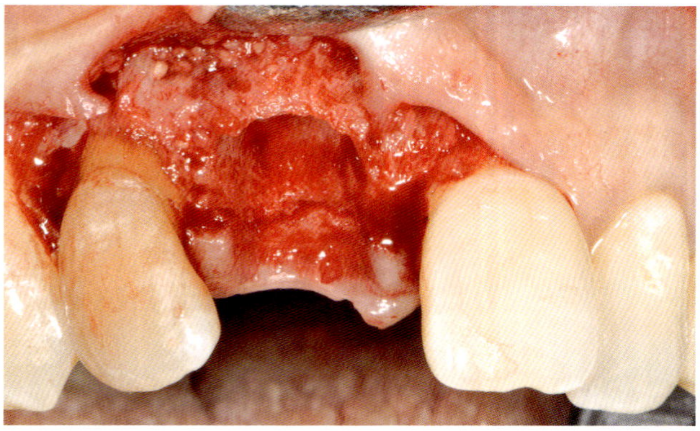

図 72　初回の外科手術から 3.5 ヵ月後にまだ小さな骨移植片が認められる。

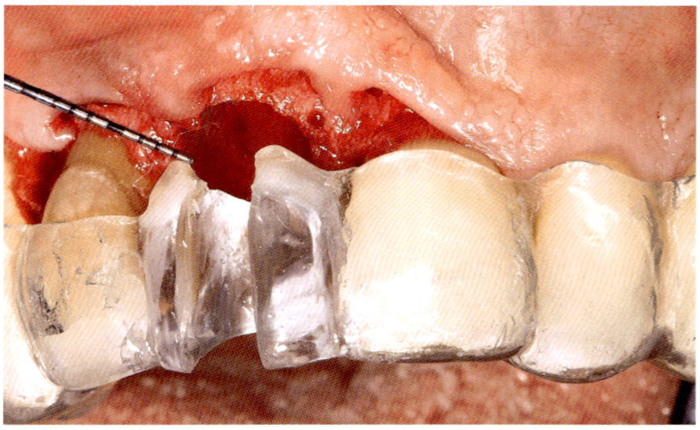

図 73　サージカルステントはインプラント埋入深度を確認するために用いられる。またエマージェンスプロファイルを確認するためにテンプレート上で硬組織と軟組織の審美的なバランスの評価を行う。

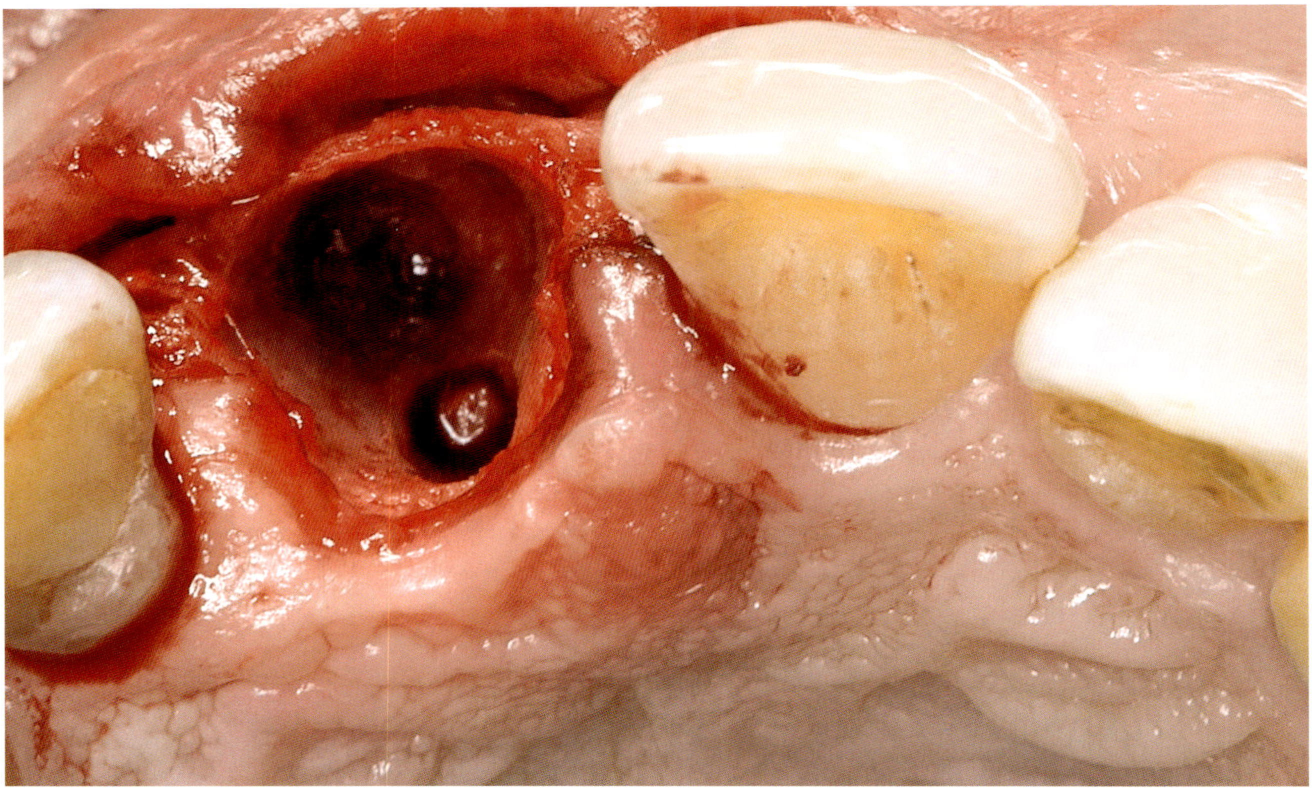

図 74　すべてのインプラントのスレッドが口蓋側の骨と接触することで、初期固定を得られる。

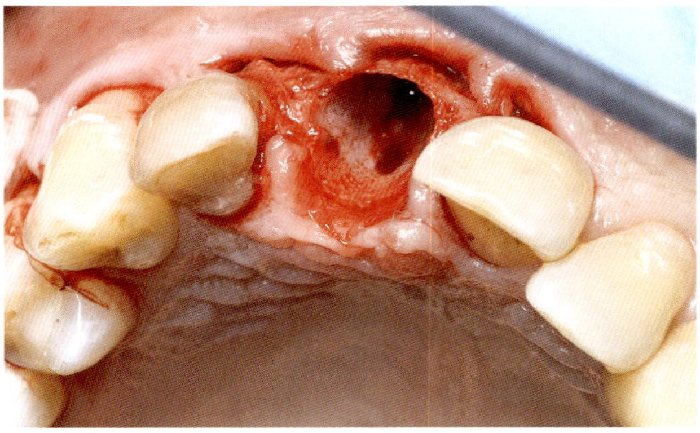

図 75　インプラント埋入窩形成は、オステオトームとツイストドリルを用いて口蓋側から始める。

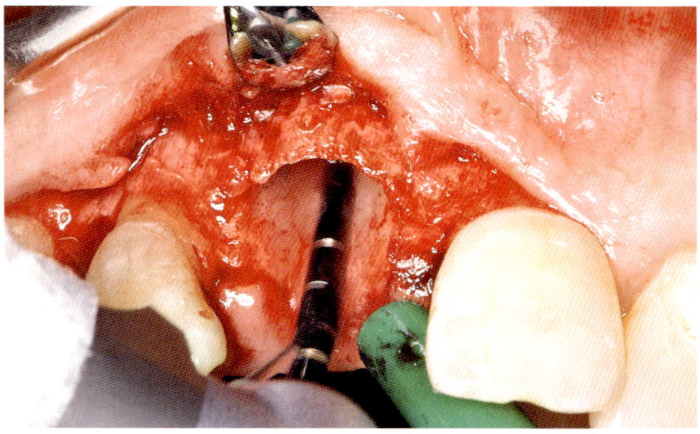

図 76　抜歯窩の口蓋側骨壁にツイストドリルを動かす。

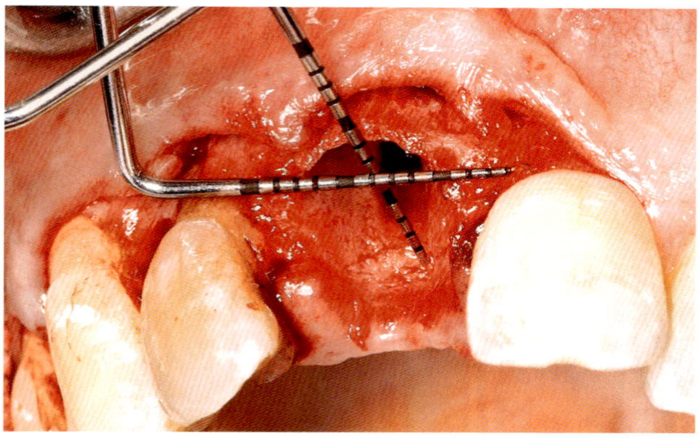

図 77　近心および遠心に骨があることは、初期固定にプラスに働く。

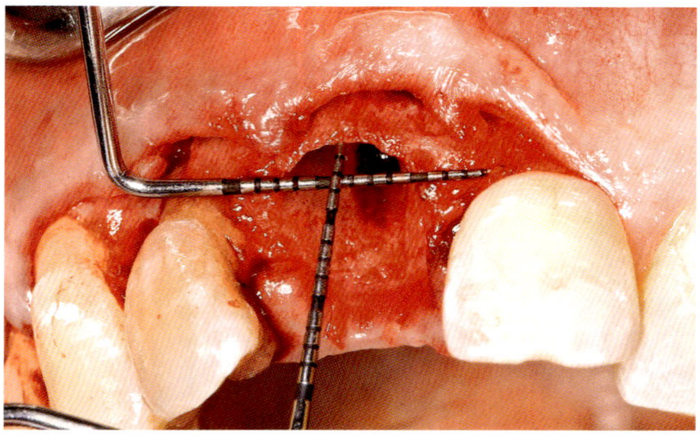

図 78　インプラント埋入は補綴学的要素が影響する。

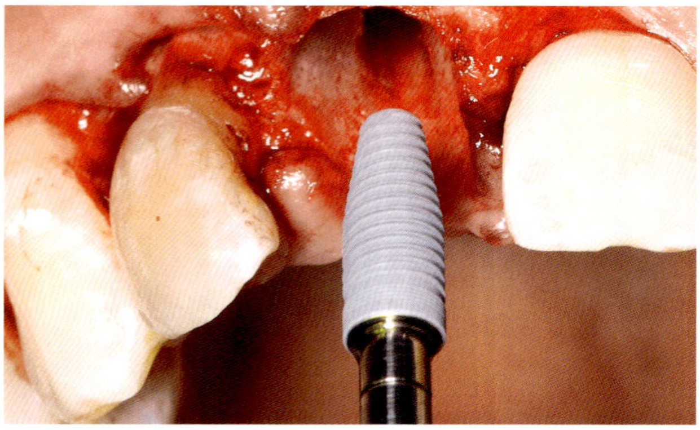

図 79　直径 4.3mm、長さ 11.5mm のインプラントをていねいに埋入する。

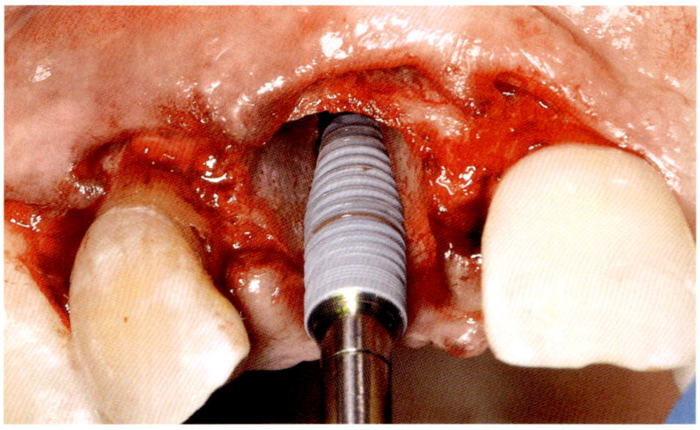

図 80　スレッドが口蓋側骨壁に接触するように埋入していく。

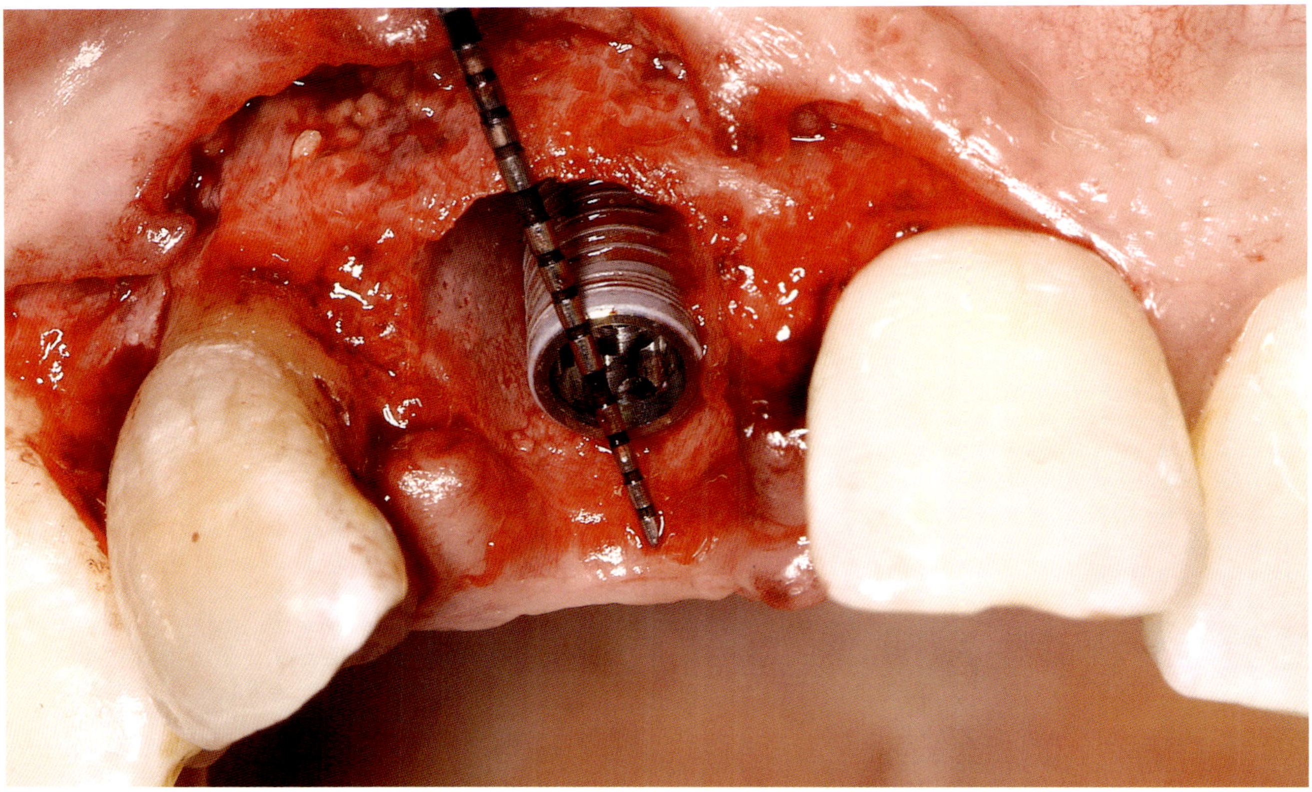

図 81　歯冠側に５mm のギャップが確認された。

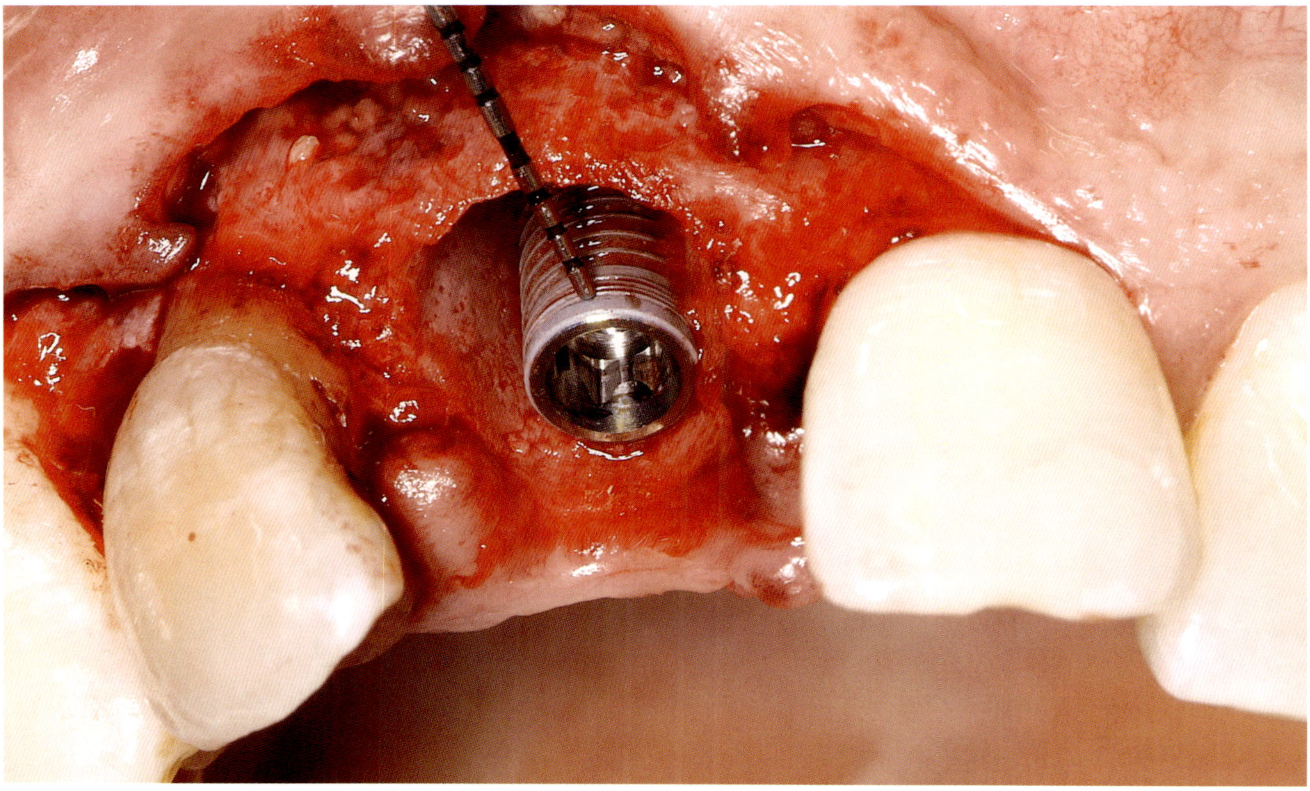

図 82　ギャップは根尖側方向に４mm 存在する。

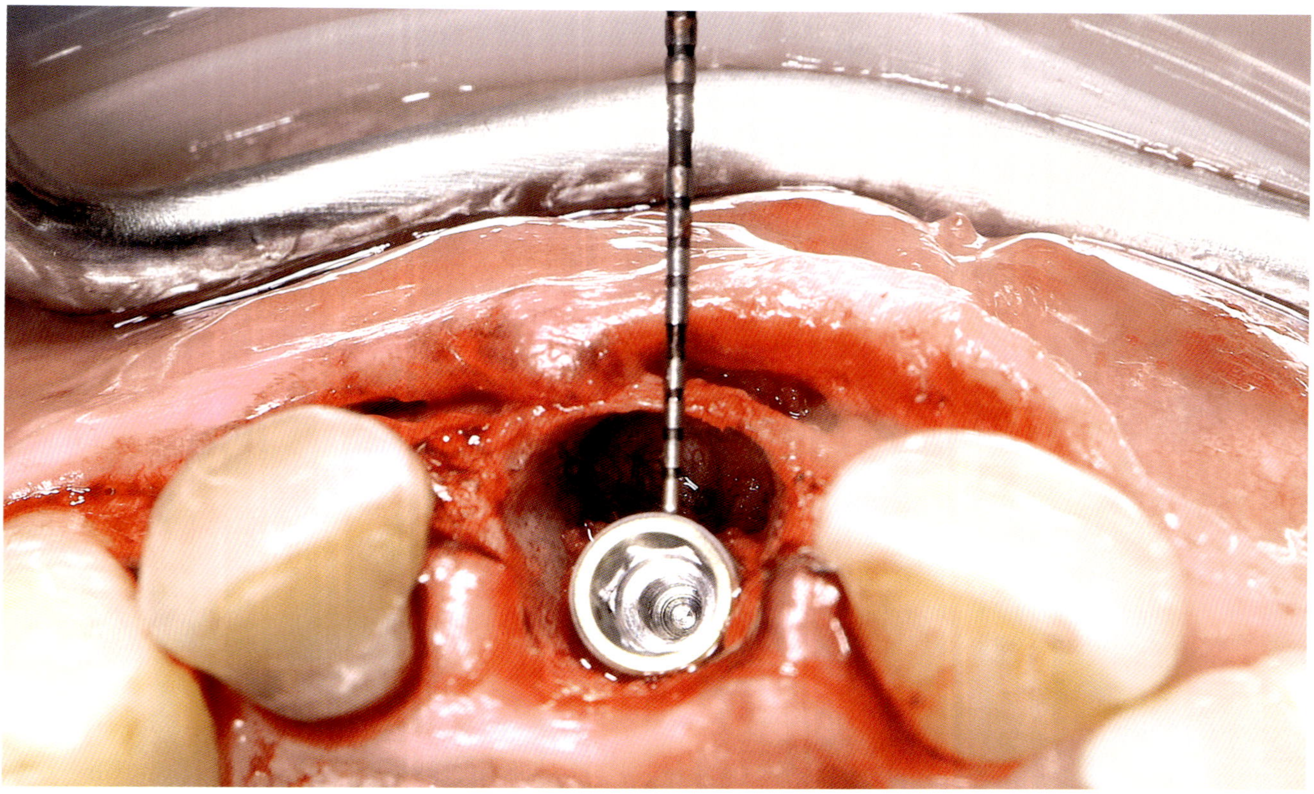

図 83　根尖側方向にプローブを動かすとギャップの距離は小さくなる。

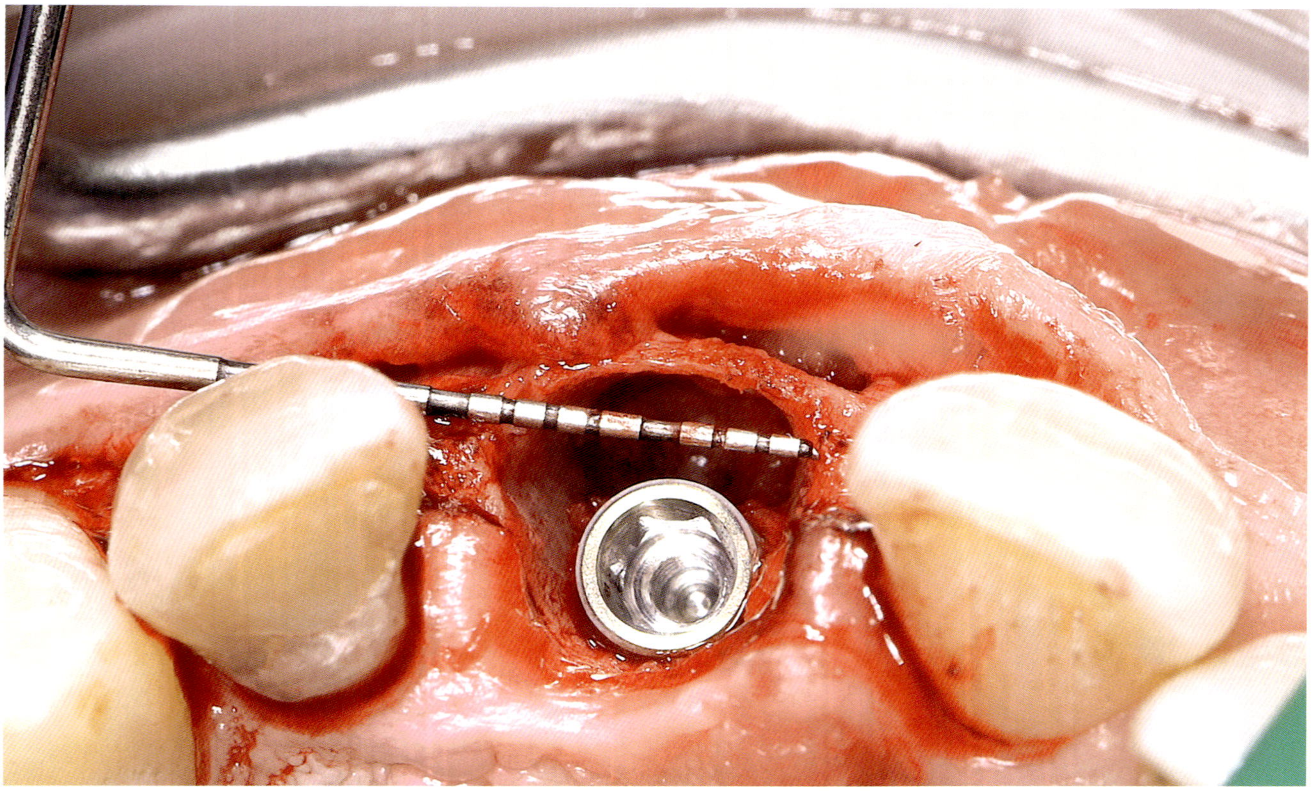

図 84　近遠心方向のギャップは9mm である。

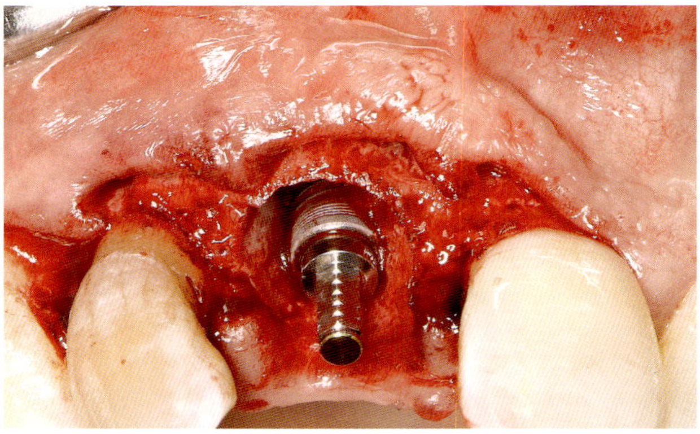

図 85　テンポラリーアバットメントを装着。

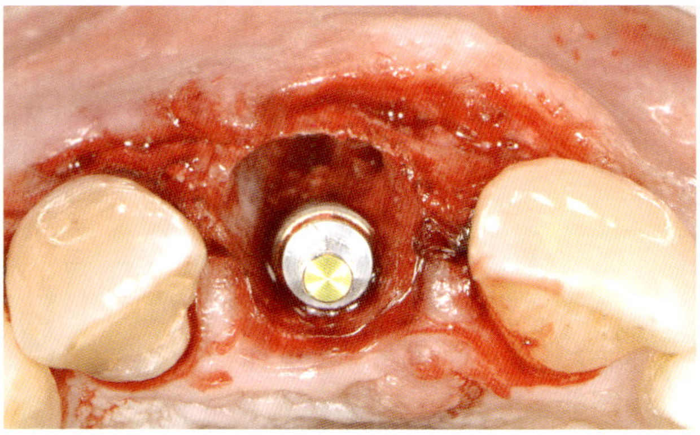

図 86　三次元的な補綴装置の形態を想定してインプラント埋入を行う。

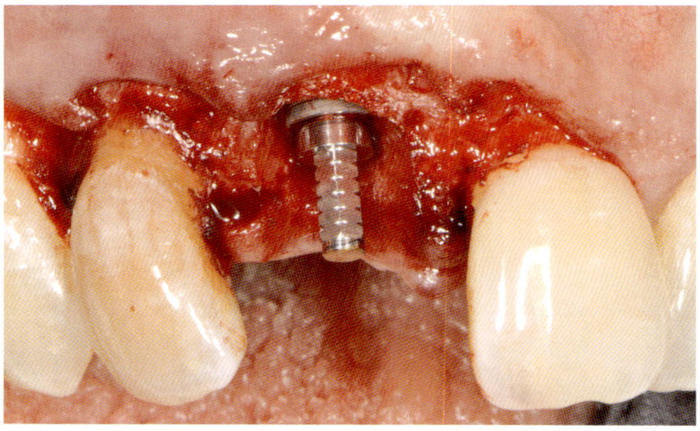

図 87　良好な軟組織形態を獲得するためにインプラントをわずかに遠心に埋入した。

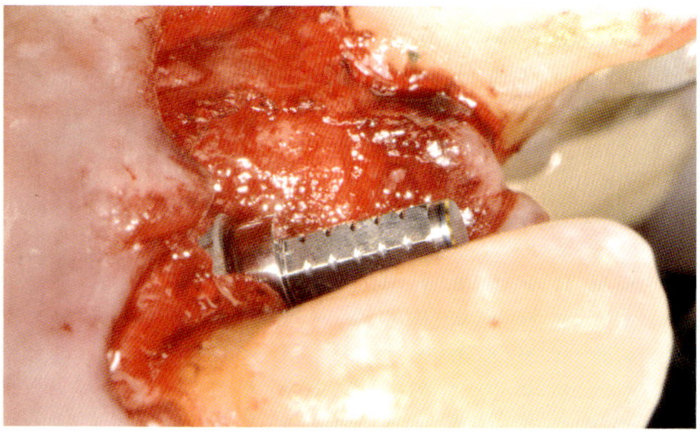

図 88　垂直方向に 3 mm の骨が喪失しておりインプラントのプラットフォームが露出している。

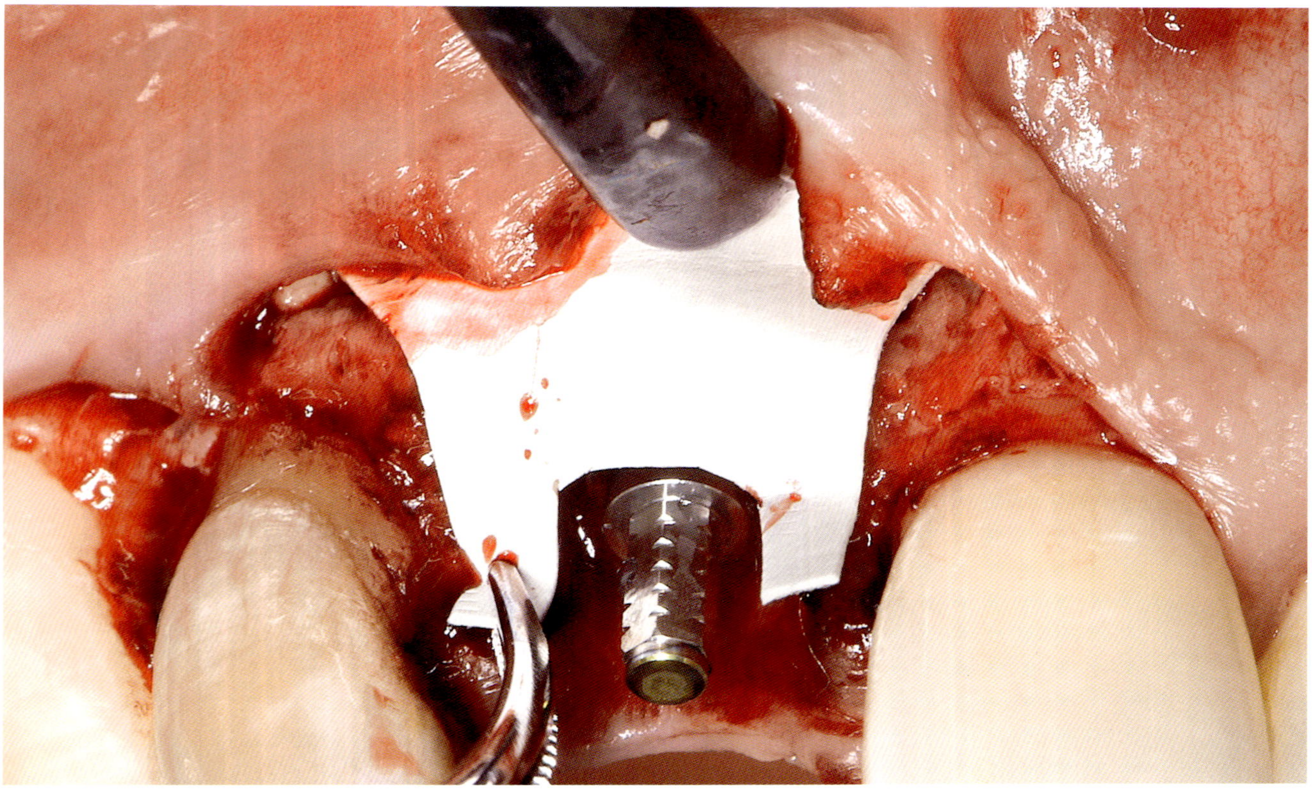

図 89　ブタ由来吸収性コラーゲンメンブレンをトリミング後に唇側に固定した。

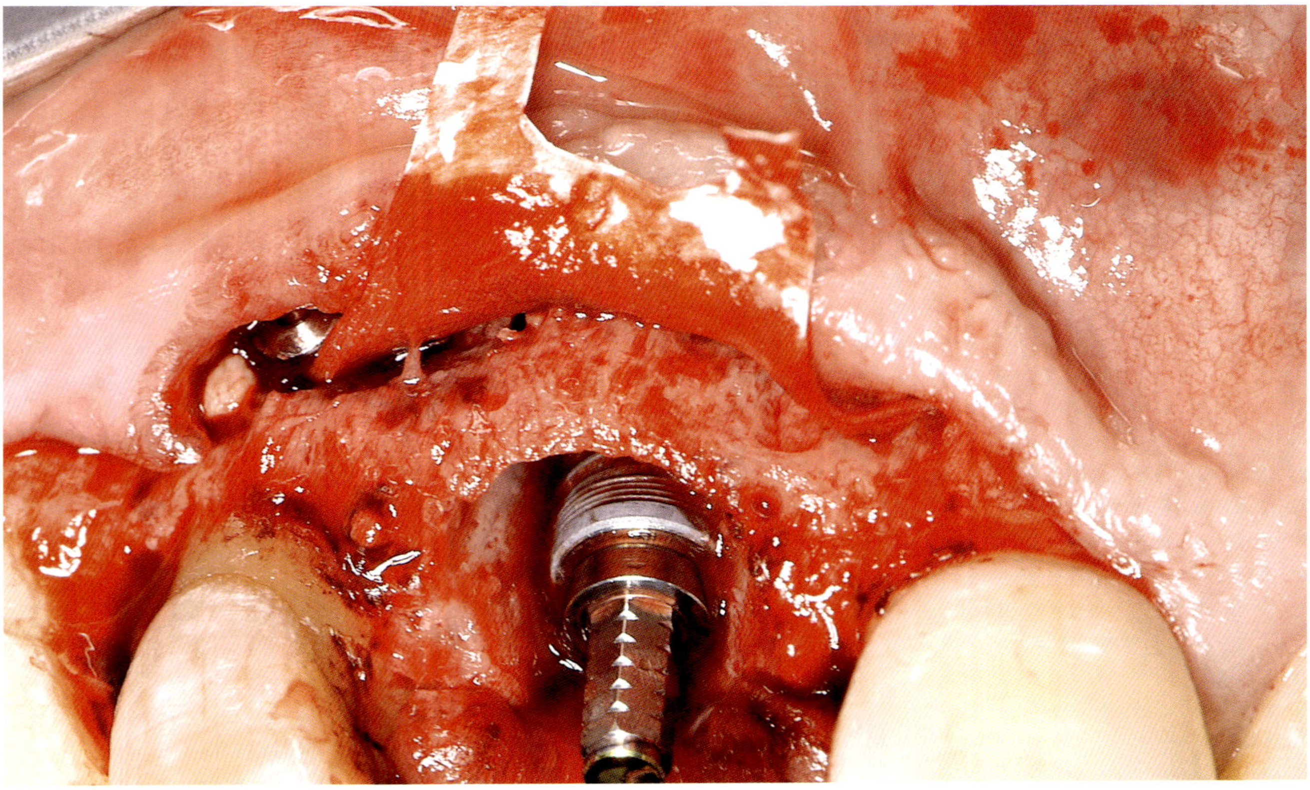

図 90　メンブレン下の既存骨にアクセスできるようにメンブレンを翻転した。

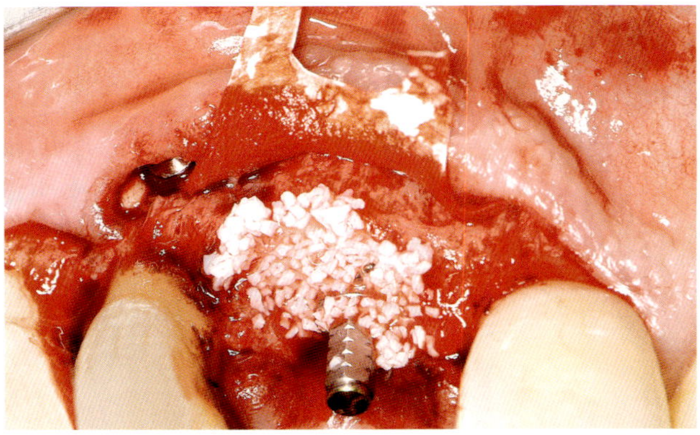

図 91　唇舌方向の歯槽頂の吸収を抑えるためにソケット内に脱灰ウシ骨を填入する。

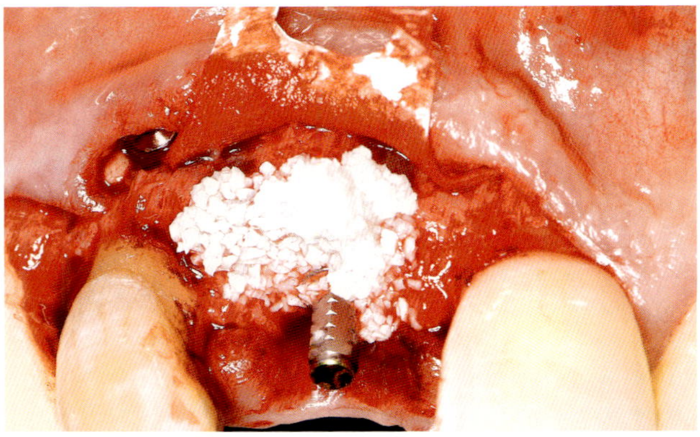

図 92　メンブレンと唇側骨の間に同様の材料を填入する（sandwich technique）。

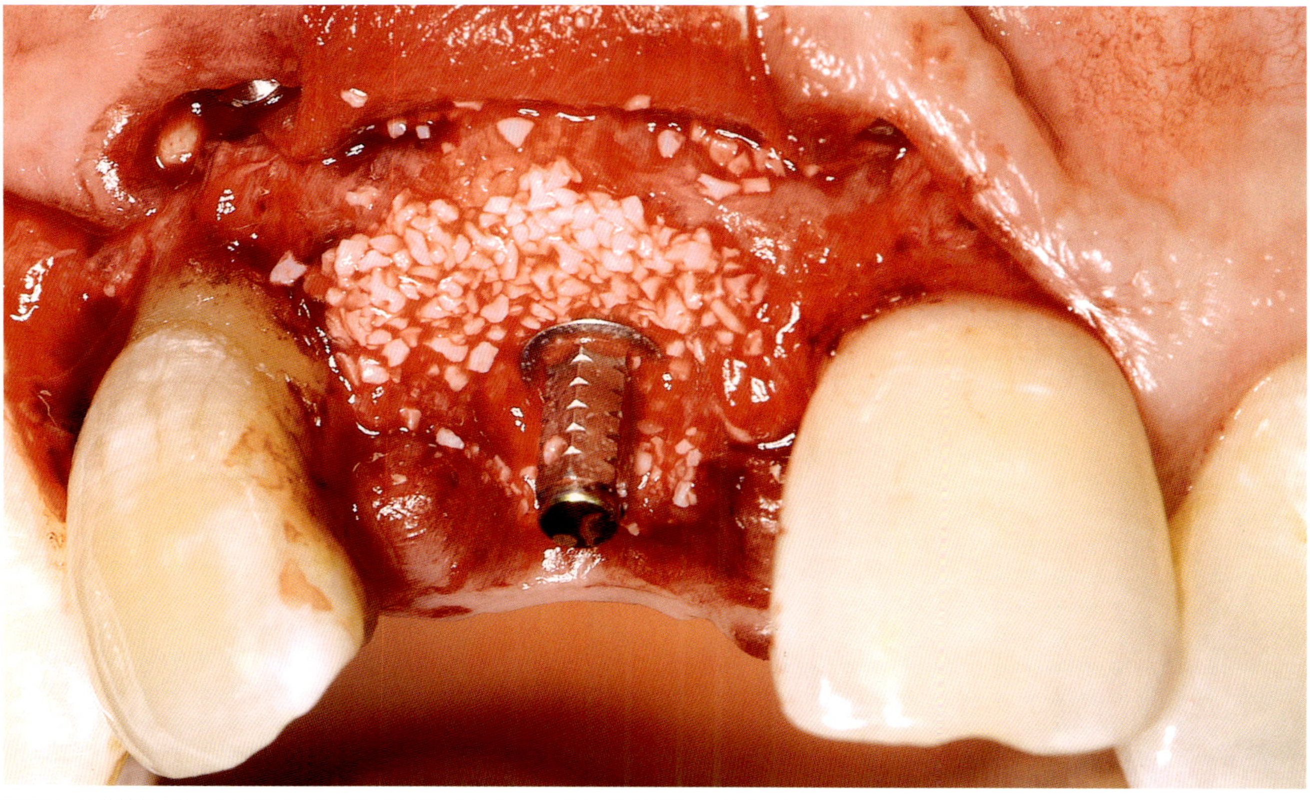

図 93　骨移植材を均一にするために TABANELLA1（ヒューフレディ社製）を使用した。

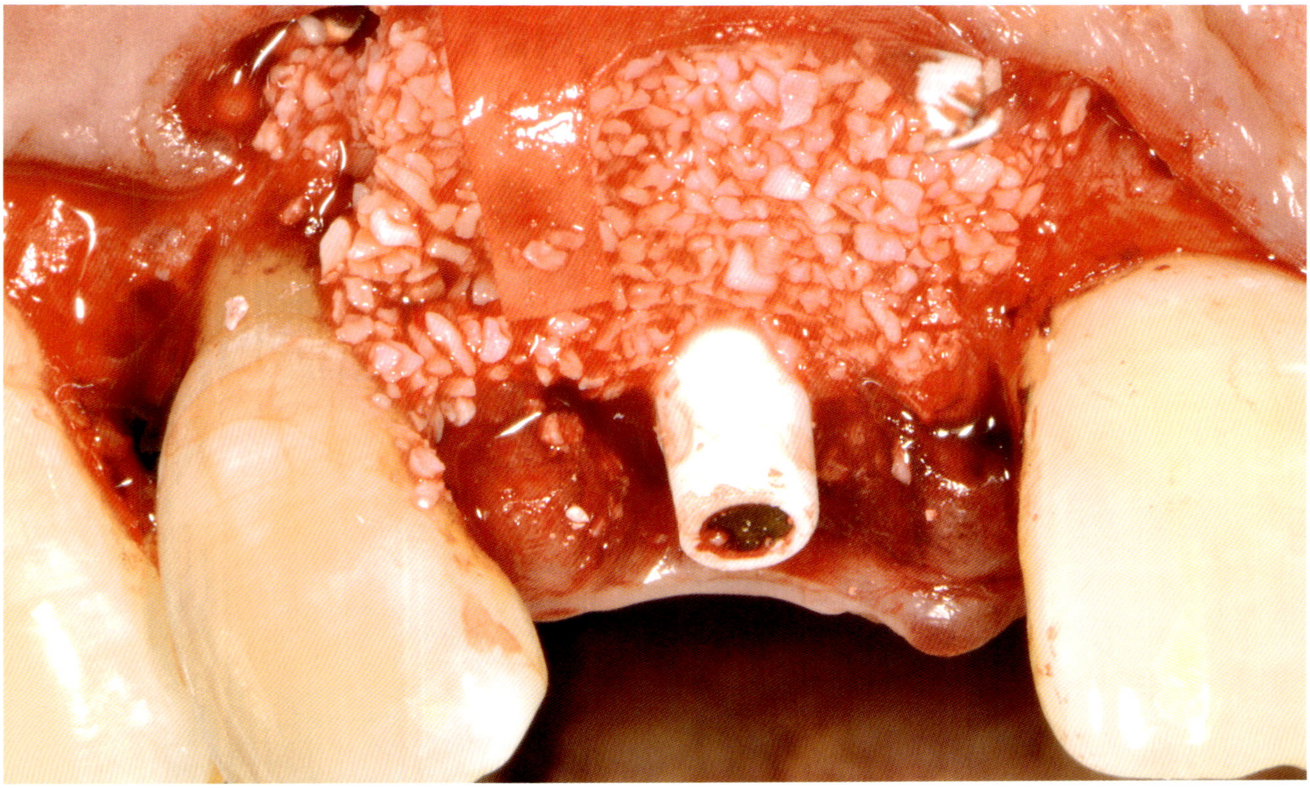

図 94　メンブレンを唇側に翻転した状態。

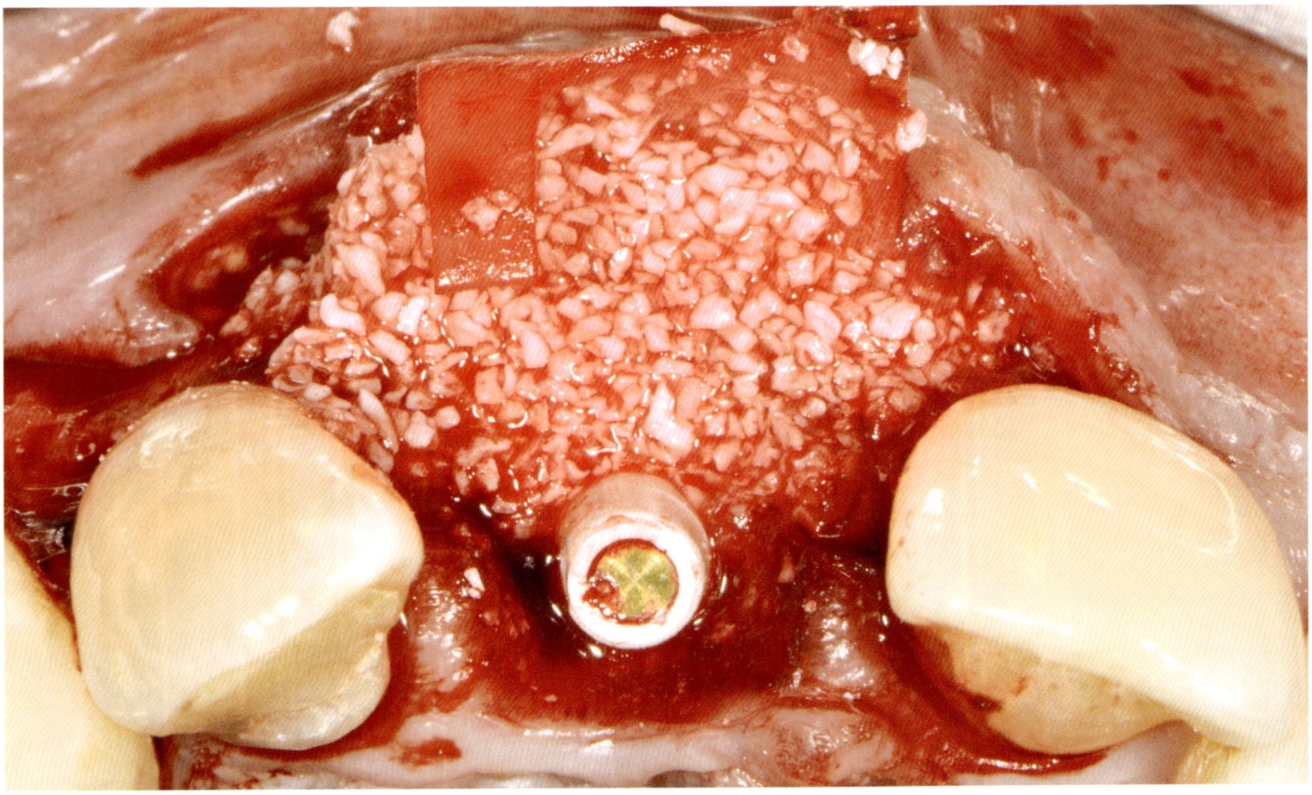

図 95　フラップは最小限に挙上した。

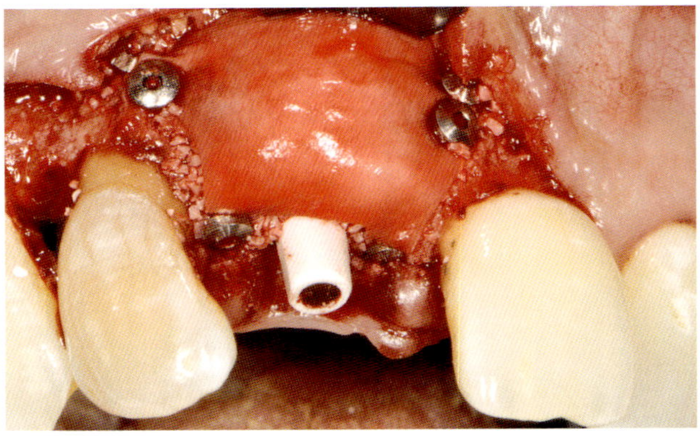

図 96　メンブレンは複数のチタン製ピンで固定された。テンポラリーアバットメントを装着した状態。

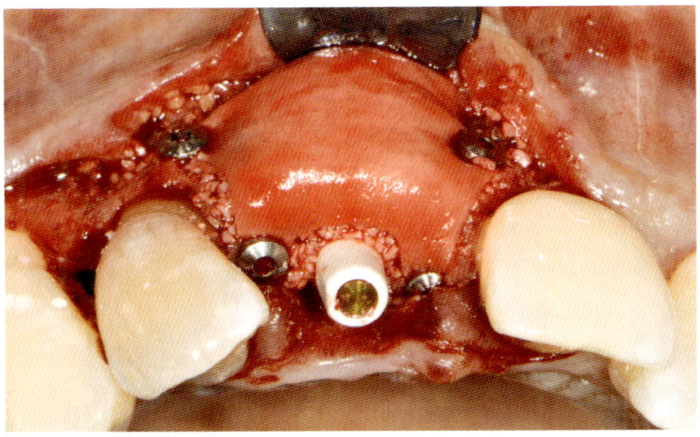

図 97　GBR 法を即時埋入および荷重と同時に行った。フラップを翻転した状態。この新規アプローチは、GBR 時に一部創傷部を開放した状態とする。

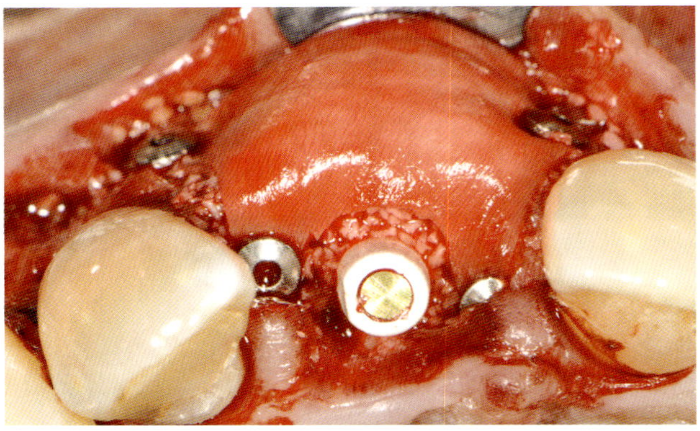

図 98　メンブレンと骨移植片は安定している。

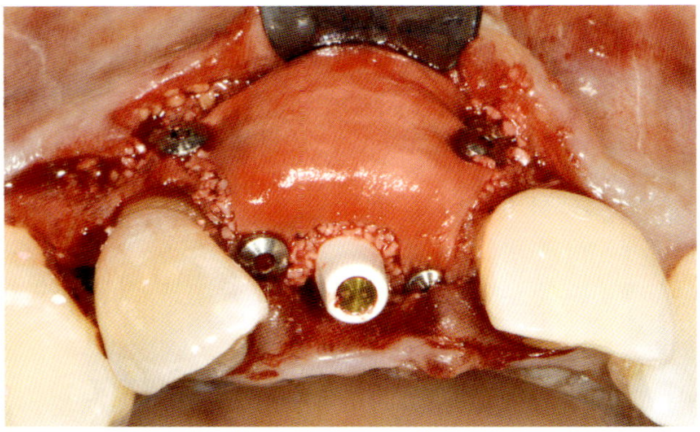

図 99　5-0 ポリプロピレン縫合糸にて水平マットレス縫合と単純縫合を行った。

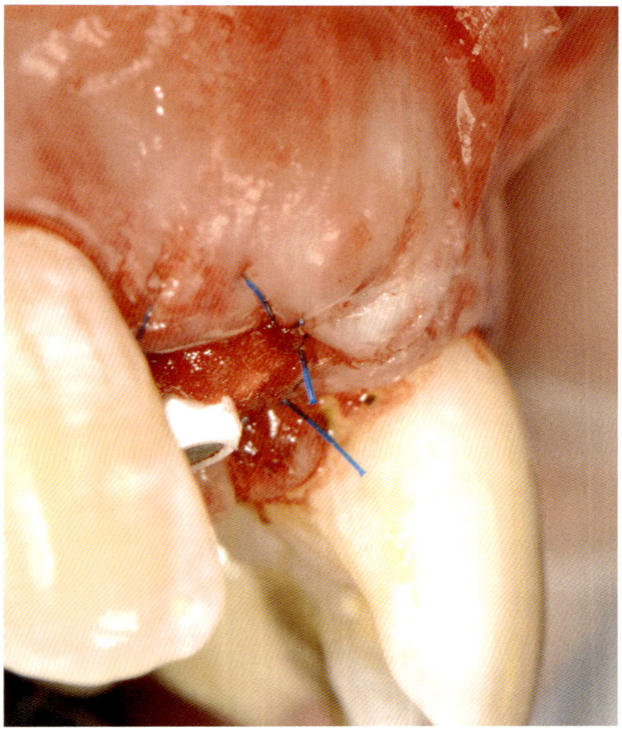

図 100　側方面観。

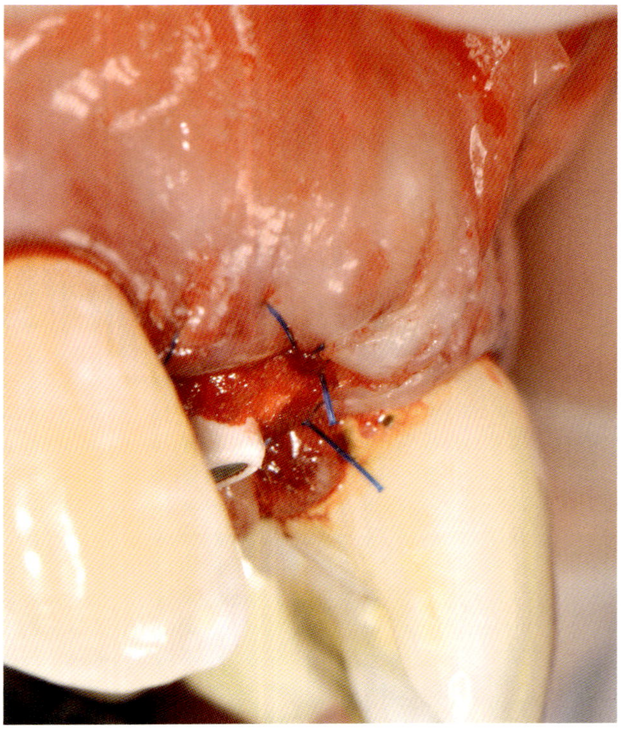

図 101　組織が強固に付着している。

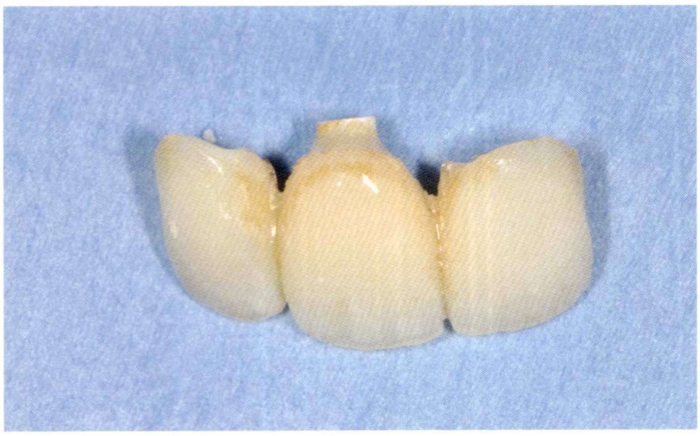

図 102　プロビジョナルレストレーションの調整。2 1|はインプラントと歯冠形成した歯で連結されている。

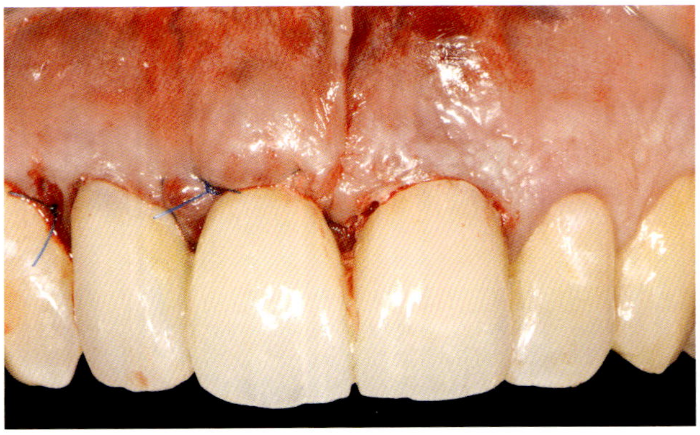

図 103　プロビジョナルレストレーション装着時。

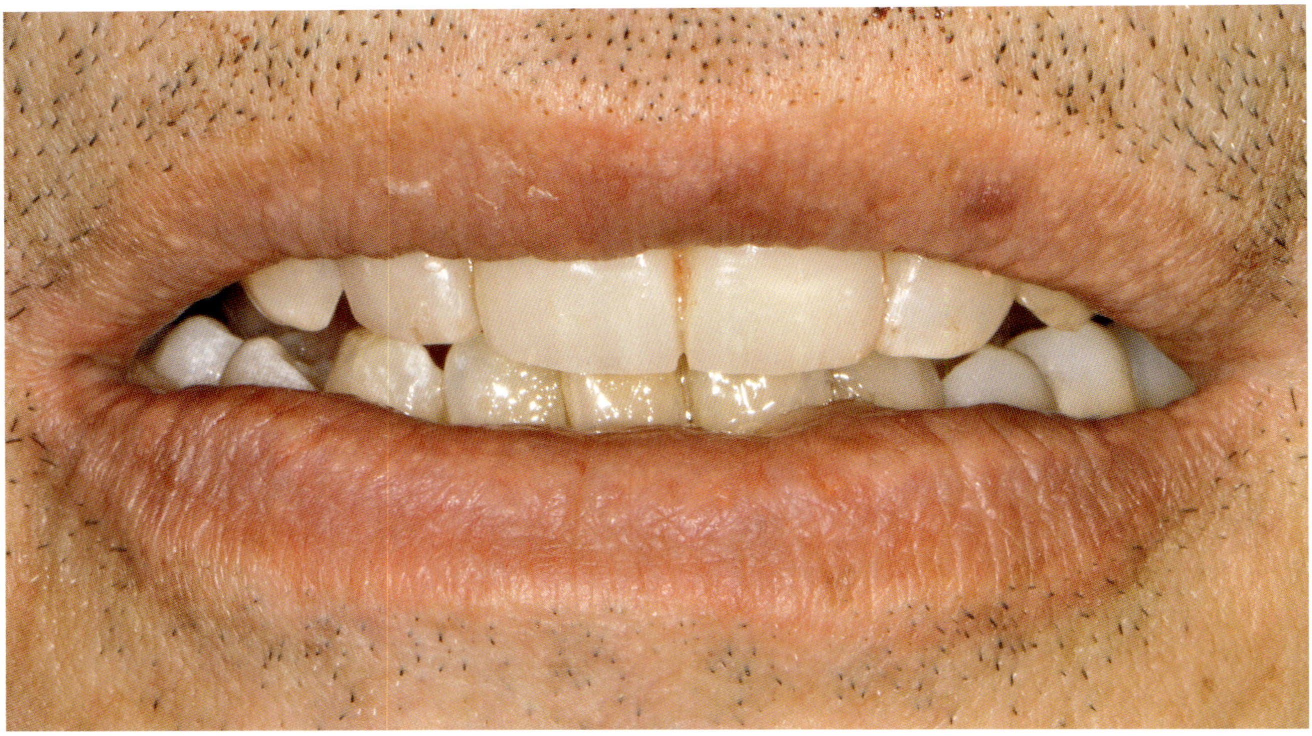

図 104　術後の患者の正面観。

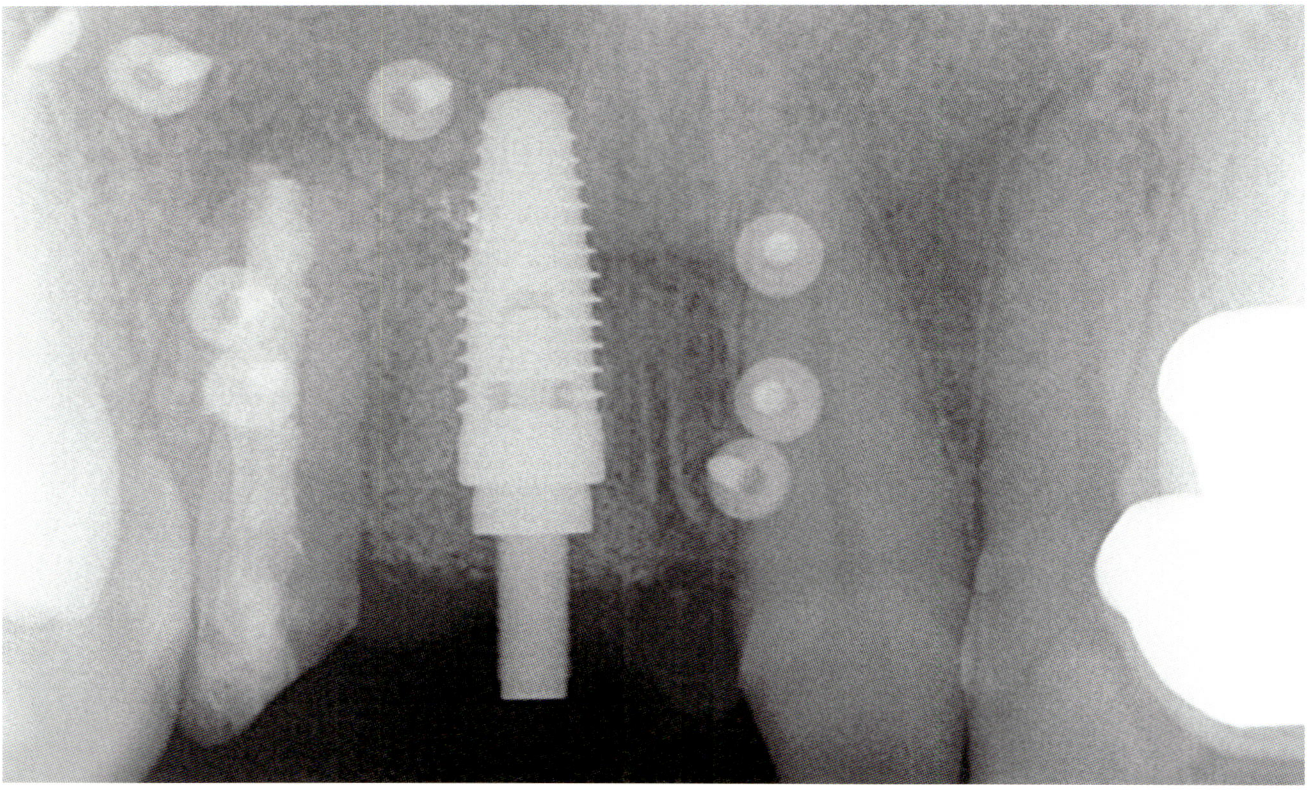

図 105　術後の X 線写真。

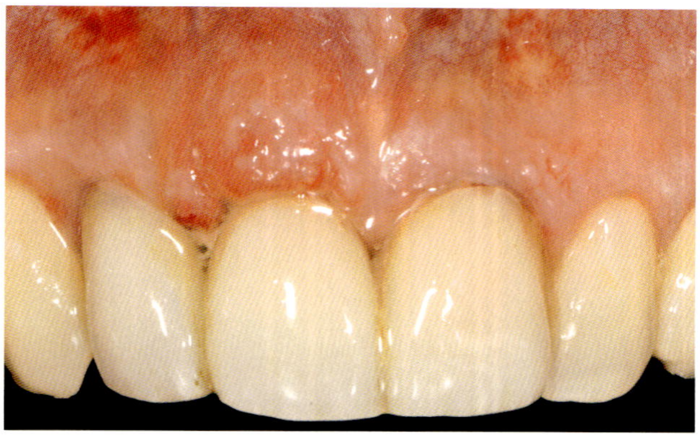

図 106　術後 10 日、順調に治癒している。

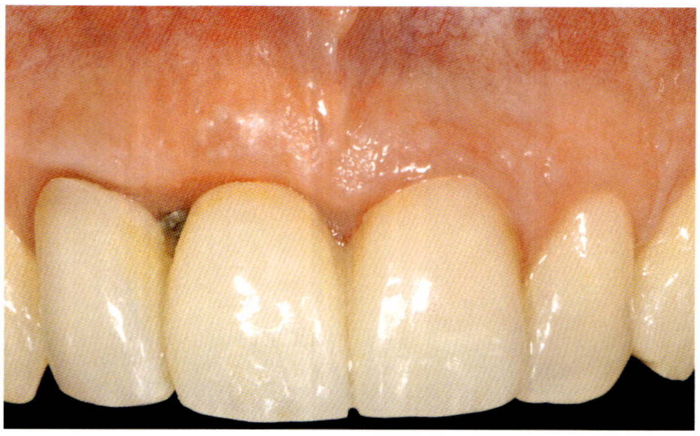

図 107　術後２ヵ月、軟組織がわずかに退縮したことでチタン製ピンが確認できる。ピンの露出は外科的合併症ではない。吸収性コラーゲンメンブレンの使用が創傷部位の裂開や外科的失敗のリスクを抑えている。

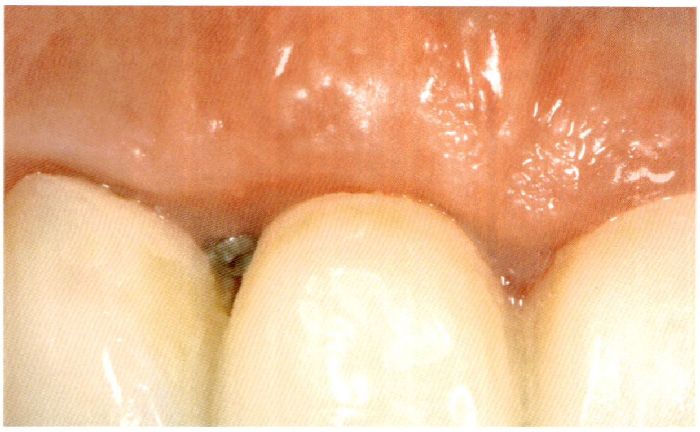

図 108　露出したピンの拡大写真。

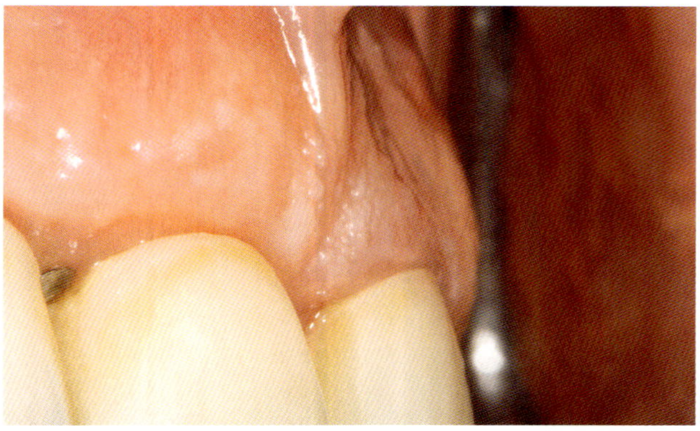

図 109　術後２ヵ月、即時荷重インプラント周囲粘膜、特に唇側の形態は理想的である。露出したピン周囲の治癒は良好である。

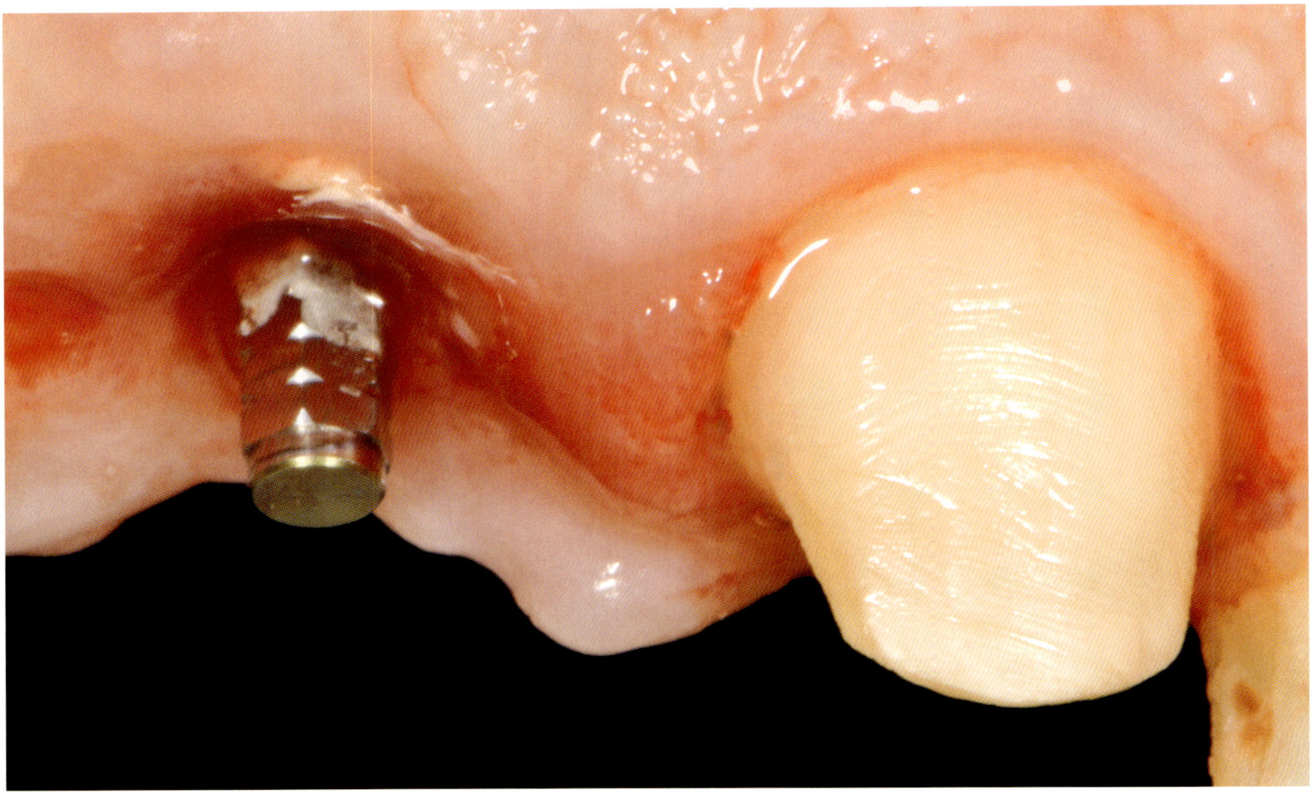

図 110　術後３ヵ月、粘膜内に小さな骨移植片が封入されている。

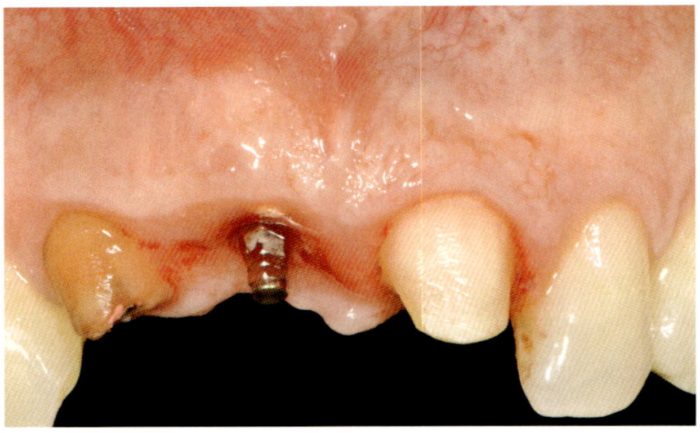

図 111　プロビジョナルレストレーション除去時。インプラント周囲粘膜は十分な厚みを有している。

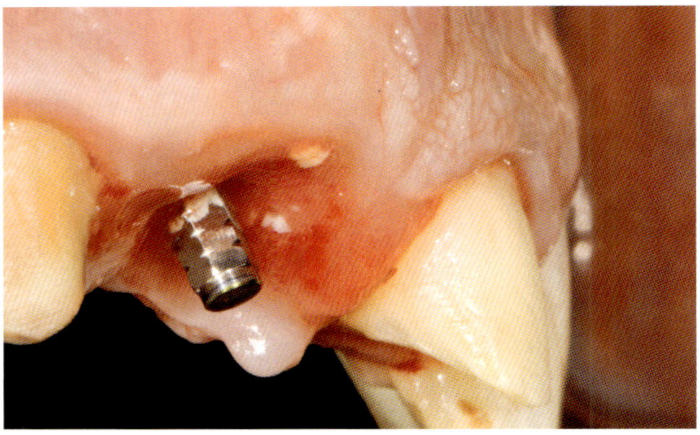

図 112　インプラント周囲粘膜の厚みは増加し、|1の歯肉の厚みに比べて厚いことが確認される。

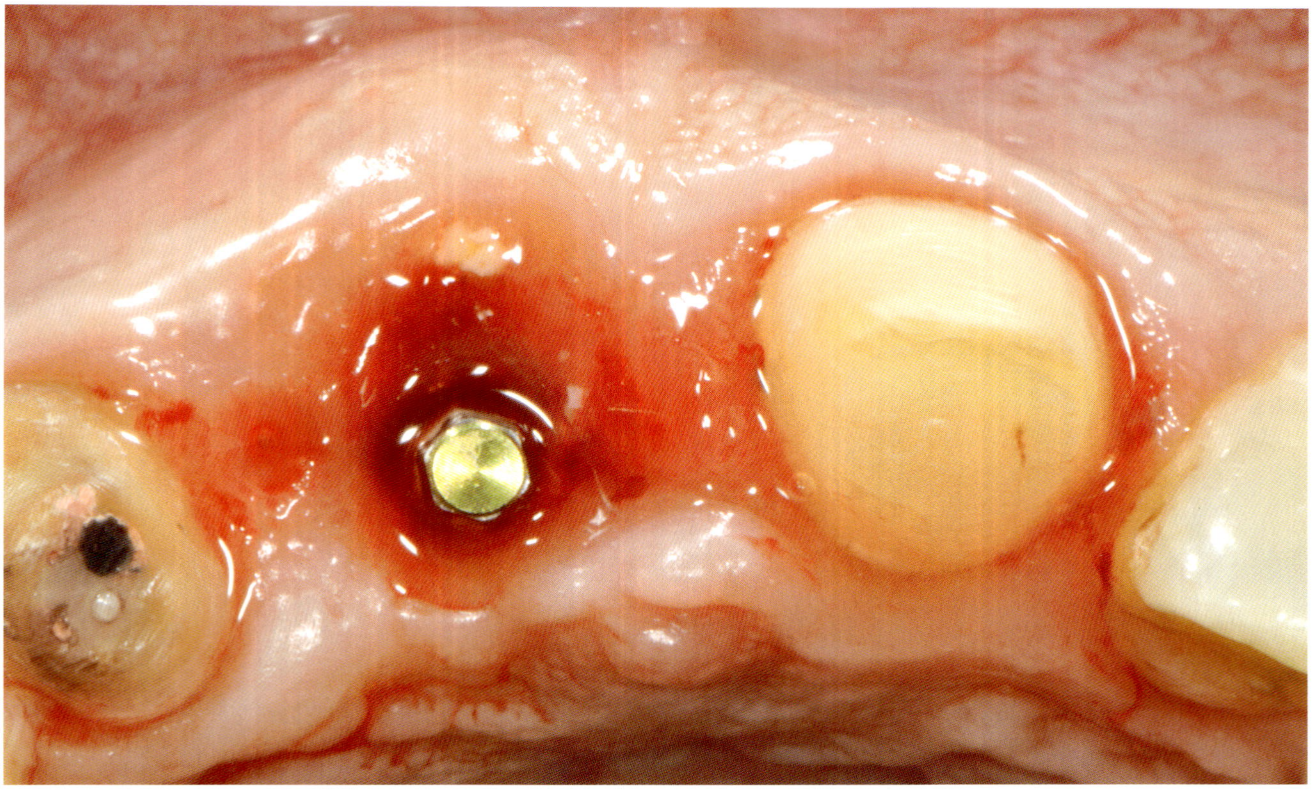

図 113　咬合面観よりインプラント周囲軟組織が膨大していることがわかる。

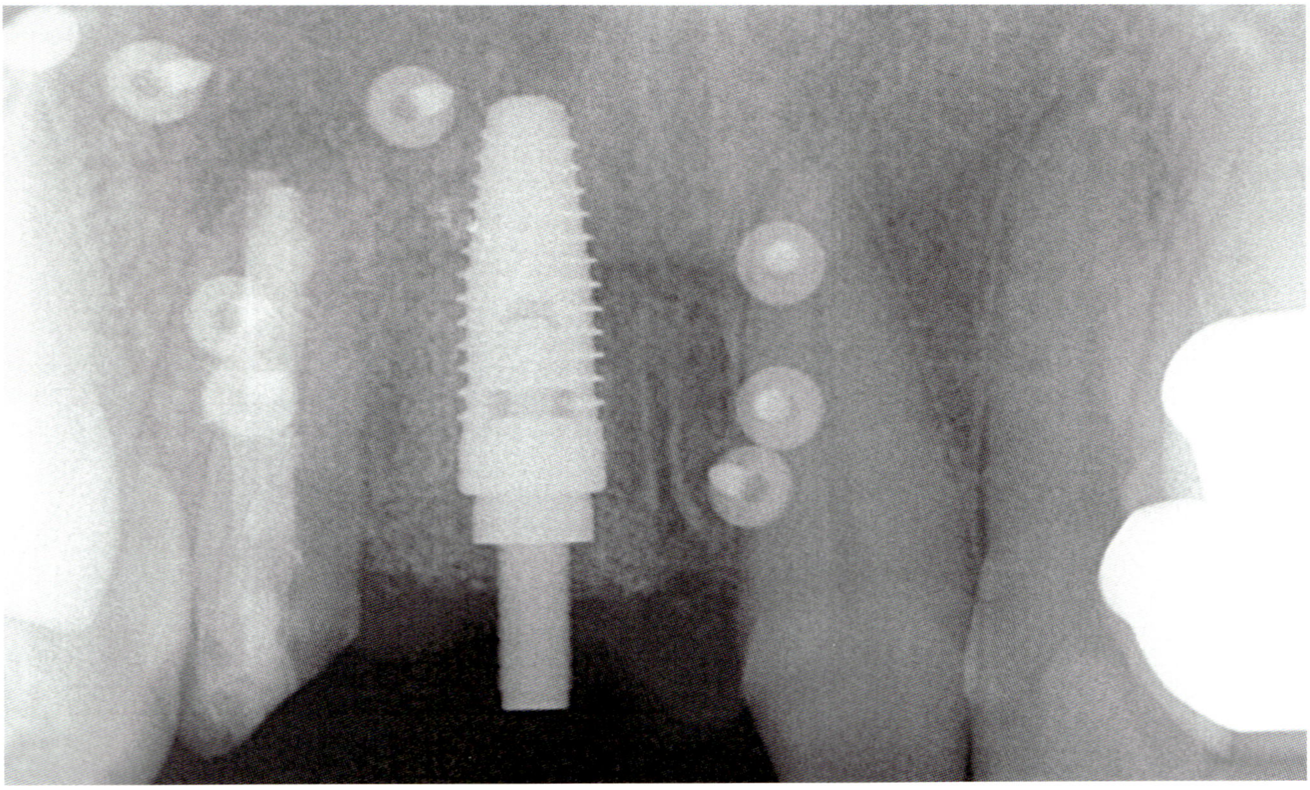

図 114　術後の根尖部 X 線写真、骨内インプラント周囲の造成骨は安定している。

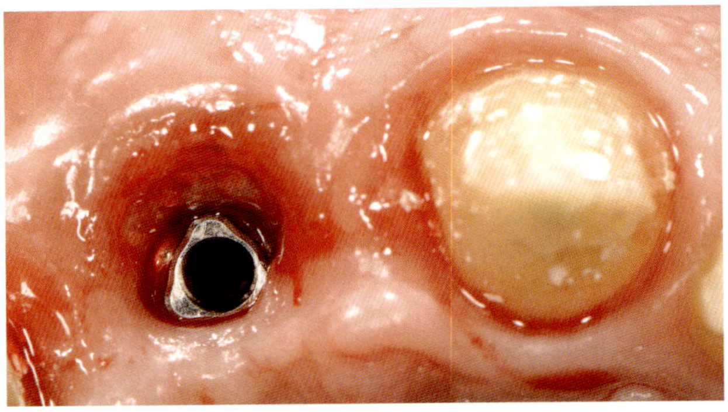

図 115　CAD/CAM ジルコニアアバットメントのチタン部分の位置。インプラント周囲粘膜の唇側の厚みは、唇側骨バルコニーによって支持されている。

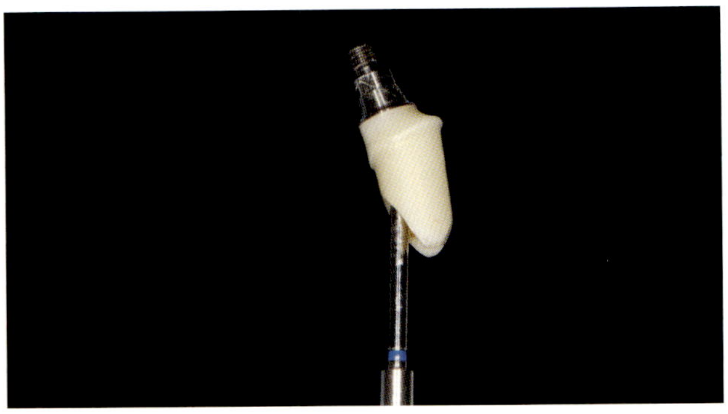

図 116　アバットメントの粘膜貫通部の概形デザインは、歯間乳頭と遠心のスキャロップ形態に支持されている。

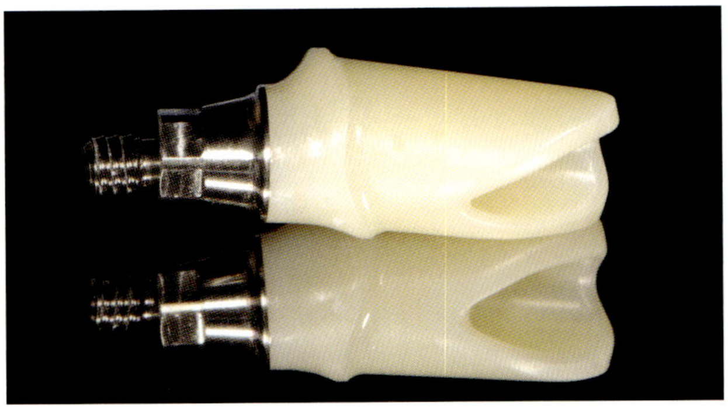

図 117　拡大写真。

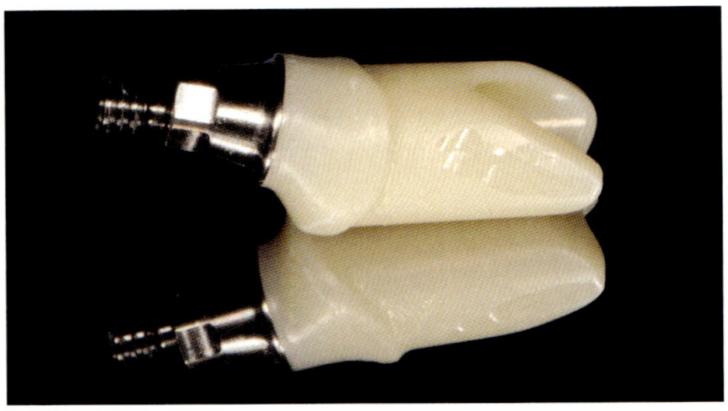

図 118　口蓋側の粘膜貫通部の概形は唇側に比較してフラットである。

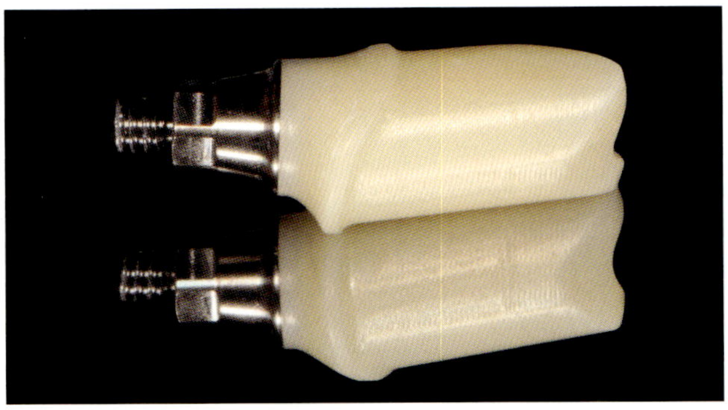

図 119　歯間部の形態は歯間乳頭のサポートを与えるように作製されている。

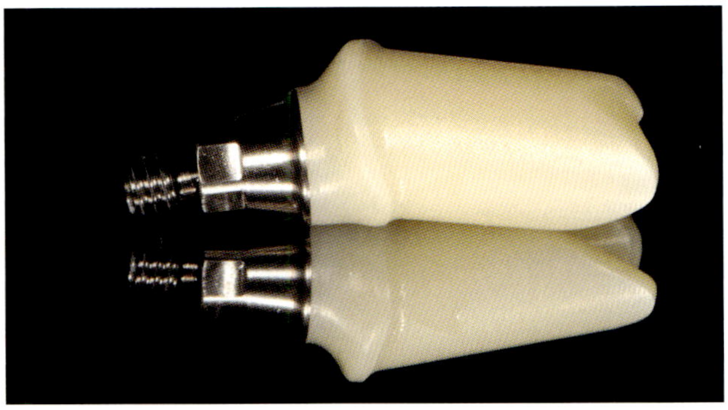

図 120　ジルコニアアバットメントがインプラントのプラットフォームに接続する部分はチタンで構成されており、これはジルコニアの破折のリスクを著しく抑える。

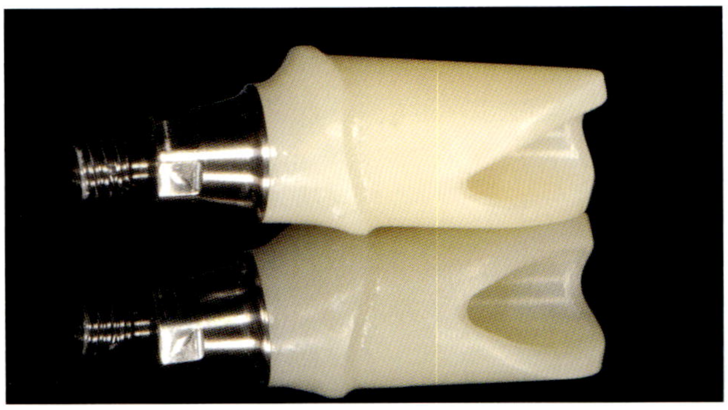

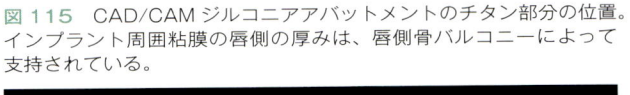

図 121　ジルコニアアバットメントの口蓋側面観。

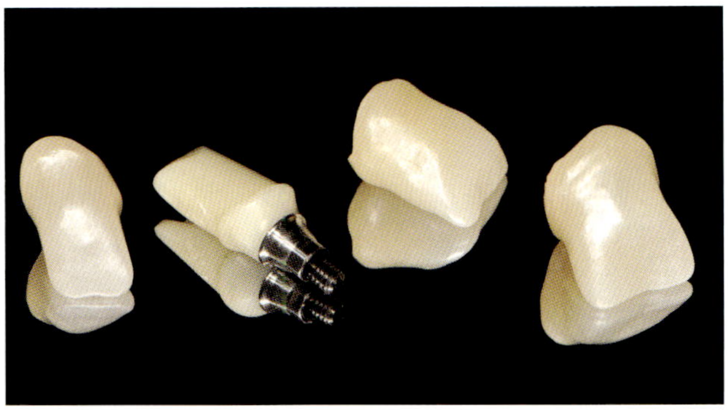

図 122　ノーベルプロセラ（ノーベル・バイオケア社製）による上部構造体。

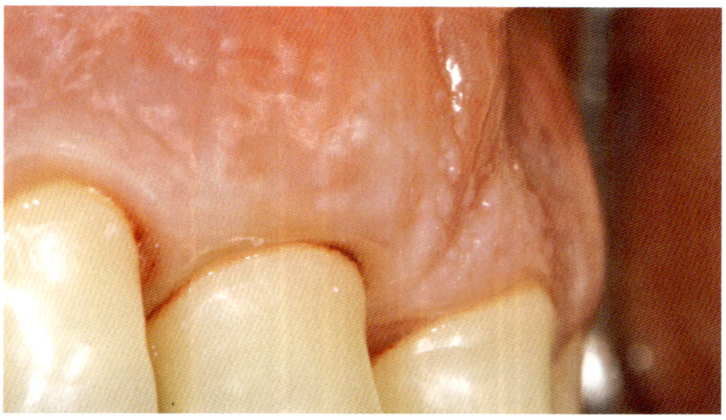
図 123　エマージェンスプロファイルと軟組織のシーリング。

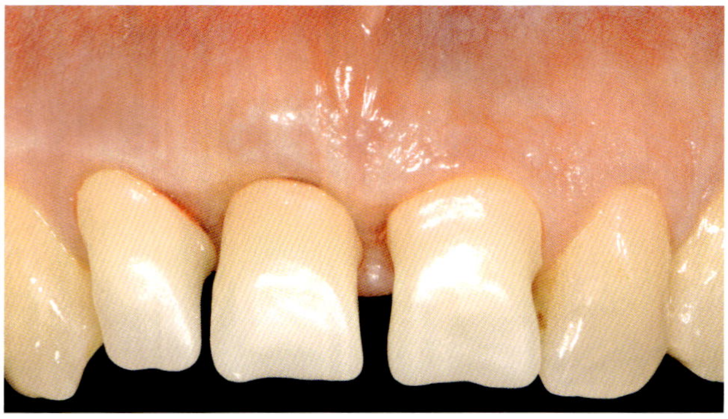
図 124　フレームワーク試適。

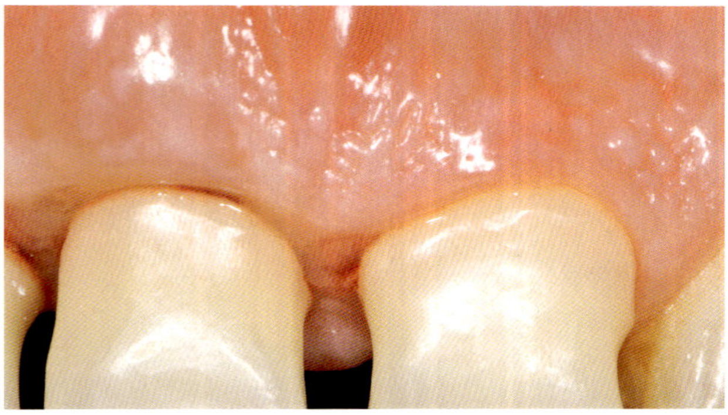
図 125　インプラント支持型補綴装置と天然歯支持型補綴装置。

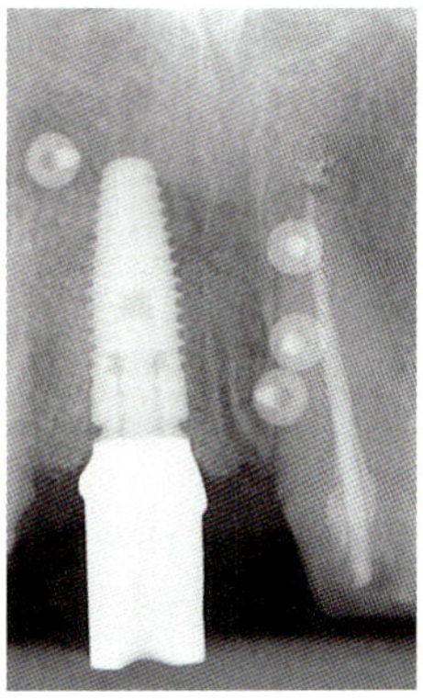
図 126　ジルコニアアバットメント装着時の X 線写真。

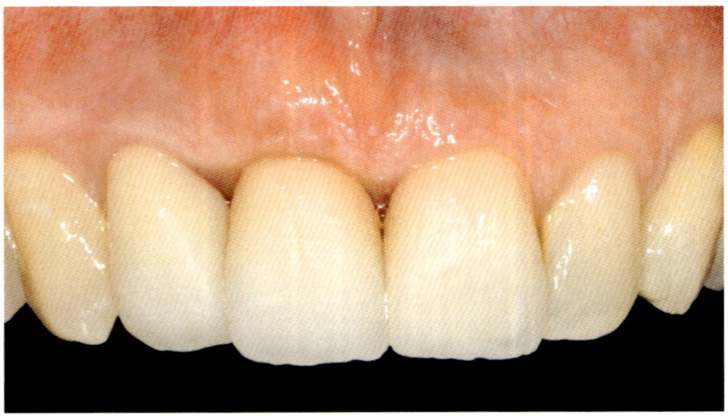
図 127　ビスケット試適。

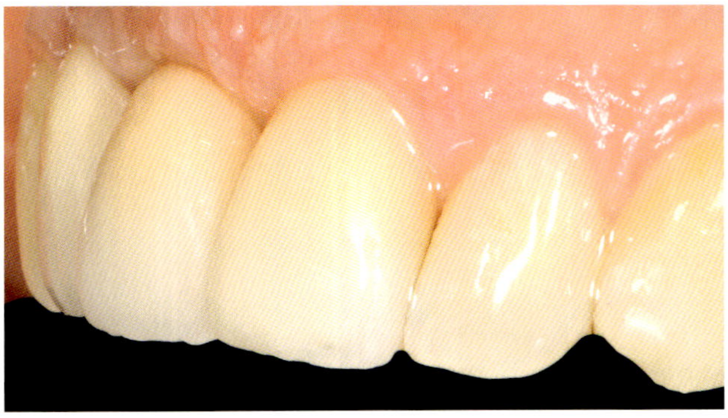
図 128　左側面観。

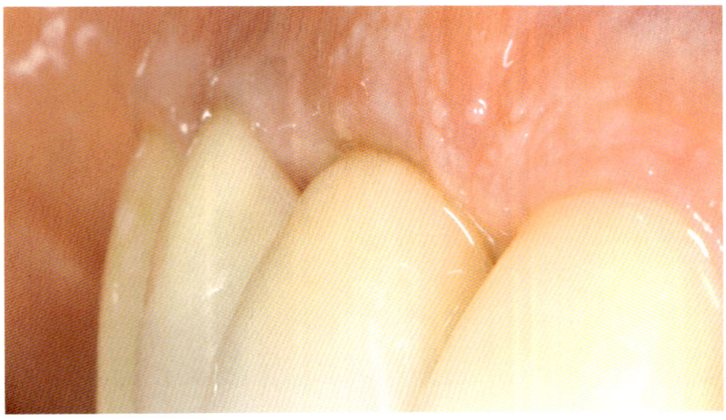
図 129　左側面観：拡大写真。

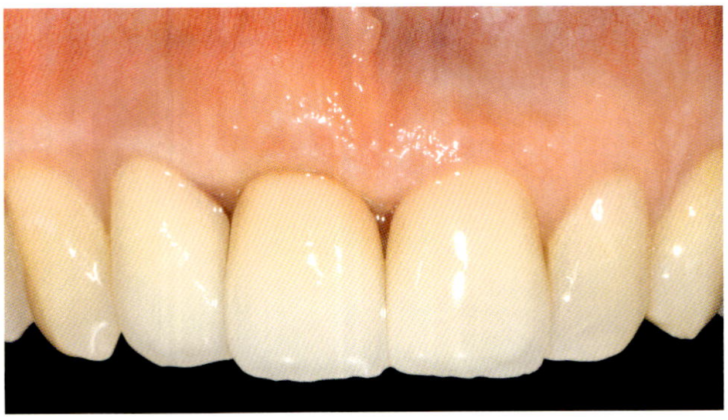
図 130　Hydrated biscuit 試適。

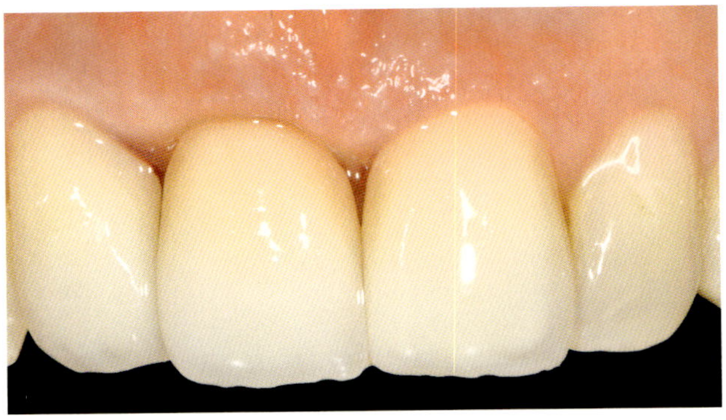

図 131　Hydrated biscuit 試適：拡大写真。

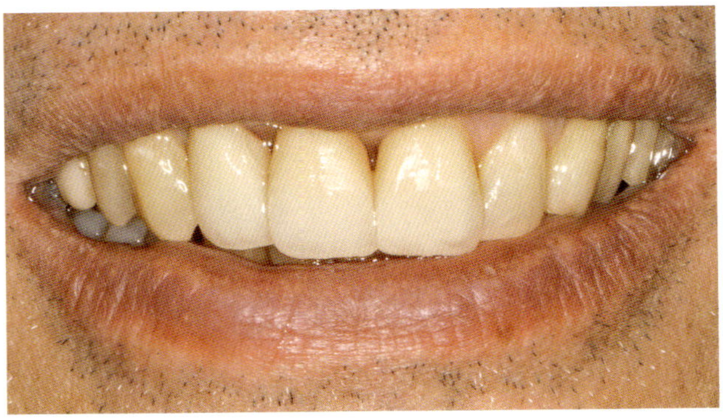

図 132　試適時の口唇のサポート。

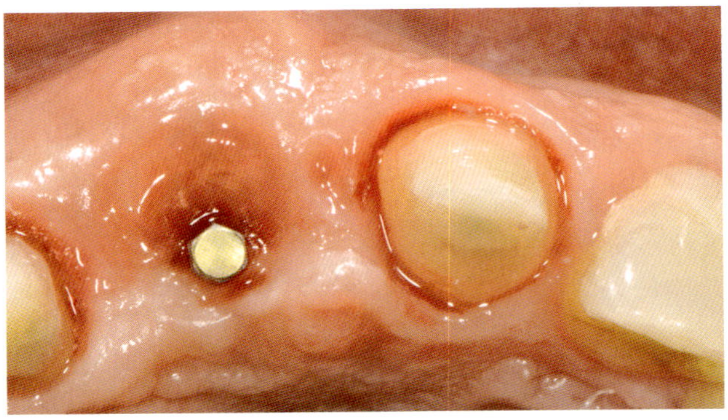

図 133　インプラント周囲軟組織は、プロビジョナル頚部周囲で成熟している。

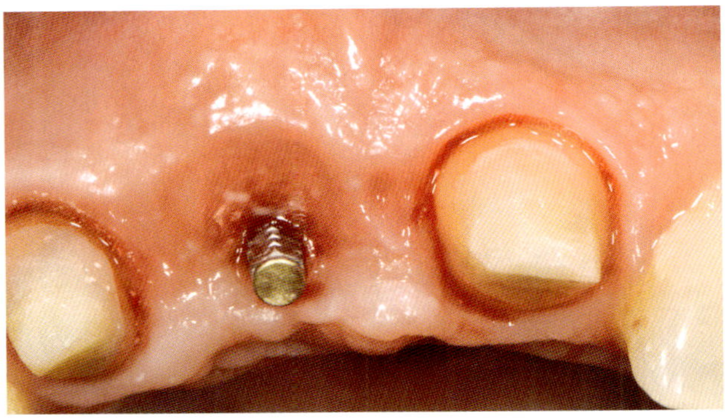

図 134　遠心のスキャロップ形態。

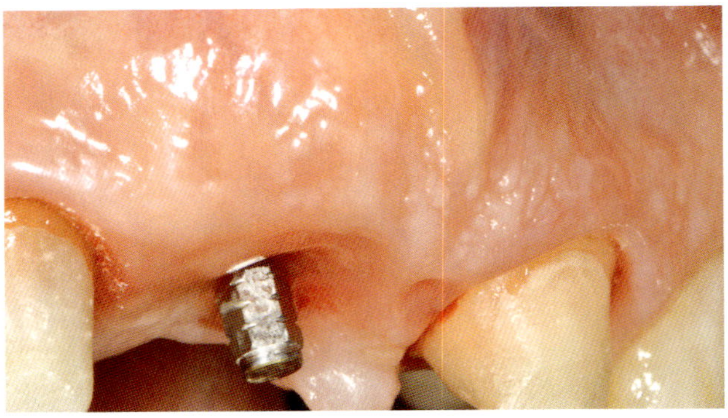

図 135　軟組織の厚みが増加している。

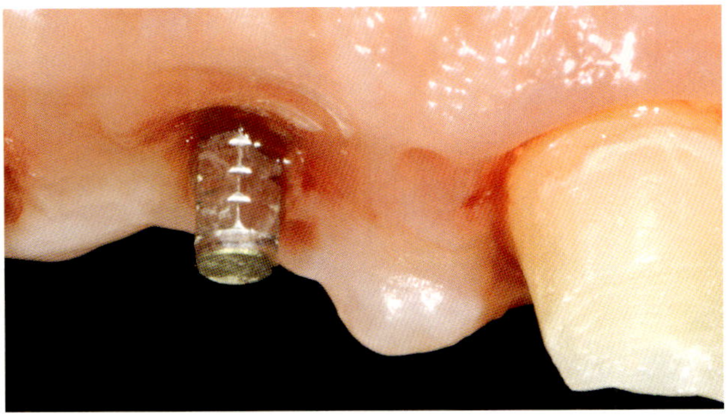

図 136　増大した軟組織の厚みは、スキャロップ形態をさらにコントロールしやすくする。

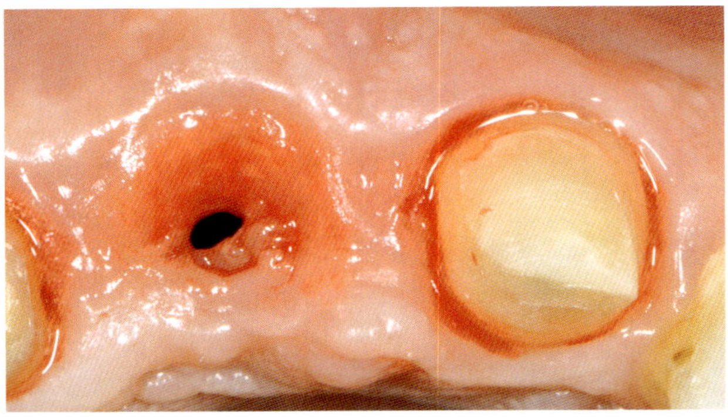

図 137　テンポラリーアバットメントを除去。

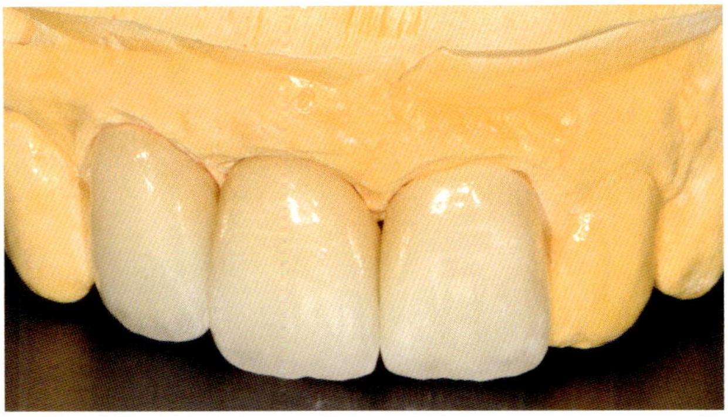

図 138　最終補綴装置：正面観。

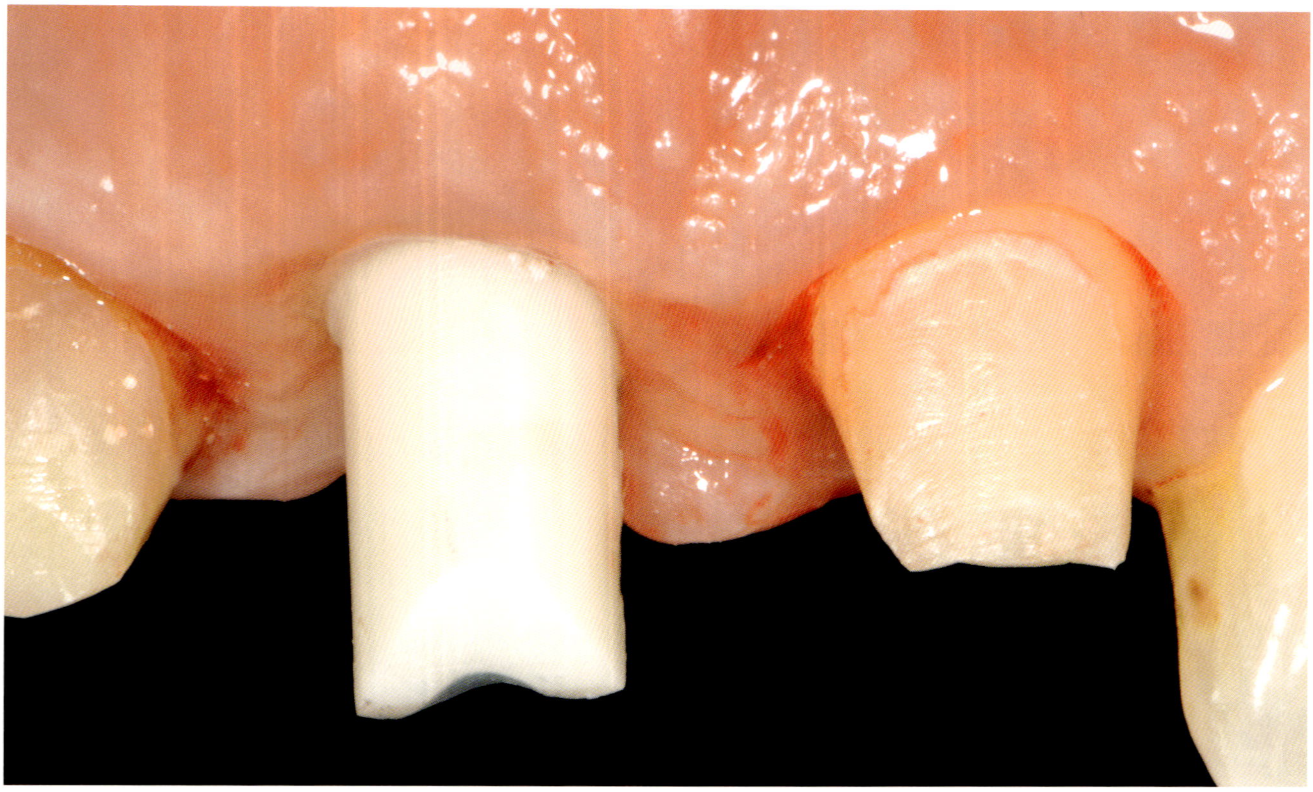

図 139　ジルコニアアバットメント正面観。

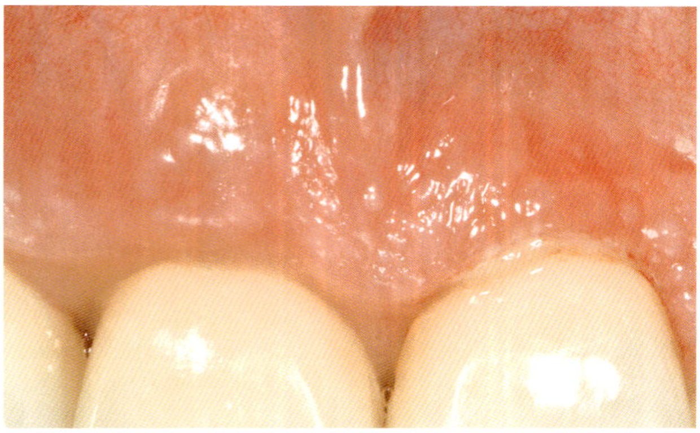

図 140　軟組織の結合と最終補綴装置。

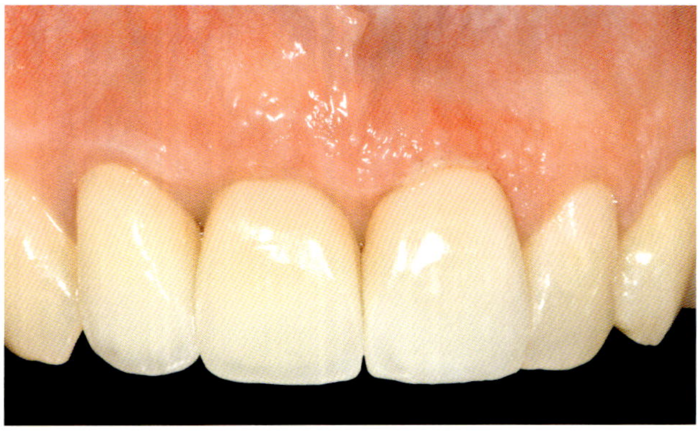

図 141　最終補綴装置装着時。

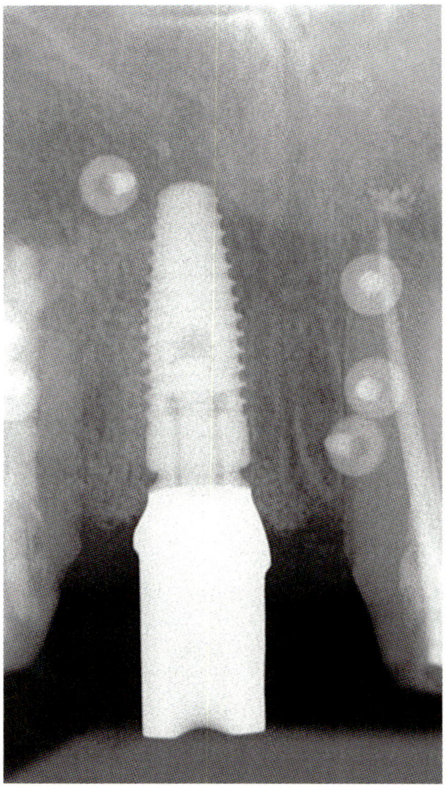

図 142　ジルコニアアバットメント装着時のX線写真。

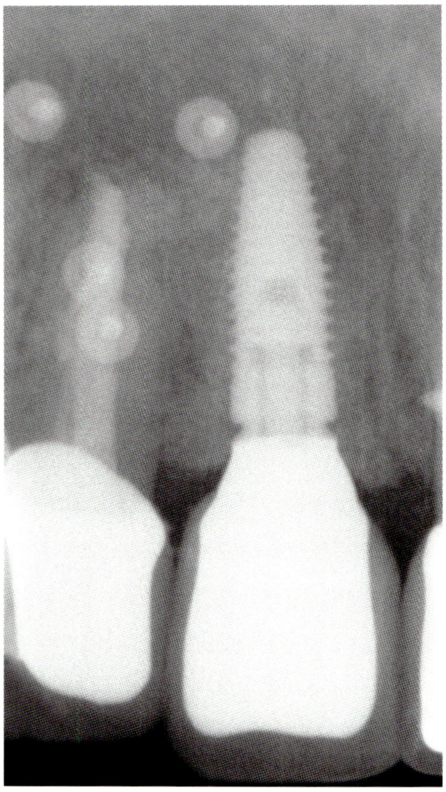

図 143　最終補綴装置装着時のX線写真。

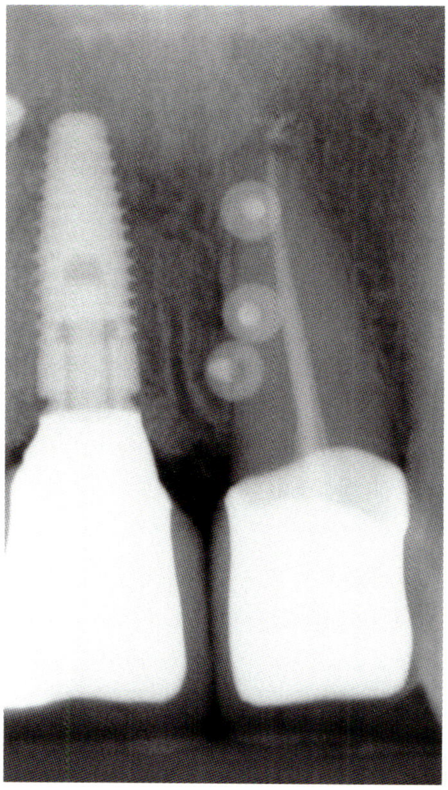

図 144　インプラント1|と天然歯|1。

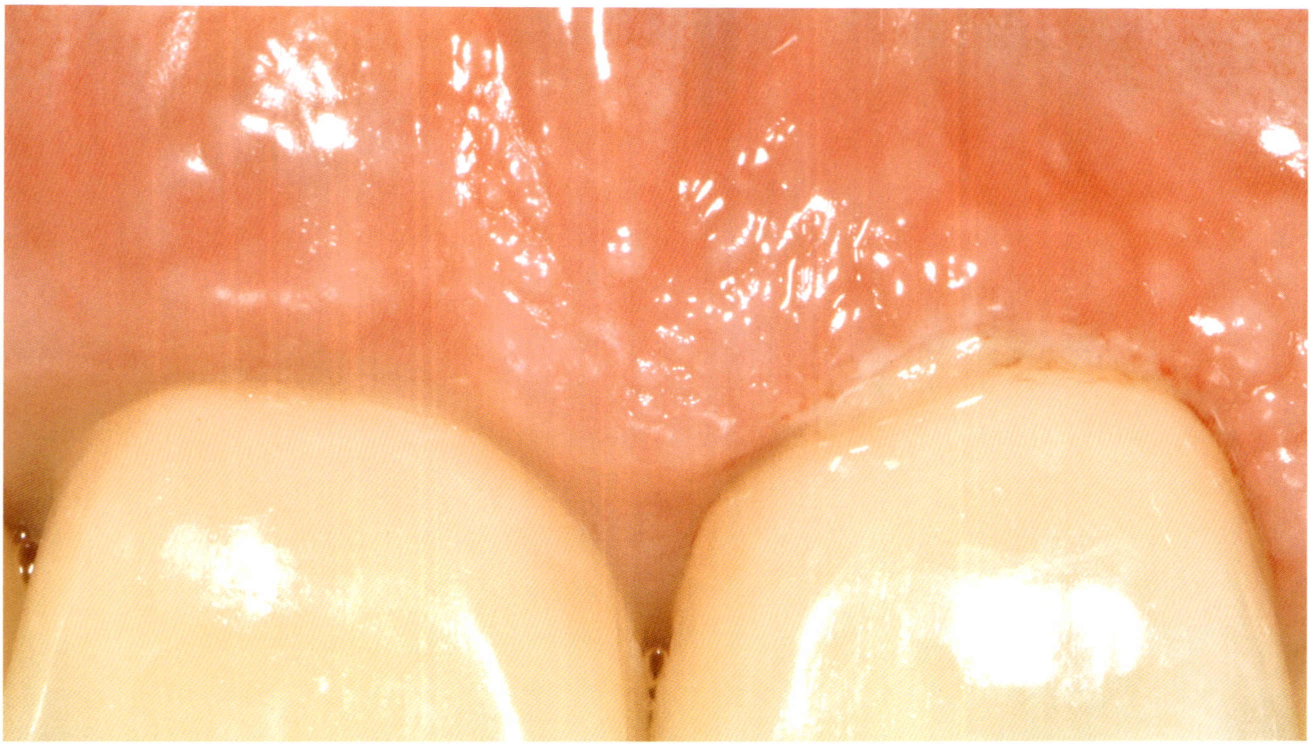

図 145　最終補綴装置装着後 1 週間。軟組織の成熟がみられる。

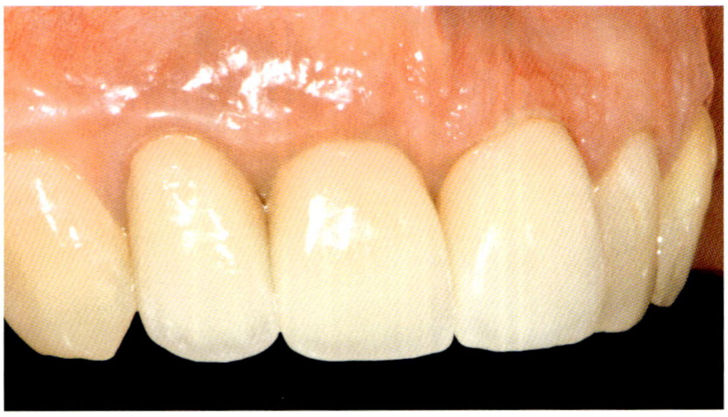

図 146　側方面観。

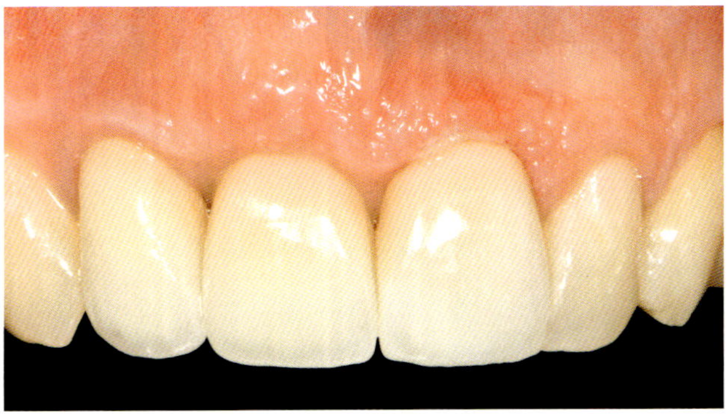

図 147　正面観。

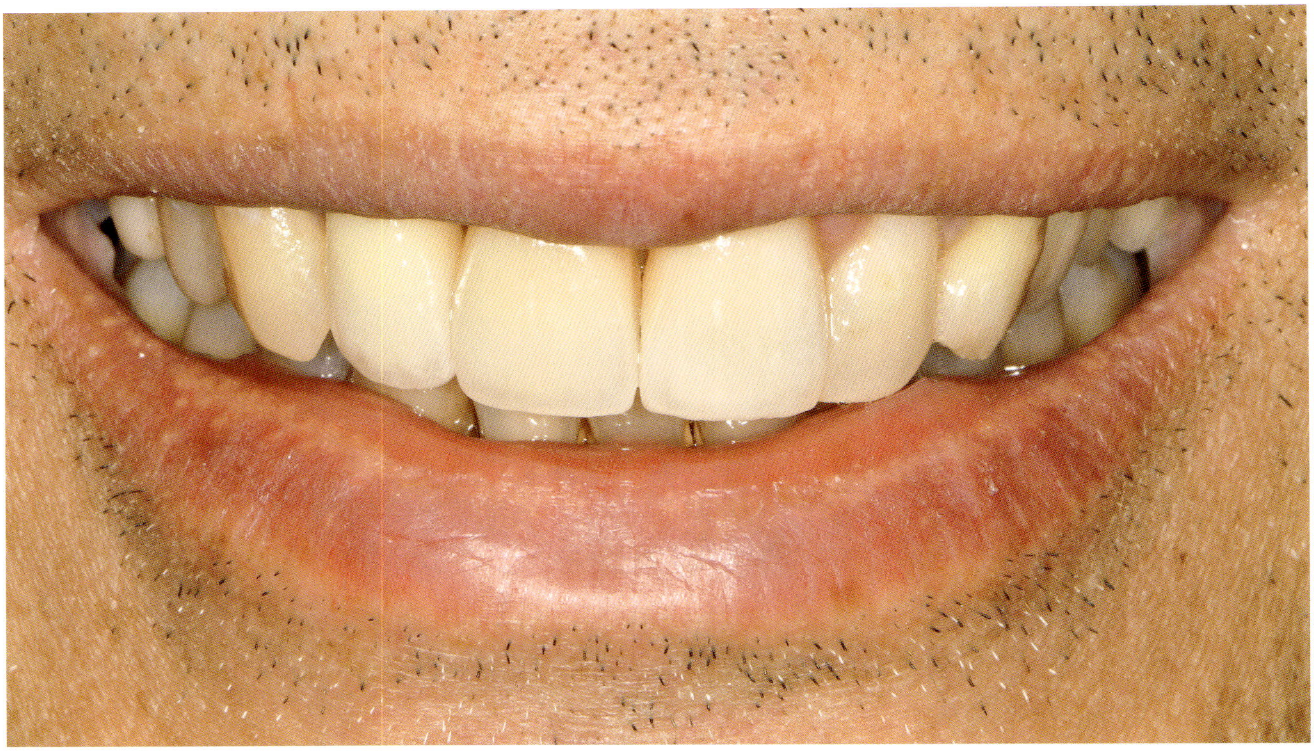

図 148　最終補綴装置装着時の患者の口唇部写真。

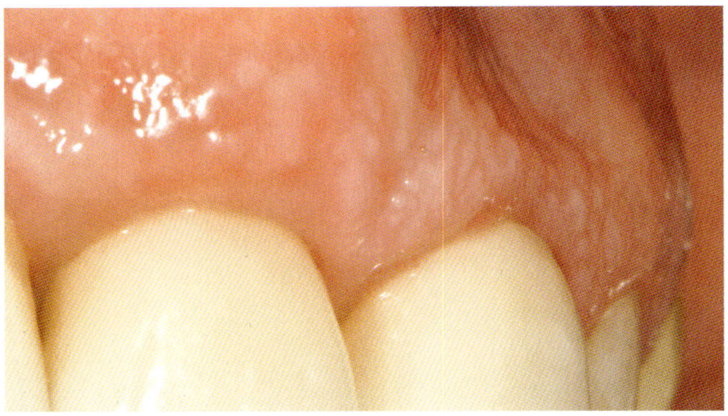

図 149　軟組織成熟後のシーリング。

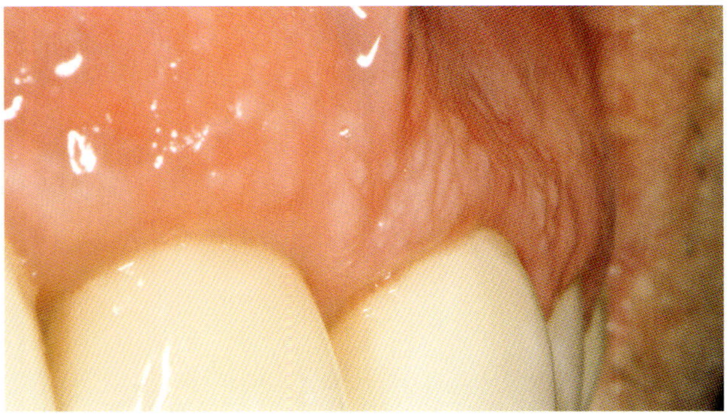

図 150　側方面観。

治療結果

本症例の治療結果は、各治療ステップの時期に影響する。硬組織再建、インプラント埋入、軟組織増大にかかるすべての期間をちょうど 7 ヵ月に短縮することができた。２度の外科手術が必要なだけであり、最初の GBR 法で得られた新しい唇側骨バルコニーが、軟組織のサポートを十分にできたため、軟組織の移植は必要でなかった。実際、インプラント周囲軟組織を支持していたのは主に、骨構造であった。逆外科手順に基づく新規アプローチを行うことによって、治療期間中の患者の QOL を顕著に改善することができた。この外科手順により、患者の要求を尊重することができた。

この新規アプローチは、矯正治療を行わずに最終補綴治療へ移行したケースであり、期間的短縮も可能とした。“one-abutment-one-time” コンセプトは、インプラント周囲粘膜の退縮を抑制でき、CAD/CAM によるインプラントコンポーネントによる粘膜のシーリングの促進を可能とした。これはインプラント周囲炎およびインプラント周囲骨喪失からインプラントを保護することになるだろう。

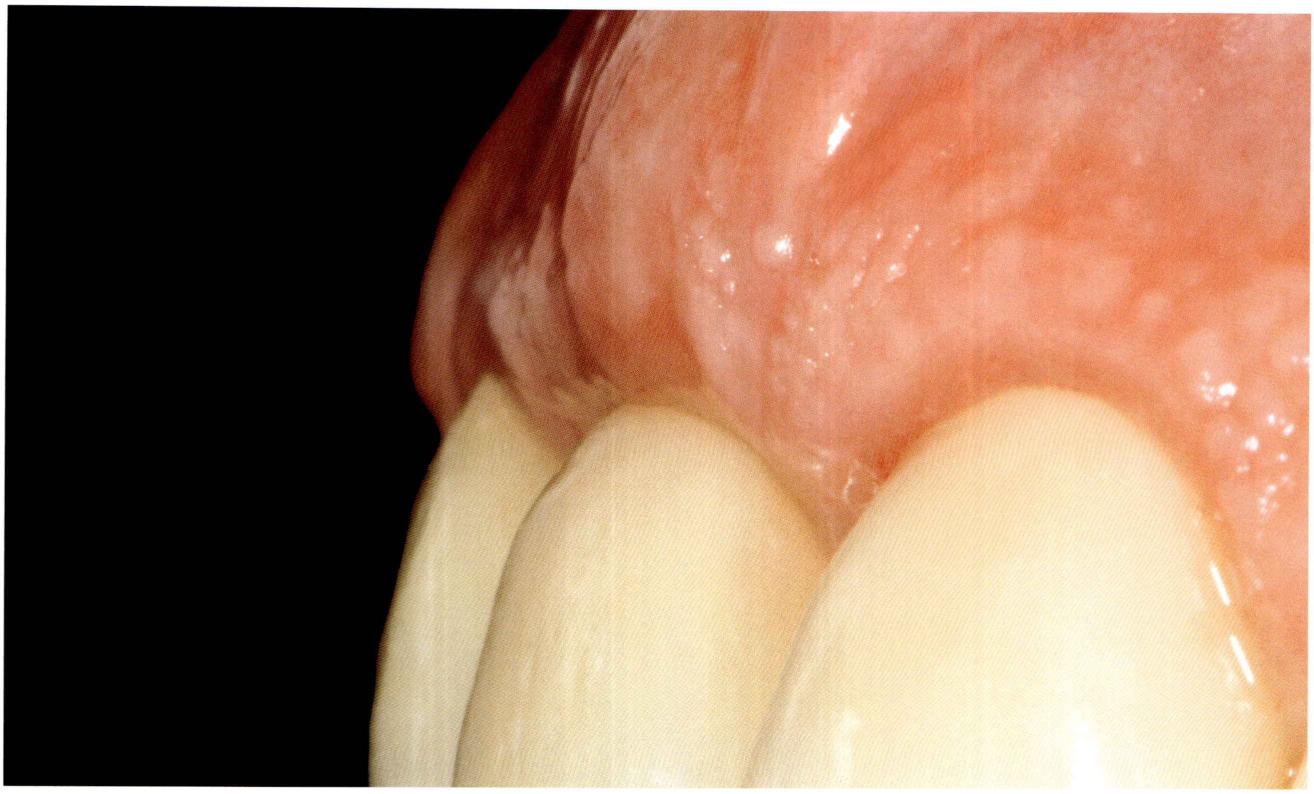

図 152　左側方面観。

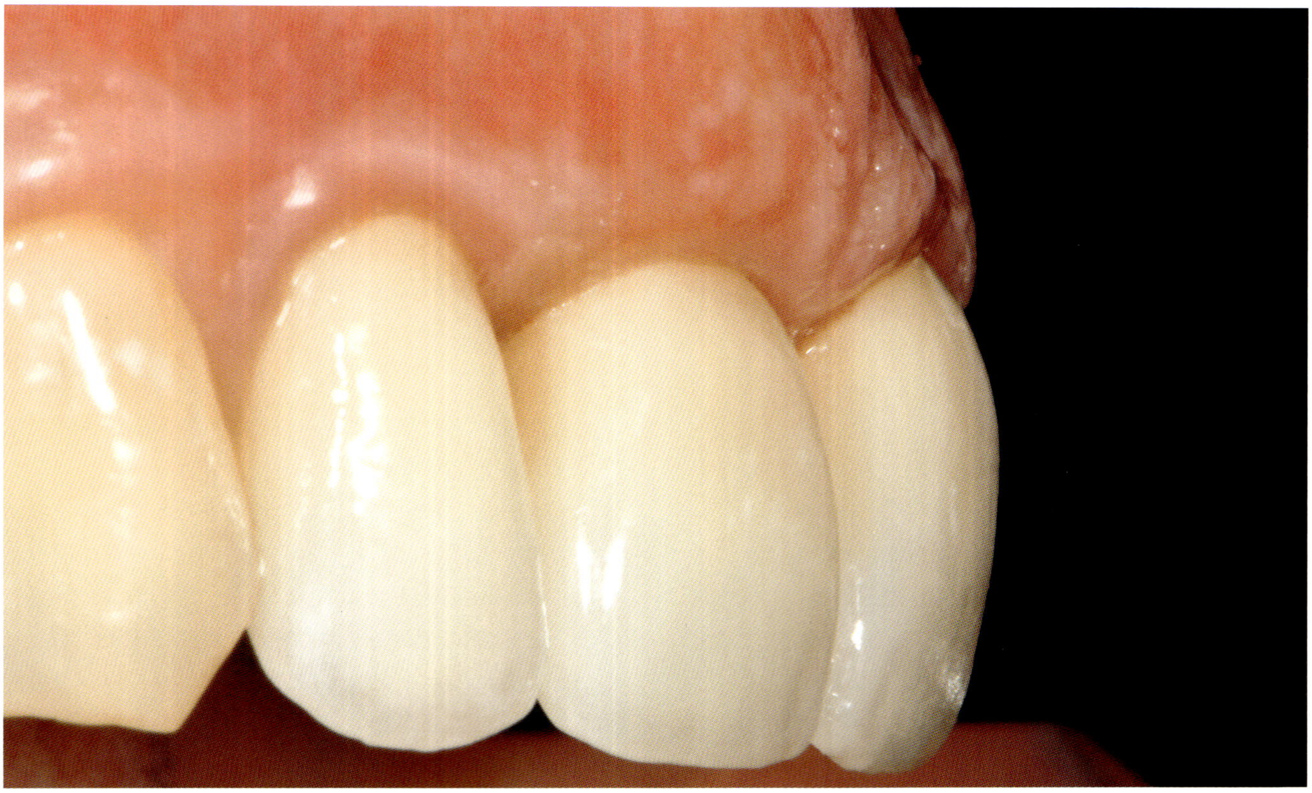

図 153　軟組織の調和。

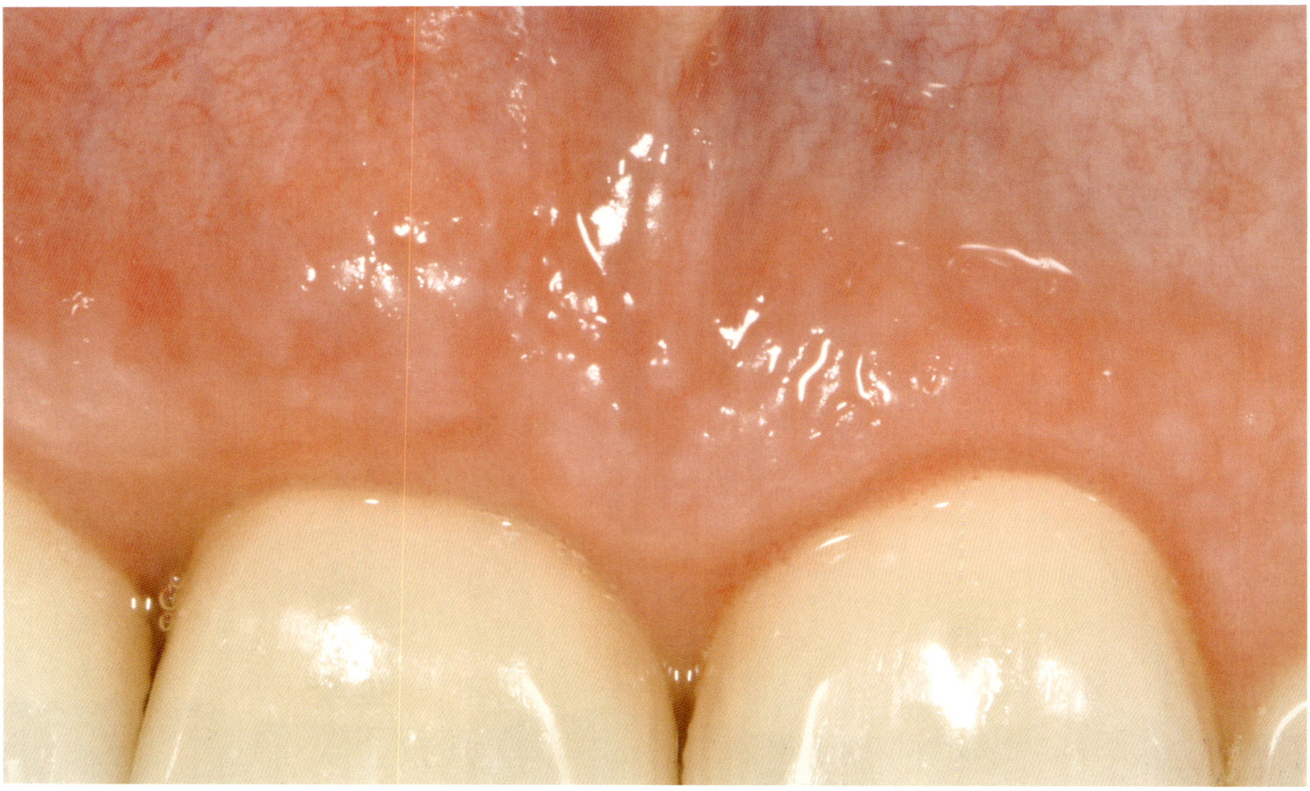

図 154　スキャロップ形態。

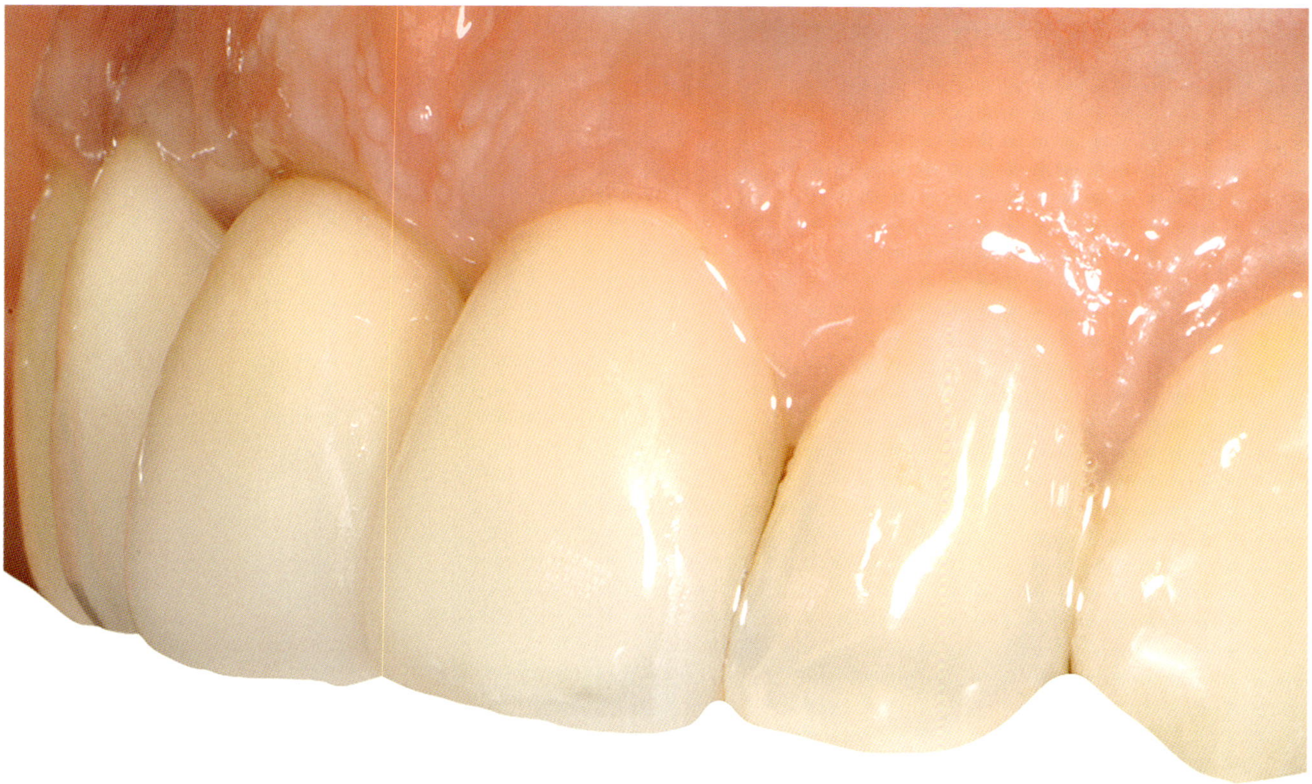

図 155　左側方面観。

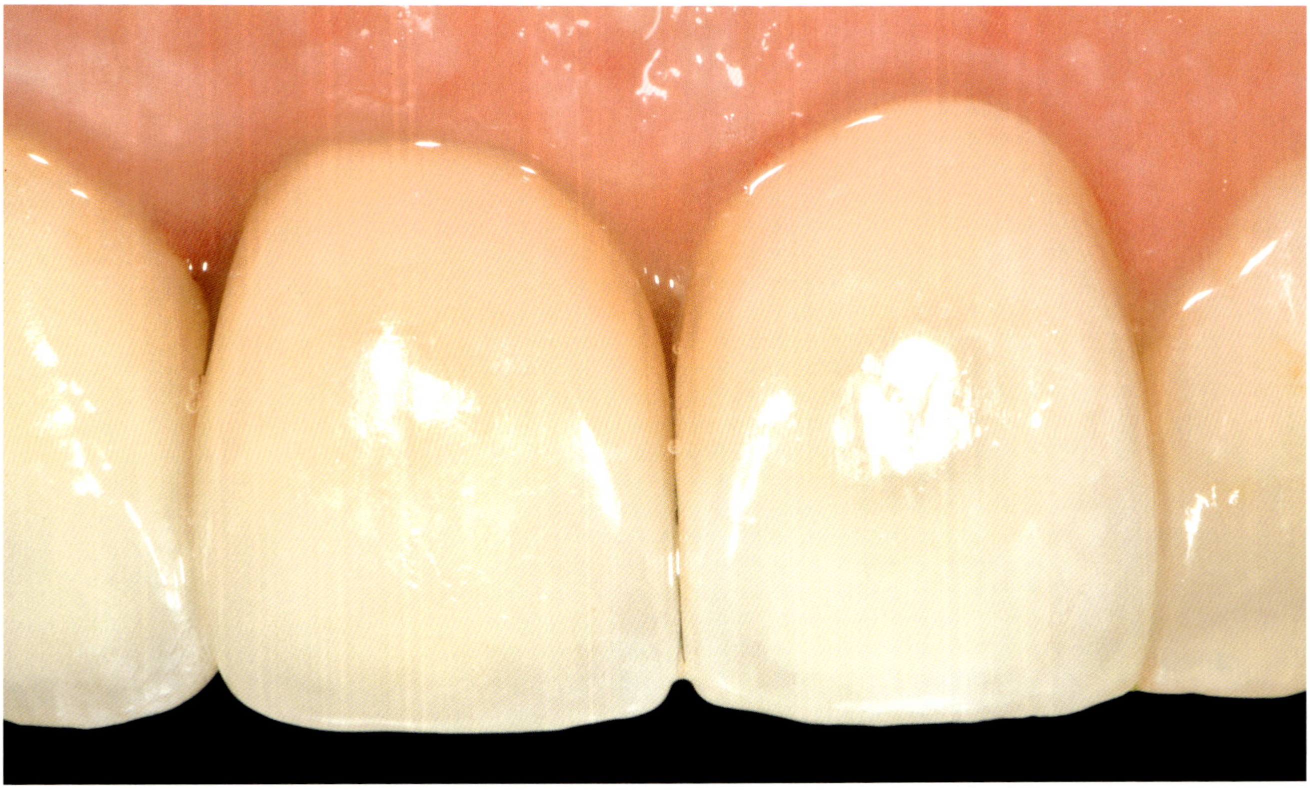

図 157　最終補綴装置装着後 1 年。組織の安定がみられる。インプラント周囲粘膜の歯冠側への移動が観察される。

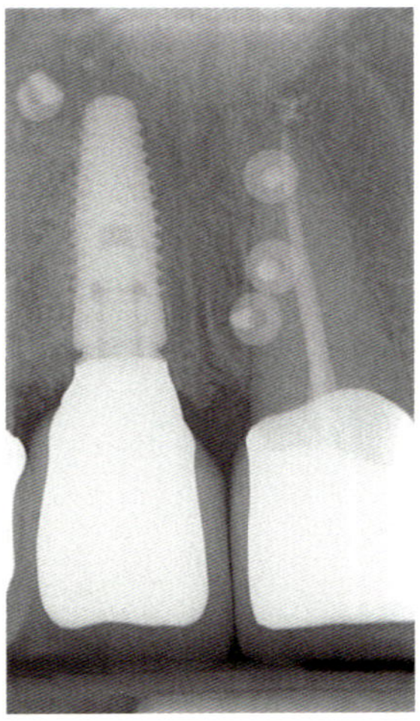

図 156　根尖周囲の X 線写真。

結論

逆外科手順に基づくこの新規アプローチは、7 ヵ月という治療期間のみで、周囲組織と調和がとれた結果を得ることを可能とし、同時に治療期間中の軟組織増大や患者の QOL の劇的な改善を得ることができた。十分に準備された治療計画と組織再生の可能性を理解することは、この困難な臨床ケースを解決するために正しい方向へと臨床家を導いた。

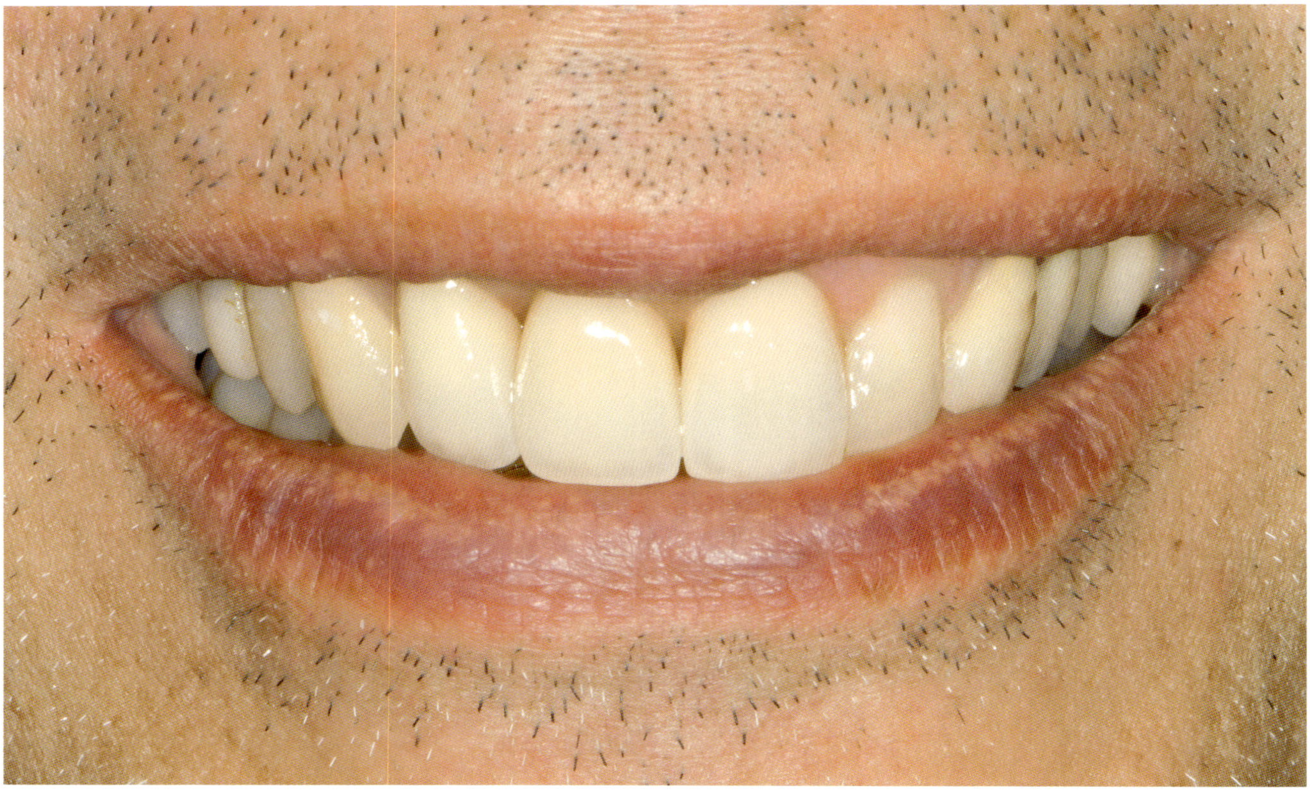

図 158　患者の口元の写真。

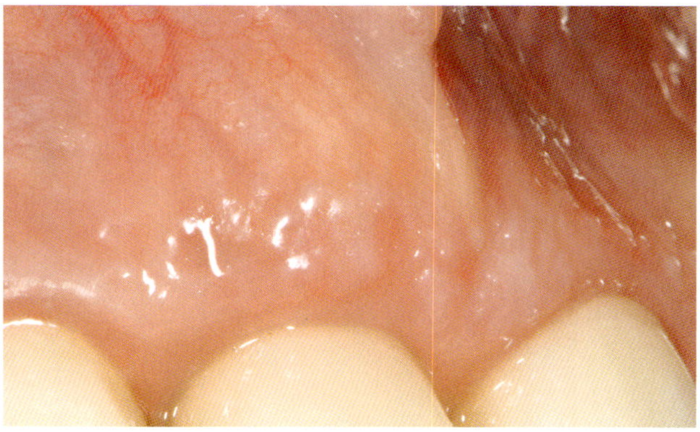

図 159　組織の調和が認められる。

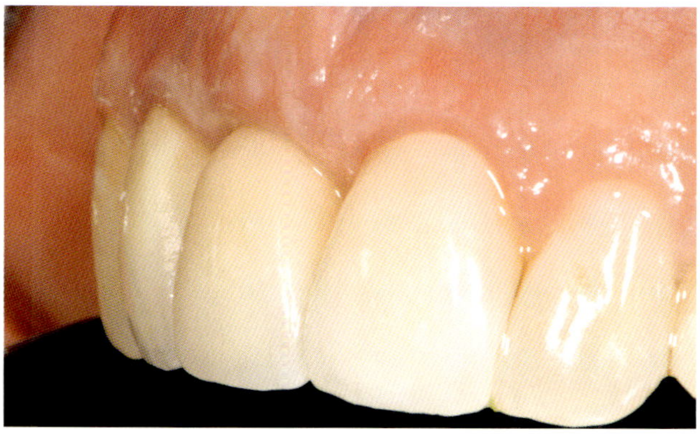

図 160　左側方面観（1年後）。

謝辞

筆者はこの挑戦的期間に Lorena Bordi のサポートに深謝するとともに、Dr. Emanuele Nicolini に外科撮影時の技術的なサポートを受けたことにも感謝したい。

参考文献

Amler MH, Johnson PL, Salman I. Histological and histochemical investigation of human alveolar socket healing in undisturbed extraction wounds. J Am Dent Assoc **1960**;61:432–442.

Araujo MG, Lindhe J. Dimensional ridge alterations following tooth extraction. An experimental study in the dog. J Clin Periodontol **2005**;32:212–218.

Bassetti M, Kaufmann R, Salvi GE, Sculean A, Bassetti R. Soft tissue grafting to improve the attached mucosa at dental implants: A review of the literature and proposal of a decision tree. Quintessence Int **2015**;46:499–510.

Bengazi F, Botticelli D, Favero V, Perini A, Urbizo Velez J, Lang NP. Influence of presence or absence of keratinized mucosa on the alveolar bony crest level as it relates to different buccal marginal bone thicknesses. An experimental study in dogs. Clin Oral Implants Res **2014**;25:1065–1071.

Charulatha V, Rajaram A. Influence of different crosslinking treatments on the physical properties of collagen membranes. Biomaterials **2003**;24:759–767.

Cosyn J, De Bruyn H, Cleymaet R. Soft tissue preservation and pink aesthetics around single immediate implant restorations: a 1-year prospective study. Clin Implant Dent Relat Res **2013**;15:847–857.

Donos N, Mardas N, Chadha V. Clinical outcomes of implants following lateral bone augmentation: systematic assessment of available options (barrier membranes, bone grafts, split osteotomy). J Clin Periodontol **2008**;35 suppl 8:173–202.

Evian CI, et al. The osteogenic activity of bone removed from healing extraction sockets in humans. J Periodontol **1982**;53:81–85.

Fuentealba R, Jofré J. Esthetic failure in implant dentistry. Dent Clin North Am **2015**;59:227–246.

Funato A, Salama H, Ishikawa T, et al. Timing, positioning, and sequential staging in esthetic implant therapy: a four-dimensional perspective. Int J Periodontics Restorative Dent **2007**;27:313–323.

Gargiulo AW, Wentz FM, Orban B. Dimensions of the dentogingival junction in humans. J Periodontol **1961**;32:261–267.

Geckili O, Bilhan H, Geckili E, Cilingir A, Mumcu E, Bural C. Evaluation of possible prognostic factors for the success, survival, and failure of dental implants. Implant Dent **2014**;23:44–50.

Lang NP, Löe H. The relationship between the width of keratinized gingiva and gingival health. J Periodontol **1972**;43:623–627.

Leucht P, Kim JB, Wazen R, Currey JA, Nanci A, Brunski JB, Helms JA. Effect of mechanical stimuli on skeletal regeneration around implants. Bone **2007**;40:919–930.

Linkevicius T, Puisys A, Linkeviciene L, Peciuliene V, Schlee M. Crestal Bone Stability around Implants with Horizontally Matching Connection after Soft Tissue Thickening: A Prospective Clinical Trial. Clin Implant Dent Relat Res **2015**;17:497–508.

Machtei EE. The effect of membrane exposure on the outcome of regenerative procedures in humans: a meta-analysis. J Periodontol **2001**;72:512–516.

Mellonig JT, Triplett RG. Guided tissue regeneration and endosseous dental implants. Int J Periodontics Restorative Dent **1993**;13:108–119.

Nothdurft FP, Fontana D, Ruppenthal S, May A, Aktas C, Mehraein Y, Lipp P, Kaestner L. Differential Behavior of Fibroblasts and Epithelial Cells on Structured Implant Abutment Materials: A Comparison of Materials and Surface Topographies. Clin Implant Dent Relat Res **2015**;17:1237–1249.

Palacci P, Nowzari H. Soft tissue enhancement around dental implants. Periodontol 2000 **2008**;47:113–132.

Sanz M, Simion M; Working Group 3 of the European Workshop on Periodontology. Surgical techniques on periodontal plastic surgery and soft tissue regeneration: consensus report of Group 3 of the 10th European Workshop on Periodontology. J Clin Periodontol **2014**;41 (suppl 15):S92–S97.

Sghaireen MG. Fracture Resistance and Mode of Failure of Ceramic versus Titanium Implant Abutments and Single Implant-Supported Restorations. Clin Implant Dent Relat Res **2015**;17:554–561.

Shanaman RH. A retrospective study of 237 sites treated consecutively with guided tissue regeneration. Int J Periodontics Restorative Dent **1994;**14:292–301.

Steigmann M, Monje A, Chan HL, Wang HL. Emergence profile design based on implant position in the esthetic zone. Int J Periodontics Restorative Dent **2014**;34:559–563.

Tabanella G, Nowzari H, Slots J. Clinical and microbiological determinants of ailing dental implants. Clin Implant Dent Relat Res **2009**;11:24–36.

Tabanella G. "May Vitamin D Intake be a Risk Factor for Peri-Implant Bone Loss? A Critical Review". EC Dental Science 15.3 **2017**:71–76.

Tabanella G, Schupbach P. "A Peri-Implant Soft Tissue Biopsy Technique to Analyze the Peri-Implant Tissue Sealing: A Non Invasive Approach for Human Histologies". EC Dental Science 16.2 **2017**:93–99.

Tabanella G. Oral tissue reactions to suture materials: a review. J West Soc Periodontol Periodontal **2004**;52:37–44.

Tabanella G. The "Buccal Pedicle Flap technique" for peri-implant soft tissue boosting. Int J Esthet Dent. (in press)

Tarnow D, Elian N, Fletcher P, Froum S, Magner A, Cho SC, Salama M, Salama H, Garber DA. Vertical distance from the crest of bone to the height of the interproximal papilla between adjacent implants. J Periodontol **2003**;74:1785–1788.

Tarnow DP, Cho SC, Wallace SS. The effect of inter-implant distance on the height of inter-implant bone crest. J Periodontol **2000**;71:546–549.

Tarnow DP, Magner AW, Fletcher P. The effect of the distance from the contact point to the crest of bone on the presence or absence of the interproximal dental papilla. J Periodontol **1992**;63:995–996.

Tatakis DN, Chambrone L. The Effect of Suturing Protocols on Coronally Advanced Flap Root-Coverage Outcomes: A Meta-Analysis. J Periodontol **2016**;87:148–155.

Thomas MV and Puleo DA. Infection, Inflammation, and Bone Regeneration: a Paradoxical Relationship. J Dent Res **2011**;90:1052–1061.

Tripodakis AP, Gousias H, Mastoris M, Likouresis D. Five-year volumetric evaluation of periodontally compromised sites restored by immediate implant restorations. Int J Periodontics Restorative Dent **2016**;36:645–653.

van Kesteren CJ, et al. A prospective randomized clinical study of changes in soft tissue position following immediate and delayed implant placement. Int J Oral Maxillofac Implants **2010**;25:562–570.

Vela X, Méndez V, Rodríguez X, Segalá M, Tarnow DP. Crestal bone changes on platform-switched implants and adjacent teeth when the tooth-implant distance is less than 1.5 mm. Int J Periodontics Restorative Dent **2012**;32:149–155.

Vela X, Méndez V, Rodríguez X, Segalà M, Gil JA. Soft tissue remodeling technique as a non-invasive alternative to second implant surgery. Eur J Esthet Dent **2012**;7:36–47.

Wang HL, Carroll MJ. Guided bone regeneration using bone grafts and collagen membranes. Quintessence Int **2001**;32:504–515.

Zuiderveld EG, Meijer HJ, den Hartog L, Vissink A, Raghoebar GM. Effect of connective tissue grafting on peri-implant tissue in single immediate implant sites: a RCT. J Clin Periodontol **2018**;45:253–264.

Tabanella Method

“タバネラメソッド”って何？

“タバネラメソッド”　その１
患者心理に配慮した Treatment Planning

“タバネラメソッド”　その２
患者負担軽減のための Short-term Treatment

“タバネラメソッド”　その３
成功のための Material Selection

“タバネラメソッド”　その４
抜歯後即時インプラント埋入と GBR の Combination Procedure

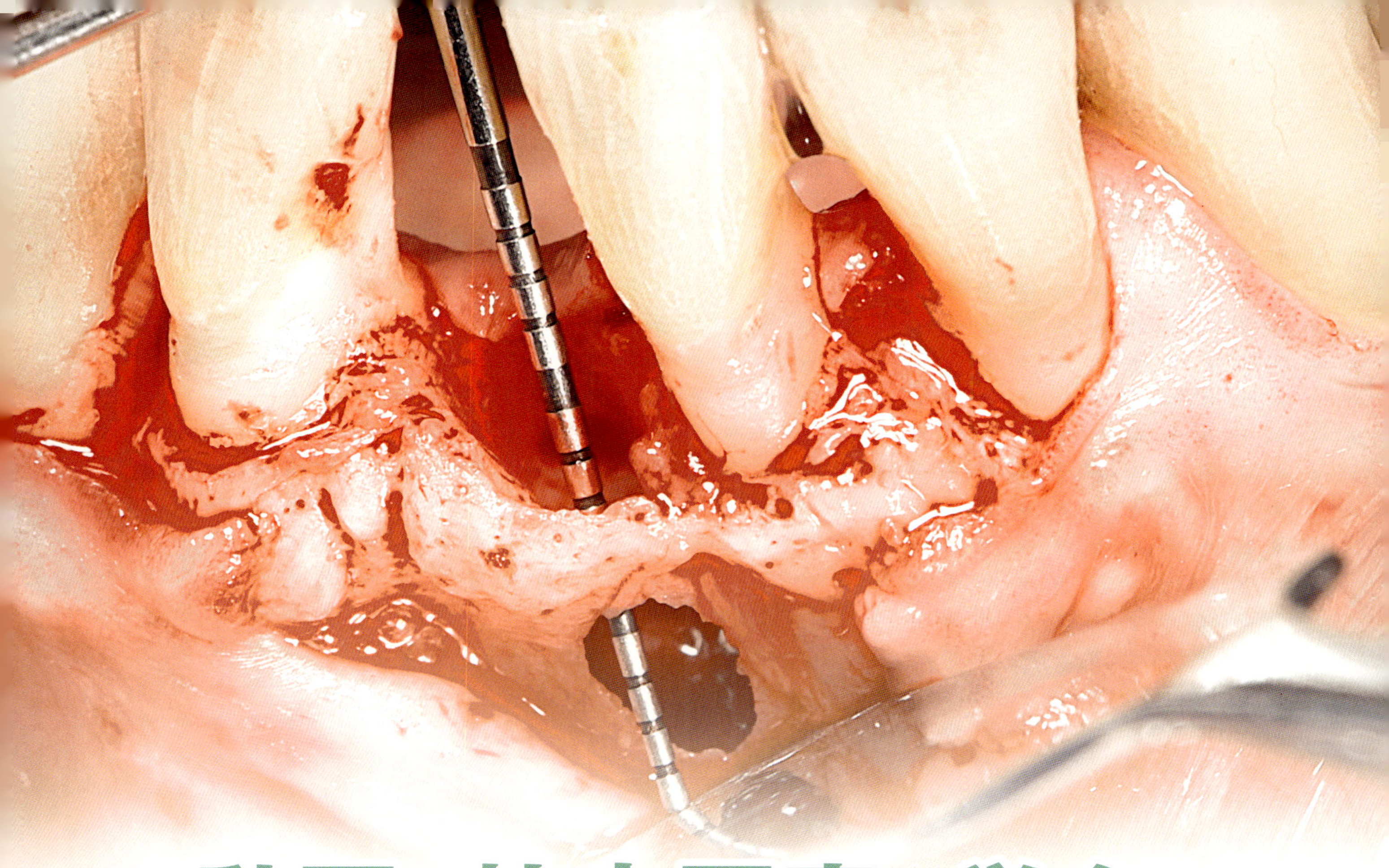

動画と拡大写真で学ぶ“タバネラメソッド”

Tabanella Method

Part 3

歯周治療の失敗

再発と過剰なスケーリング・ルートプレーニング

QV 19分

QVビデオ

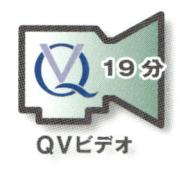

Summary

医原性疾患は必ずしも手術中のミスなどの医学的過誤に起因するものだけではなく、歯周治療のサポーティングセラピーやインプラント治療の骨造成などを正しく行った治療の結果としても起こりうる。しかし洗練された後の現代的手法では起こりえないかも知れない。過去において良好な結果として捉えられても、今日では、特に審美性やインプラント周囲組織の長期安定性の観点から失敗として定義することもありうる。

メインテナンスやサポーティブペリオドンタルセラピー（SPT）は、長期的維持と歯周病再発防止のために有効である。適切な SPT を行わなければ、歯周病治療後の患者の歯周病再発リスクを高めることとなる。さらにリコールの頻度は、歯周病のタイプや糖尿病、喫煙などのリスク因子、リコール時のプラーク指数など、多くのパラメータによって決定される。本症例の歯周病患者は、これらのパラメータより３～５ヵ月のリコール間隔となった。SPT の重要な目的は、プラーク、歯石、粗造面など炎症を惹起する因子の除去である。しかしながら、不十分な技術や一般的な器具は、メインテナンス自体の質の低下につながる。先端が鈍な器具や適切な角度ではないキュレットは、歯石の取り残しにつながる可能性がある一方で、鋭角な器具での操作は軟組織の損傷につながる。したがって、診療技術を過小評価することなく、患者のメインテナンスに用いる器具を良質にすることが重要である。定期的なメインテナンスや歯周病患者が、確定的な骨外科もしくは再生療法の適応ではない場合は、歯周基本治療時のみスケーリング・ルートプレーニング（SRP）を行うことは妥当である。定期的な SRP は、コントロールされていない糖尿病の患者や化学療法を行っている患者、もしくは外科的治療が非適応である他の全身疾患を有する患者の歯周ポケットのメインテナンスの場合に選択肢となるだろう。しかし基本的概念として、定期的な SRP は SPT として考えるべきではない。

本症例は、定期的に行われた過度の SRP が原因で、歯の破折に至った患者である。健全歯周組織への定期的な非外科的治療によって、露出歯根の近遠心方向に歯周組織は著しく減少し、破折へと至った。これは、慢性根尖性および根側病変、大きい頬側開窓に起因する歯髄壊死の原因となる。頬側骨の喪失と隣接歯の歯周組織の減少は、患者の治療を困難にし、抜歯後即時インプラント埋入および GBR 法併用が必要となった。

Giorgio Tabanella

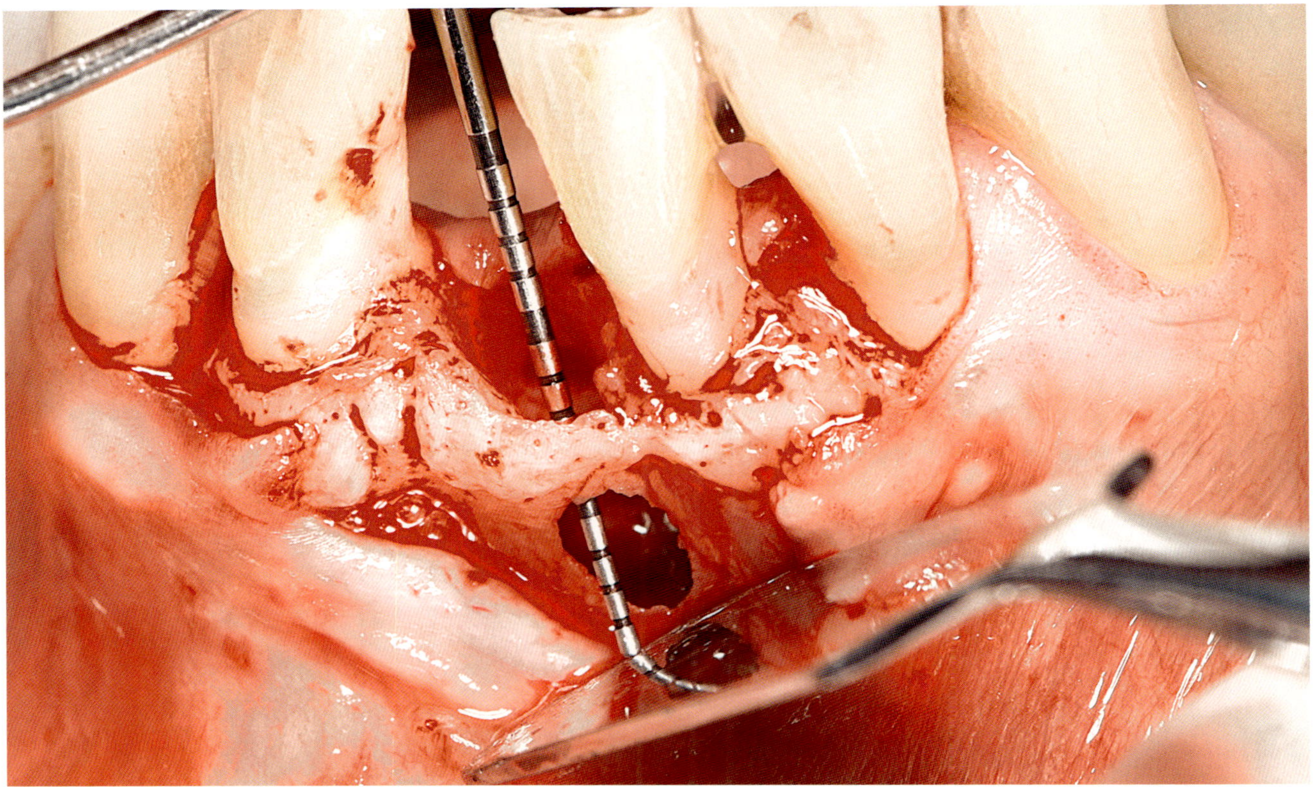

症例提示

失敗につながるあらゆる医療行為は、避けなければならない。Part 3の臨床例概要は、過度の非外科的歯周治療から惹起する可能性を提示する。定期的に繰り返される不適切なスケーリングやルートプレーニングは、外傷、歯根破折、歯髄壊死、そして最終的には抜歯に至る医原性疾患となる可能性がある。患者は20年以上にわたり誤ったSPTを受けていた。不適切なスケーリングやルートプレーニングを継続したことで、歯根破折を回避できなかったという矛盾する結果となった。歯周組織の減少と細い歯根形態は、下顎中切歯を保存するためのクラウンレングスニングの適応とならないことから、インプラント治療は選択肢ではなかった。

はじめに

歯周治療のゴールは、歯周組織の喪失がある歯も含めた口腔内環境の長期的な保存である。しかしながら、定期的な SRP によって患者に長期間の治療を強いることは、適切なサポーティブセラピーとは考えてはならない。実際このようなオーバートリートメントは、すべての治療を医原性疾患へと導くことになる。隣接歯の予後は、包括的治療計画によって決定される。歯根形態やアタッチメントレベルは、最終的な治療計画立案に大きな影響を与える。予後判定が「fair」であるためには、隣接歯のアタッチメントが平均 2/3 必要である。近接する下顎切歯の歯周組織の状態を評価した後、欠損部歯槽頂の骨形態を分析する必要があった。骨形態と軟組織のプロファイルは、最終補綴装置の審美面を予測し視覚化することに役立つ。機能面、審美面、患者の要望をふまえた最終補綴装置が決定された後、生物学的な組織再生の可能性を評価することが不可欠であり、このことが治療の最終ゴールを明確にする。理想的な望まれる治療法なのか、生物学的に可能な方法なのかについても吟味する必要がある。このようなパラメータは、治療開始前に決定しなければならない。また、過去の治療に問題のある患者の心理的側面についても、考慮することが重要である。なぜなら、このような患者はわずかな合併症についても受け入れることが難しい可能性があるからである。

患者を治療する前に分析する要素として、下記の４点が挙げられる。

① 患者の性格
② 部位に関する分析
③ 外科治療法
④ 最終補綴装置

患者の性格は、治療の流れに影響を与える。このカテゴリーのパラメータは、包括的な医科既往歴、歯科的評価、診断用ワックスアップ、根尖周囲 X 線写真による分析、CBCT、3D 構築画像である。

部位に関する分析は、スマイルライン、軟組織や歯冠概形、骨形態、咬合関係、欠損部位の範囲、隣接歯の状態、リスク評価、矯正治療、歯周治療、X 線の状態について評価する。

治療全体の複雑性に関する外科的要点は、解剖学的位置、インプラントデザイン、インプラント埋入と三次元的アプローチによる補綴処置、歯間鼓形空隙とエマージェンスプロファイル、埋入深度、骨リモデリング、軟組織の安定性、反対側の歯との臨床的歯冠概形の対照性、安全領域と危険領域、交絡因子、疾患の予知性である。

さらに、臨床医が特殊な臨床ケースにおける理想的な治療計画を立案する際のポイントは、機能、審美性とバランス、インプラント周囲組織の長期的安定性、患者の要望、現実的な治療予測である。

最終的な治療結果に影響するすべての因子について、治療開始前に検討する必要がある。治療計画立案時に最終的な治療結果を理想的かつ視覚化することができる“surgical design”を作成するために、デジタル技術は重要である。

既往歴 / 病歴

患者は 78 歳男性、下顎中切歯に水平破折が認められたが、著明な疼痛は訴えていなかった。高齢である以外は、特徴的な全身疾患を有していない。治療時、常用服用薬はない。

歯科既往歴

患者は 20 年前から歯周治療を続けており、歯周外科治療を数回行い、現在までメインテナンスに通っていると報告した。これには定期的な SRP と口腔衛生指導が含まれる。

主訴

「下の歯が折れてしまったので、インプラント治療をしたい」

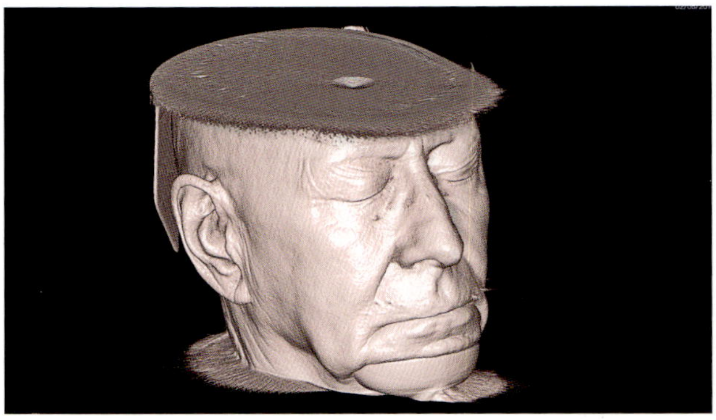

図１　先端技術による顔貌スキャン。

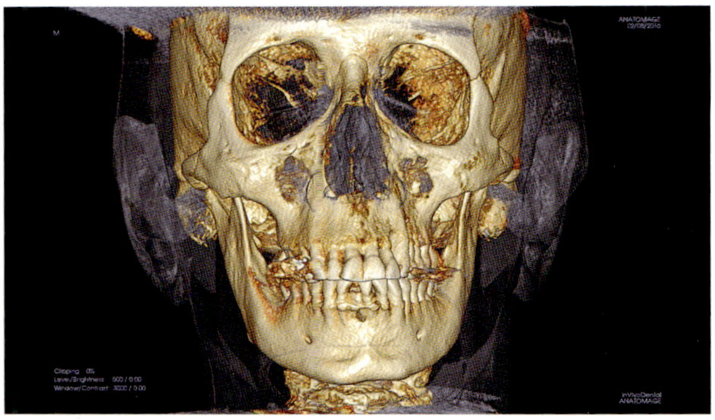

図２　硬組織と軟組織のスーパーインポーズ。

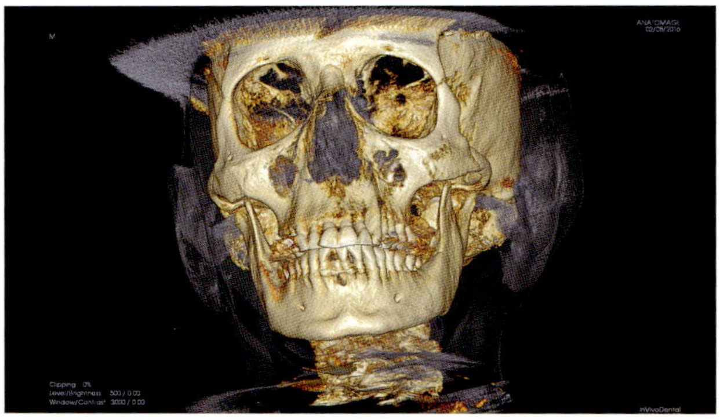

図３　1|の唇側開窓を示す側方面観。

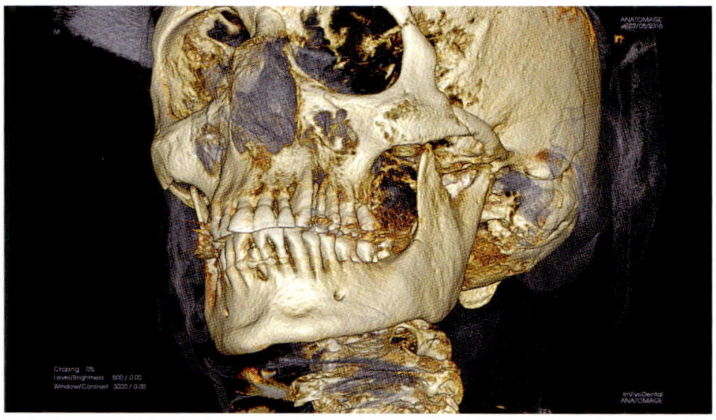

図４　重度慢性根尖性病変による唇側面の細い残存既存骨。

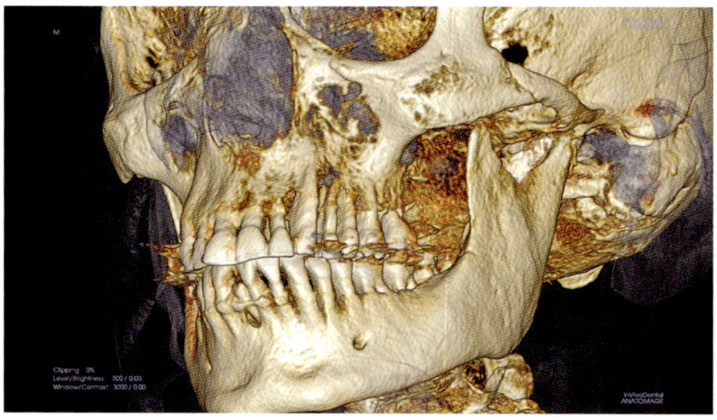

図５　1|の歯根は、唇側に位置している。近遠心幅径は確保されている。矯正治療を行わずにインプラント埋入可能か判断する。

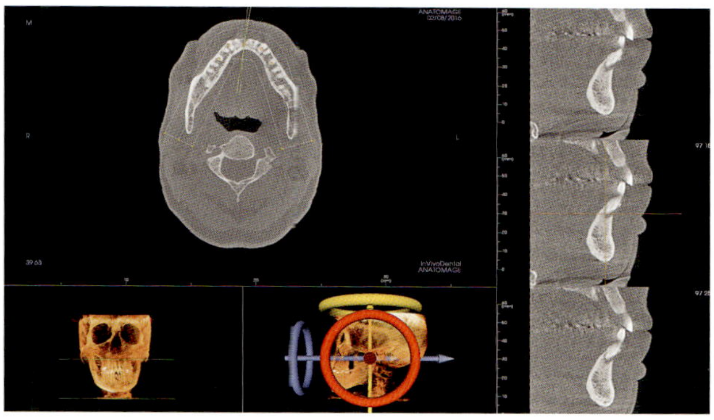

図６　前頭断および矢状断より骨欠損の深さが示される。

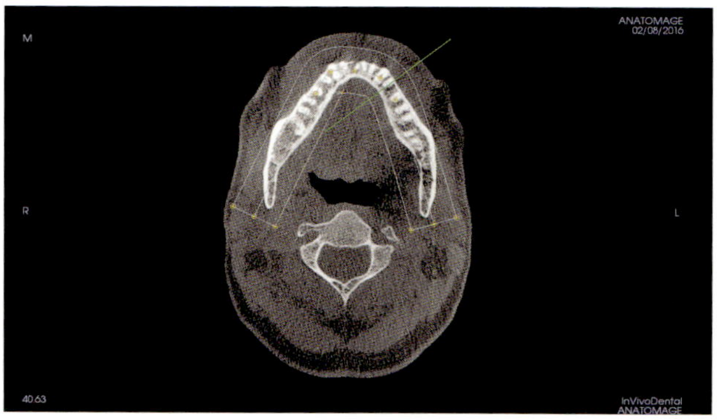

図７　病変は近遠心方向に広がっている。

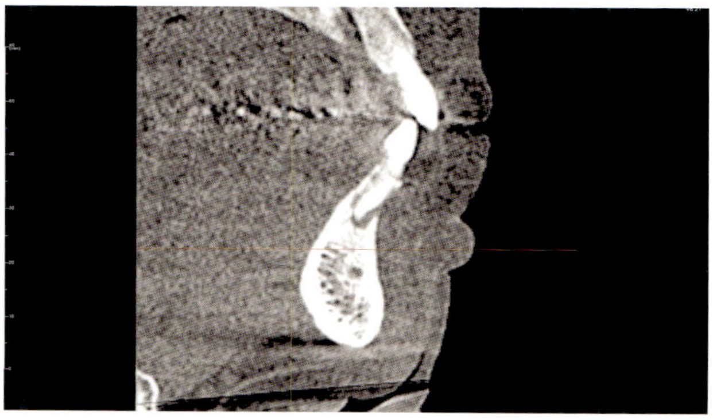

図８　中切歯の矢状断：病変は舌側の根尖部から歯冠側方向に広がっている。切歯管が確認できる。

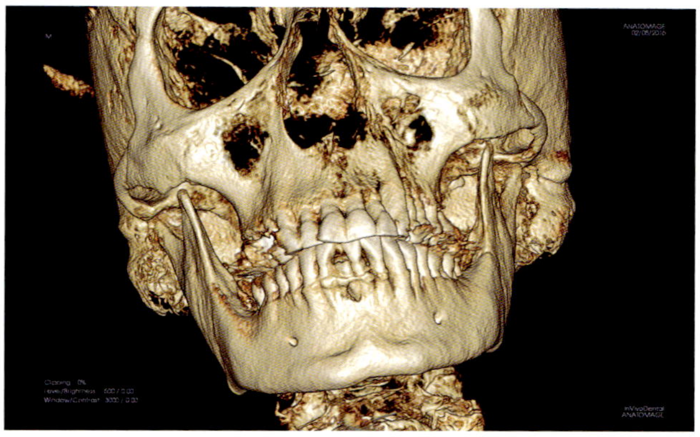

図９　手術予定部位の３D 画像は、破折歯根の遠位傾斜を示している。これは、解剖学的制限の１つとなるだろう。

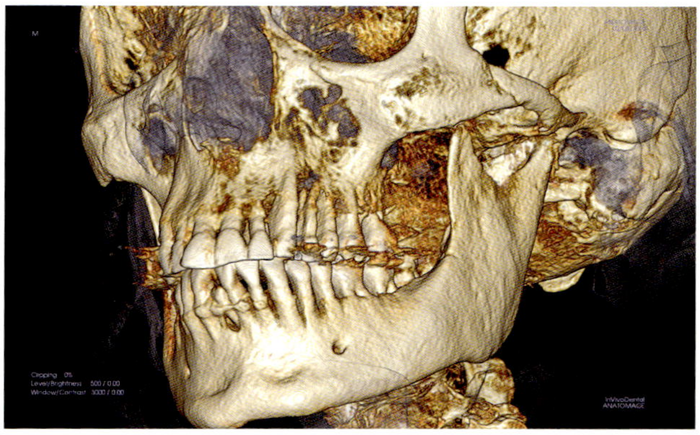

図 10　全体的に減少した薄い歯周組織である。骨再生のための生物学的制限は既存骨頂に影響される。

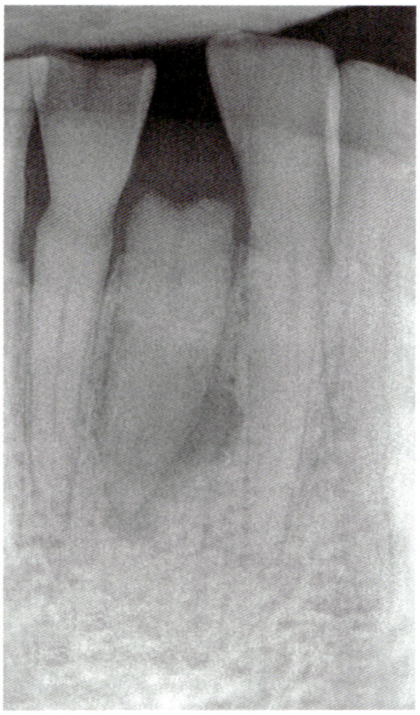

図 11　根尖周囲Ｘ線は、広範囲の破折と根中央部に病変を伴う根尖周囲の慢性病状を示す。破折歯根は隣接歯と比較して異なる解剖学的形態である。以上により、インプラント埋入に際しな骨量は不十分である。

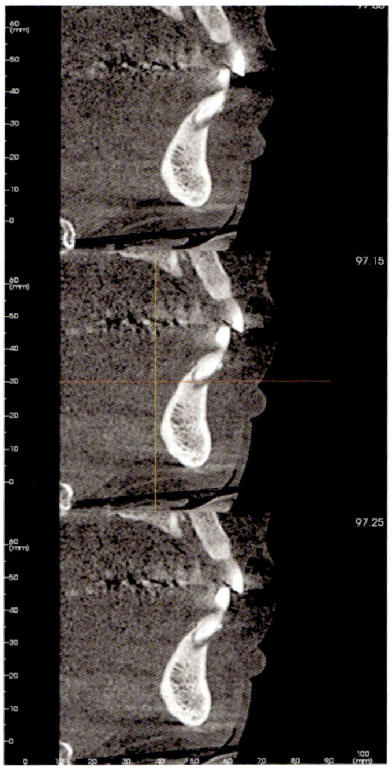

図 12　矢状断より、骨欠損形態が確認できる。根尖病変は歯根周囲から歯冠側方向に広がっており、唇側にわずかな骨が残存している。

Ｘ線写真所見

新しいデジタル技術は、顔貌の分析も可能にするとともに（図１）、その下部組織である骨形態も分析できる（図２～６、８～ 12）。根尖周囲Ｘ線写真（図 11）より、歯根中央部に広がる根尖病変をともなった水平性歯根破折が認められる。また歯根の幅は、隣在歯に比較して広い。歯周組織の喪失も確認される。

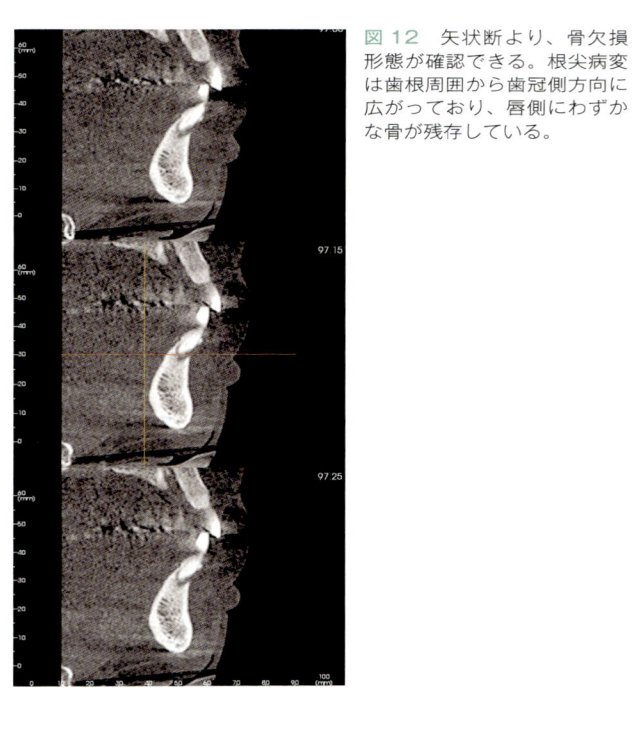

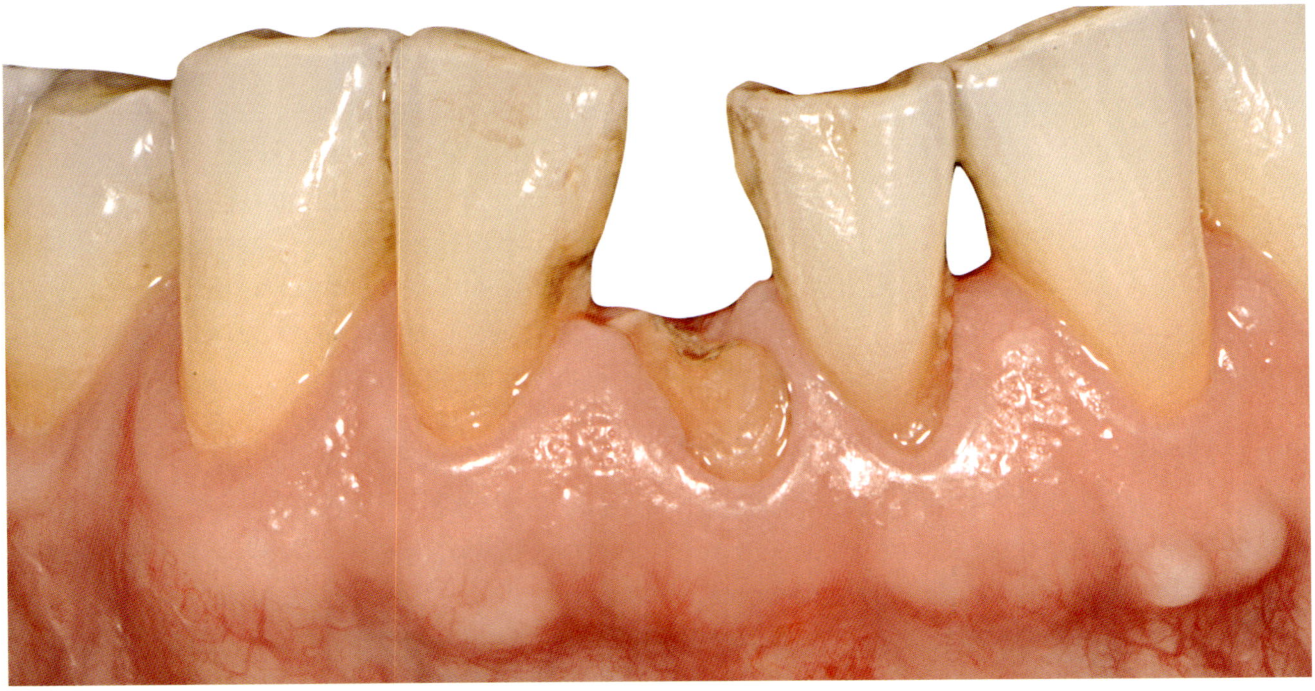

図 13　下顎右側中切歯に、水平性の歯根破折を認める。

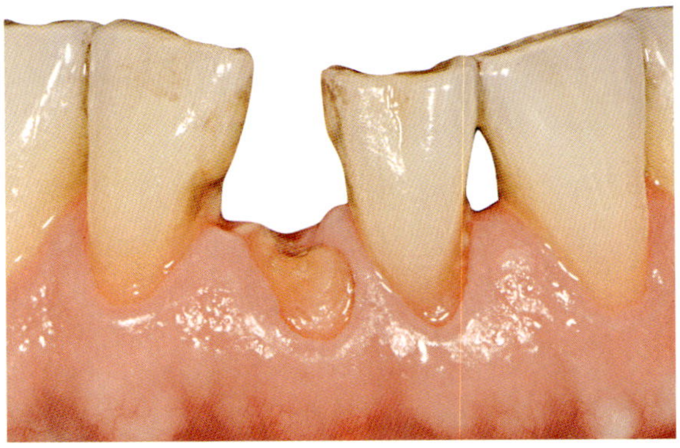

図 14　過度の定期的な SRP により、隣在歯歯頚部にアブレージョンが認められる。

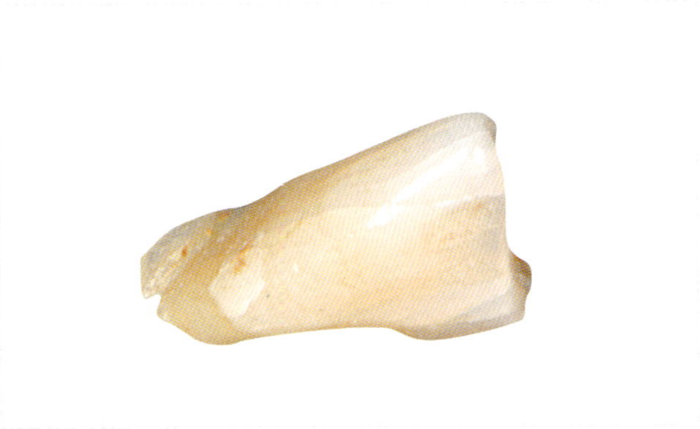

図 15　水平破折。

臨床所見

全顎的な歯肉退縮が認められるが（図 13、14）、広汎型歯周炎に起因するアタッチメントロスによる、病的なプロービングデプスは見られない。歯根水平破折（図 15）による痛みはない。定期的なルートプレーニングが、水平破折や根尖病変に影響を与えた。

診断

広汎型重度慢性歯周炎、歯肉歯槽粘膜の形態異常、歯周組織の喪失、水平歯根破折（1|）、外傷や歯根破折に起因する根尖病変。

予後判定

Poor： 1|
Good: その他
全体的：good

適応症と目的

X 線および歯周組織検査から、患者は過去に広汎型重度慢性歯周炎に罹患していたことが明らかであった。水平性骨吸収による歯周組織の喪失が、全顎的に認められた。クラスⅢおよびⅣの歯肉退縮が認められ、特に審美領域で顕著であった。しかしながら、病的なプロービングデプスを示す部位はない。治療目的は、主に破折歯に対する修復処置であった。全顎的な治療計画の重要項目は、隣在歯の予後判定であった。2|1 は歯周組織の喪失があり歯根が細い。だが、病的なプロービングデプスや咬合性外傷は認めなかった。また、歯根膜腔の拡大はなく、歯の動揺も正常範囲内であった。患者は保存的な治療をたいへん望んでおり、インプラント治療を第一選択とした。根尖周囲 X 線写真より、歯根中央部に広がる病変を認めた。治療法の選択肢として、歯内病変の範囲や隣在歯の歯周組織の状態から、矯正的挺出や骨切除術によるクラウンレングスニングは適応ではなかった。したがって、治療の最終目的は、歯周組織の喪失のある隣在歯の保存と、破折歯の抜歯後にインプラント埋入を行うこととした。

意思決定の基準

治療計画の際に最初に考慮する点は、患者の歯周組織の状態である。隣在歯の長期的なメインテナンスも含めて、患者への治療のリスク評価をすることが不可欠である。退縮はしているが安定して健康的な歯周組織である場合、臨床医を複数歯の抜歯が必要と診断べきではない。歯周組織を一部喪失している歯は、歯周病を再発するリスクは低く、患者に適切なサポーティブセラピーを行うことができる。しかし、それらの歯の長期的な安定には、咬合性外傷がないことが重要である。また、病的なプロービングデプスがなく、現在は安定している歯周組織の場合は、患者の年齢を考慮して治療計画を立案する必要がある。年齢によって、患者は審美性については関心がない場合もあり、実際に本症例の患者は、審美面よりも機能面を重視した治療を希望した。したがって、近遠心幅径を評価することが重要となり、下顎中切歯を 1 歯治療するのに十分なスペースがあるかどうか検討することは、治療方法を決定するにあたり必須である。患者は、矯正治療は希望しなかった。また、患者は保存的処置を希望したことから、ベニアやマイクロベニアレストレーション、オールセラミックスクラウンによる治療は計画から外された。インプラント埋入に際し、三次元的な最終補綴装置の方向や位置について、患者の同意を得た。欠損部の近遠心幅径を計測すると、インプラント埋入に利用可能な距離は、2 mm 以下であった。この距離は、インプラント埋入窩形成にツイストドリルやオステオトーム、インプラント埋入位置を調整する際のドライバーの使用が不可能である。そのため、インプラントを少し唇側に埋入し、最終補綴装置は下顎前歯部の歯列上から唇側に位置することになる。

治療計画

① 1| 抜歯
② 即時インプラント埋入
③ GBR 法の併用
④ 術後 4 ヵ月の治癒期間
⑤ 4 ヵ月後、二次手術
⑥ 唇側有茎弁
⑦ スクリュー固定式プロビジョナルレストレーション装着
⑧ CAD/CAM によるオールセラミックスクラウン装着
⑨ メインテナンス

外科器具と術式

15C メスをていねいに歯肉溝内に挿入して歯肉線維を離断し、マイクロエレベーターを用いて乳頭の挙上を慎重に行った（図 16、17）。超音波器具を用いてエレベーターを挿入できるスペースを確保し、歯の脱臼を行った。フラップを翻転し、唇側骨へとアクセスした（図 18、19）。ていねいな歯根抜去は、薄く狭い骨縁を保存し、既存骨骨膜からの血流を維持するために不可欠であった。歯間部の炎症性軟組織を除去した（図 20）。破折歯根を除去後に、抜歯窩内の肉芽組織を時間をかけてていねいに除去した（図 21、22）。この時点で歯槽形態を確認でき、抜去部位は2|1に比べ、より唇側に位置していた（図 23 ～ 26）。当該部位の近遠心幅径は、インプラント埋入および補綴処置を行うには十分ではなかった。インプラント埋入窩形成をやや唇側寄りに行うことで、インプラント埋入および最終補綴処置を可能にした（図 27 ～ 33）。

インプラント埋入窩形成を、ガイドドリル、ツイストドリル、テーパードリルを組み合わせて行った。埋入位置の最終決定は、インプラント頚部に応力が集中しないように、スクリュータップを行った。ノーベルリプレイスグルービー CC インプラント（直径 3.5mm、長さ 11.0mm）（ノーベル・バイオケア社製）を埋入した。自家皮質骨片を近接する唇側骨から採取した（図 34）。

非架橋構造の吸収性コラーゲンメンブレンをトリミングし、歯槽頂の舌側にピンで固定した（図 35）。その後、唇側からアプローチしやすいように、メンブレンを舌側方向に持ち上げた。この方法によって、メンブレンを安定化させ、出血のコントロールをしながら骨移植片を唇側および舌側から圧接し調整した。この手技により、抜歯後におきる唇舌的な顕著な骨吸収を抑えることができる。

インプラント - 骨接触面積の増加のため、自家皮質骨片をインプラント体表層に圧接した（図 36、37）。脱灰ウシ骨が、歯槽骨の唇舌的吸収を抑え、骨欠損の隙間を埋めるために填入した。その後、インプラントの近遠心部分をメンブレンでを固定した（図 38、39）。5-0 および 6-0 ポリプロピレン縫合糸にて、フラップを閉鎖した（図 40 ～ 42）。根尖周囲 X 線から、術直後の状態を示す（図 43）。図 44 ～ 50 は、術後 4 ヵ月の治癒期間の変化である。

組織治癒の 4 ヵ月後（図 51、52）、“唇側有茎弁” はインプラント周囲粘膜の厚みを増加させた（図 53 ～ 58）。1 ヵ月の治癒期間後、スクリュー固定のプロビジョナルレストレーションを製作するための印象採得を行った。そして、プロビジョナルレストレーションを利用して粘膜の形態を調整し（図 59）、オールセラミッククスクラウンによる最終補綴装置の印象採得へと移行した（図 60 ～ 72）。

タイムライン

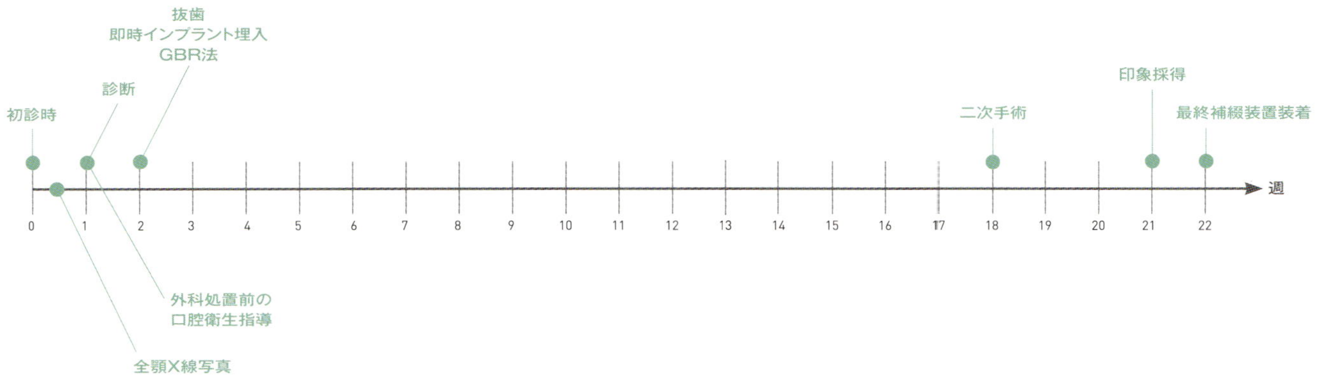

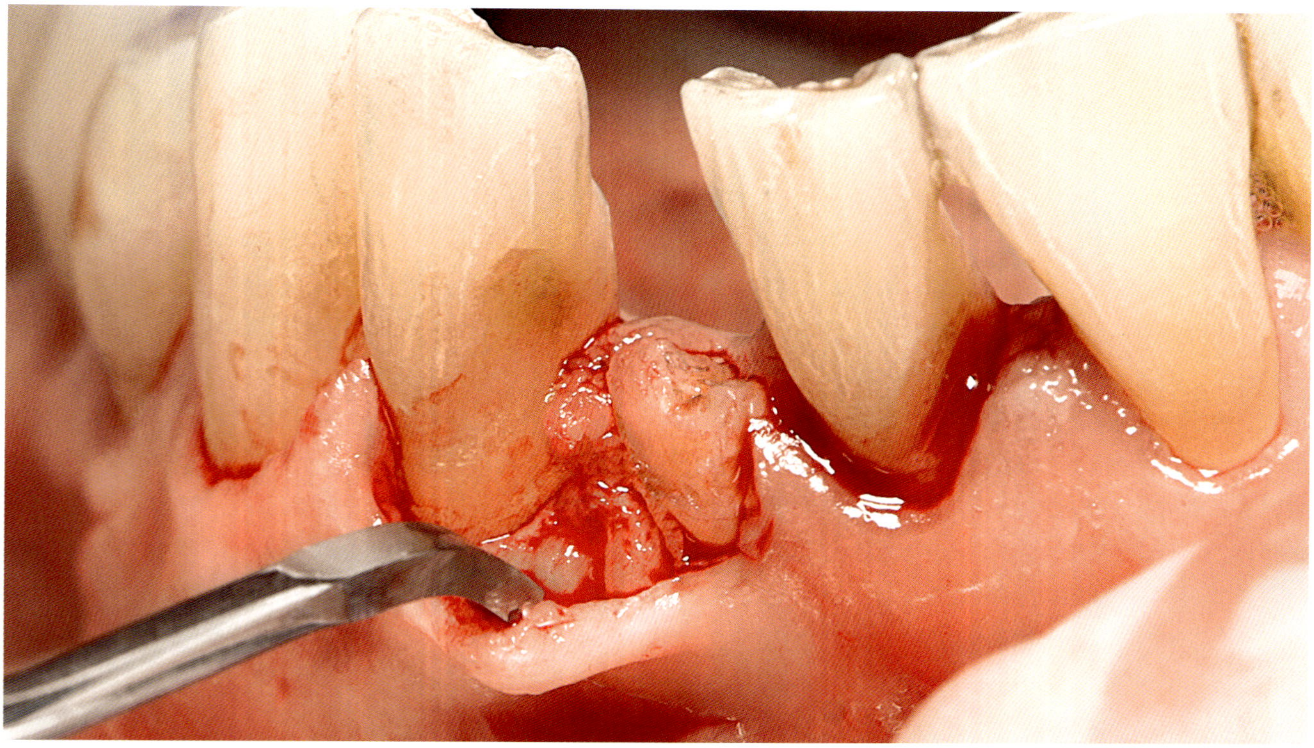

図 16　歯根を確認するために、歯肉溝内切開が行われた。TABANELLA2（ヒューフレディ社製）を用いて、近遠心の乳頭に軟組織の穿孔がない ようていねいに挙上された。この器具を乳頭の基底部に挿入し、唇側に起こすように動かした。

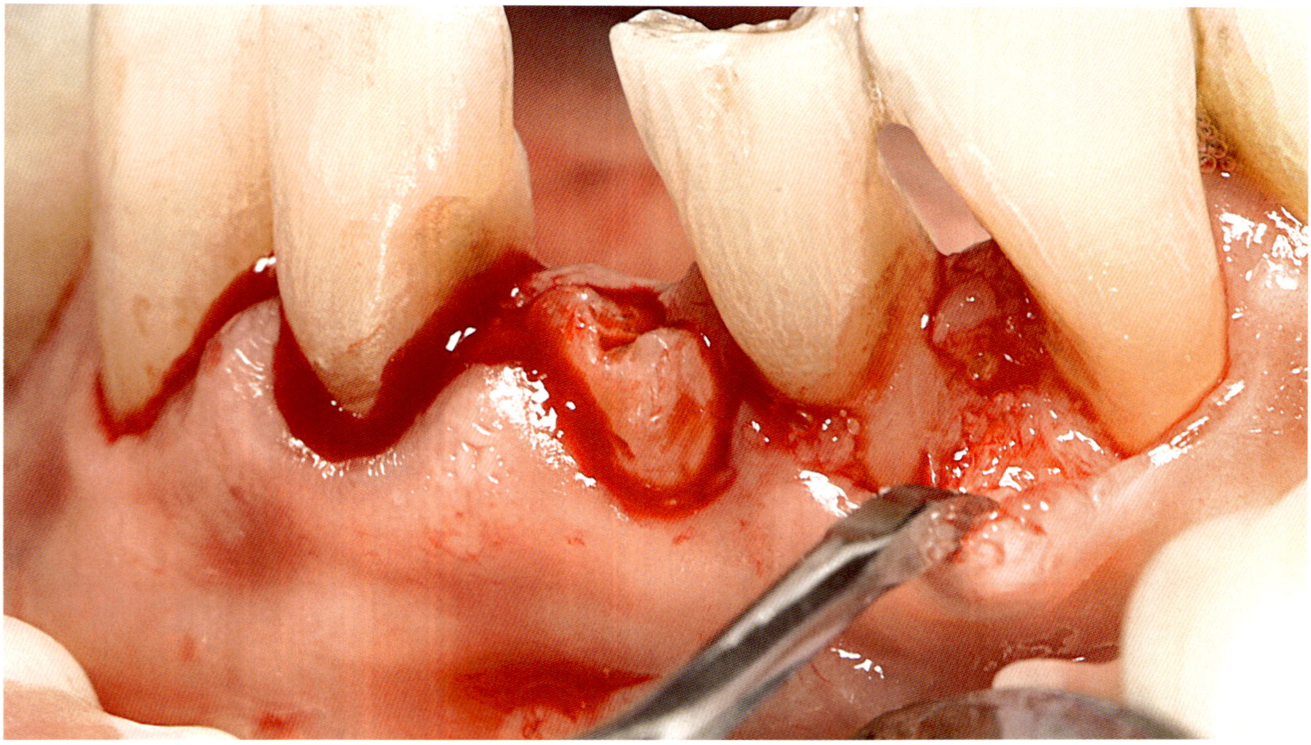

図 17　隣接歯の乳頭の挙上にも、TABANELLA2 を用いた。歯間乳頭の形態を保存しながらフラップに伸張性をもたせるために、歯肉剥離を近遠心方向に延長した。なお、縦切開は術後患者に不快感を与える可能性があるため行わなかった。1|を除いて舌側の歯間乳頭の挙上は行わなかった。この方法により、歯間乳頭保存切開は必要ではなく、術前と同じ高さで唇側と舌側の結合組織が再付着することになり、歯間乳頭の高さが維持される。

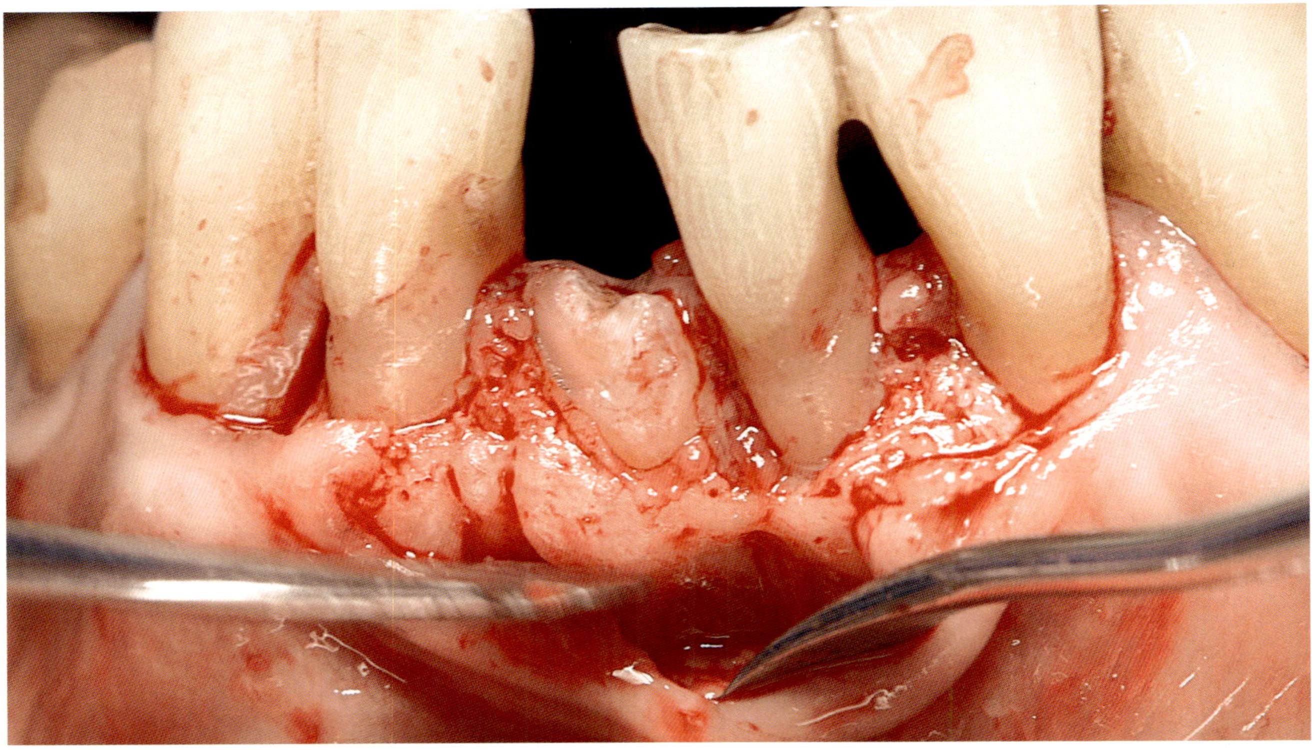

図 18　TABANELLA2 で歯間乳頭挙上後に、歯肉歯槽粘膜境を越えて剥離した。目的部位に到達するために幅広の骨膜剥離子を使用した。

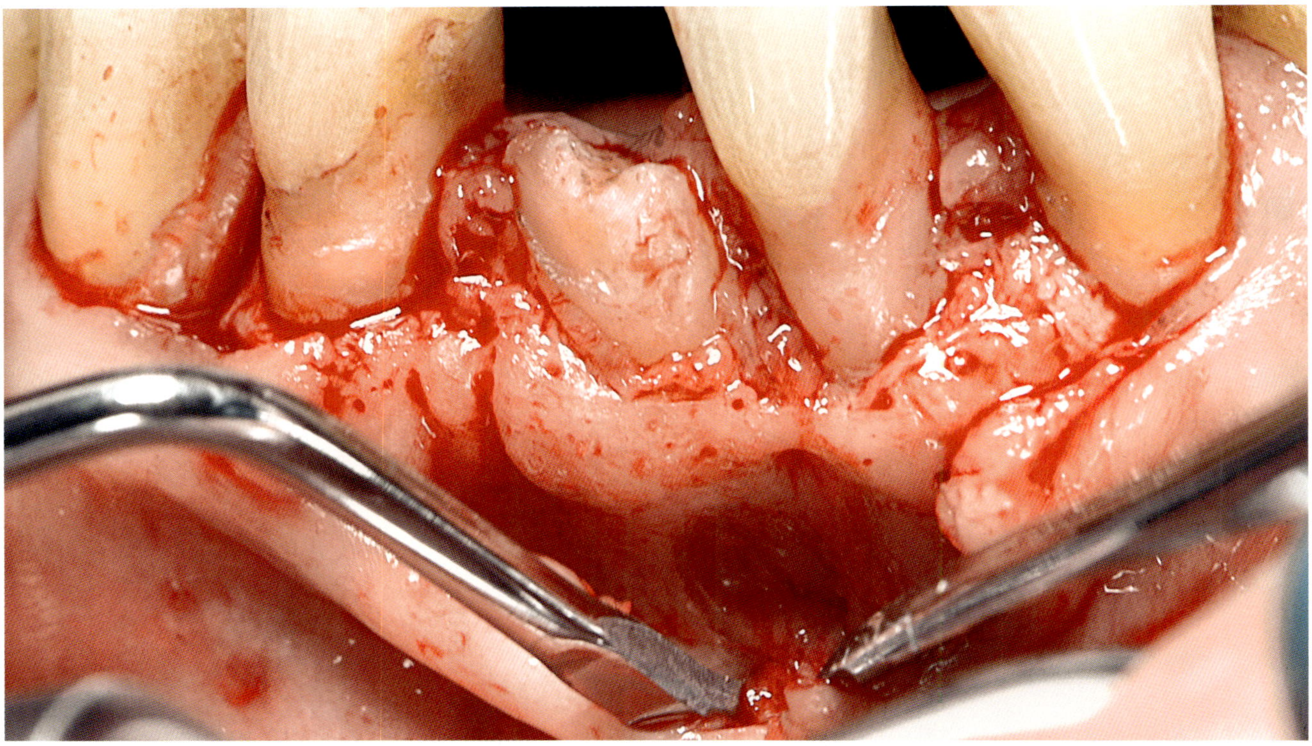

図 19　剥離を根尖方向に進めていくと、唇側に大きな開窓が確認でき、周囲は肉芽組織が取り巻いている。

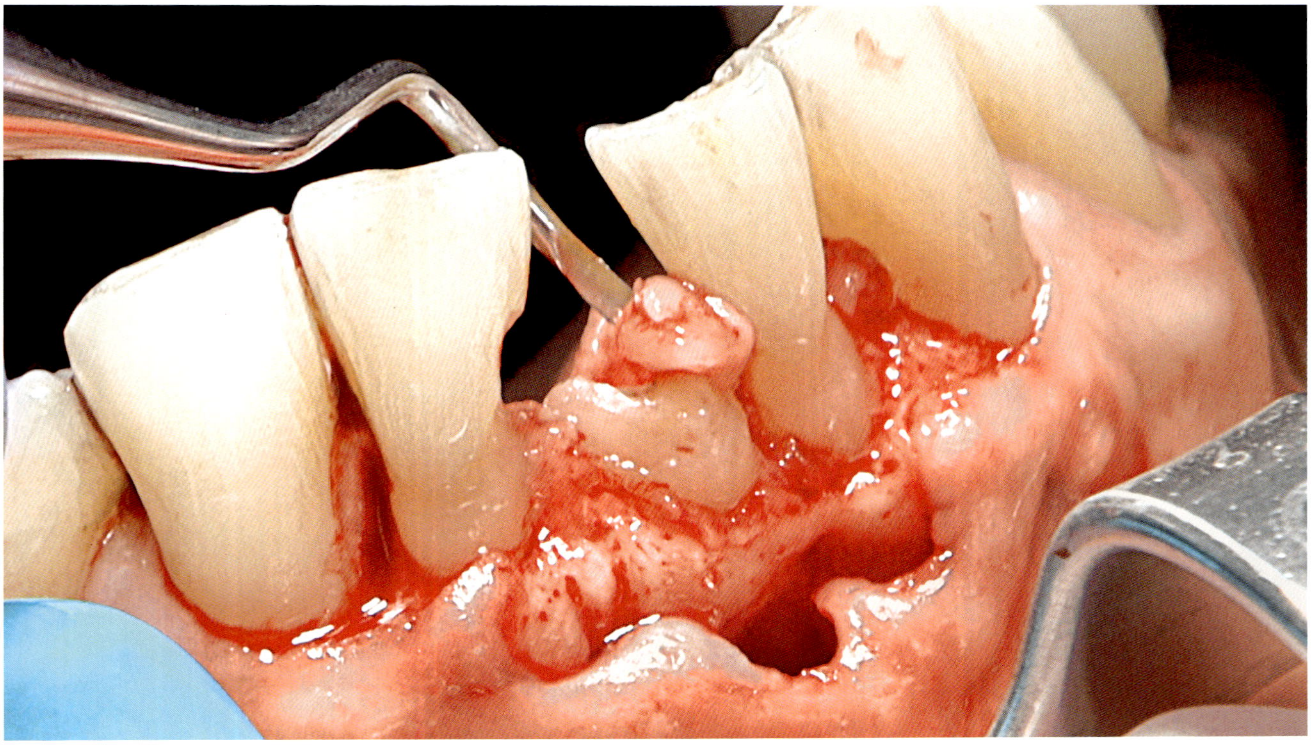

図 20　治癒期間に軟組織の調和を得るために、隣接面の炎症性コルを除去した。

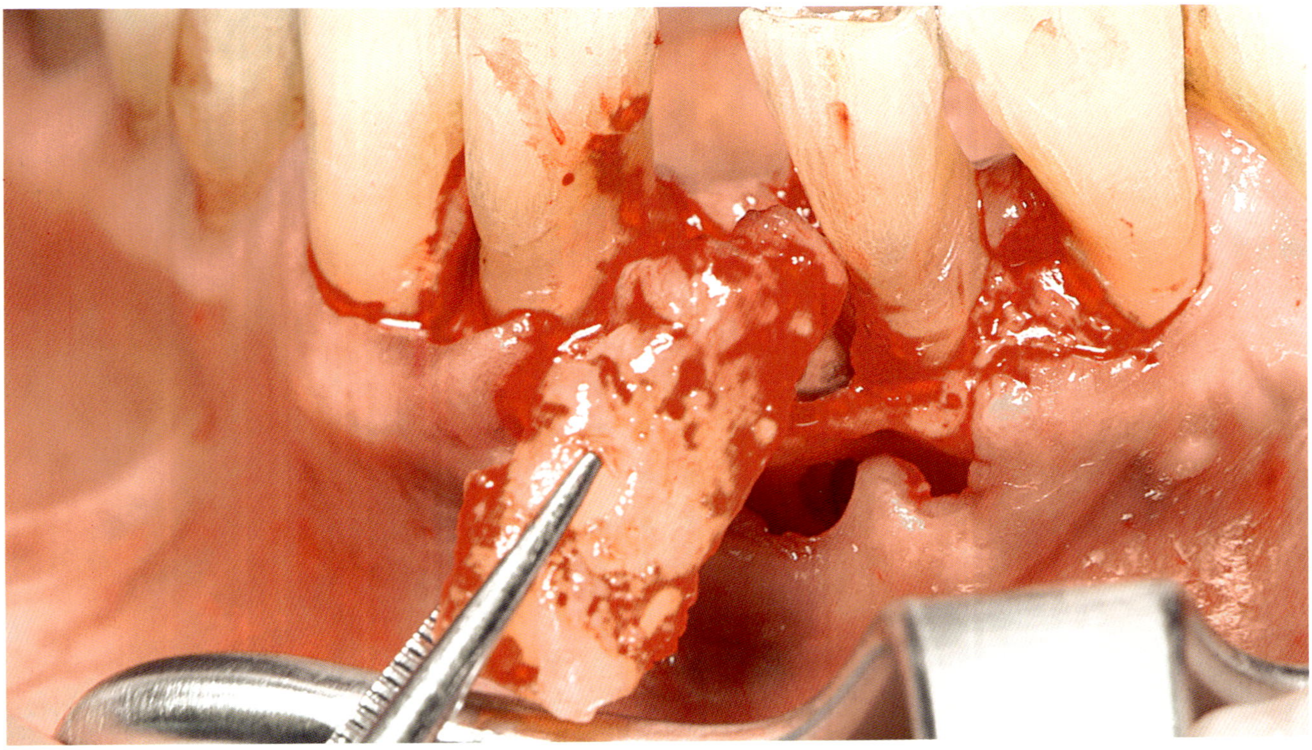

図 21　ていねいに歯根を脱臼させた後、抜去した。超音波器具を使用することにより、歯根と骨に隙間を作り唇側の幅の狭い残存骨を温存することができた。

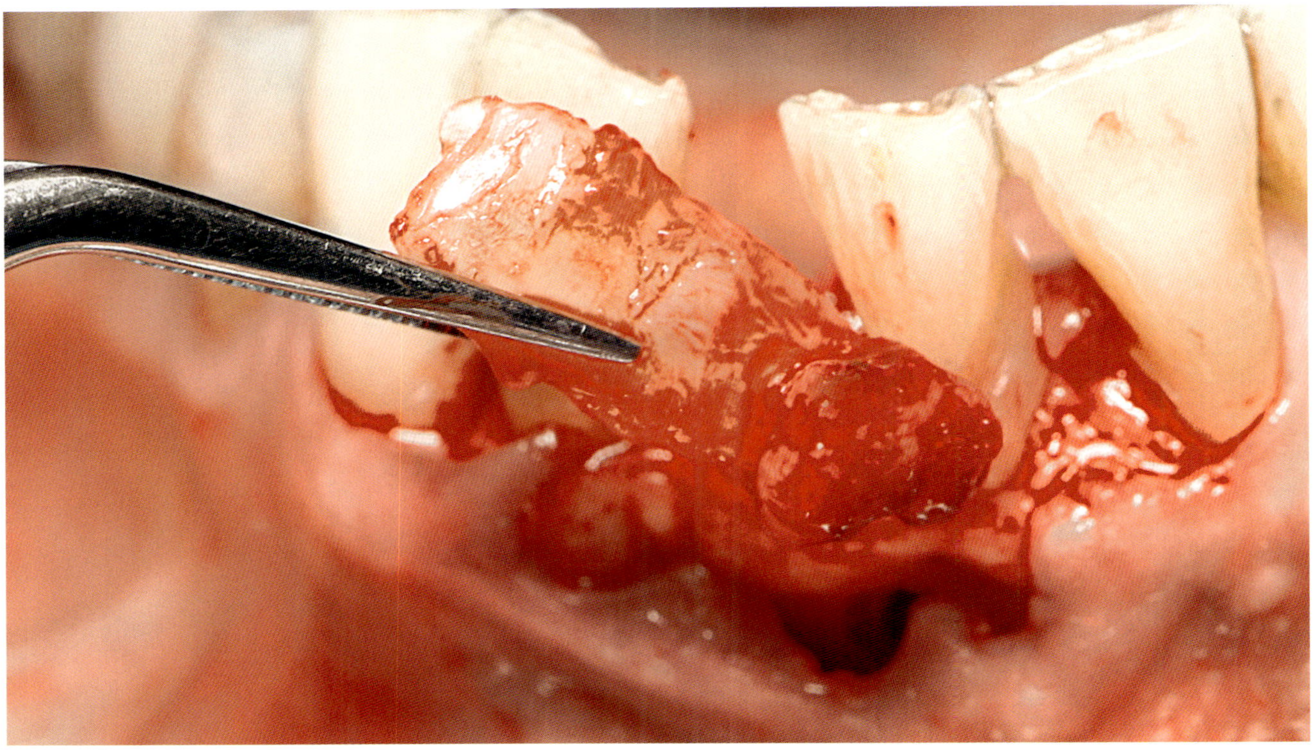

図 22　根尖部に根尖病変が付着している。

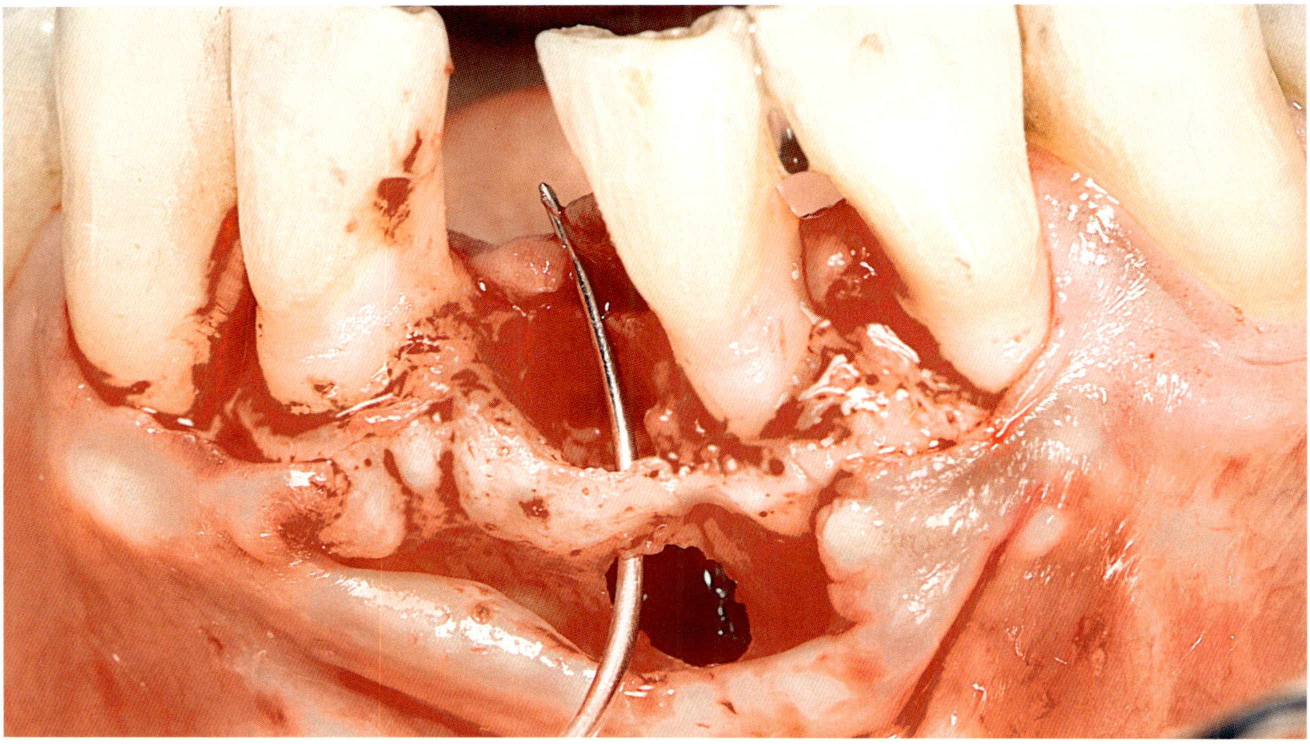

図 23　唇側骨壁の穿孔、遠心よりの抜歯窩、幅の狭い近遠心幅径および薄い既存骨は、治療計画に影響を与える条件である。

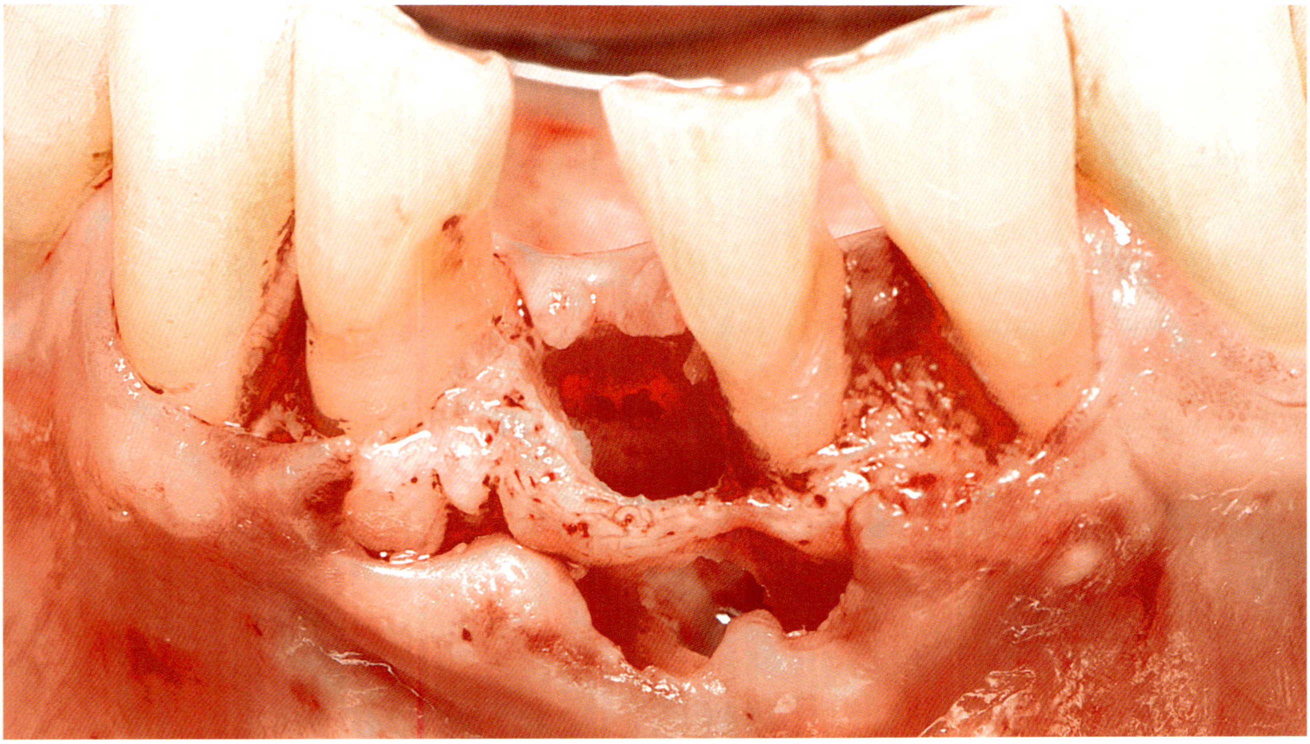

図 24　損傷のない残存既存骨が、インプラント埋入と骨組織再建に有効活用される。

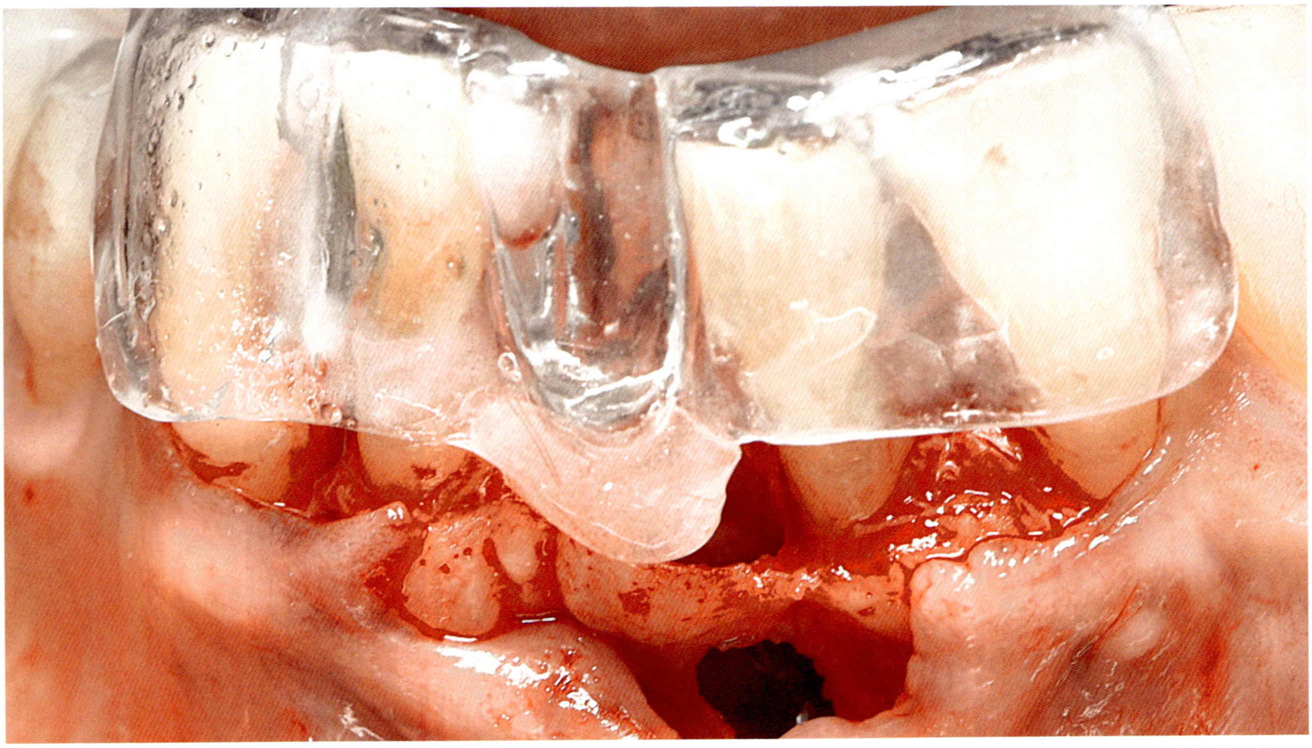

図 25　診断用ワックスアップに基づいて、サージカルテンプレートが製作された。歯肉および歯冠部の審美性のバランスは、正確なインプラントの埋入深度により決定される。

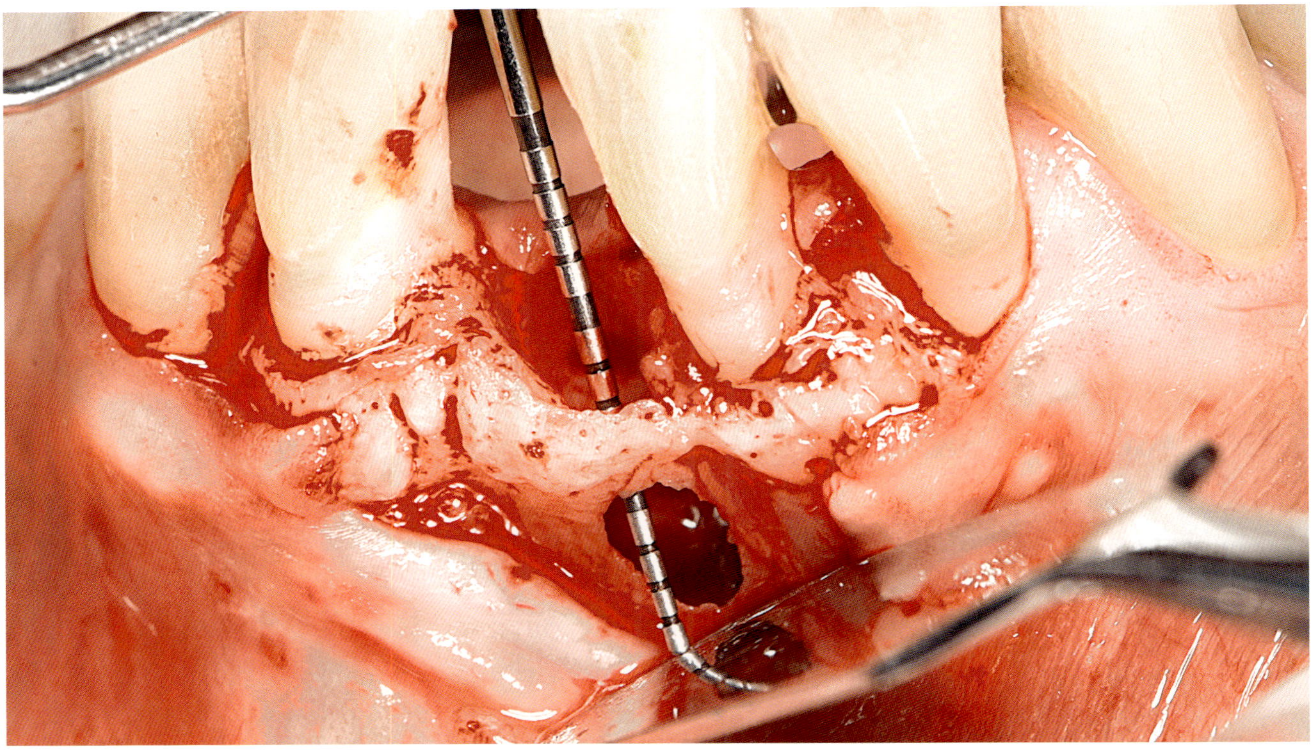

図 26　インプラントポジションは、ツイストドリルとテーパードリルの使用可能な遠心方向に行わなければならない。患者の要望もあり、最終補綴装置は元の歯があった位置とした。三次元的なインプラントの位置は、エマージェンスプロファイルと審美的歯冠概形に影響する。

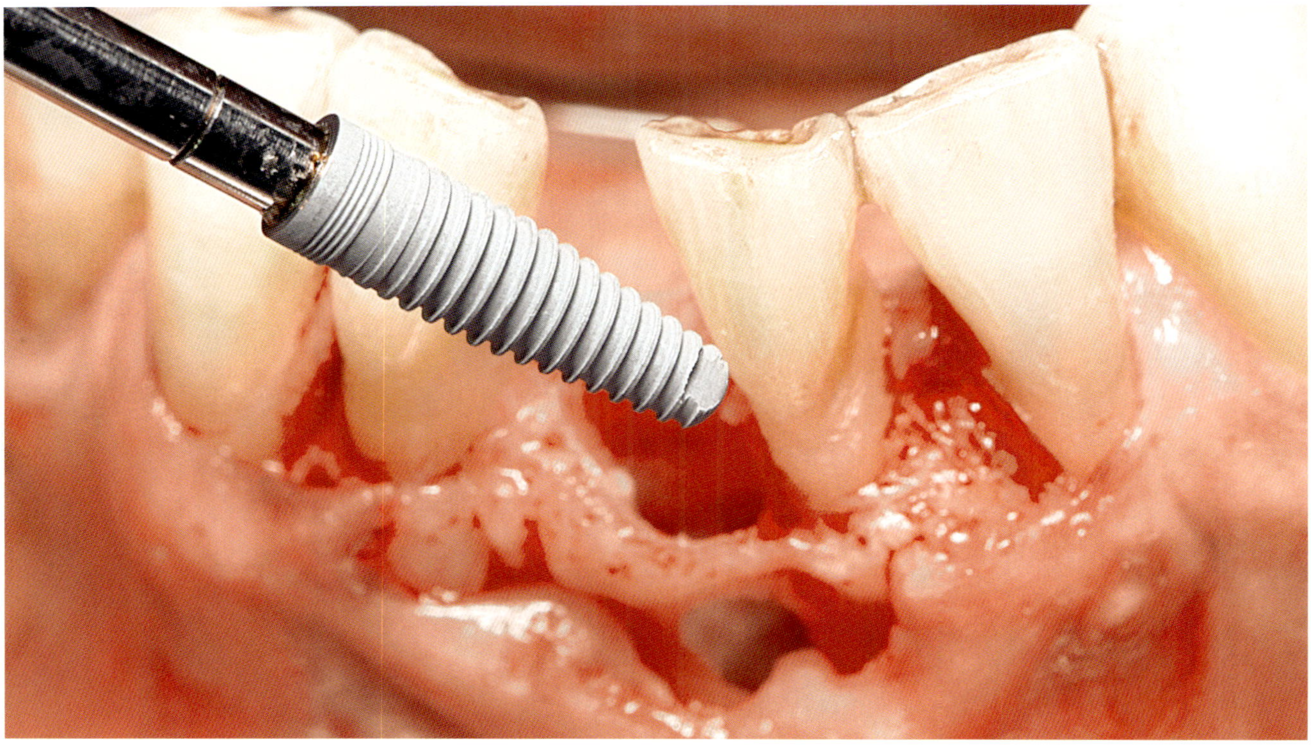

図 27　直径 3.5mm、長さ 11.0mm のテーパーインプラント（ノーベル・バイオケア社製）を埋入した。

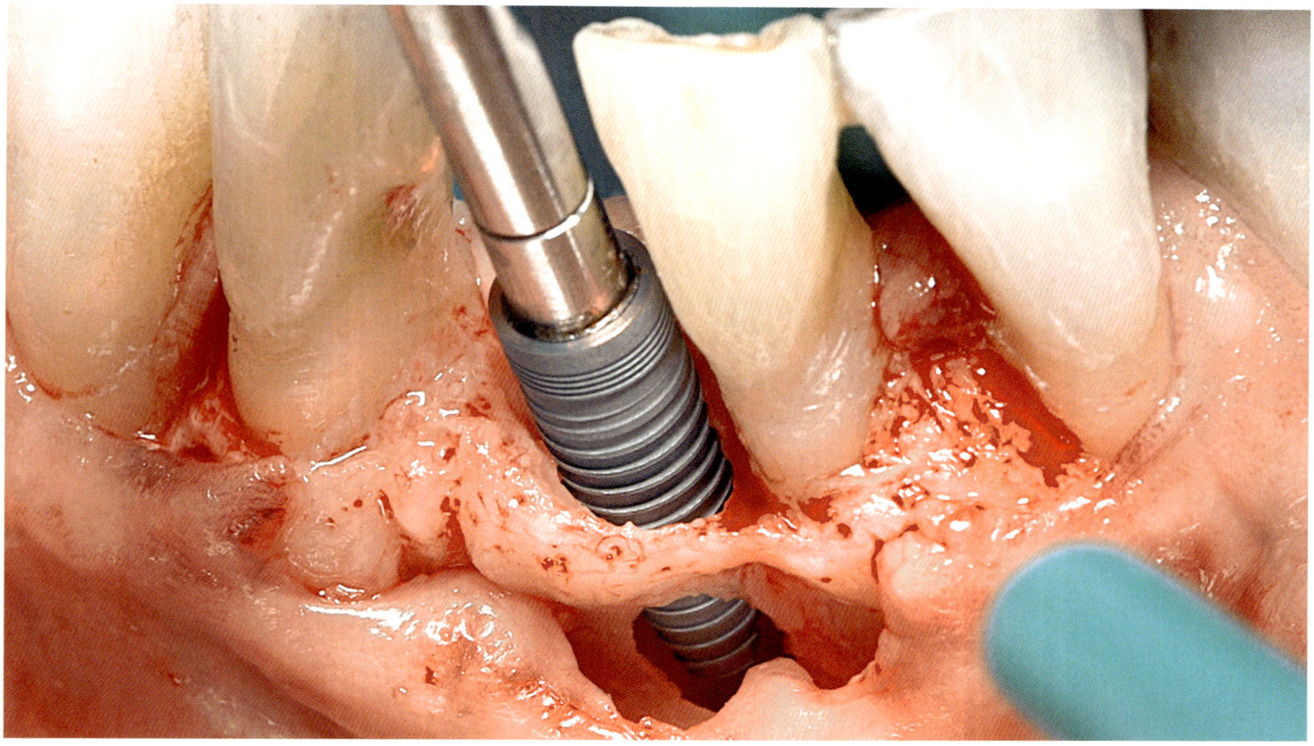

図 28　インプラントはわずかに遠心に埋入した。

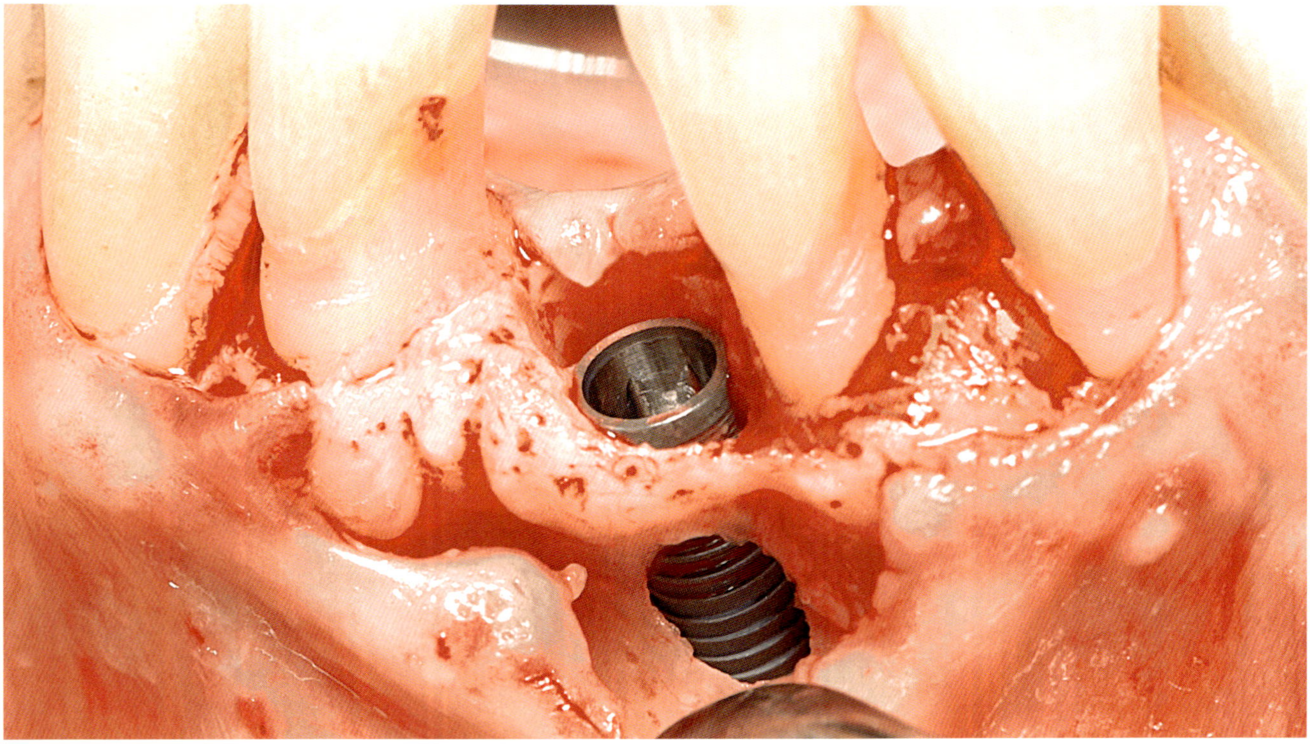

図 29　自然な骨のリモデリングを促すため、インプラントは歯槽頂から約 1.5mm 骨縁下に埋入した。

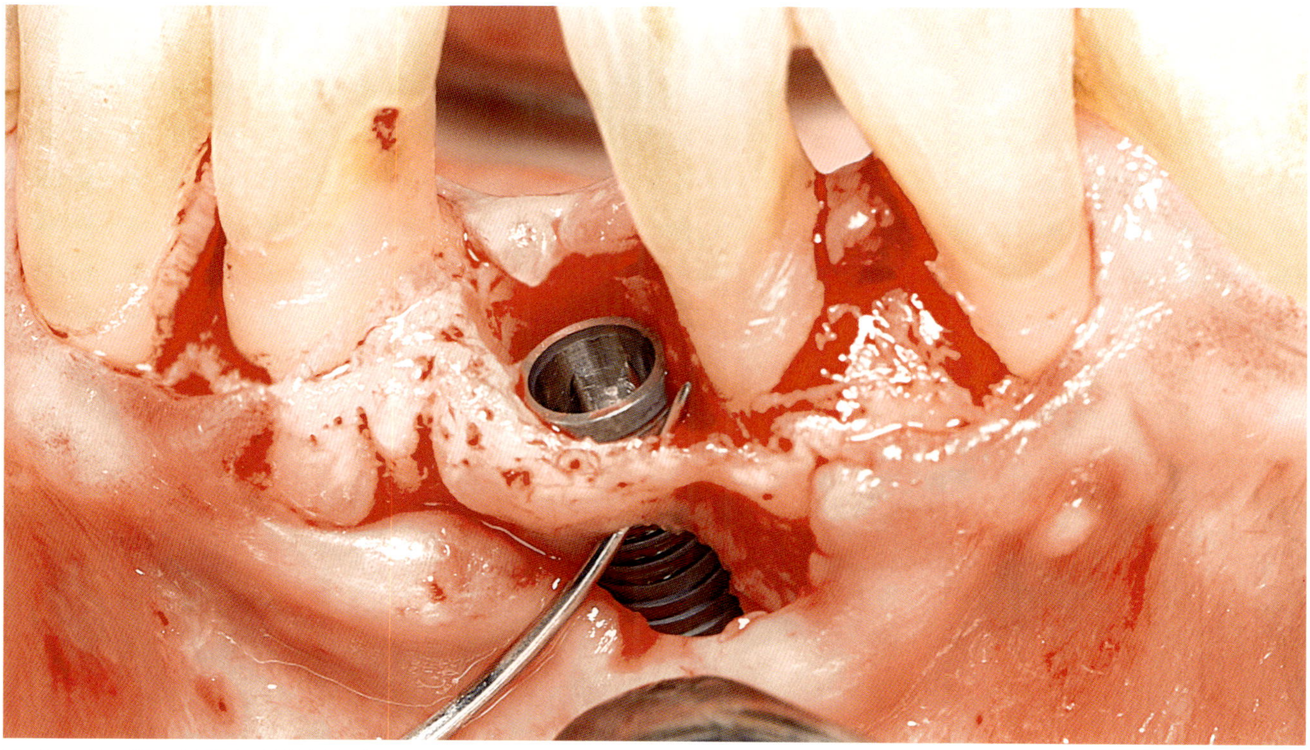

図 30　インプラント周囲に空隙が存在する。

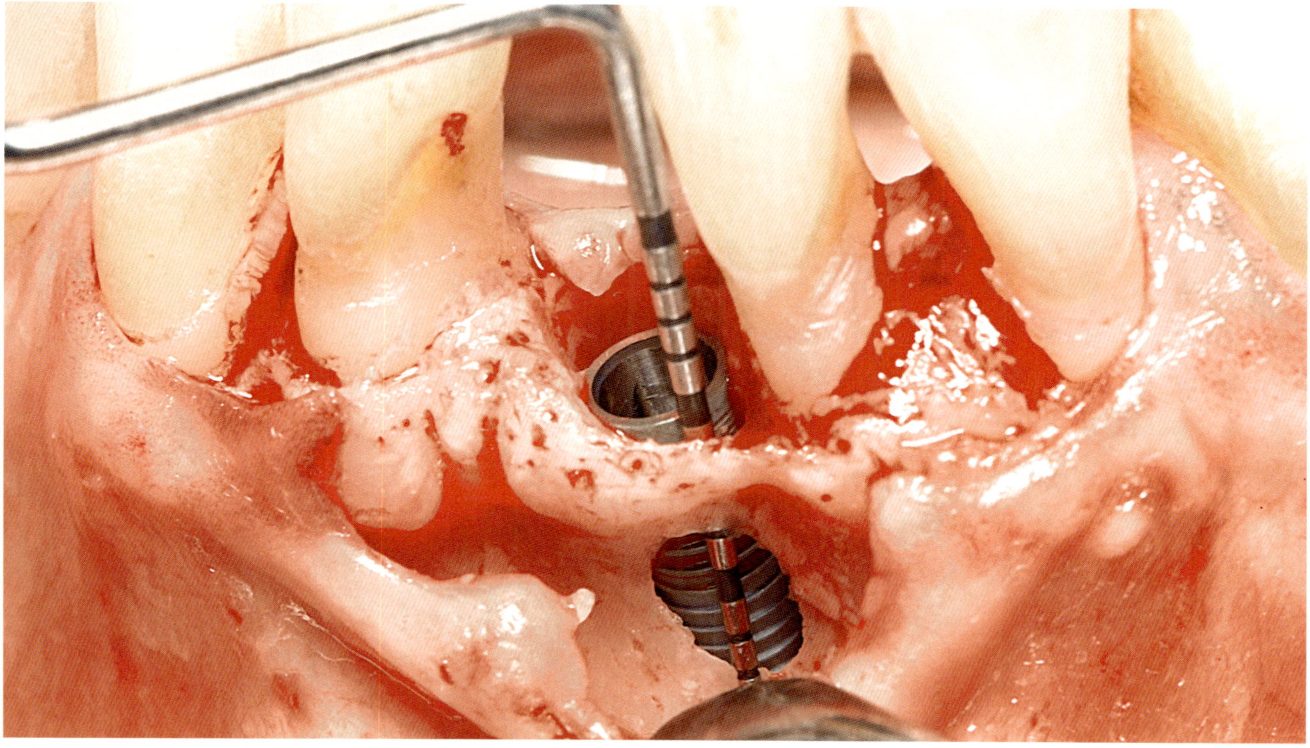

図 31　垂直的方向にも空隙が存在する。数か所のインプラントスレッドのみが骨に篏合している。

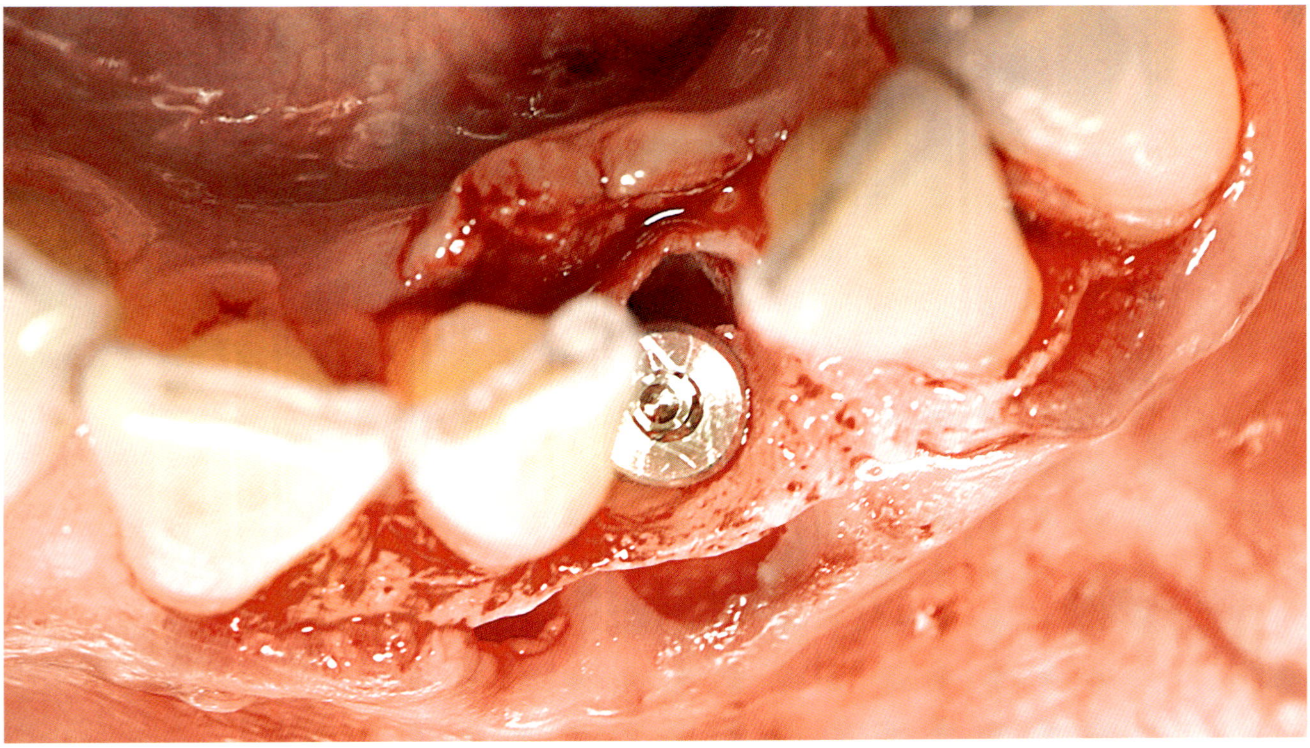

図 32　唇側および舌側に空隙が存在する。

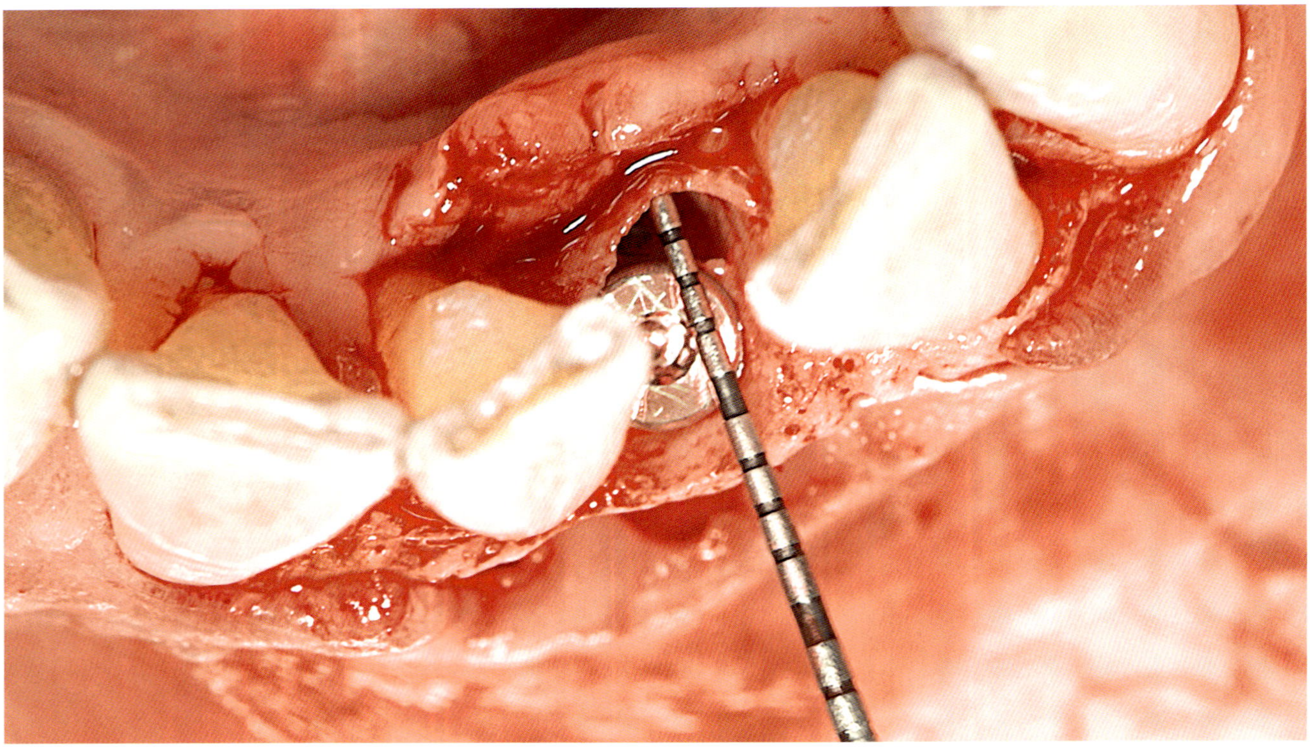

図 33　舌側に約 2.0mm の空隙と唇側骨約 2.0mm を確認した。

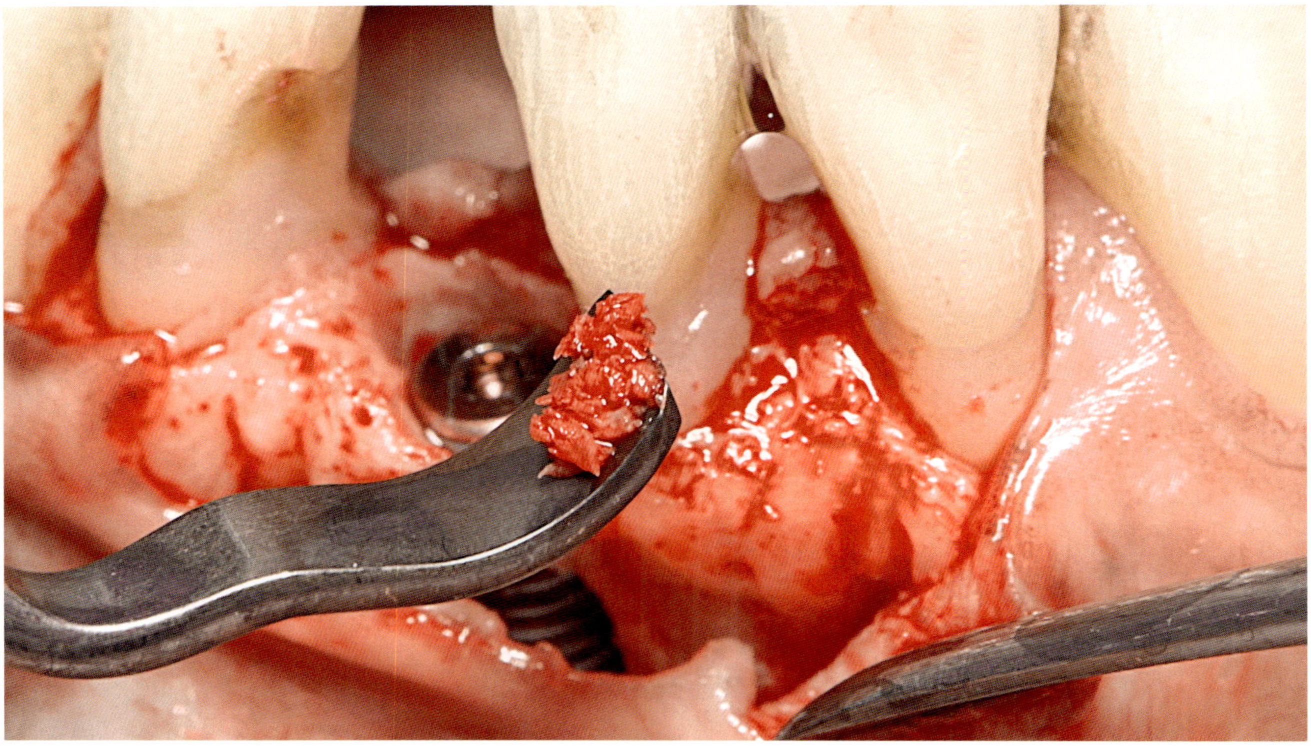

図 34　周辺部位から低侵襲なアプローチで細かな骨辺を採取した。供給側として支持歯槽骨を用いる。海綿骨に比較して、皮質骨の術後の吸収量がきわめて少ないために使用された。

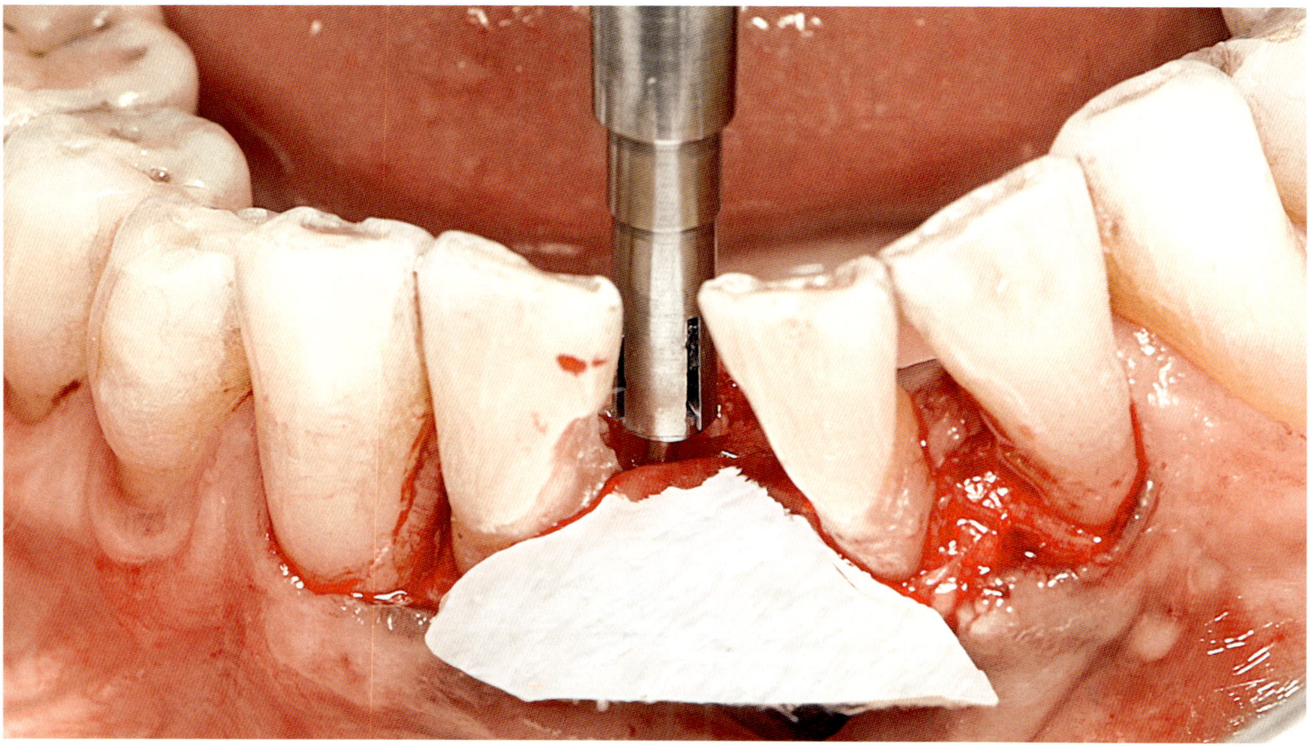

図 35　非架橋構造のブタ由来コラーゲンメンブレンをトリミングし、舌側部分を最初にピンで固定した。メンブレンは乾燥させたまま取り扱う。

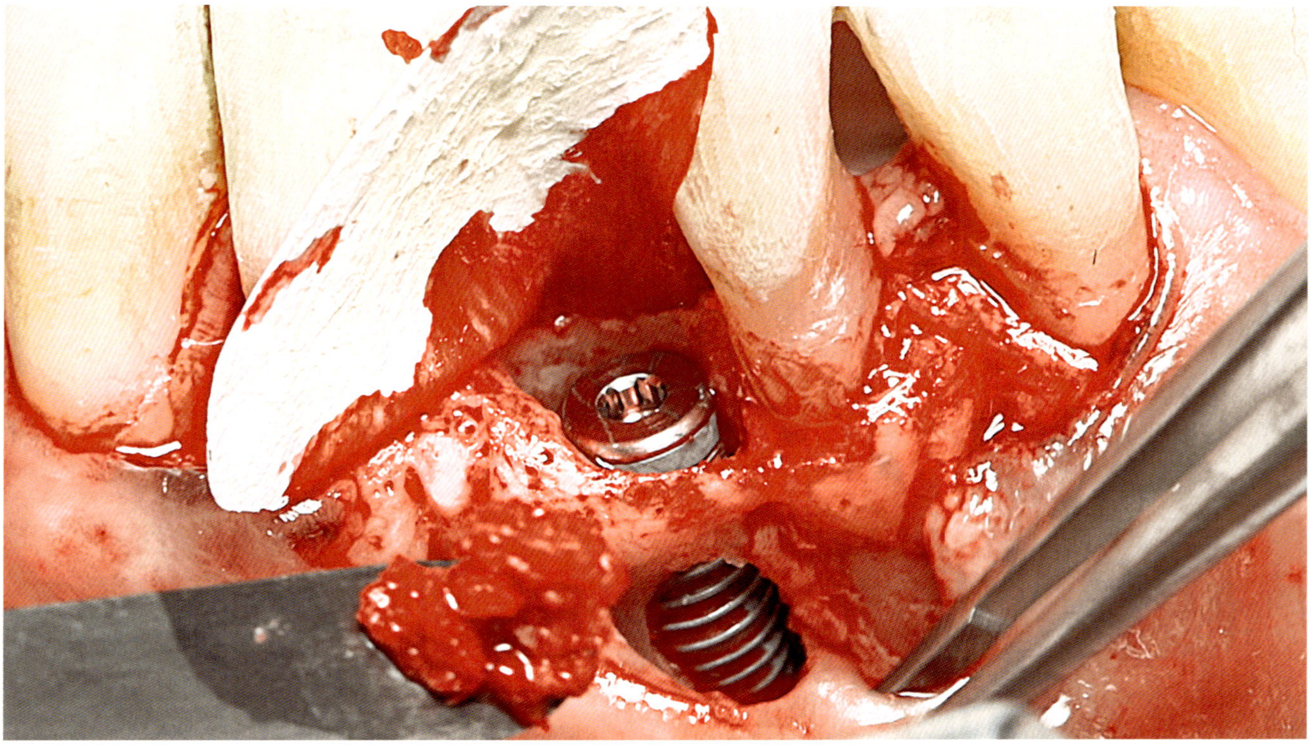

図 36　レイヤーテクニックを行い、自家骨をインプラント体表面に填入および圧接した。

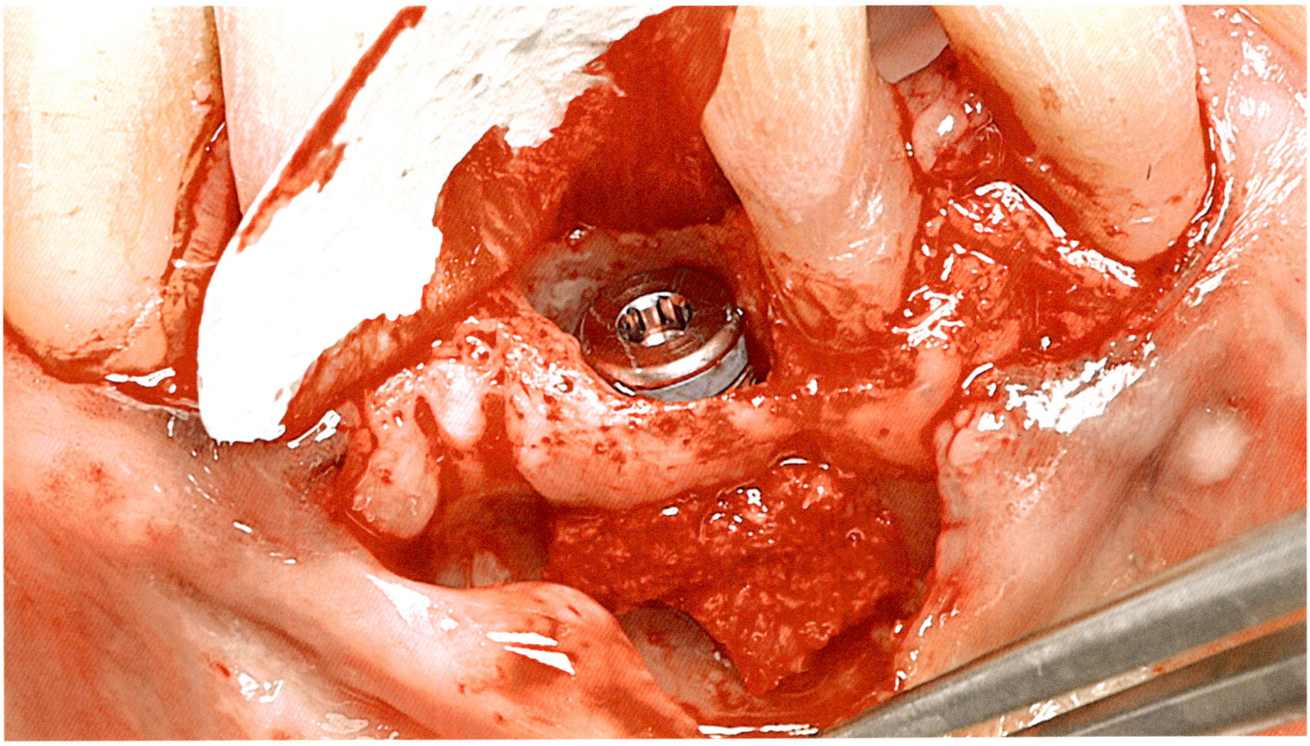

図 37　インプラントのラフサーフェイスには自家骨のみを圧接した。

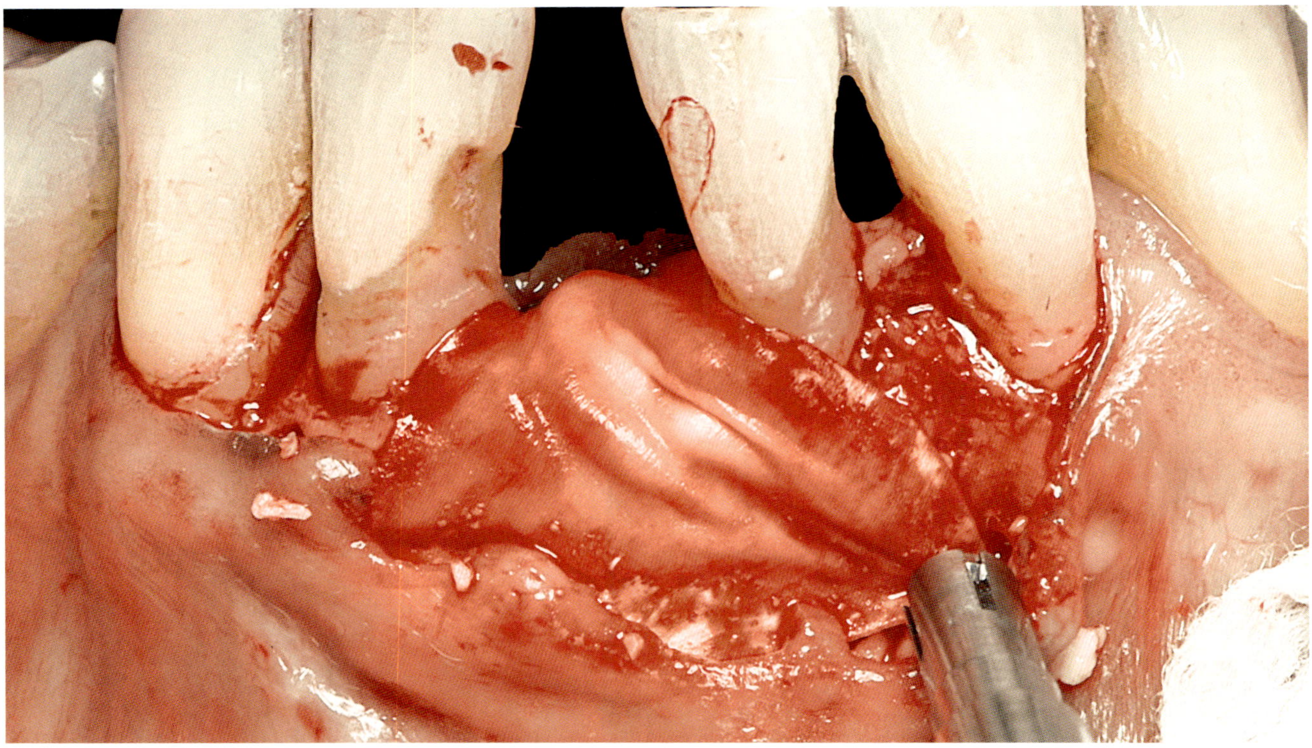

図 38　自家骨上にウシ脱灰骨を圧接した後、メンブレンで唇側を覆い、チタンピンで固定した。

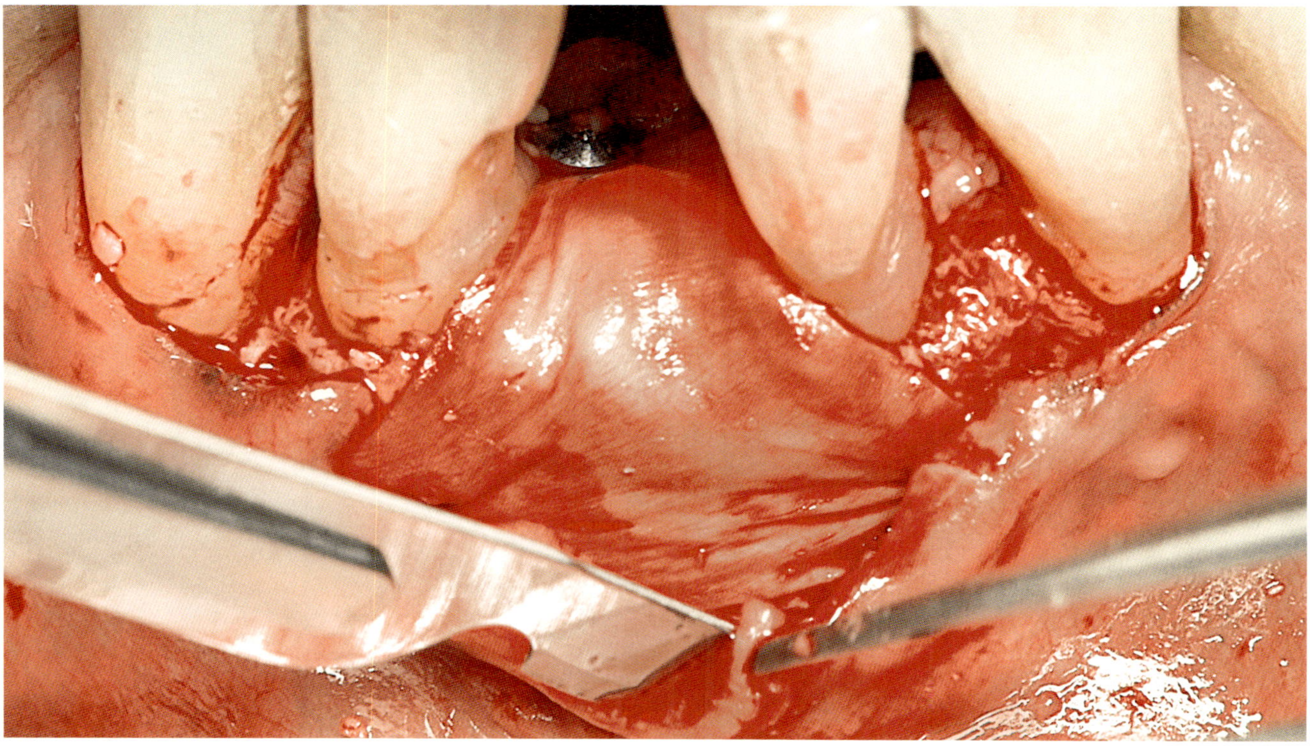

図 39　唇側フラップに、水平減張切開を数か所加えた。

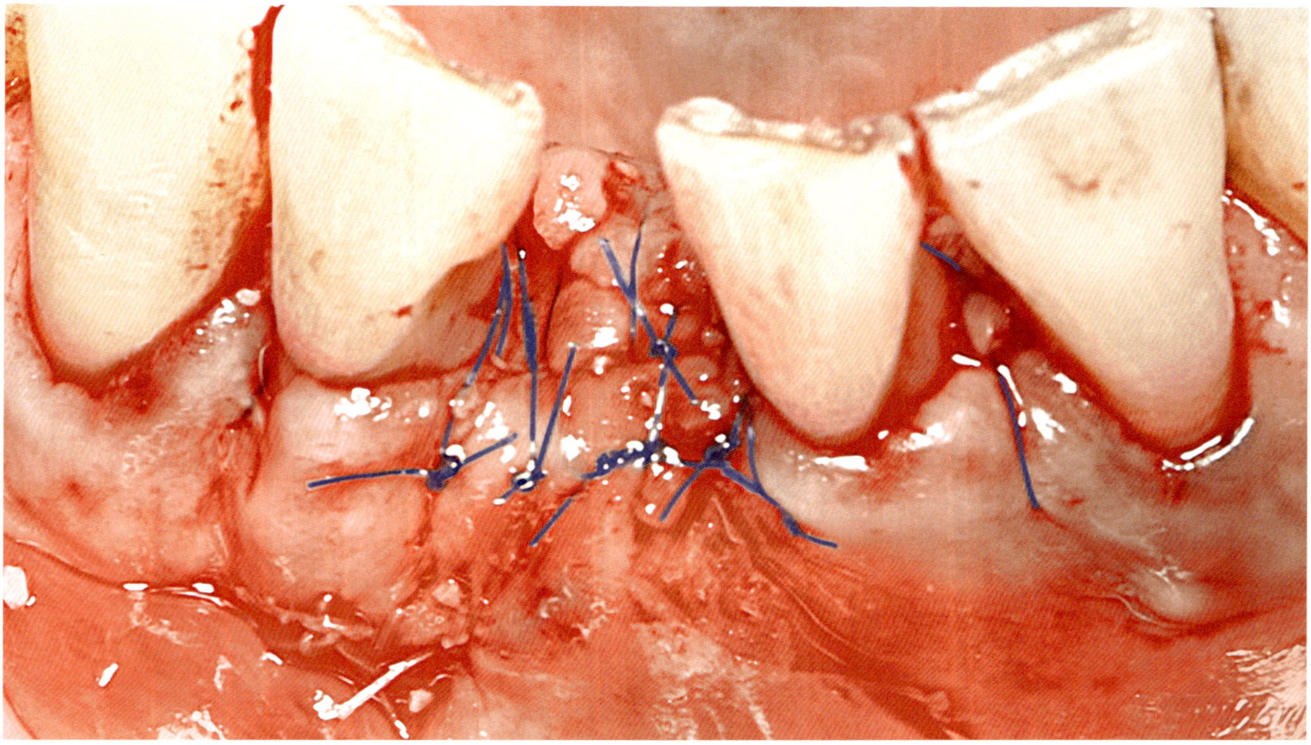

図 40　5-0 ポリプロピレン縫合糸で水平マットレス縫合、6-0 ポリプロピレン縫合糸で単純縫合を行った。歯槽頂部にメンブレンの露出がわずかに確認される。

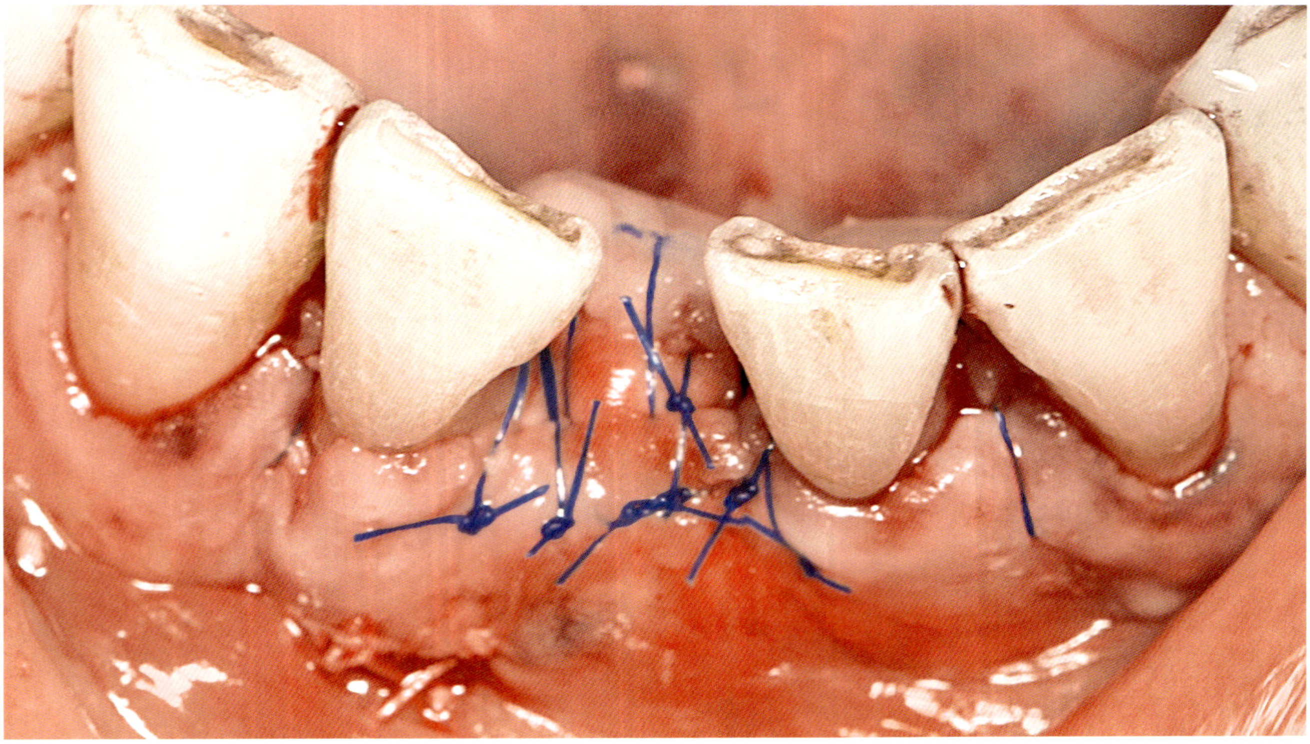

図 41　縦切開を行わないことで、術後の患者の不快感は少ない。

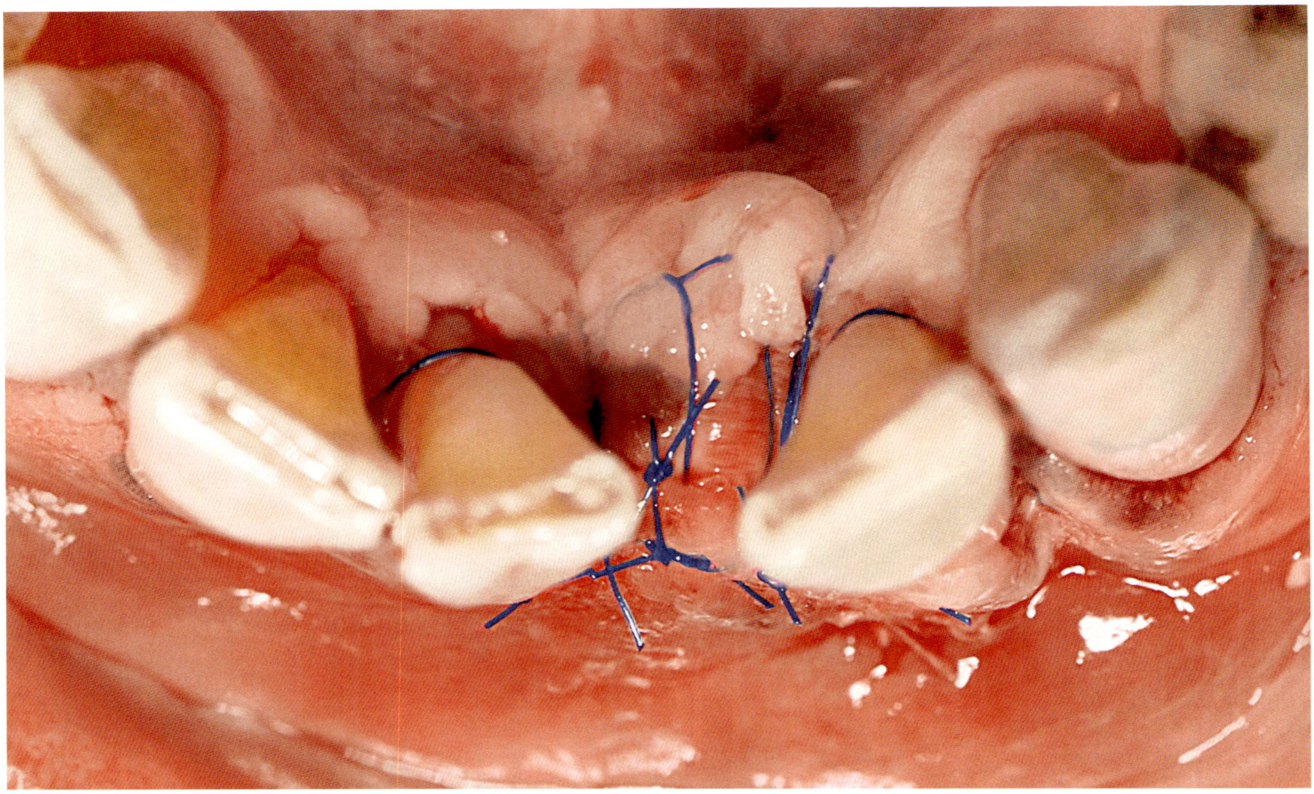

図 42　隣接歯に懸垂縫合を行い、フラップの安定を図る。

図 43　術後の根尖周囲Ｘ線写真より、３本のメンブ レン固定ピンがあり、フィクス チャーの先端数ミリが既存骨内に固定されている。

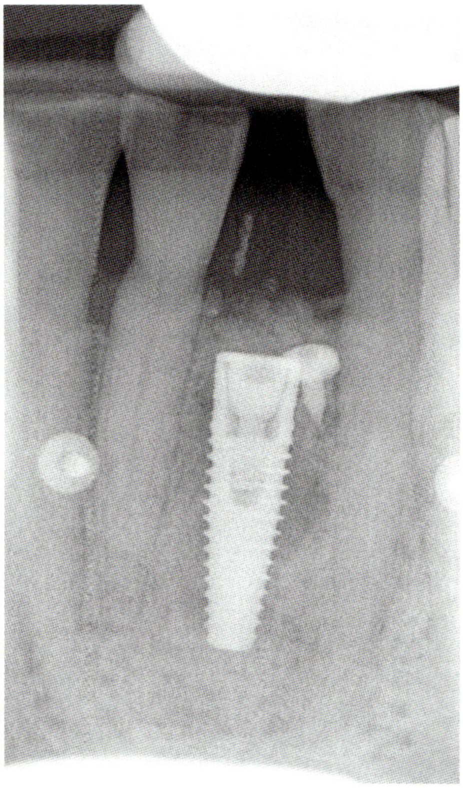

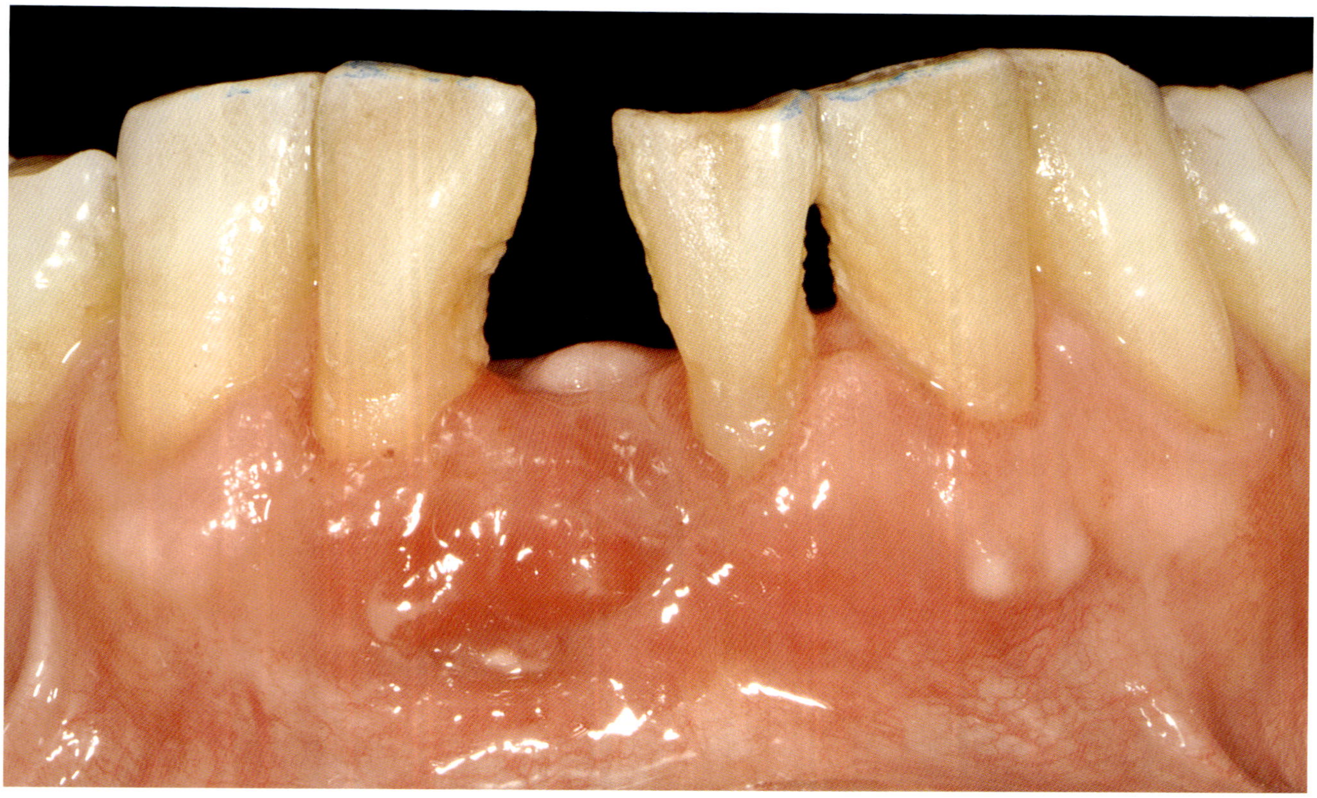

図 44　術後１週で抜糸をした。術後管理を行わなかったため、プラーク指数は高くなっている。しかしコラーゲンメンブレンの使用が、二次性治癒、完全な閉鎖創および角化粘膜の増加を可能にした。

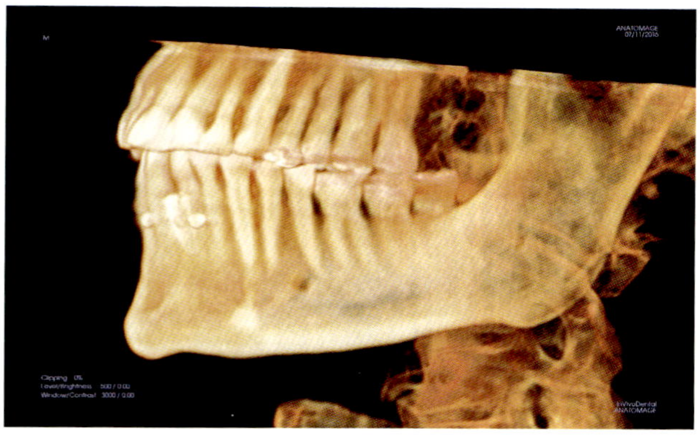

図 45　三次元構築画像：側方面観。

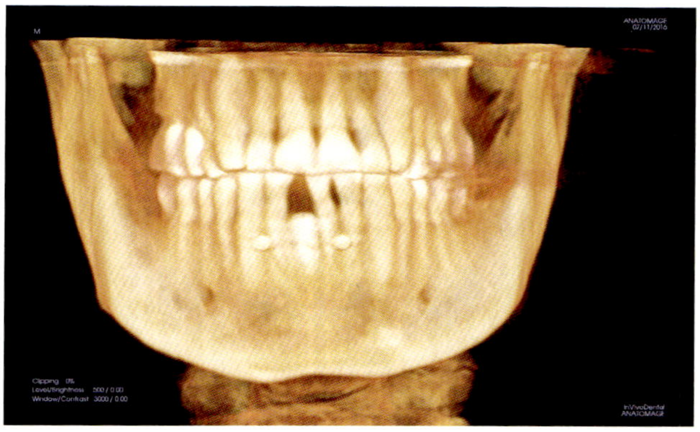

図 46　三次元構築画像：正面観。

治療結果

抜歯後即時インプラント埋入と GBR 法の併用は、治療期間を著しく短縮し、術後４ヵ月で補綴治療に移行することができた。

この新たな外科アプローチは、口腔機能回復を早め、患者の治療中の苦痛を改善し、治癒期間中の可撤性部分床義歯の装着を避け、外科手術の間隔を減少させることに貢献した。現代のインプラント治療は、隣在歯を長期的に保存し維持するのであれば、保存的アプローチとして捉えなければならない。さらに、固定性ブリッジに比較して単冠での最終補綴処置はより長期的な予後を期待できる。

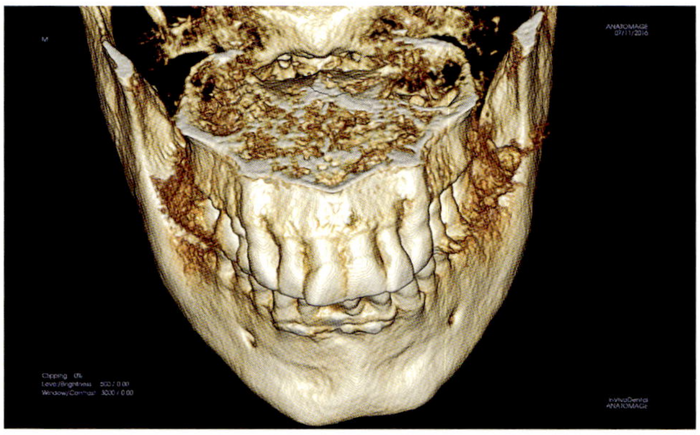

図 47　3D 画像より、良好な唇側骨形成が認められる。

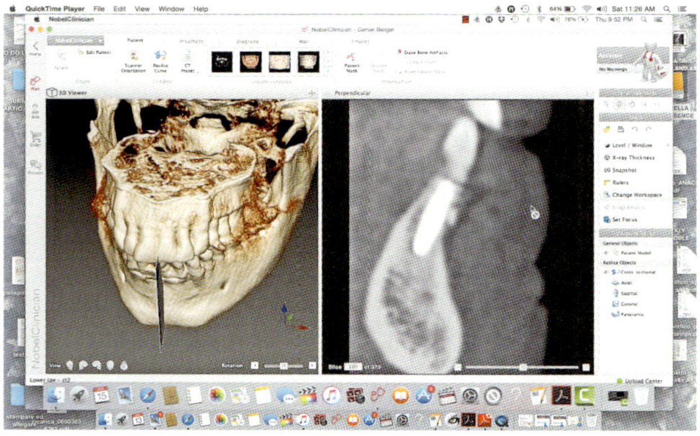

図 48　3D 画像より、良好なインプラント周囲骨組織が見られる。

図 49　治癒後４ヵ月。根尖周囲Ｘ線写真より、骨移植部位の良好な経過が認められる。

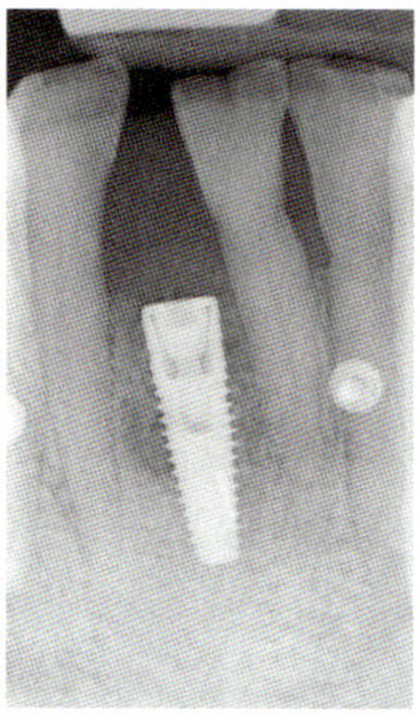

図 50　治癒後４ヵ月の矢状断より、唇側骨の再建と良好な骨質や骨密度を示す新生骨が認められる。特に造成骨はすでに良好な状態であり、舌側の既存骨はまだ成熟過程である。造成骨は既存骨に比較して治癒のスピードが速いと思われる。

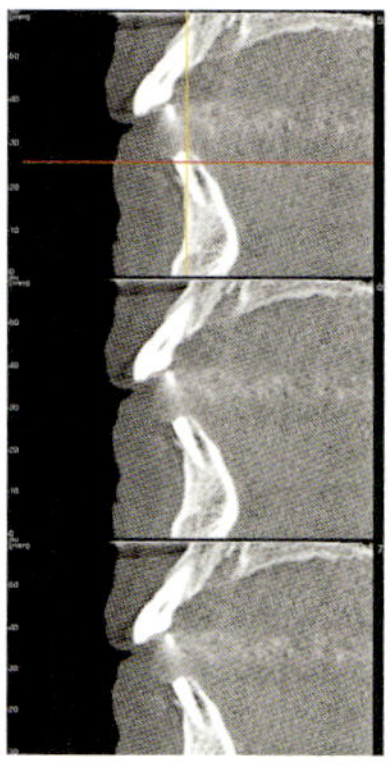

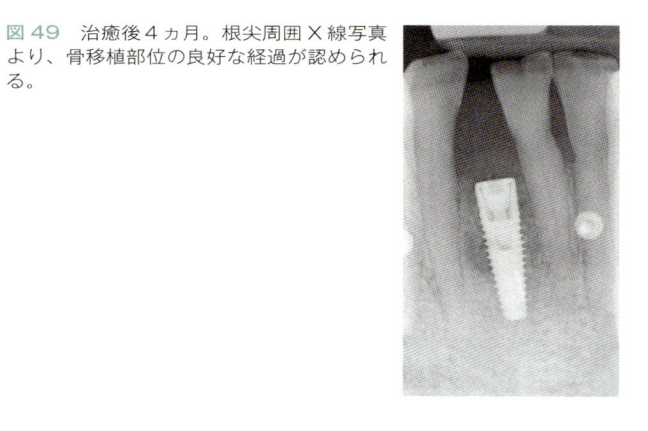

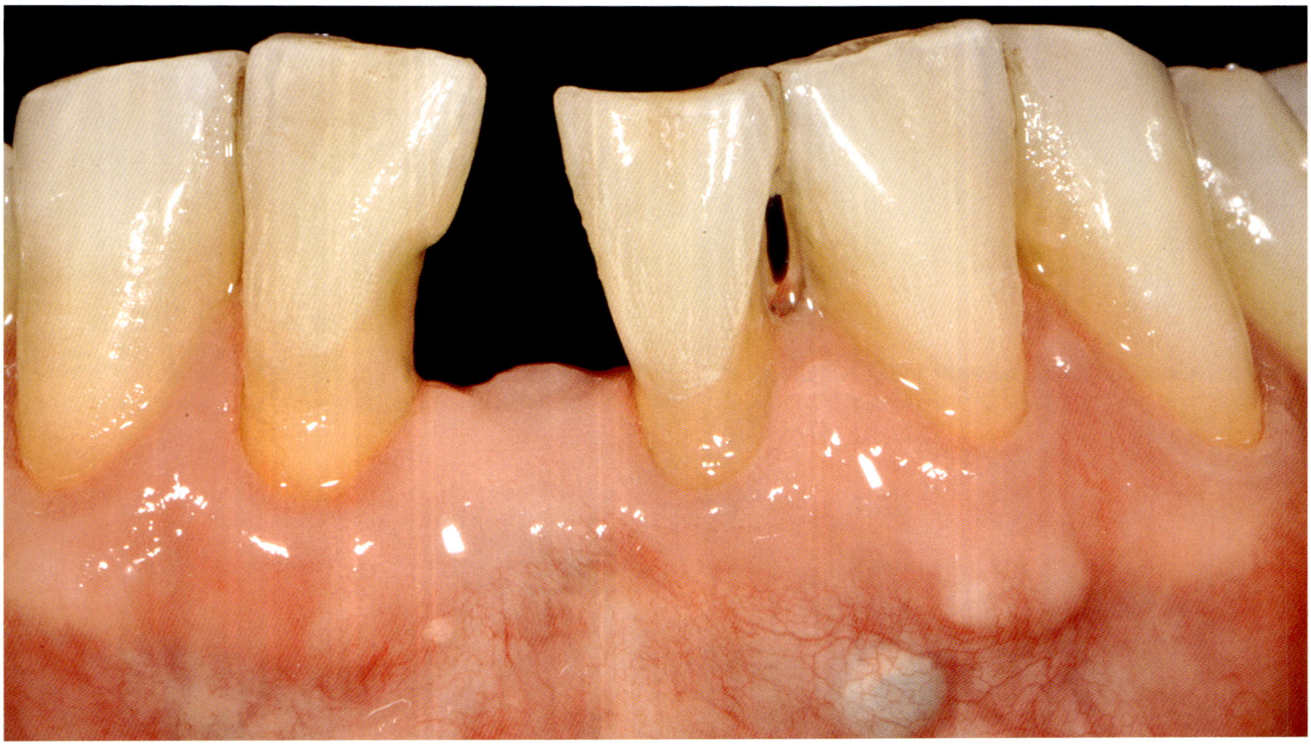

図 51　術後４ヵ月、粘膜は完全に治癒し成熟している。粘膜の厚みが増加し、角化組織の層が造成している。

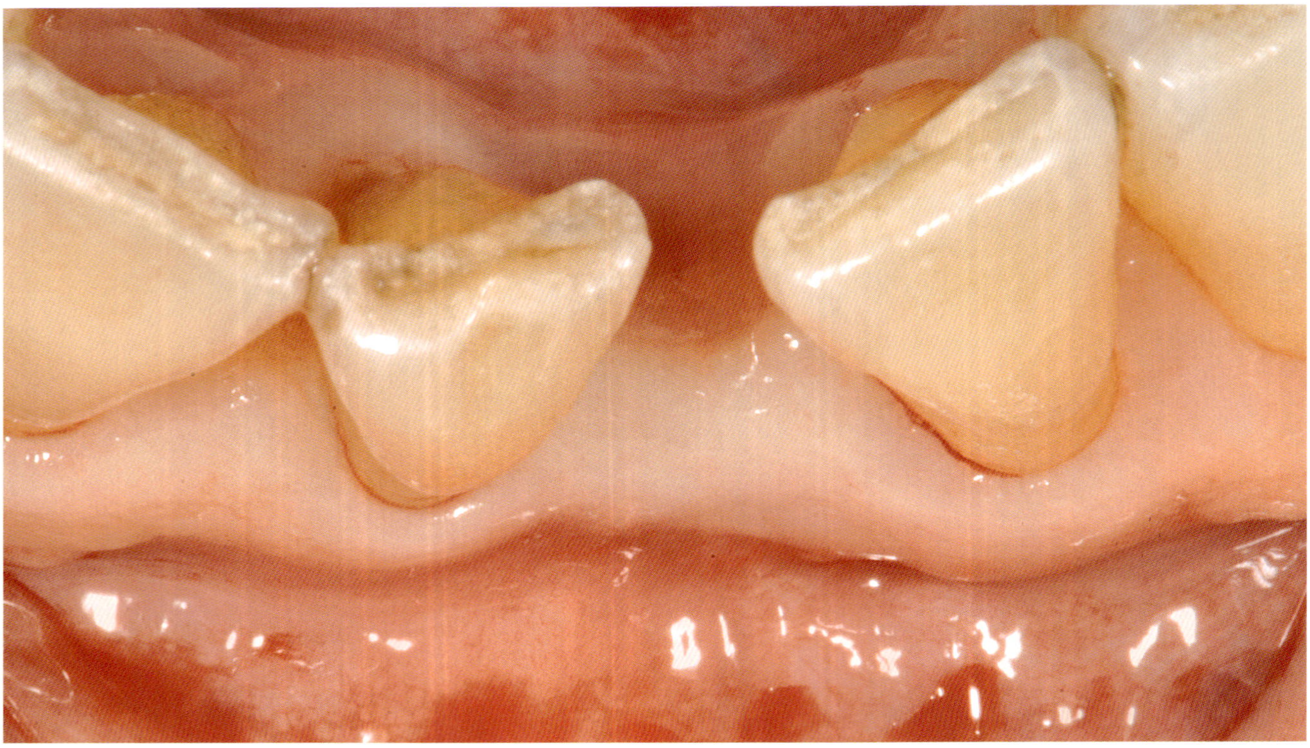

図 52　咬合面観より、唇舌的角化組織の厚みが確認される。近遠心的幅径が下顎中切歯の歯冠幅径よりも狭い。この状態であると、歯の位置が唇側、そしてやや遠心方向になる。

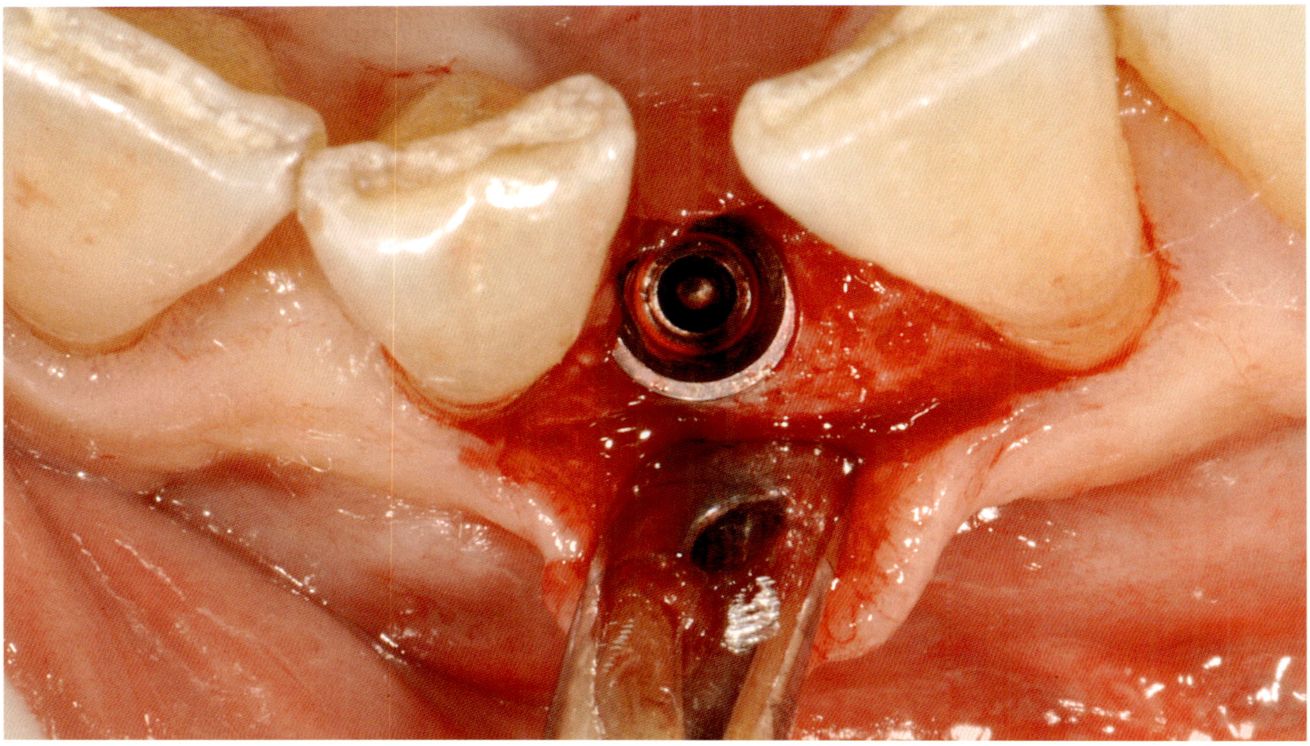

図 53　フラップをわずかに翻転した。唇側骨は十分に造成している。

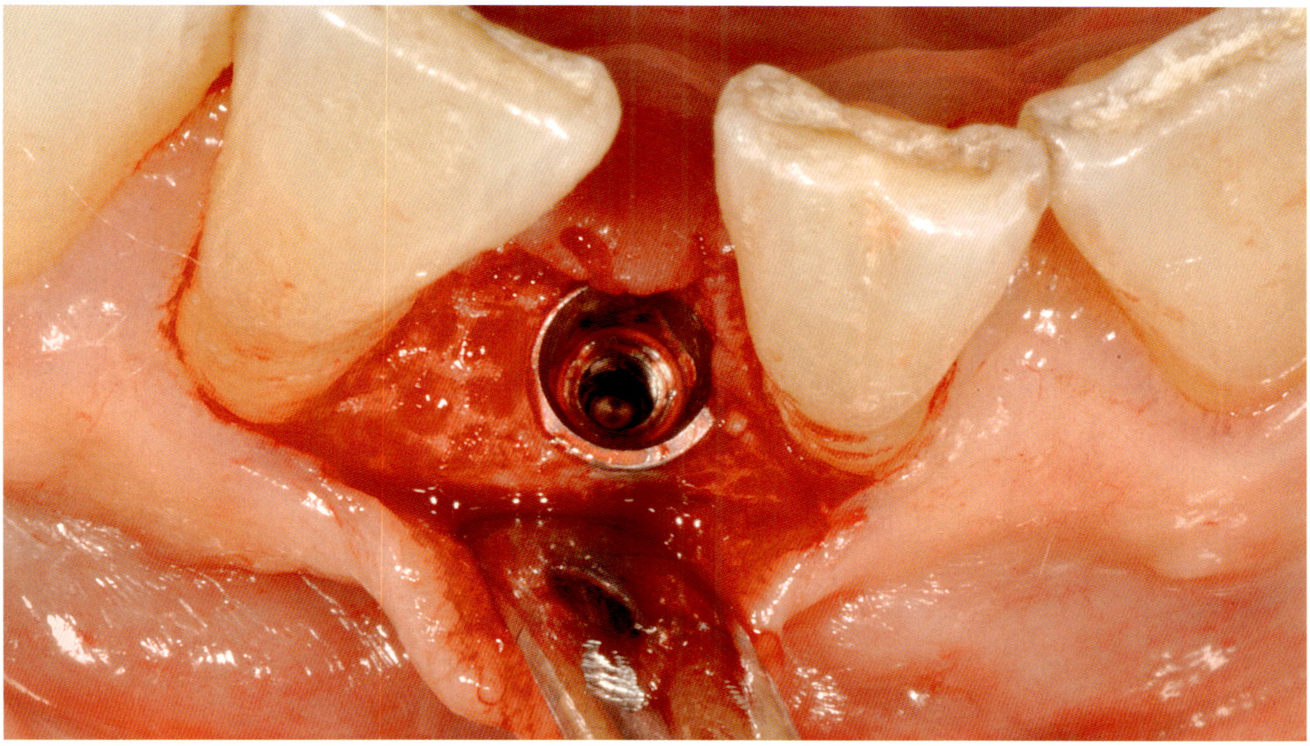

図 54　フィクスチャーは⌈1 に近接している。そのため、エマージェンスプロファイルはやや遠心方向になる。アバットメントおよびクラウンの装着が可能となる。フラップは、厚みと角化量を増加させるために唇側へ移動する。

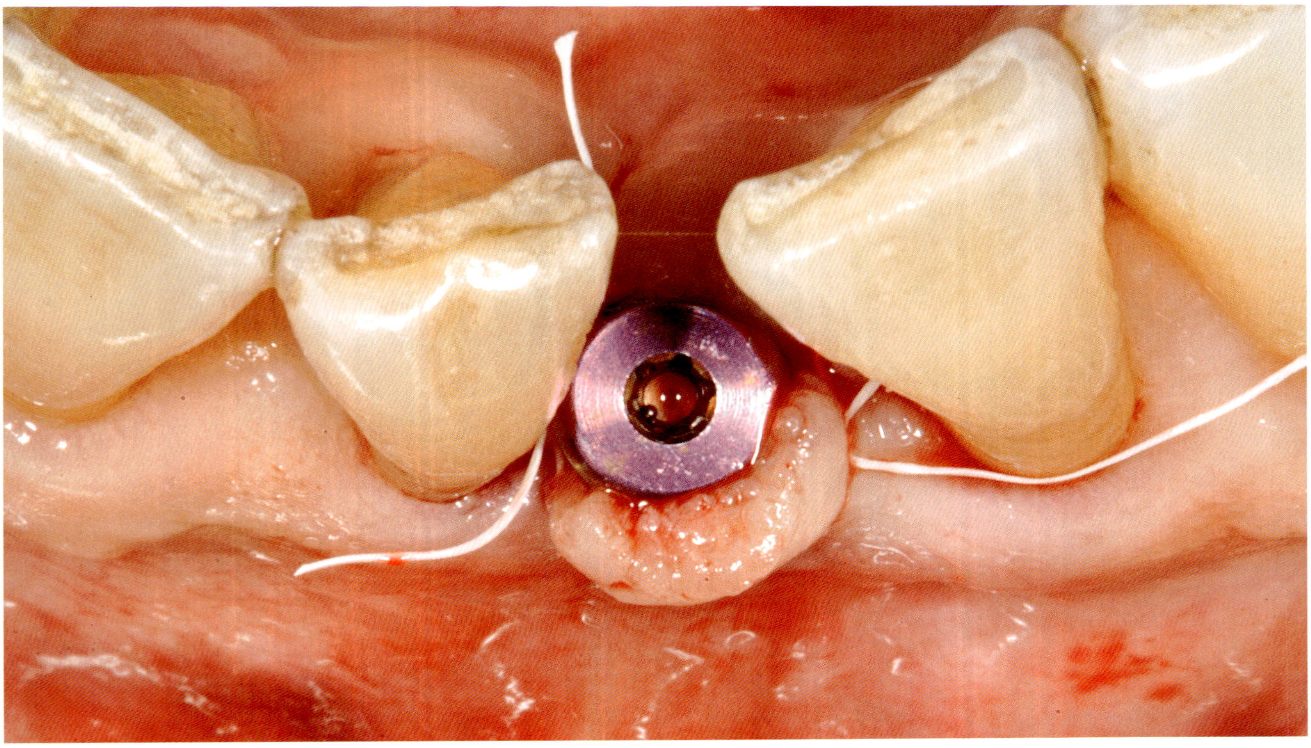

図 55　アバットメント周囲３mm のフラップを固定するために、6-0 e-PTFE 縫合糸で縫合した。

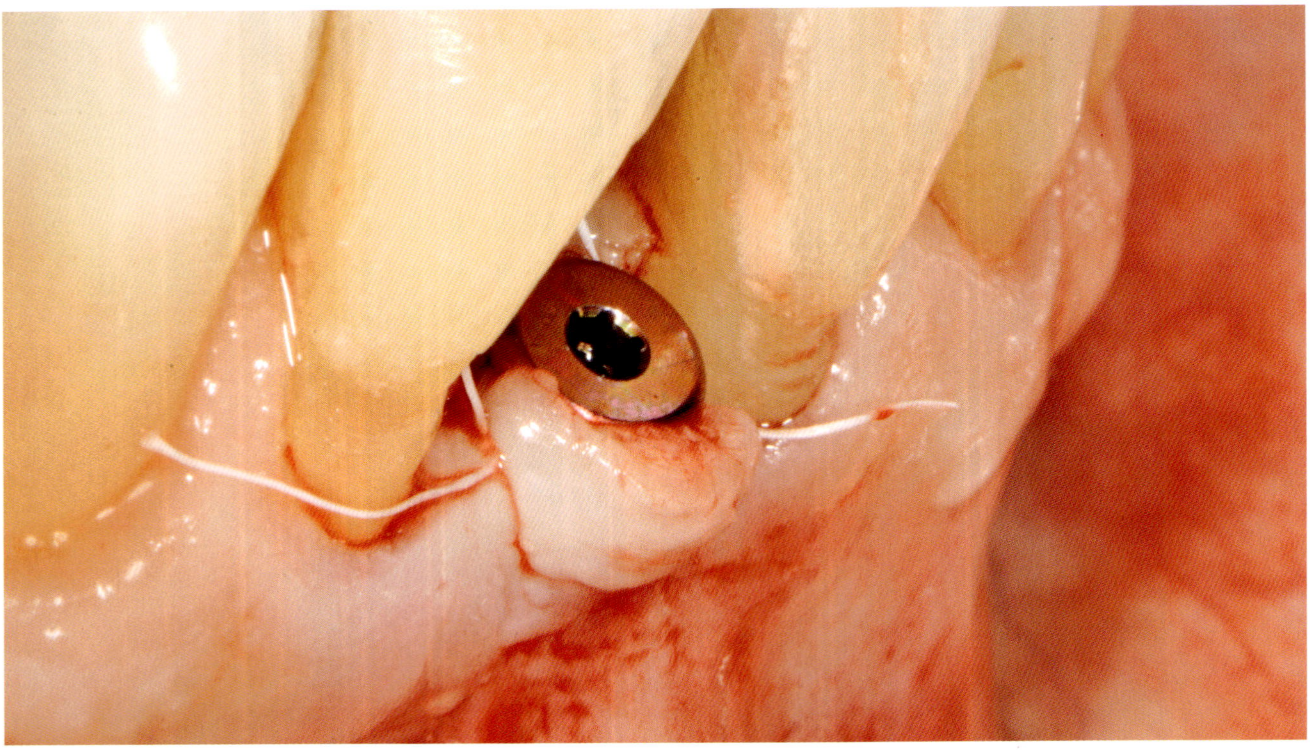

図 56　隣接歯の方向に従って、インプラントのエマージェンスプロファイルが決定される。

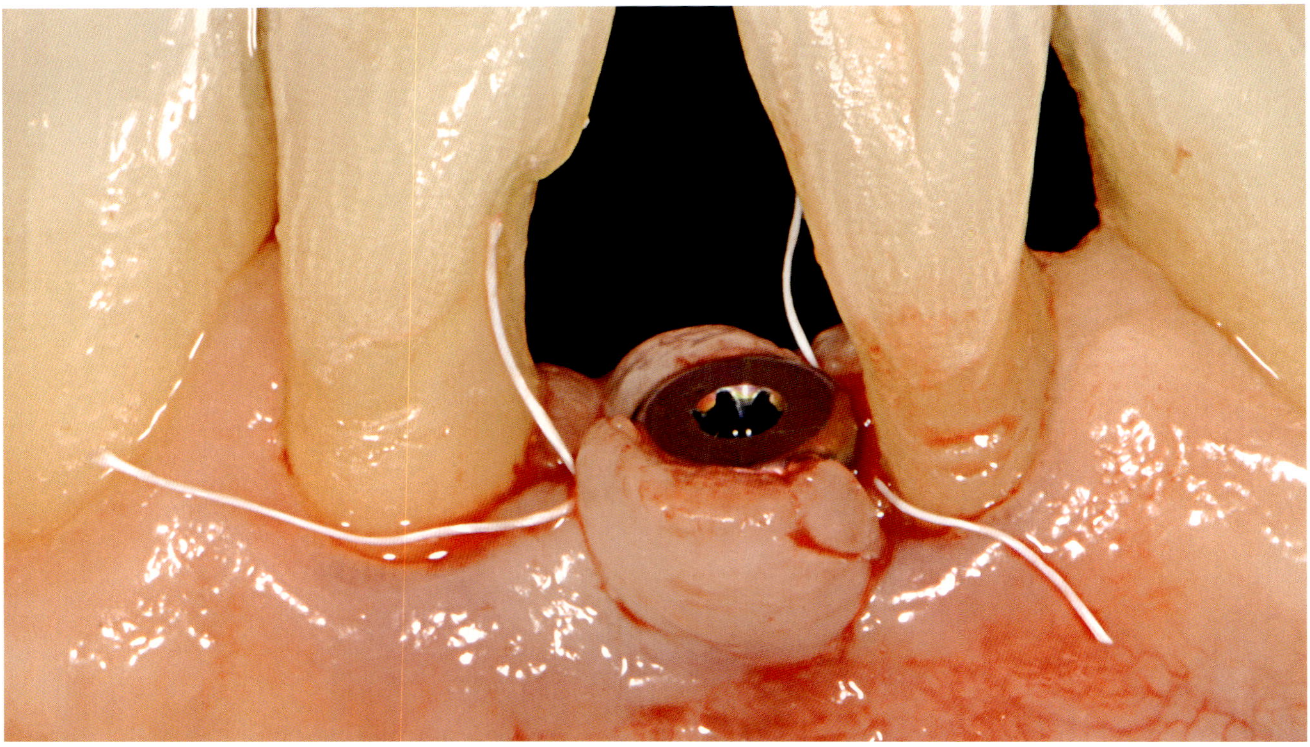

図 57　インプラント頚部周囲の軟組織閉鎖を行うため単純縫合を行い、陥凹形態のあるヒーリングアバッ ヽメントを用いた。

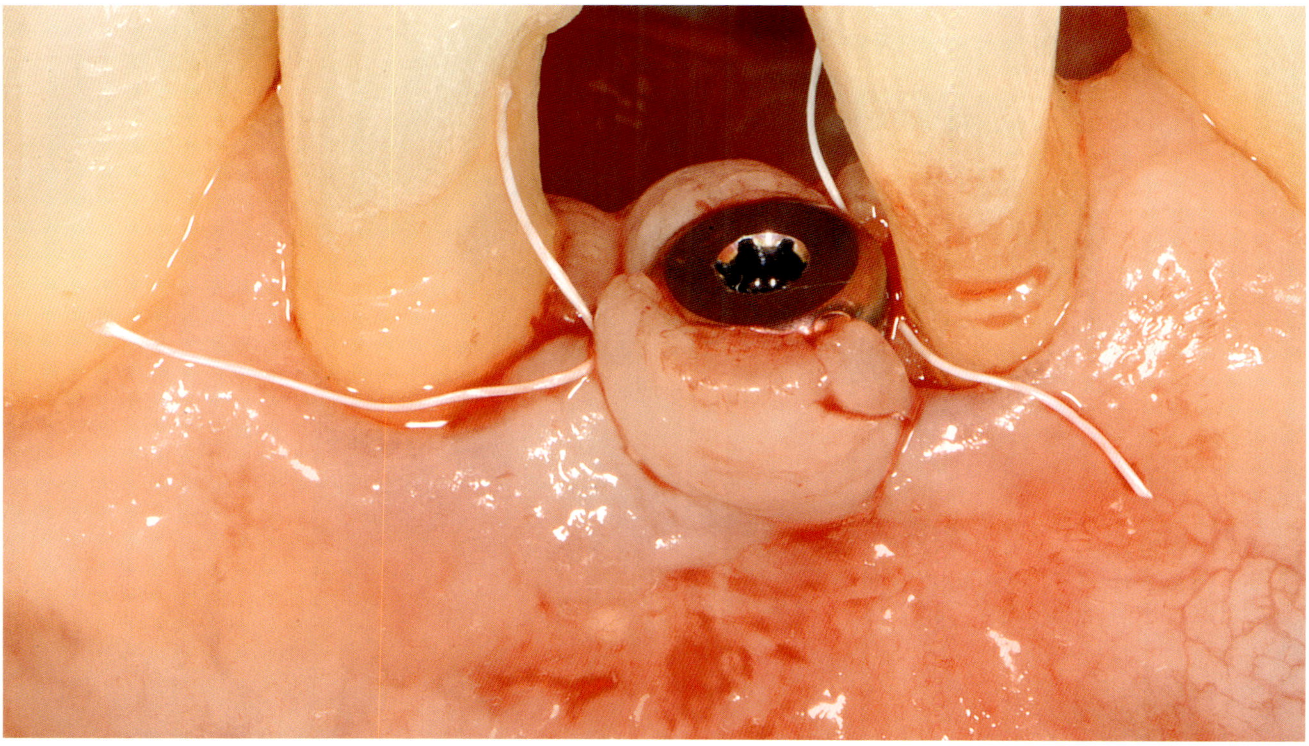

図 58　隣接歯の近遠心に磨耗が認められる。

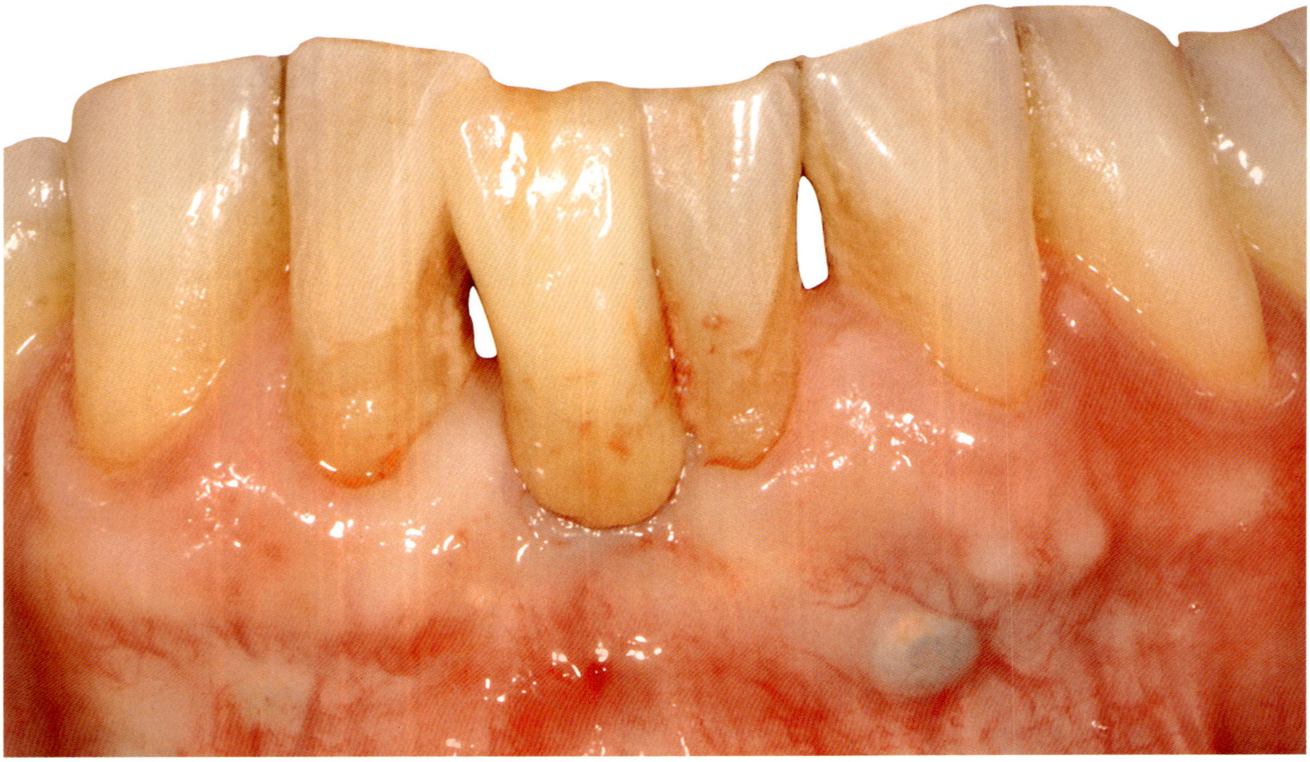

図 59　インプラント荷重にコンポジットのプロビジョナルレストレーションを用い、そして軟組織形態を調整した。

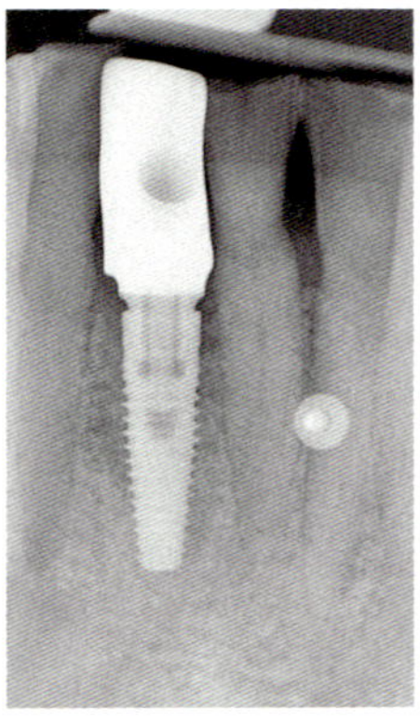

図 60　根尖周囲 X 線写真より、歯冠側骨レベルからインプラントプラットフォームまでの良好な骨造成が認められる。

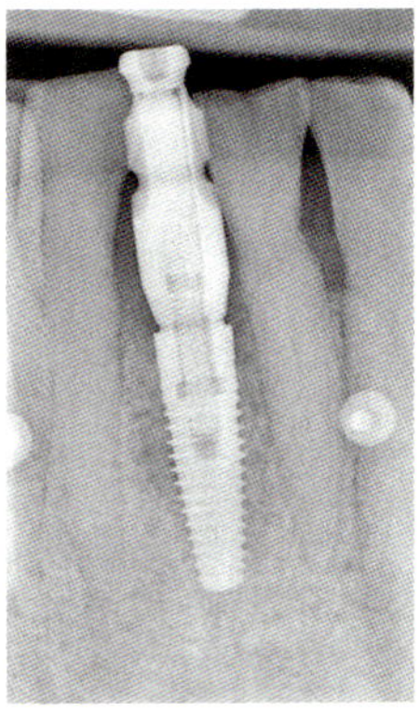

図 61　印象採得時の根尖周囲 X 線写真。

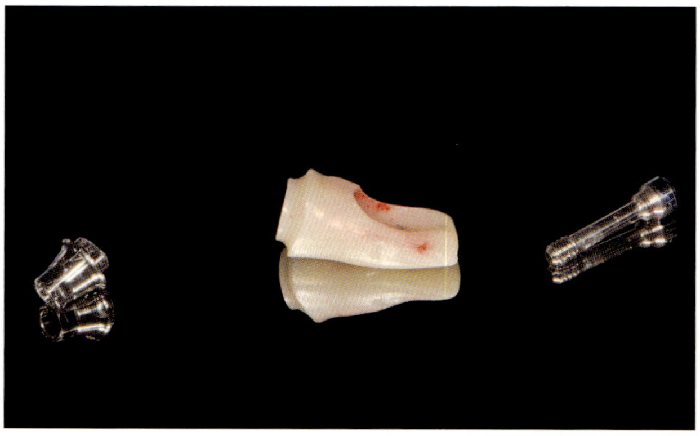

図 62　最終補綴装置は、ジルコニアの破折を避けるためにチタンベースとした。ジルコニアクラウンと固定用スクリュー。上部構造コンポーネント。

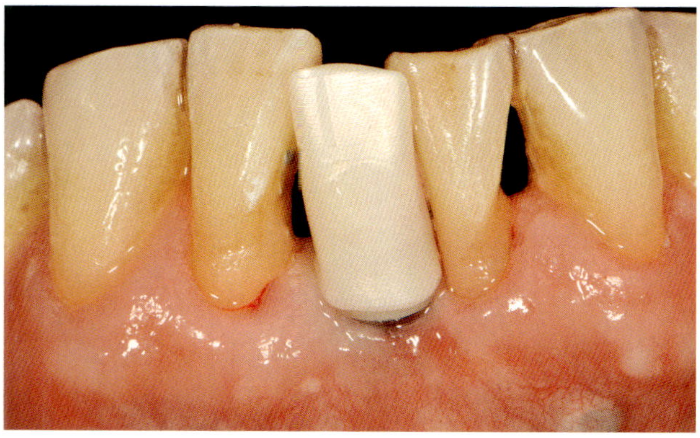

図 63　ジルコニアクラウン試適時。

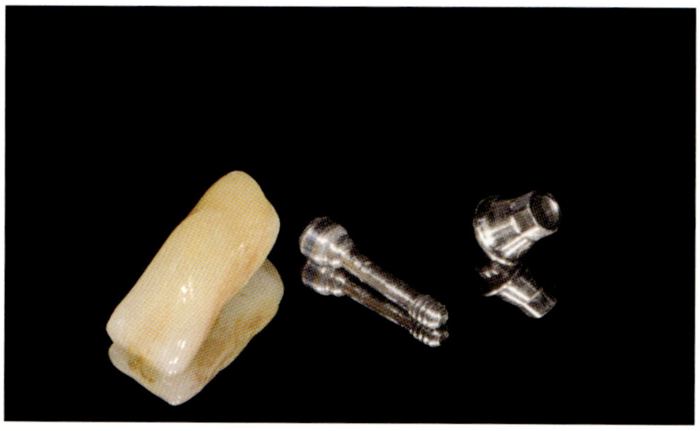

図 64　ジルコニアフレームにポーセレンをレイヤリングしている。

図 65　最終補綴装置装着時の根尖周囲 X 線写真。

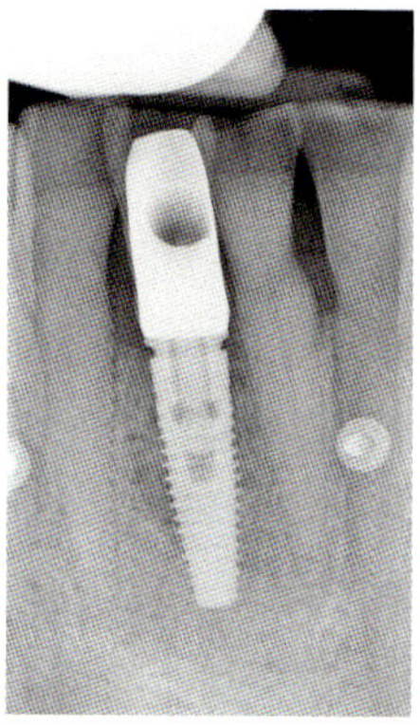

結論

綿密な治療計画立案によって複数回の外科治療を 1 回にまとめることができ、良好な審美的結果や全体的な治療期間の短縮が可能となった。

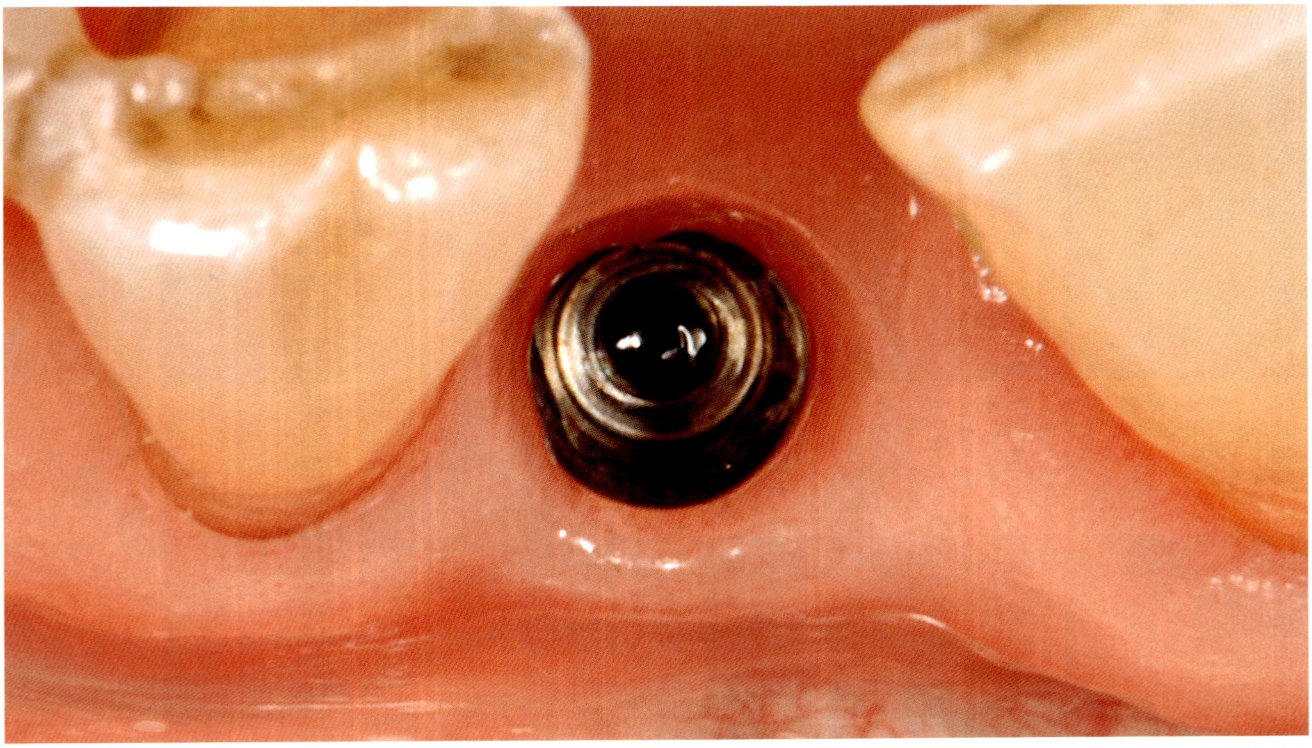

図 66　術後１ヵ月のインプラント周囲粘膜は、厚みがあり健全な組織の特徴を呈している。プロビジョナルレストレーション除去時も出血は認められない。

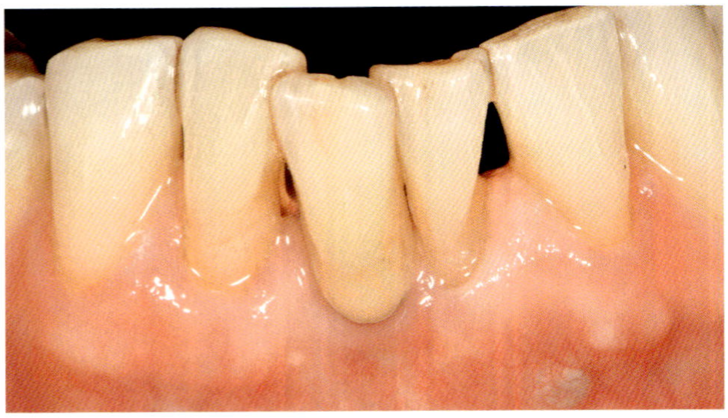

図 67　正面観：CAD/CAM によるオールセラミックスクラウン。GBR 時のコラーゲンメンブレン固定用ピンの１つが粘膜を透けている。しかし、審美的に患者が気にしていないことから取り除かなかった。計画初期より、最終補綴装置は元の歯の位置に製作することとしている。

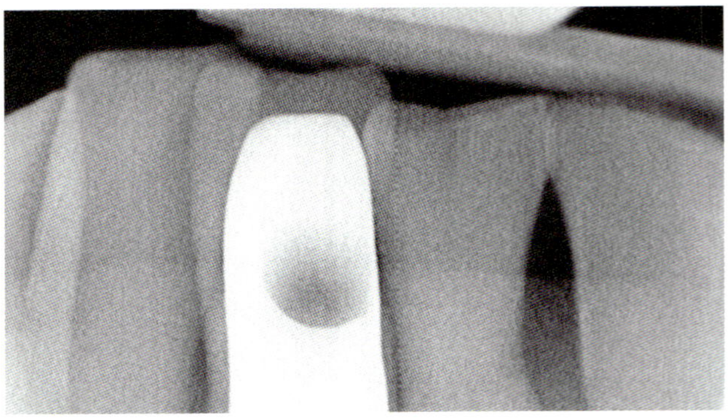

図 68　最終補綴装置装着時の X 線写真。

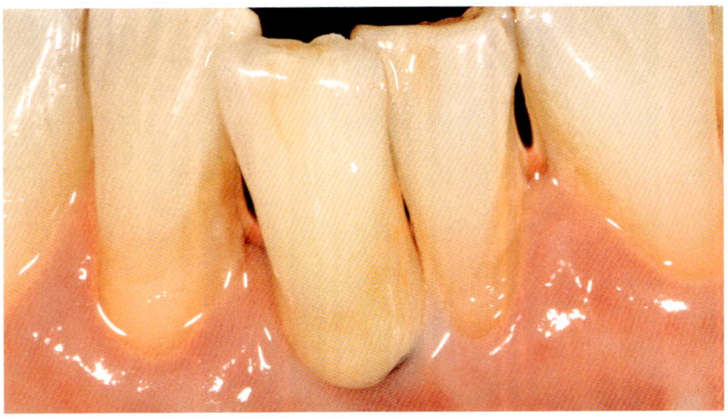

図 69　オールセラミックスクラウン拡大写真。

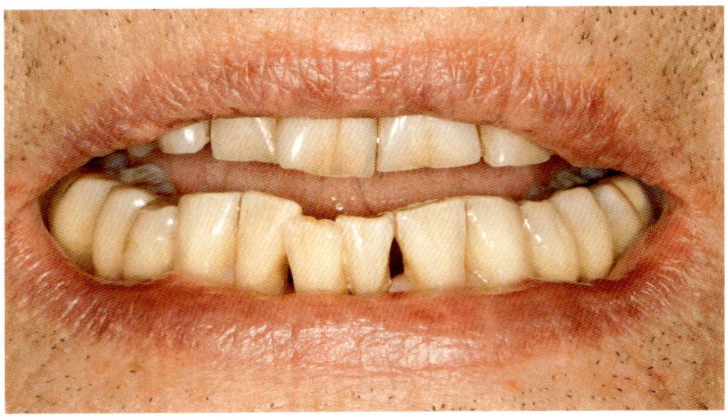

図 70　治療後正面観。周囲の歯列と調和している。

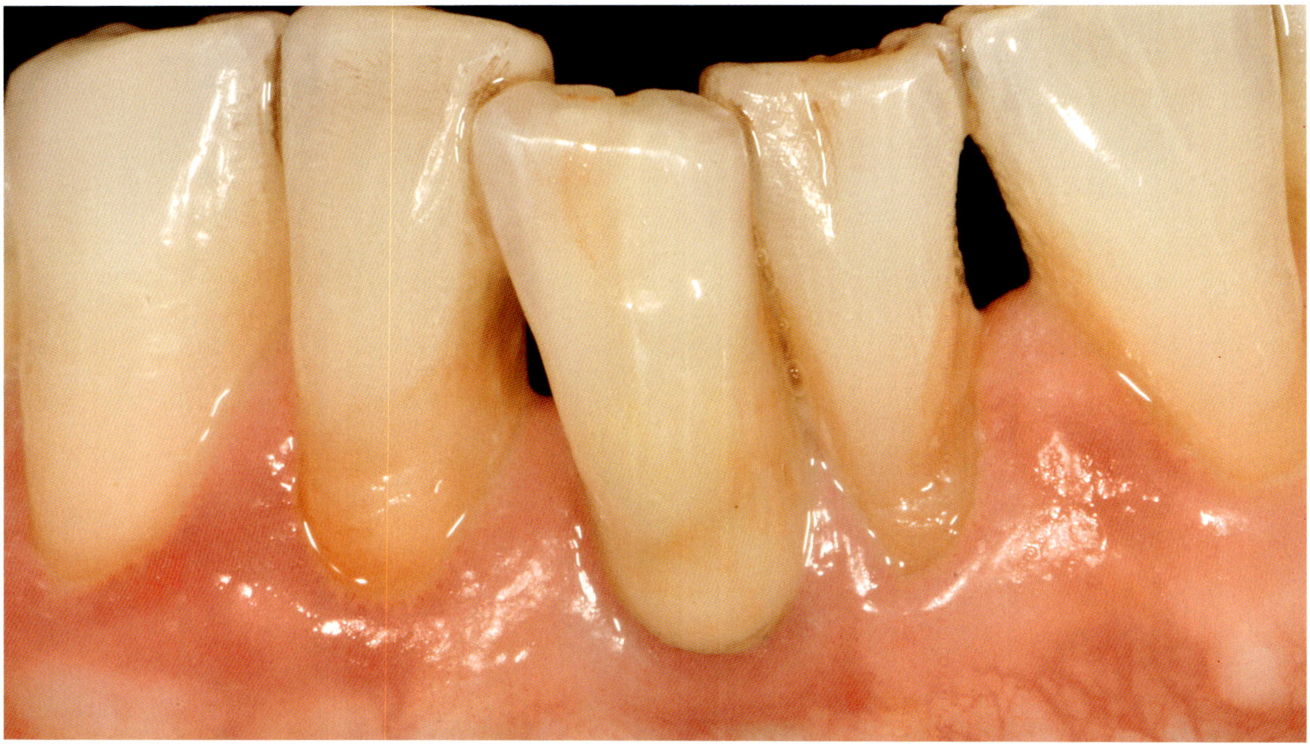

図 71　術後２年の隣在歯は、ポーセレンと比較して着色している。隣在歯との調和は長期間維持されている。歯間乳頭の高さは安定している。インプラント周囲粘膜の厚みと角化量が増加している。

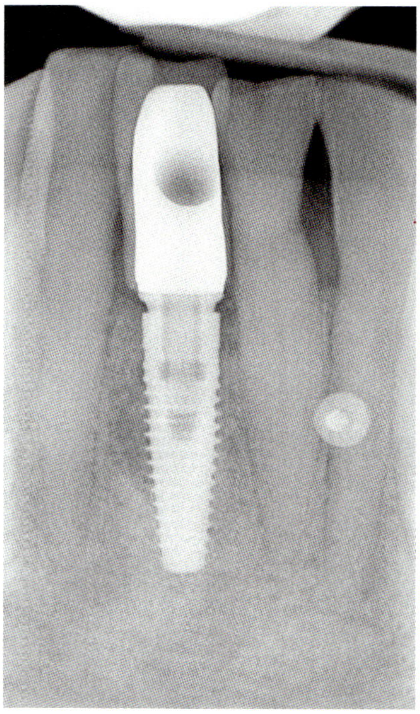

図 72　根尖周囲Ｘ線写真より、インプラント周囲骨は安定している。上部構造体装着時のインプラントプラットフォーム周囲骨の状態。

謝辞

筆者はこの困難なプロジェクトを行うにあたり、Lorena Bordi のサポートに深謝するとともに、Dr. Emanuele Nicolini に外科撮影時の技術的なサポートを受けたことにも感謝したい。

参考文献

Abrahamsson I, Berglundh T, Lindhe J. The mucosal barrier following abutment dis/reconnection. An experimental study in dogs. J Clin Periodontol **1997**;24:568–572.

Aghaloo TL, Moy PK. Which hard tissue augmentation techniques are the most successful in furnishing bony support for implant placement? Int J Oral Maxillofac Implants **2007**;22(suppl):49–70.

Aimetti M, Manavella V, Corano L, Ercoli E, Bignardi C, Romano F. Three-dimensional analysis of bone remodeling following ridge augmentation of compromised extraction sockets in periodontitis patients: A randomized controlled study. Clin Oral Implants Res **2018**;29:202–214.

Behr M, Spitzer A, Preis V, Weng D, Gosau M, Rosentritt M. The extent of luting agent remnants on titanium and zirconia abutment analogs after scaling. Int J Oral Maxillofac Implants **2014**;29:1185–1192.

Buser D, Chappuis V, Kuchler U, Bornsteinmm, Wittneben JG, Buser R, Cavusoglu Y, Belser UC. Long-term stability of early implant placement with contour augmentation. J Dent Res **2013**;92(suppl 12):176S–182S.

Chiapasco M, Zaniboni M, Boisco M. Augmentation procedures for the rehabilitation of deficient edentulous ridges with oral implants. Clin Oral Implants Res **2006**;17(suppl 2):136–159.

Chiapasco M, Zaniboni M. Clinical outcomes of GBR procedures to correct peri-implant dehiscences and fenestrations: a systematic review. Clin Oral Implants Res **2009**;20(suppl 4):113–123.

Clementini M, Morlupi A, Canullo L, Agrestini C, Barlattani A. Success rate of dental implants inserted in horizontal and vertical guided bone regenerated areas: a systematic review. Int J Oral Maxillofac Surg **2012**;41:847–852.

Cosyn J, Eghbali A, De Bruyn H, Dierens M, De Rouck T. Single implant treatment in healing versus healed sites of the anterior maxilla: an aesthetic evaluation. Clin Implant Dent Relat Res **2012**;14:517–526.

Cosyn J, Pollaris L, Van der Linden F, De Bruyn H. Minimally Invasive Single Implant Treatment (M.I.S.I.T.) based on ridge preservation and contour augmentation in patients with a high aesthetic risk profile: one-year results. J Clin Periodontol **2015**;42:398–405.

Coulthard P, Esposito M, Jokstad A, Worthington HV. Interventions for replacing missing teeth: bone augmentation techniques for dental implant treatment. Cochrane Database Syst Rev **2003**;3:CD003607.

Donos N, Mardas N, Chadha V. Clinical outcomes of implants following lateral bone augmentation: systematic assessment of available options (barrier membranes, bone grafts, split osteotomy). J Clin Periodontol **2008**;35(suppl 8):173–202.

Gielkens PF, Bos RR, Raghoebar GM, Stegenga B. Is there evidence that barrier membranes prevent bone resorption in autologous bone grafts during the healing period? A systematic review. Int J Oral Maxillofac Implants **2007**;22:390–398. Review.

Hämmerle CH, Jung RE, Feloutzis A. A systematic review of the survival of implants in bone sites augmented with barrier membranes (guided bone regeneration) in partially edentulous patients. J Clin Periodontol **2002**;29(suppl 3):226–231; discussion 232–233.

Jensen SS, Terheyden H. Bone augmentation procedures in localized defects in the alveolar ridge: clinical results with different bone grafts and bonesubstitute materials. Int J Oral Maxillofac Implants **2009**;24(suppl):218–236.

Kang YH, Kim HM, Byun JH, Kim UK, Sung IY, Cho YC, Park BW. Stability of simultaneously placed dental implants with autologous bone grafts harvested from the iliac crest or intraoral jaw bone. BMC Oral Health **2015**;15:172.

Khzam N, Arora H, Kim P, Fisher A, Mattheos N, Ivanovski S. Systematic Review of Soft Tissue Alterations and Esthetic Outcomes Following Immediate Implant Placement and Restoration of Single Implants in the Anterior Maxilla. J Periodontol **2015**;86:1321–1330.

Kornman KS, Giannobile WV, Duff GW. Quo vadis: what is the future of periodontics? How will we get there? Periodontol 2000 **2017**;75:353–371.

Papaspyridakos P, Chen CJ, Singh M, Weber HP, Gallucci GO. Success criteria in implant dentistry: a systematic review. J Dent Res **2012**;91:242–248.

Pjetursson BE, Brägger U, Lang NP, Zwahlen M. Comparison of survival and complication rates of tooth-supported fixed dental prostheses (FDPs) and implant-supported FDPs and single crowns (SCs). Clin Oral Implants Res **2007**;18(suppl 3):97–113.

Rasperini G, Siciliano VI, Cafiero C, Salvi GE, Blasi A, Aglietta M. Crestal bone changes at teeth and implants in periodontally healthy and periodontally compromised patients. A 10-year comparative case-series study. J Periodontol **2014**;85:e152–e159.

Sakkas A, Schramm A, Winter K, Wilde F. Risk factors for post-operative complications after procedures for autologous bone augmentation from different donor sites. J Craniomaxillofac Surg **2018**;46:312–322.

Seki K, Nakabayashi S, Tanabe N, Kamimoto A, Hagiwara Y. Correlations between clinical parameters in implant maintenance patients: analysis among healthy and history-of-periodontitis groups. Int J Implant Dent **2017**;3:45

Slagter KW, den Hartog L, Bakker NA, Vissink A, Meijer HJ, Raghoebar GM. Immediate placement of dental implants in the esthetic zone: a systematic review and pooled analysis. J Periodontol **2014**;85:e241–e250.

Slagter KW, Meijer HJ, Bakker NA, Vissink A, Raghoebar GM. Feasibility of immediate placement of single-tooth implants in the aesthetic zone: a 1-year randomized controlled trial. J Clin Periodontol **2015**;42:773–782.

Slagter KW, Meijer HJ, Bakker NA, Vissink A, Raghoebar GM. Immediate Single-Tooth Implant Placement in Bony Defects in the Esthetic Zone: A 1-Year Randomized Controlled Trial. J Periodontol **2016**;‾5:1–15.

Slots J. Periodontitis: facts, fallacies and the future. Periodontol 2000 **2017**;75:7–23.

Tabanella G, Nowzari H, Slots J. Clinical and microbiological determinants of ailing dental implants. Clin Implant Dent Relat Res **2009**;11:24–36.

Tabanella G. "May Vitamin D Intake be a Risk Factor for Peri-Implant Bone Loss? A Critical Review". EC Dental Science ‾5.3 **2017**:71–76.

Tabanella G, Schupbach P. "A Peri-Implant Soft Tissue Biopsy Technique to Analyze the Peri-Implant Tissue Sealing: A Non Invasive Approach for Human Histologies". EC Dental Science 16.2 **2017**:93–99.

Tabanella G. Oral tissue reactions to suture materials: a review. J West Soc Periodontol Periodontal **2004**;52:37–44.

Tabanella G. The "Buccal Pedicle Flap technique" for peri-implant soft tissue boosting. Int J Esthet Dent (in press).

Tomasi C, Tessarolo F, Caola I, Wennström J, Nollo G, Berglundh T. Morphogenesis of peri-implant mucosa revisited: an experimental study in humans. Clin Oral Implants Res **2014**;25:997–1003.

Urban IA, Nagursky H, Lozada JL, Nagy K. Horizontal ridge augmentation with a collagen membrane and a combination of particulated autogenous bone and anorganic bovine bone-derived mineral: a prospective case series in 25 patients. Int J Periodontics Restorative Dent **2013**;33:299–307.

van Brakel R, Meijer GJ, Verhoeven JW, Jansen J, de Putter C, Cune MS. Soft tissue response to zirconia and titanium implant abutments: an in vivo within-subject comparison. J Clin Periodontol **2012**;39:995–1001.

Wessing B, Emmerich M, Bozkurt A. Horizontal Ridge Augmentation with a Novel Resorbable Collagen Membrane: A Retrospective Analysis of 36 Consecutive Patients. Int J Periodontics Restorative Dent **2016**;36:179–187.

Zangrando MS, Damante CA, Sant'Ana AC, Rubo de Rezende ML, Greghi SL, Chambrone L. Long-term evaluation of periodontal parameters and implant outcomes in periodontally compromised patients: a systematic review. J Periodontol **2015**;86:201–221.

Zhao B, van der Mei HC, Subbiandoss G, de Vries J, Rustema-Abbing M, Kuijer R, Busscher HJ, Ren Y. Soft tissue integration versus early biofilm formation on different dental implant materials. Dent Mater **2014**;30:716–727.

Tabanella Method

“タバネラメソッド”って何？

“タバネラメソッド”　その 1
患者心理に配慮した Treatment Planning

“タバネラメソッド”　その 2
患者負担軽減のための Short-term Treatment

“タバネラメソッド”　その 3
成功のための Material Selection

“タバネラメソッド”　その 4
抜歯後即時インプラント埋入と GBR の Combination Procedure

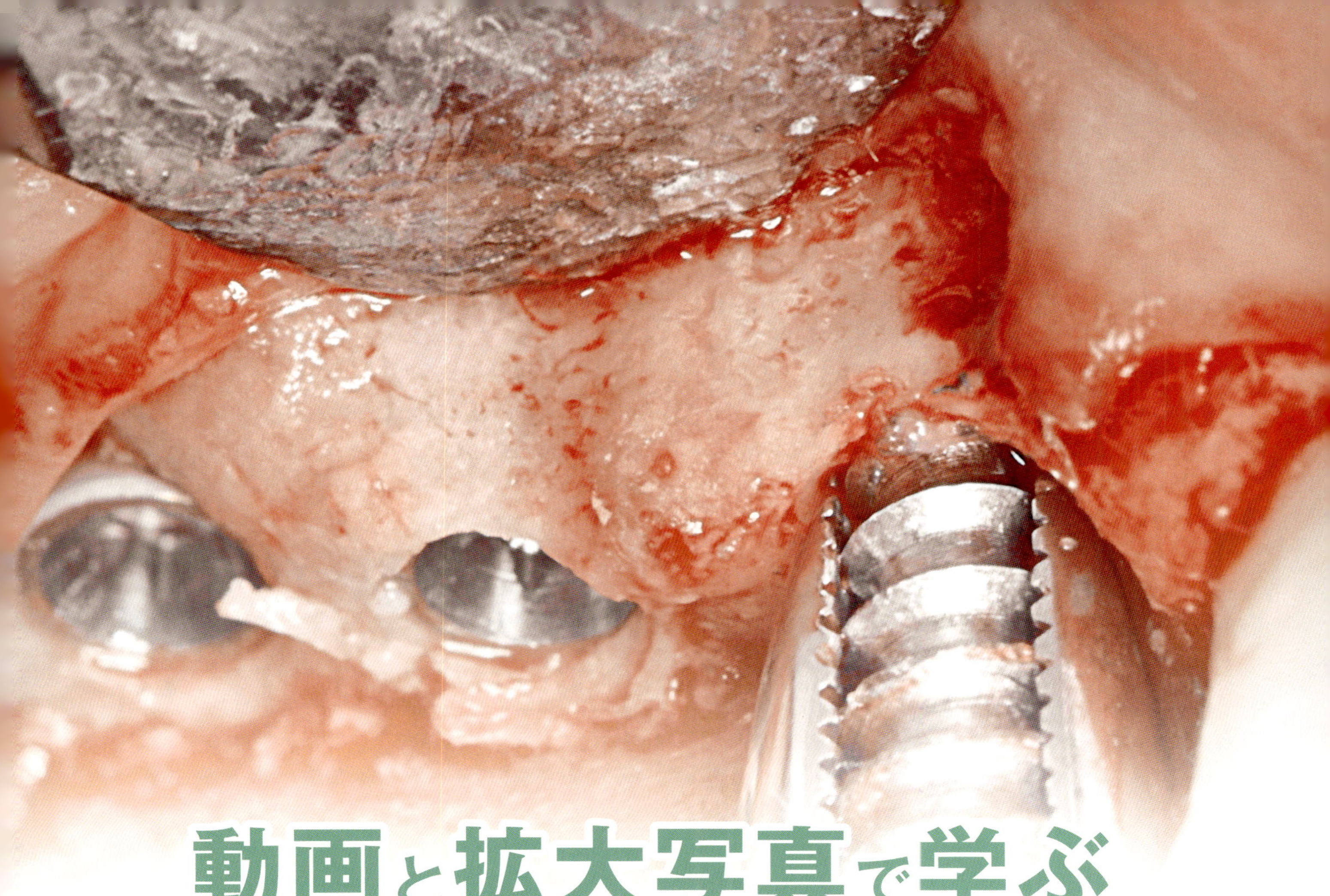

動画と拡大写真で学ぶ“タバネラメソッド”

Tabanella Method

Part 4

インプラント治療の失敗

医原性インプラント周囲炎：上顎洞瘻孔と交通する失敗した骨内インプラント

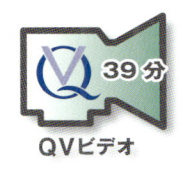

39分

QVビデオ

PART 4　インプラント治療の失敗－医原性インプラント周囲炎：上顎洞瘻孔と交通する失敗した骨内インプラント

Summary

骨内インプラントは、欠損部への治療法として長期的に成功する新たな方法である。骨結合型インプラントは、部分欠損もしくは無歯顎患者に対して口腔機能回復のための治療法として広く臨床で普及している。しかしながら、経験の少ない、つまり一般的知識や注意事項に不足のある歯科医師がインプラント治療を行う機会が増えると、多くの合併症や失敗症例および医原性疾患を引き起こすことになる。

Part 4 では、インプラントや移植術が失敗した代表症例を示す。まず最初に、上顎洞瘻孔と交通している上顎洞感染を早急に改善する必要があった。次に、失敗した骨内インプラントと、それに連結した歯内療法に問題のある歯が抜去された。最後に、感染している骨移植材料を除去する必要があった。その後、GBR 法を併用した上顎洞底挙上術を行った。そして、インプラントの即時埋入および荷重を行い、患者の QOL の改善に努めた。

さらに、再治療期間中に患者の心理的変化があった。治療初期の患者の希望は、痛みや不快感および腫脹を感じたくないということであった。しかしながら、一度動的治療の時期を経験すると長期間の再治療に関して同意を得られなくなった。可撤性部分床義歯の装着だけでなく、組織再建に必要となる外科部位をまとめることに関しても、受け入れなくなった。処置歯やインプラントに対する計画的なメインテナンスは、動的治療期間に固定性プロビジョナルレストレーションの支台歯の状態を良好に維持することになる。しかしながら、予後が“guarded”もしくは“poor”の歯やインプラントのメインテナンスは、このタイプの症例を治療する際にリスク判定になることを説明しなければならない。次の外科ステップ、すなわち骨や軟組織の再建を行う前に、疾患の予測、失敗、もしくは合併症について評価することが不可欠である。

Part 4 で紹介するようなインプラントの失敗症例を再治療する際には、骨形態、組織生物学、リスク評価、歯周組織の状態、技術など、これらすべてに関して明確に理解すること、また経験や特別なトレーニングが臨床家を正しい方向へと導くことになる。

歯科領域の将来性を考えると、類似の症例の再治療が、現在のインプラント治療学における新規アプローチ法を臨床家が考案する一助になる。すなわち、チャレンジングな臨床症例に向き合う時に、歯科治療の改善や新規プロトコルが定義される。デジタルテクノロジーの使用は、外科的アプローチが困難な症例における診断時に重要となる。結局のところこれらの技術は、臨床家が知識、特別なトレーニング、一般常識が欠如していた場合には価値のないものとなる。

このような失敗の再治療を行う専門家は、患者の感情や恐怖心に相当圧倒されてしまう可能性がある。しかしながら、再治療が進むにつれて審美面や機能が回復すると、患者のポジティブな感情や感覚の充実を生み出すであろう。

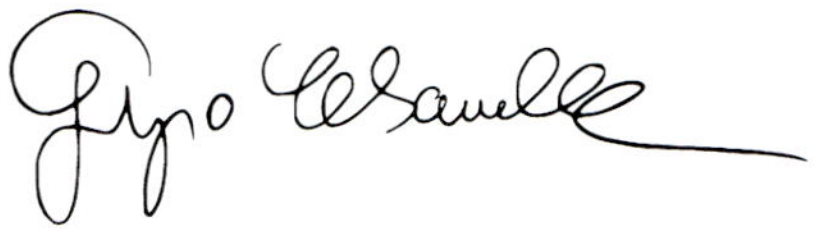

Giorgio Tabanella

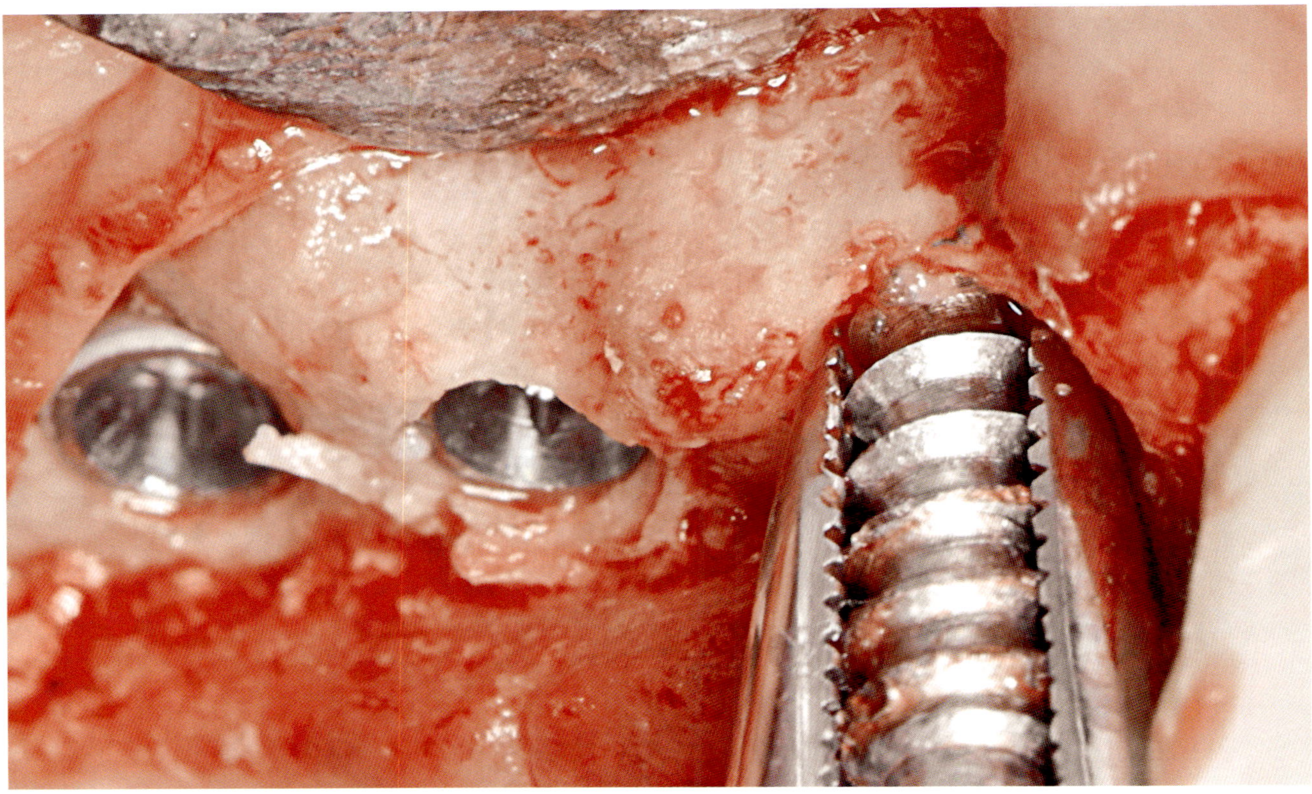

症例提示

患者は41歳女性、右側鼻腔および上顎洞底挙上術後に埋入されたインプラントから、化膿性滲出液が認められた。約2年前に、当該部位のインプラント治療を行っている。歯内病変が、インプラント周囲炎の近接部位に存在した。インプラントは動揺しており、痛みをともなっていた。

患者の治療は、二段階からなる外科治療によって行われた。第一段階は、感染したインプラントや歯内療法が施されている歯を撤去することによって、感染組織を完全に除去し、上顎洞との交通を閉鎖することを目的とする。第二段階は、治癒期間を短縮するために、インプラント撤去と同時に上顎洞底挙上とインプラント埋入し、骨組織再生療法（GBR法）の後、即時荷重を行う計画である。本症例は、医原性インプラント周囲炎に対する良好な組織再生についての報告である。

はじめに

患者は右側鼻腔から排膿しており、たいへん神経質になっていた。患者はこの症状の改善を望んでいたが、インプラント治療に対して非常に懐疑的であった。職業が弁護士であることから非常に忙しく、治療期間を短くする必要があった。さらに膿瘍からは悪臭および緑色の滲出液があり、患者の QOL を低下させていた。患者が比較的若年者であることから、臨床家がインプラント再治療の長期的な結果をフォローすることができた。しかしながら、今回のような高度な技術を駆使した再治療はさらなる検討が必要である。

最初に感染の除去を行い、患者の健康を取り戻すことが必要であることは明らかである。コントロールされていない上顎洞の感染は副鼻腔炎につながり、やがて嗅覚の喪失、髄膜炎そして視覚の問題を引き起こす。X 線学的分析では、それぞれの上顎洞の状態を評価し、副鼻腔炎が歯科的な病原因子と明らかに関係していないかどうか調べるために、患者を耳鼻咽喉科専門医に紹介した。その結果、副鼻腔炎は完全に消失し、急性症状は落ち着いた。次に、上顎洞との交通を閉鎖する治療方針を決定した。理想的には、急性症状が落ち着くと同時に上顎洞との交通も閉鎖することが望ましい。しかしながら、この方法はつねに奏功するものではなく、上顎洞の開放は感染部位からの排膿路として機能することになる場合がある。

このような進行した病因によって上顎洞が感染している場合、治癒には必要以上の時間を要する。しかし、上顎洞粘膜の穿孔は、さらなる感染による失敗を引き起こす可能性がある。これは、最小限の侵襲による適切な上顎洞底挙上術を計画するために、説明しなければならない内容である。この上顎洞底挙上術は、骨内インプラント埋入を可能にするためのオプションとはならない。したがって、上顎洞感染を解決することが重要であり、再度、患者の治療に対するネガティブな姿勢と几帳面な性格を考慮する必要があった。

実際このタイプの患者は、①術後の注意事項を遵守しない、②任意に処方薬の量を変える、③一度症状が消失するとリコールに訪れない可能性がある。この患者は自身の諸症状が消失することを望んでいるが、過去の２年間に及ぶインプラント治療にかなり疲弊してしまっている。再度確認となるが、患者にさらなる合併症を受け入れる余地はない。したがって、患者を助けようとする意思のある臨床家は、再治療時のリスクを評価しなければならない。患者の年齢、要望、期待、社会生活を考慮すると、可撤性部分床義歯は適切な治療オプションではないと考えられるため、骨内インプラントが唯一の正しい治療法であることを意味する。しかしながら、小さな合併症が併発し、法的問題に発展するかもしれない。最後に、エビデンスに基づいた歯科治療、臨床経験、歯周治療のテクニック、新規の道具や材料は、正しい治療へと臨床家を導くだろう。

既往歴／病歴

患者は 41 歳であり、右側頬骨にヒリヒリした感触、発熱、排膿および右側上顎に腫脹が存在している。患者の精神状態が重要となる。患者は低血圧であること以外は全身疾患の既往はない。治療時、患者に常用薬はなかった。

歯科既往歴

患者は小児期に歯科治療の既往がある。患者は、長期間にわたり異なる診療所や国で歯科治療を受けおり、歯科治療に対して良いイメージをもっていない。また、患者は当歯科医院に来る前に、２年かけて一般歯科医師のチームによる高度な歯科治療（上顎洞底挙上術、インプラント埋入および補綴治療）を経験していると報告した。

主訴

「いま起きている症状を解決してほしい。特に４ヵ月前から出てくる液体状のものを」

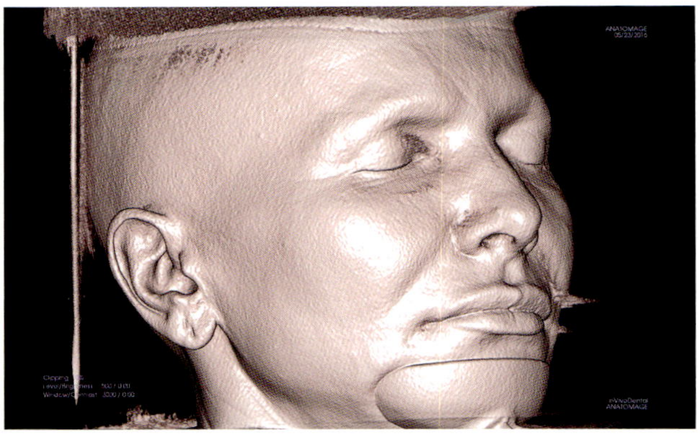

図１　軟組織の輪郭を分析するために顔貌をスキャンした。

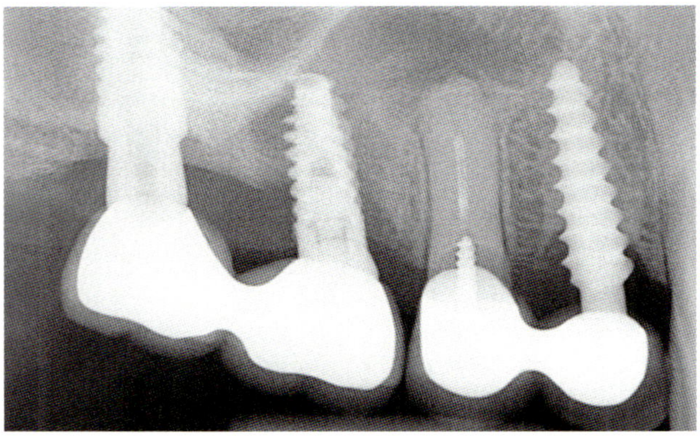

図２　根尖周囲のＸ線写真より、4|相当部のインプラント周囲の骨吸収、5|歯頚部の楔状欠損および慢性根尖性病変、6|相当部のインプラント周囲の骨吸収が認められる。

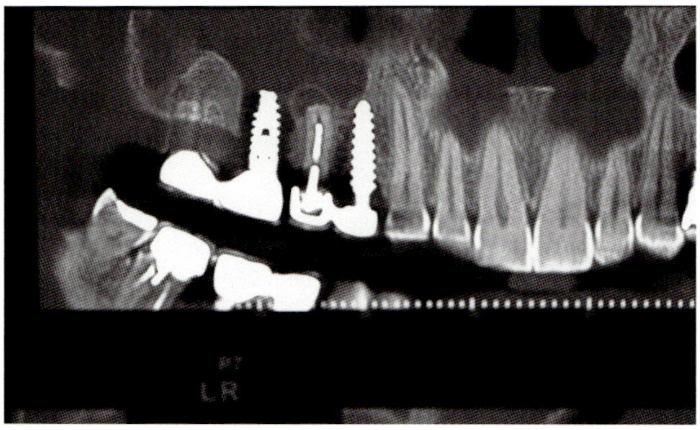

図３　パノラマＸ線写真より、副鼻腔炎と重度のインプラント周囲骨の吸収が認められる。5|の根尖病変が、感染した上顎洞内に広がっている。

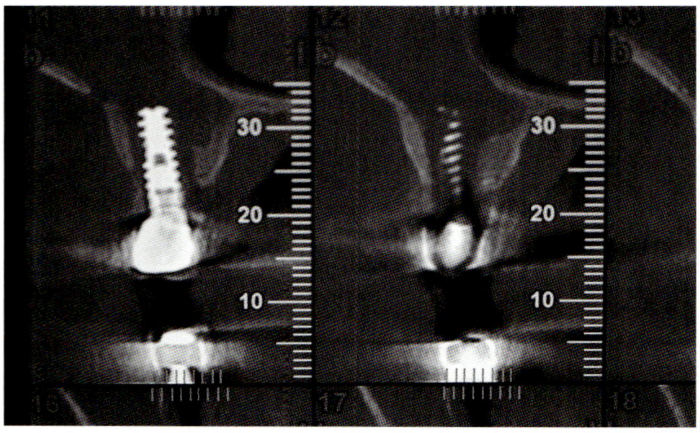

図４　矢状断より、歯槽骨基底部からインプラント周囲の骨結合が完全に破壊されている。

Ｘ線写真所見

根尖周囲のＸ線写真（図２）より、医原性疾患が認められる：4|相当部インプラントと5|天然歯の連結、インプラント周囲の骨吸収、5|の歯頚部楔状欠損と歯内病変、6|相当部インプラント周囲の骨吸収。

CT 画像より、進行した副鼻腔炎と右側上顎洞全体に、滲出液の充満が確認される。体軸方向の断層像において、感染上顎洞に接している5|に大きな慢性根尖性病変が存在している。3D 構築画像および矢状断において、6|相当部インプラントは歯槽骨から完全に分離していることが観察される。患者から報告のあった過去に行った骨移植材料は見当たらない。3D 構築画像においても頬骨周辺部から側方に広がっていることがわかる（図１、図３～８）。

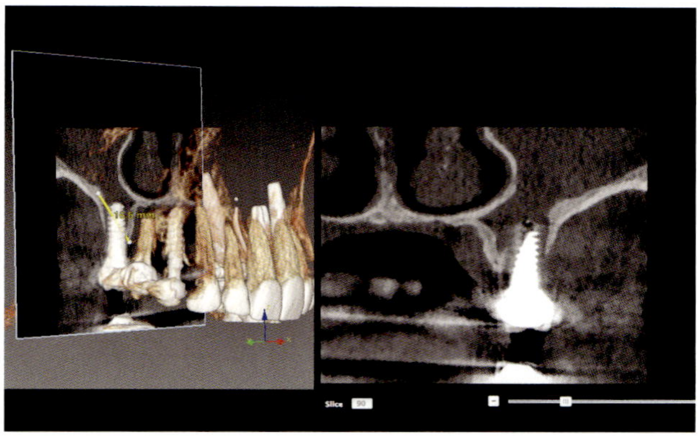

図５　3D 構築画像より、6|インプラント周囲骨に 16.6mm の骨喪失が認められる。

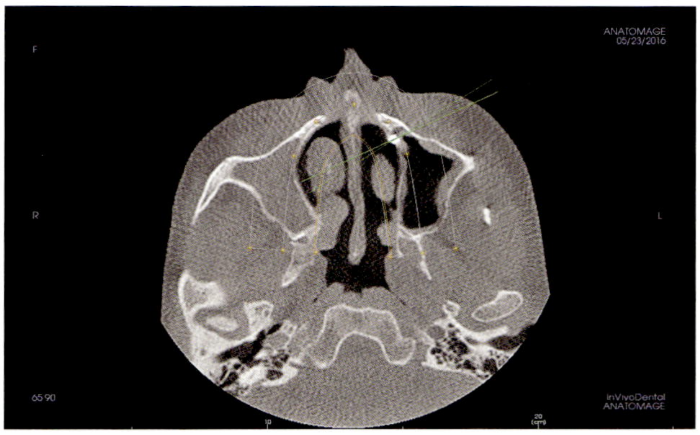

図６　右側上顎洞は、軟組織で完全に満たされている。

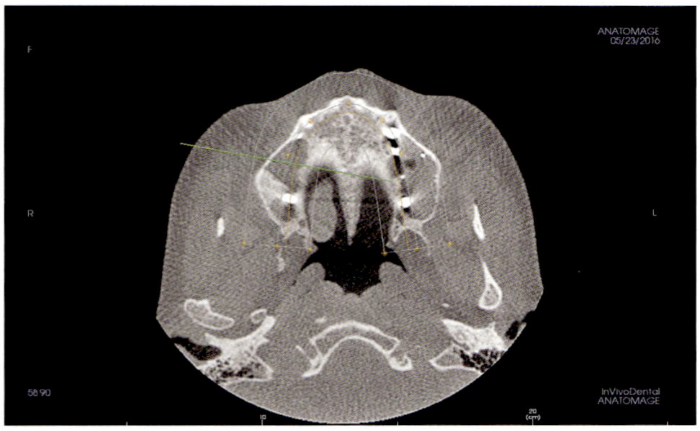

図７　7|相当部インプラントは、感染した上顎洞に接している。

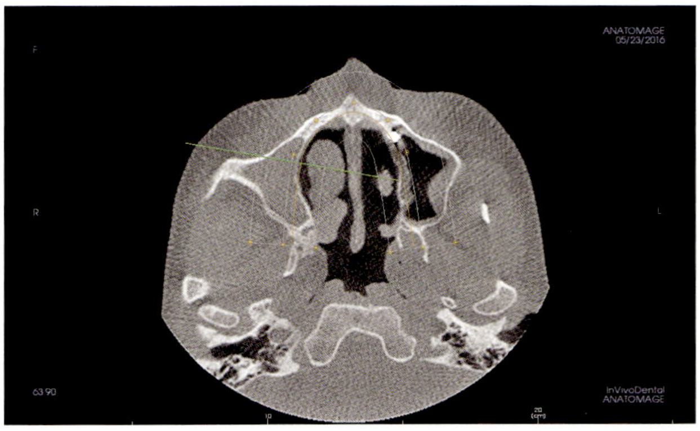

図８　中鼻道も腫れ上がっており、患者は吸入が困難であると訴えている。

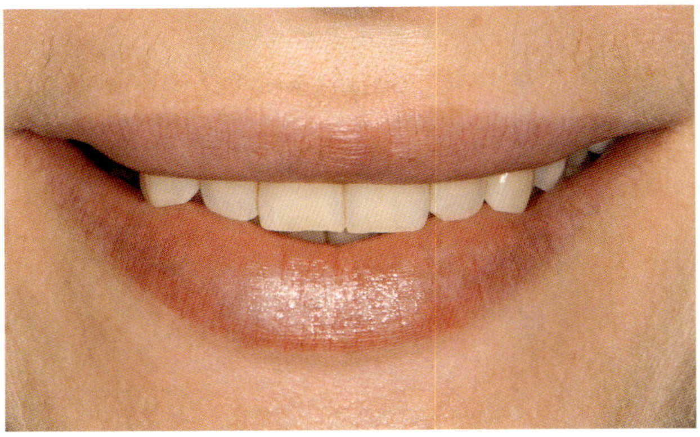

図９　スマイル時の口唇正面観。

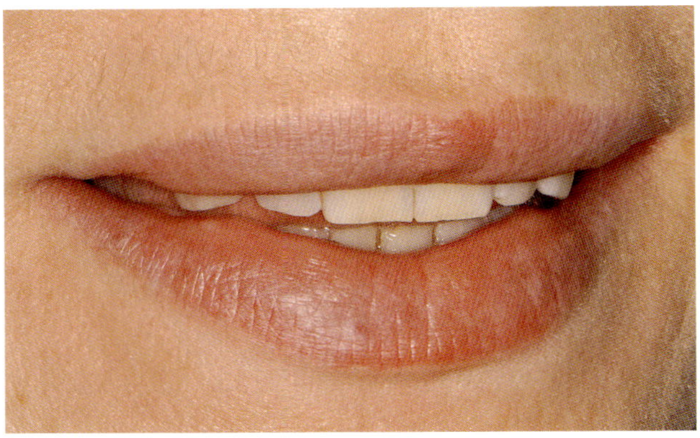

図 10　右側側方面観：わずかに口唇を開いた状態。

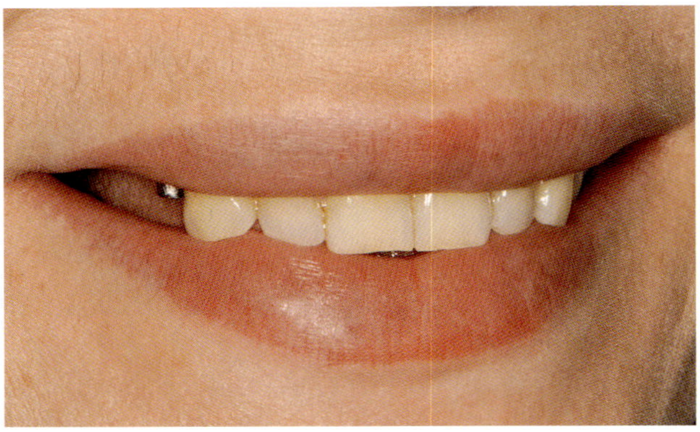

図 11　斜め前からの写真：誇張したスマイル時。

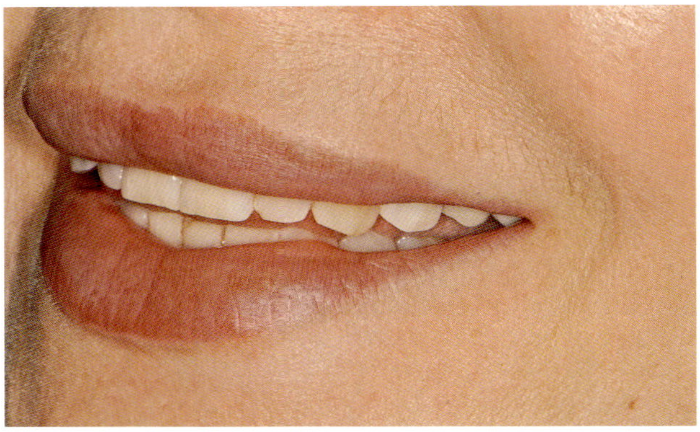

図 12　左側側方面観：わずかに口唇を開いた状態。

臨床所見

患者には、滲出液、発熱、疼痛、そして天然歯とインプラントを連結した補綴装置に動揺が認められた。歯周組織の状態は、出血をともなう深いプロービング値が明らかであった。触診により歯槽粘膜は軟らかく熱感があった。開口量は少なめであった（図９～ 14）。

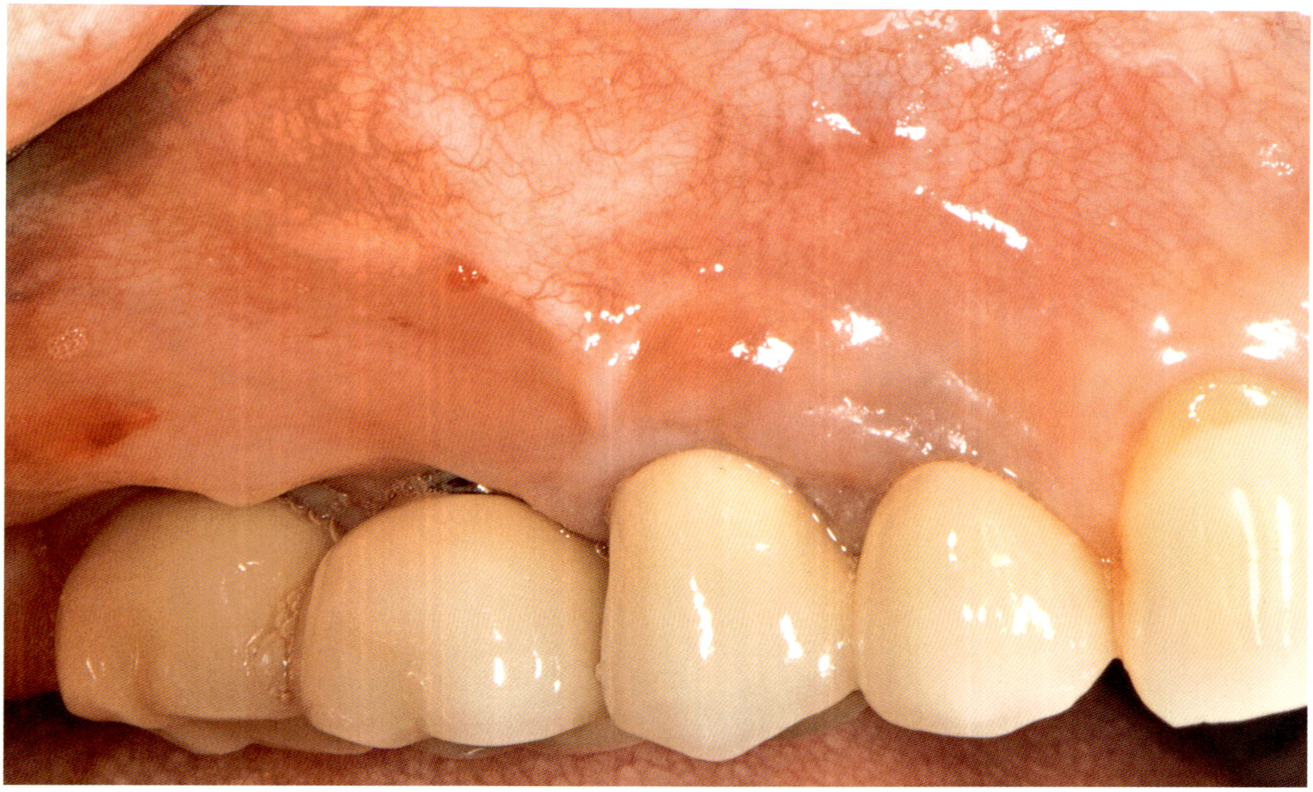

図 13　術前口腔内写真：頬側面観。歯肉の腫脹によって、固定性ブリッジに接した疑似歯間乳頭が認められる。排膿、疼痛、そして骨内インプラント支持型クラウンの動揺が認められた。

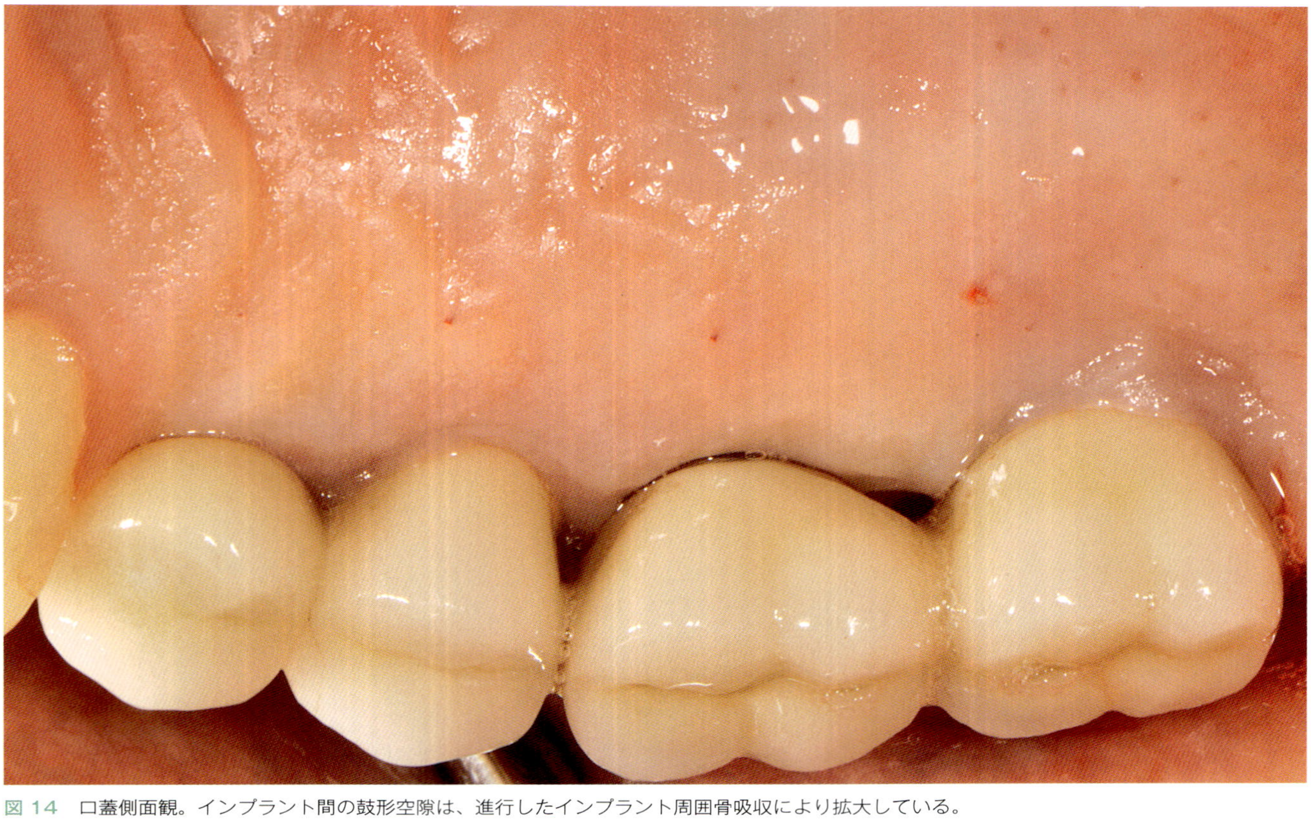

図 14　口蓋側面観。インプラント間の鼓形空隙は、進行したインプラント周囲骨吸収により拡大している。

診断

5|：歯内療法の失敗による根尖病変、歯頚部周囲う蝕、4|：インプラント周囲炎、6|：インプラント骨結合の破壊、上顎洞との交通、化膿性副鼻腔炎、ブラキシズム。

予後判定

Fair：7|インプラント
Guarded：4|インプラント
Poor：6|インプラント、5|
全体的：poor

適応症と目的

感染と急性症状のあるケースにおける最初のゴールは、それら感染と急性症状の改善や、副鼻腔炎が原因である根尖病変の除去、高度な骨吸収があり、骨結合が完全に破壊されているインプラントの撤去、そして即時プロビジョナルレストレーションの製作である。次のステップは、欠損した歯槽堤の再建とインプラントの位置決定である。患者の要望と歯科既往歴から勘案して、２回目の外科手術は治療期間を減少させるため、即時荷重を計画した。この最終目的は、患者の感情と精神状態に左右される。

意思決定の基準

Part 4 で報告している複雑な症例はたいへんリスクが高く、適切な治療計画を立案しなければ治療の完全な失敗を招くだけでなく、法律的な責任問題や医療従事者の信頼を損なうことにつながる。

このような症例を治療すると決定した場合は、適切な診断をすることが必須であり、治療に対する組織の対応能力や組織修復の限界を理解する必要がある。このような患者を再治療する１つの理由は、患者の QOL を改善するという強い意思によるものである。考えられるすべての要素について考察し評価する必要がある。特に症例を再治療するリスクを評価し、適切な治療計画を立案することが重要であり、造成術を行った際にインプラントの即時荷重が困難であった場合のプロビジョナルレストレーションの形態についても、複数考えておく必要がある。また、プロビジョナルレストレーションの段階で患者の QOL を改善することによって信頼の回復に努める必要がある。このことは、患者自身の自信を改善することにつながるだけでなく、生活環境を変えることにもなる。したがって、治療期間の中でプロビジョナルレストレーションの役割は機能回復だけでなく、患者の精神状態を改善することにより、歯科診療をスムーズに進めることができる。治療方針として、7|相当部のインプラントはインプラント周囲炎による骨吸収の徴候がないことから撤去せず、4|相当部インプラントとともにプロビジョナルレストレーションの支台装置として使用することとした。

治療計画

①6|相当部インプラントと5|を抜去した際のプロビジョナルレストレーション製作のための印象採得
②5|抜歯と6|相当部インプラントの撤去
③上顎洞との交通を閉鎖
④ 74|相当部インプラントを使用したプロビジョナルレストレーションの装着
⑤新たな 3D 構築の前に３ヵ月の治癒期間
⑥歯槽頂アプローチによる上顎洞底挙上術、65|相当部への即時インプラント埋入、4|相当部インプラントの抜去と同時に新規インプラント埋入、4|相当部への GBR 法、プロビジョナルレストレーション装着と即時荷重
⑦４ヵ月の治癒期間（組織の成熟）
⑧ CAD/CAM による最終アバットメントとオールセラミッククラウンの装着

外科器具と術式

外科治療（第１期）

失敗しているインプラントと、第二小臼歯周囲の歯肉縁上線維を No.15c メスと超音波装置によって離断した。TABANELLA2（ヒューフレディ社製）を用いて、フラップの挙上後にていねいに脱臼させ、6|相当部インプラントと5|小臼歯を抜去した。即時プロビジョナルレストレーションを装着した。３ヵ月の治癒期間をおいて、上顎洞交通部位を閉鎖するために新たな 3D 再構築が行われ、急性副鼻腔炎も改善していた（図 15 ～ 25）。

外科治療（第２期）

３ヵ月の治癒期間後（図 26 ～ 61）、TABANELLA2 を用いて新たにフラップが挙上された。フラップの挙上は、近心から遠心側に行われた。歯肉歯槽粘膜境を越えた辺りから、縦切開を行うことなくフラップの操作性を良好にするために、幅広のエレベーターが用いられた（図 62）。上顎洞との交通部位は完全に治癒しており、歯槽頂アプローチによる上顎洞底挙上術を行うことが可能となった。インプラント埋入窩の歯冠側部分を拡大するために、ツイストおよびテーパードリルにオステオトームを併用して行った。上顎洞粘膜を挙上し、上顎洞内に移植材料を填入した（図 63 ～ 72）。

最初に穿孔部位の保護のため、コラーゲンスポンジを上顎洞内に挿入した。その際、直接見ることは難しいが、ていねいにそして粘膜に触れないように慎重に行った。想定した深さまで到達した後に、脱灰ウシ骨を上顎洞内に填入し圧接した。最終的に２本のテーパードインプラント（直径 4.3mm、長さ 13mm）をエマージェンスプロファイルを考慮して、歯槽頂部位に埋入した（図 73 ～ 81）。埋入深度は、3D 構築画像ソフトウェアを使用して事前に計測し、サージカルテンプレートに基準点としてピンクレジンを添加した。その後、共鳴振動分析にてインプラントの安定性を評価し、4|相当部の感染したインプラントを計画どおりにていねいに撤去した（図 82 ～ 100）。インプラントの撤去は、超音波装置、マイクロエレベーター、鉗子を用いて行った。トレファインバーのような器具は、インプラント撤去後に即時インプラント埋入を上顎第一小臼歯領域に埋入する目的から使用しなかった。

さらに即時荷重では、インプラントの安定性が非常に重要な項目である。直径 3.5mm、長さ 11.5mm のインプラント埋入後に、ブタ由来吸収性コラーゲンメンブレンを使用した。３か所パウチし、チタン製アバットメントを各インプラントに装着した。そして、コラーゲンメンブレンをパウチ内に挿入した。非架橋構造のブタ由来吸収性コラーゲンメンブレンを舌側および歯槽頂で安定させた（図 101 ～ 109）。上顎骨は海綿骨の割合が大きいことから、皮質骨穿通は行わなかった。次に、メンブレンと頬側骨の間に製作したパウチ内に、脱灰ウシ骨を填塞することができた。“人工的に製作した５壁性骨欠損” 内に TABANELLA1（ヒューフレディ社製）を使用し、骨移植片をていねいに圧接した。その後、チタン製ピンを用いて、メンブレンを近心、遠心、根尖側で固定した。合成モノフィラメント 5-0 縫合糸で、各インプラント周囲を縫合した（図 110 ～ 113）。各アバットメントにプロビジョナルレストレーションを装着し、荷重した（図 114 ～ 127）。４ヵ月後に CAD/CAM にて、製作したチタン製アバットメントとオールセラミッククラウンを装着した（図 128 ～ 151）。

タイムライン

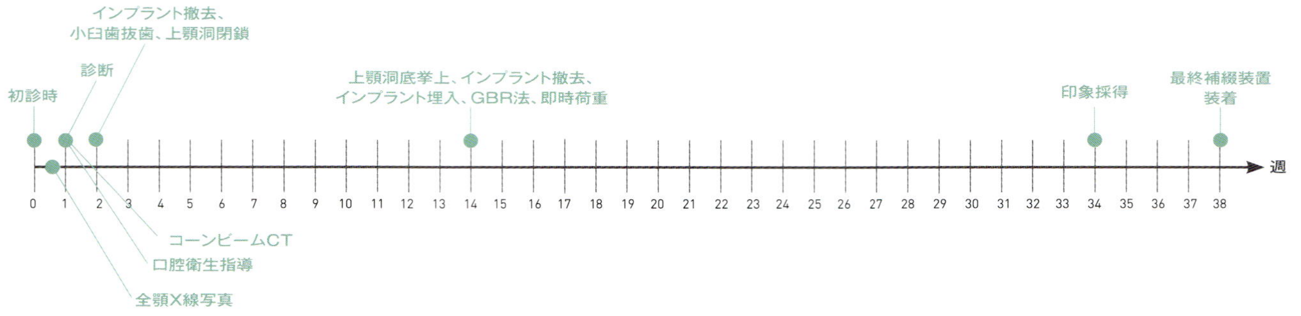

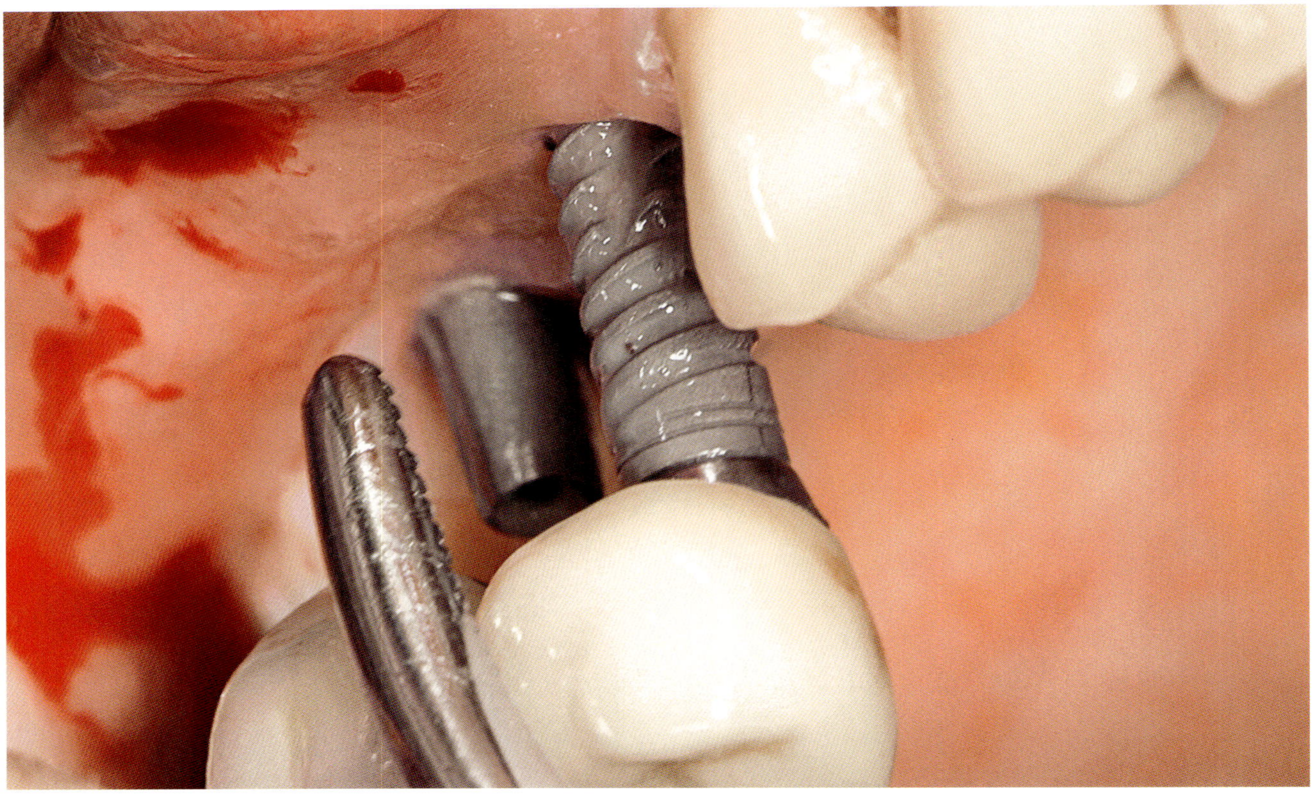

図 15　6|相当部インプラントがヘモスタットを用いててていねいに撤去された。インプラント撤去部位からの排膿が認められる。

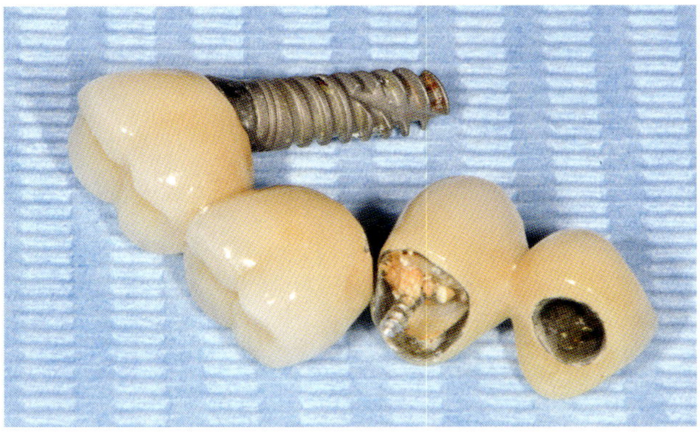

図 16　撤去されたインプラント支台補綴装置。

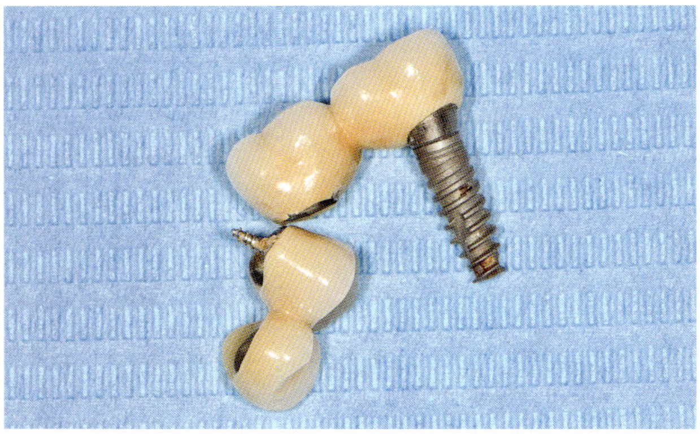

図 17　水平歯根破折の原因となったポストコア。

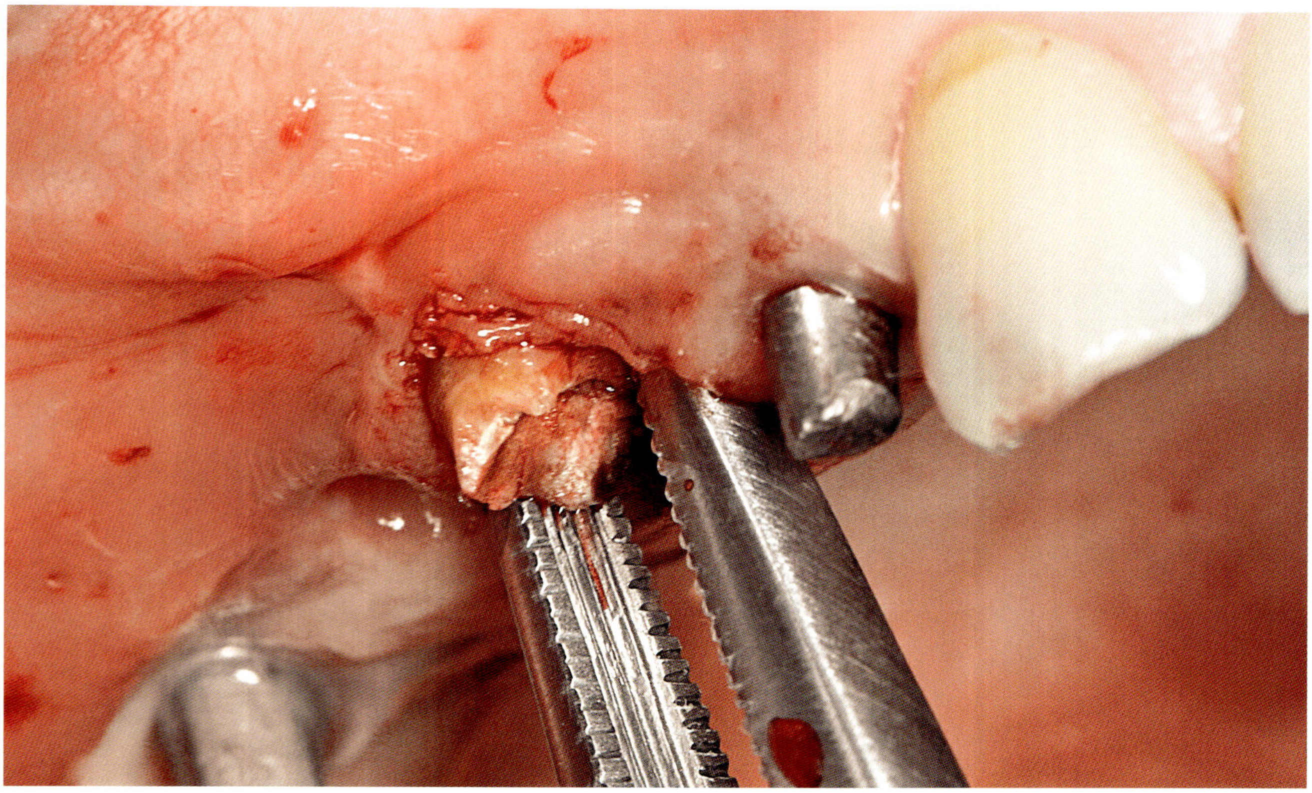

図 18　同様の方法で5|のクラウンが除去され、歯頸部を取り巻くう蝕が確認できる。歯肉縁上線維を超音波器具で離断した後に、歯根をていねいに脱臼させた。

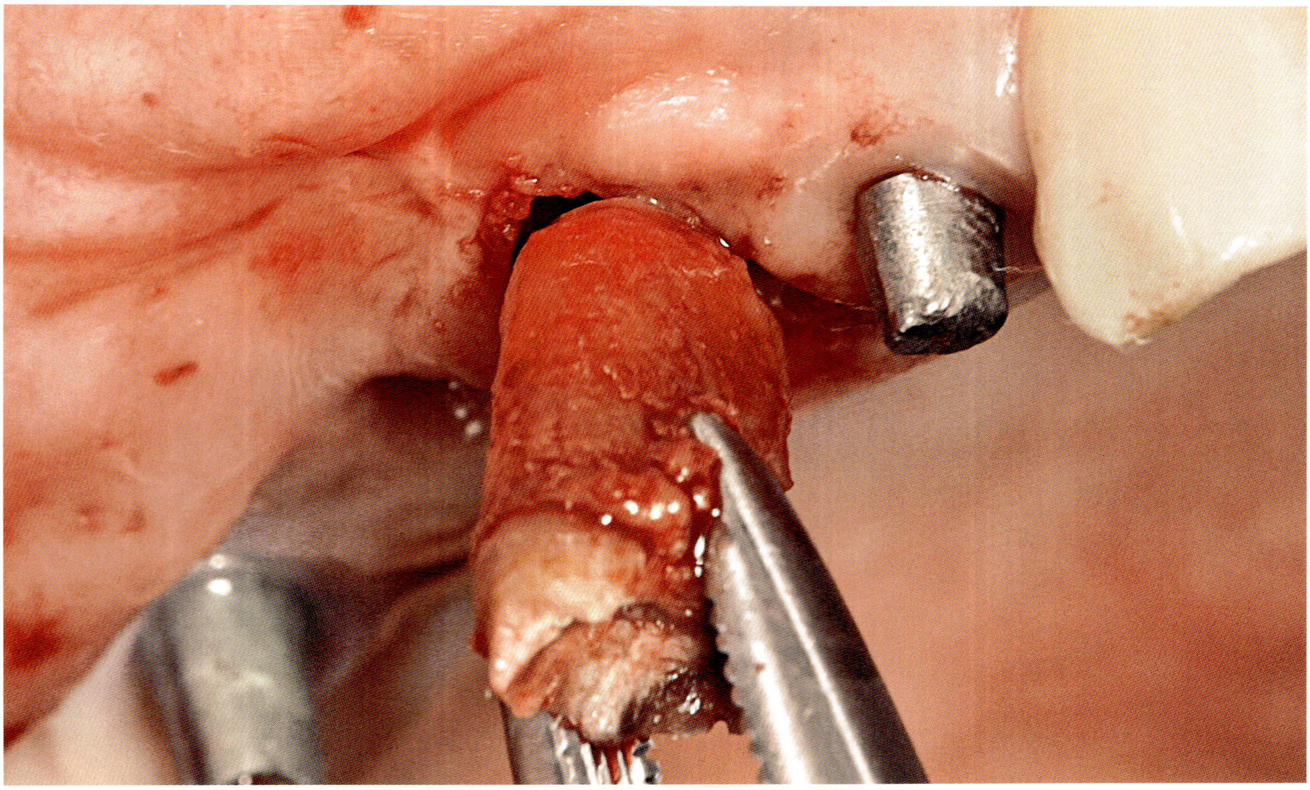

図 19　歯根が抜去され、歯槽部に不良肉芽が付着している。

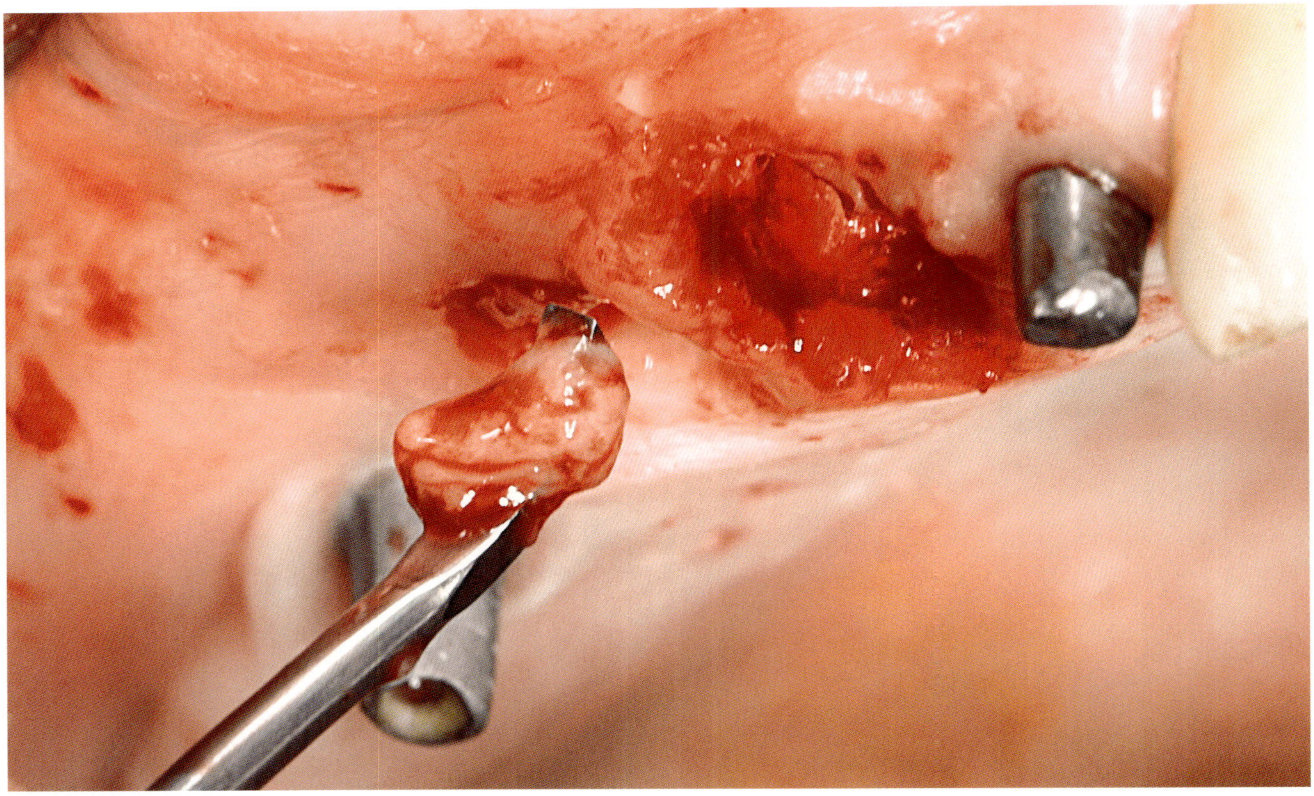

図 20　肉芽組織と根尖肉芽腫を抜歯窩から除去した。

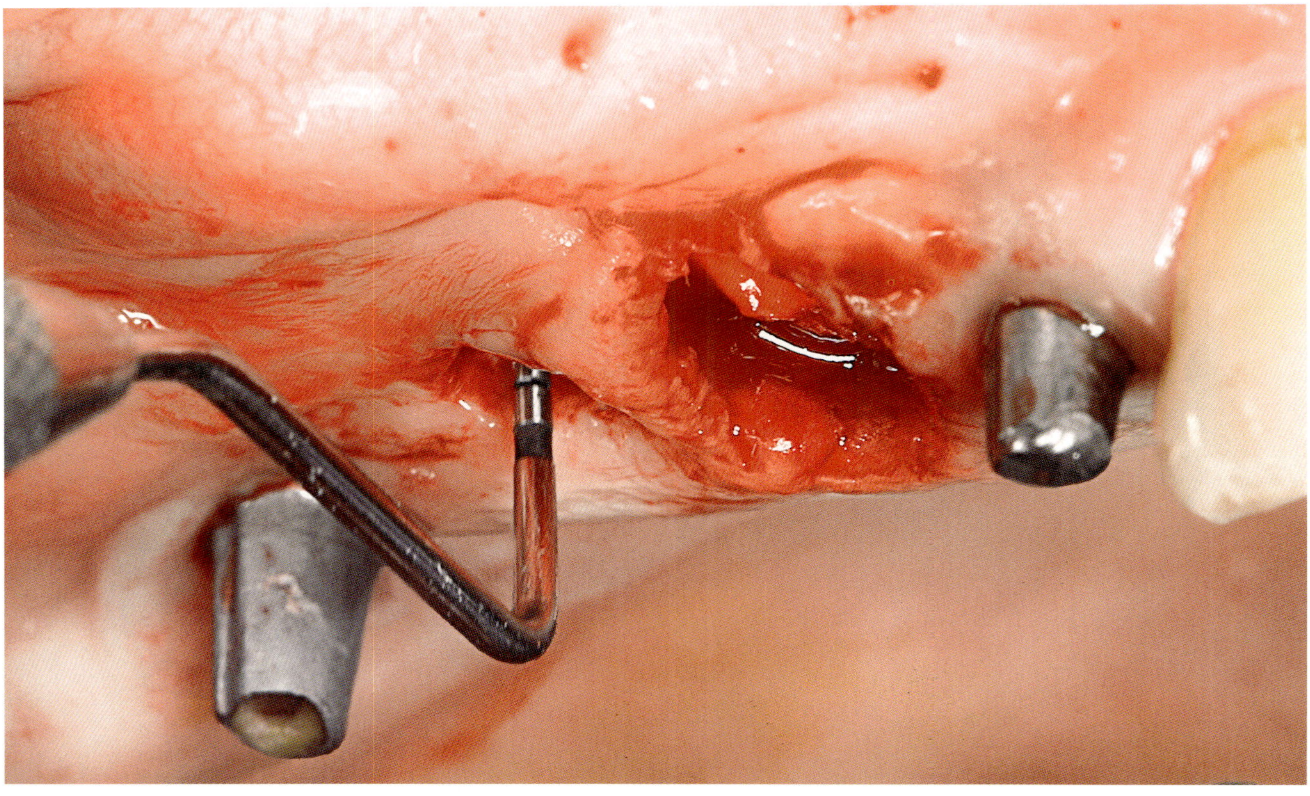

図 21　歯周プローブの深さが上顎洞との交通を示している。

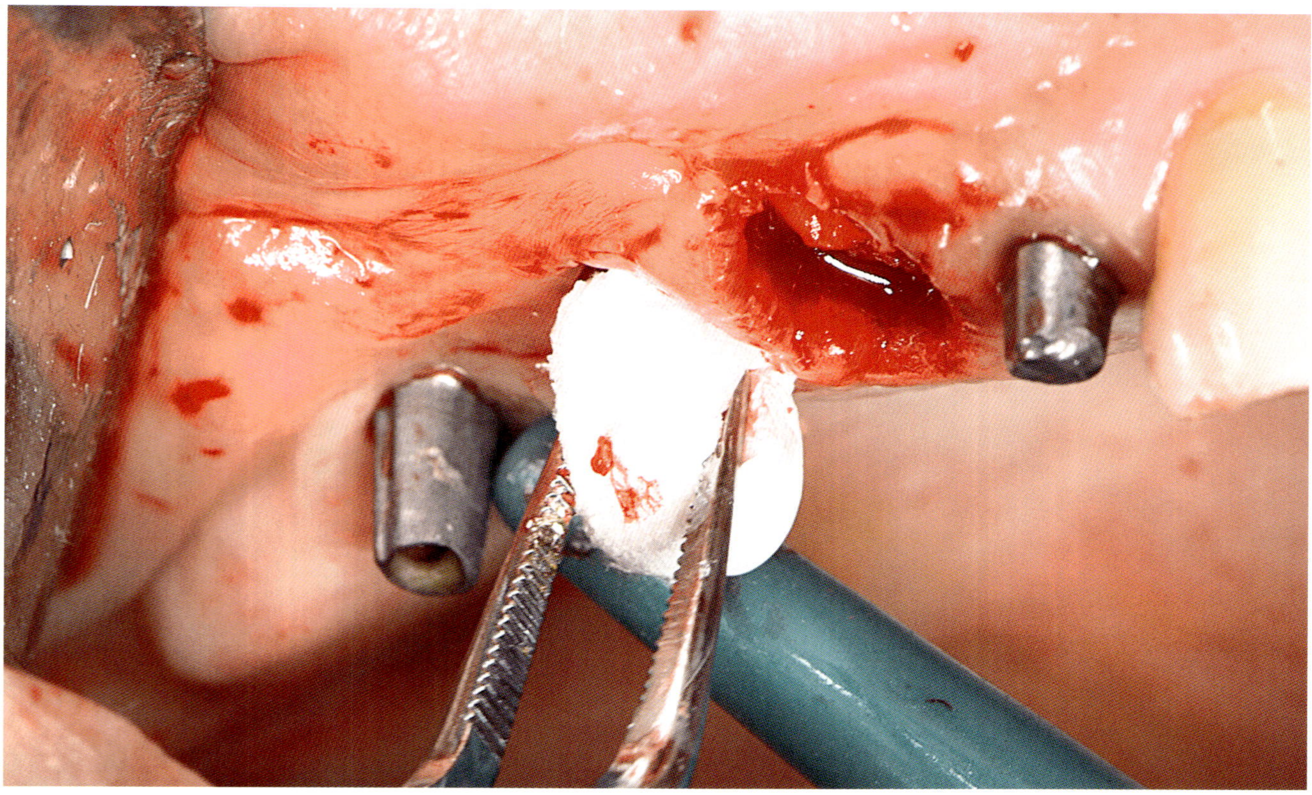

図 22　上顎洞との交通の治癒、上顎洞粘膜の挙上、出血のリスクの減少、血餅の安定および骨再生を促すために、上顎洞内にコラーゲンスポンジを挿入した。

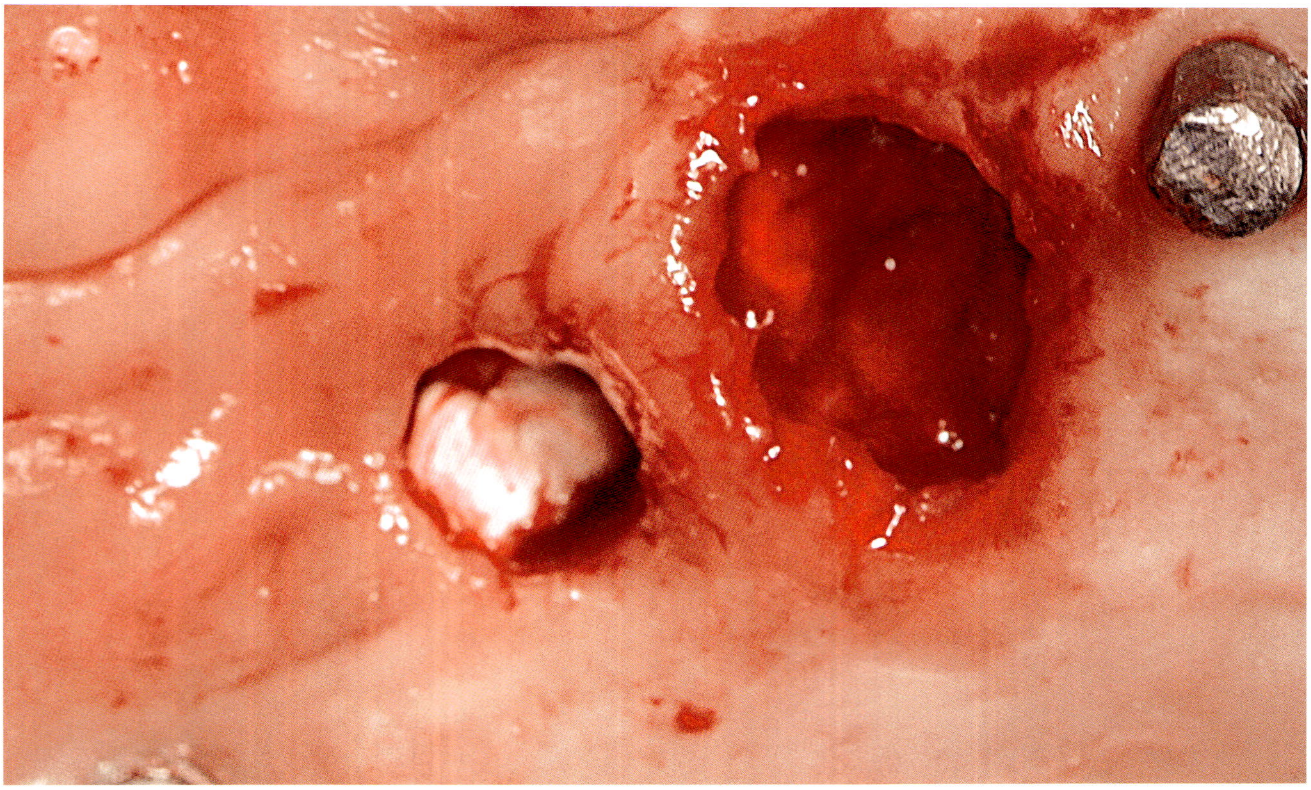

図 23　安定したコラーゲンスポンジが確認できる（咬合面観拡大像）。

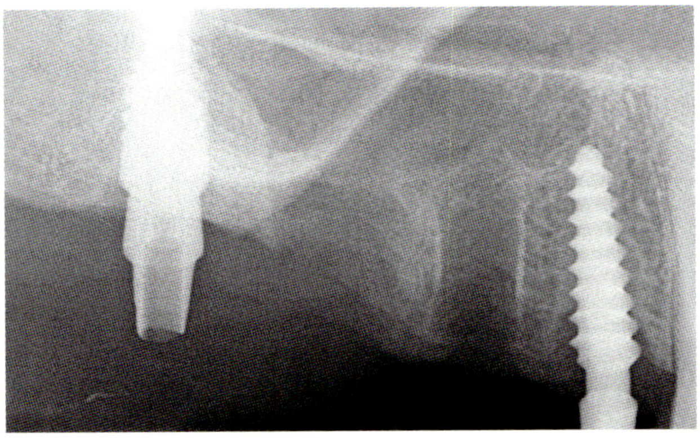

図 24　術後の根尖部 X 線写真：挿入したコラーゲンスポンジは確認できないが、インプラントと歯根抜去後の骨吸収の量がわかる。

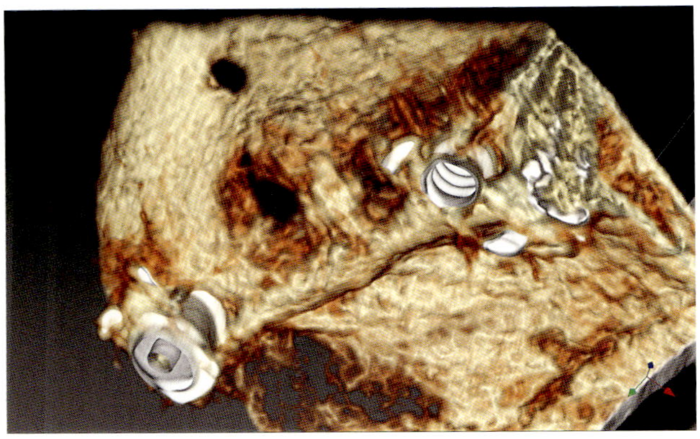

図 25　3D 構築画像において、6|相当部インプラントと5|を外科的に抜去した直後に上顎洞の穿孔がみられる。

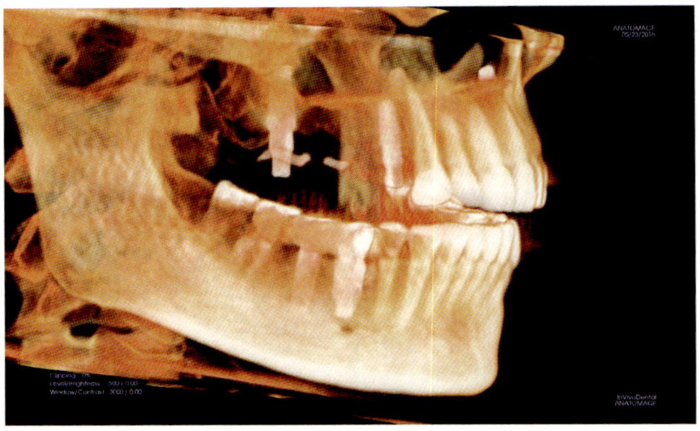

図 26　軟組織と硬組織を再建後３ヵ月、組織間の関連性を視覚化することができた。特に X 線不透過性のテンプレートの使用が、歯冠と歯肉の審美的境界線を分析するために重要な役割を示した。

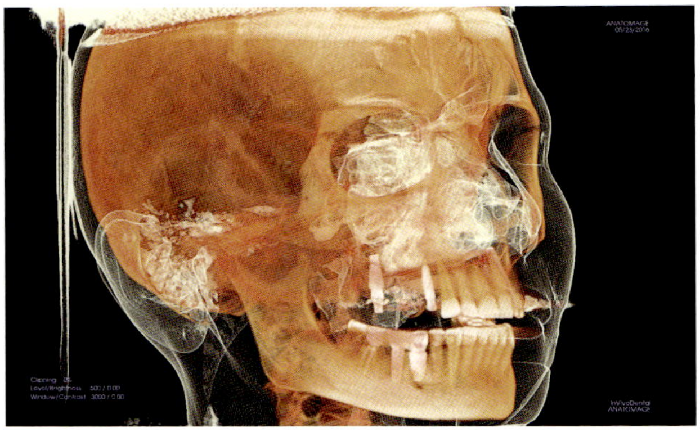

図 27　斜め方向から見たデジタル構築画像。最終的な粘膜辺縁の位置は、3D モデルで示された。これによりインプラント埋入深度が計測され、正確に埋入される。

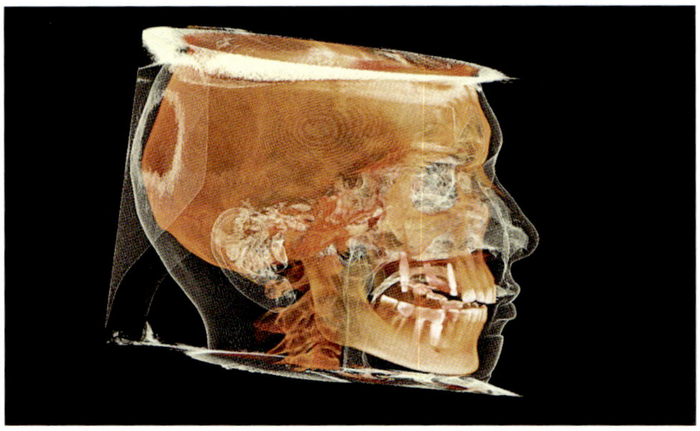

図 28　軟組織と硬組織を重ね合わせることで、審美面を評価することができる。

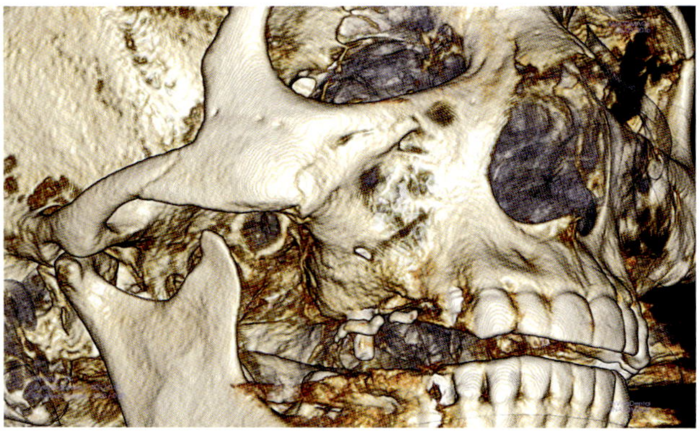

図 29　3D 構築画像より、上顎洞の完全な閉鎖が認められた。

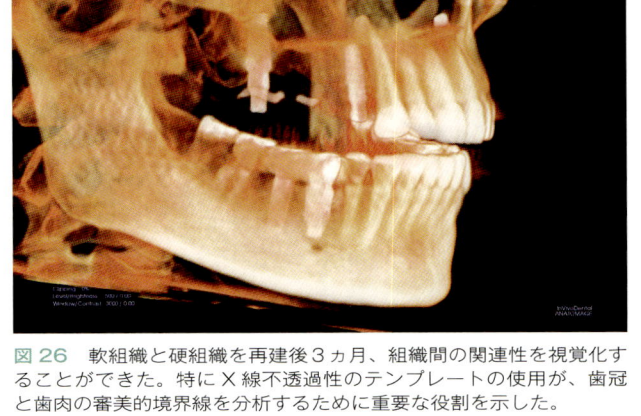

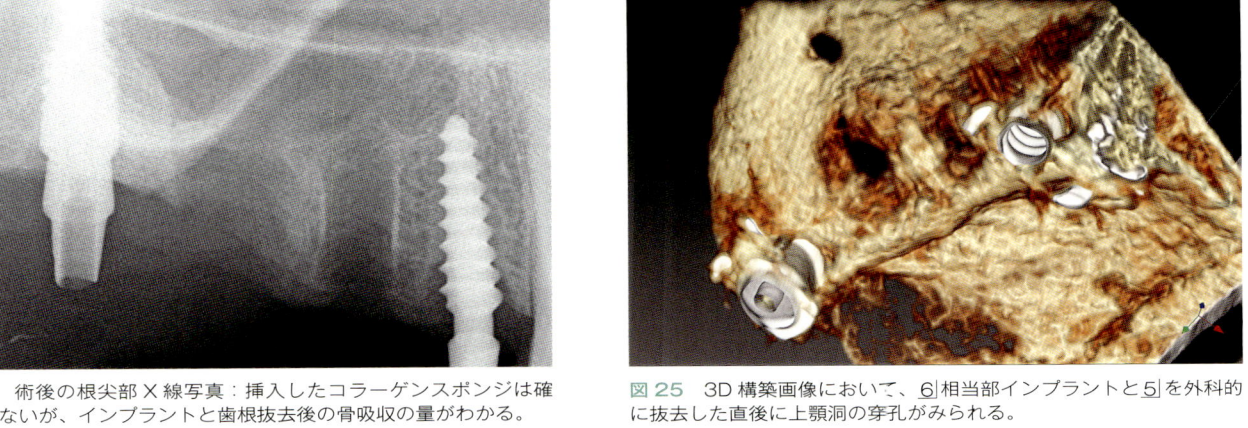

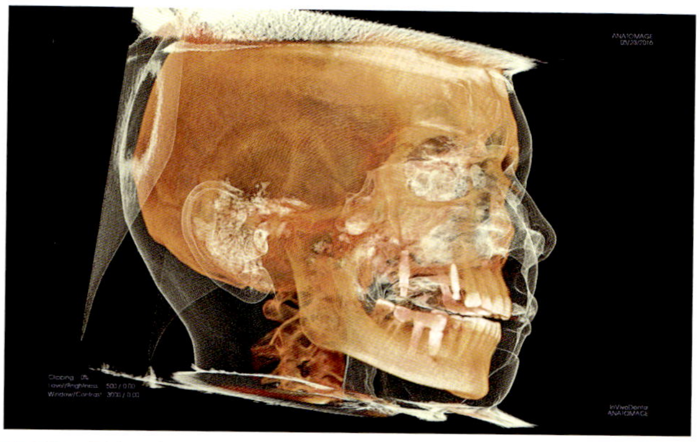

図 30　側方面観。

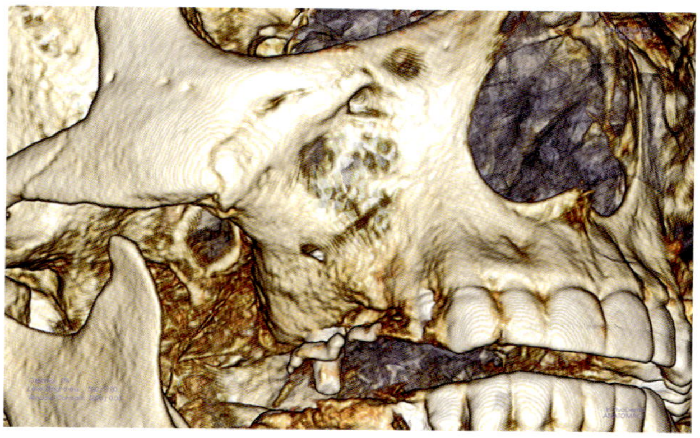

図 31　4|相当部の感染インプラントは、インプラント周囲骨の吸収と頬側の薄い既存骨のために頬側のスレッドが露出している。

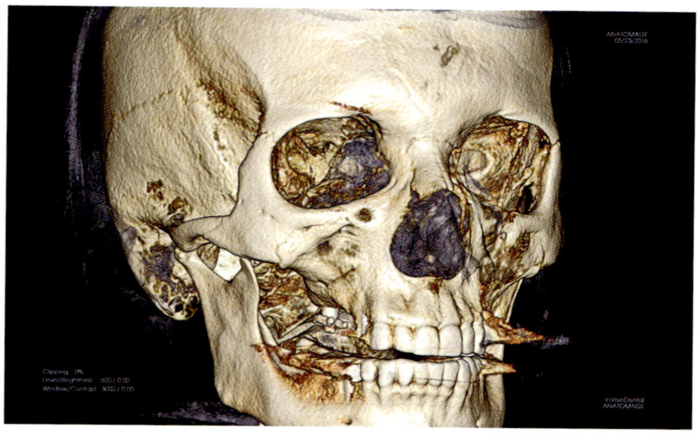

図 32　コラーゲンスポンジの使用は、上顎洞交通部の位置で骨添加を可能にした。

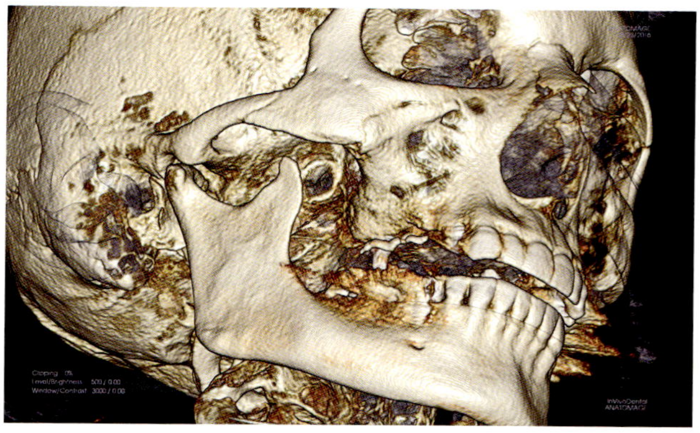

図 33　X 線における最終的な粘膜の高さの基準点は、正確な埋入深度を決定するために必要である。粘膜 - 歯槽頂間の距離が計測された。

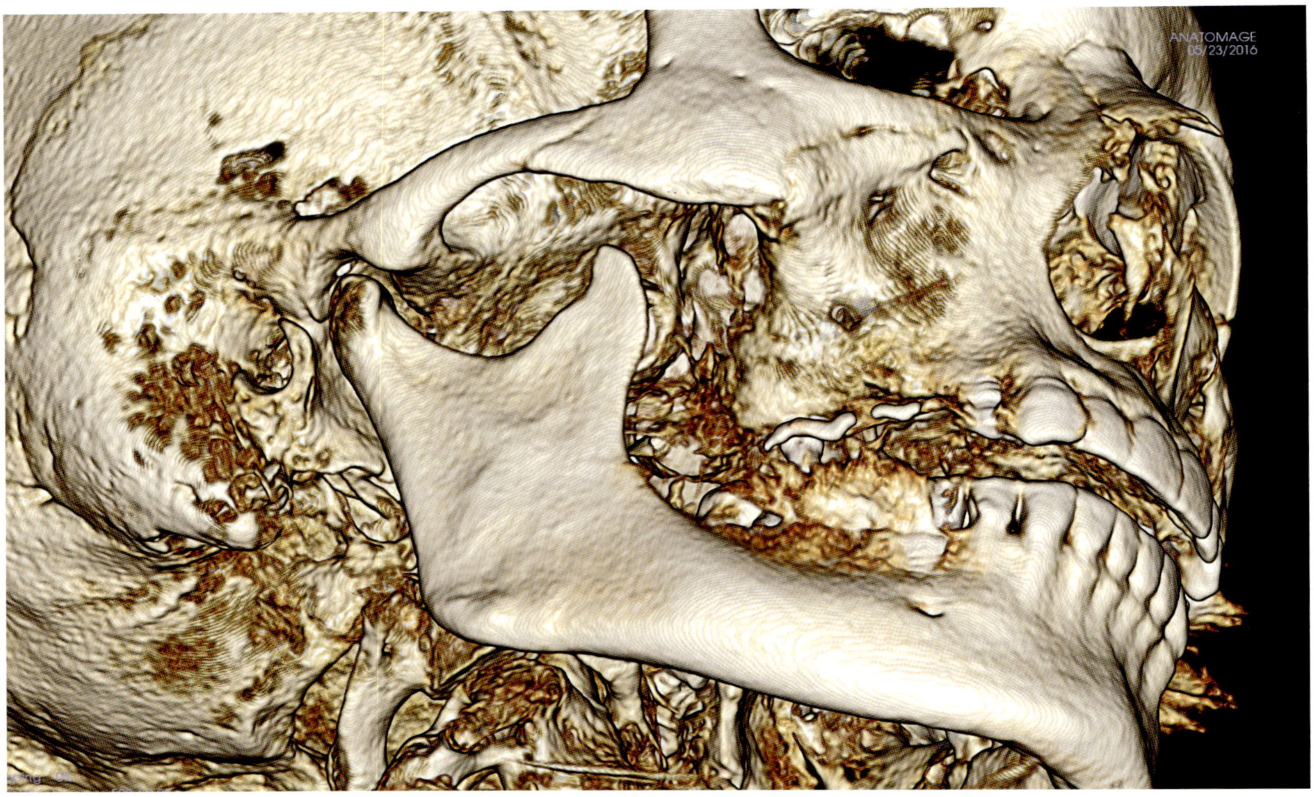

図 34　4|相当部インプラントのスレッドが露出しており、薄い頬側既存骨が確認できる。

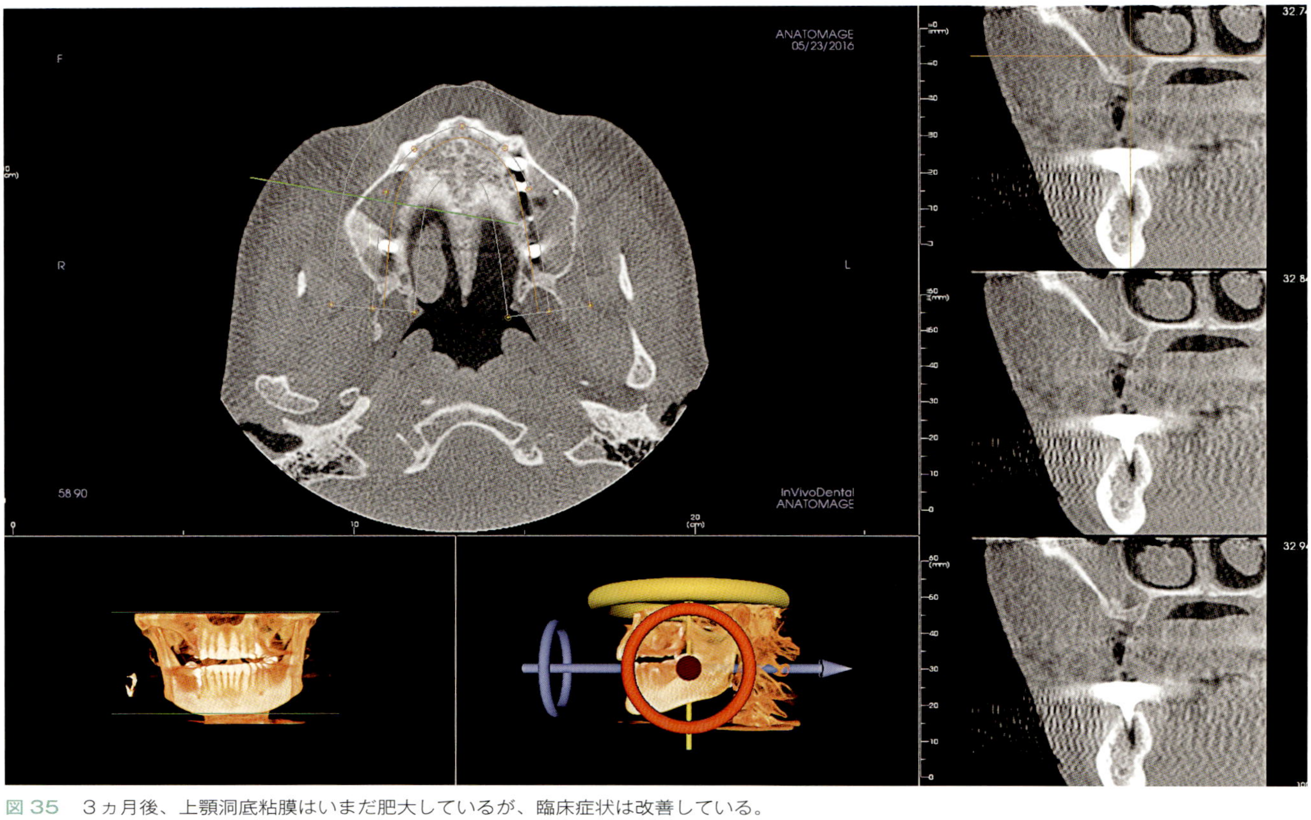

図 35　3ヵ月後、上顎洞底粘膜はいまだ肥大しているが、臨床症状は改善している。

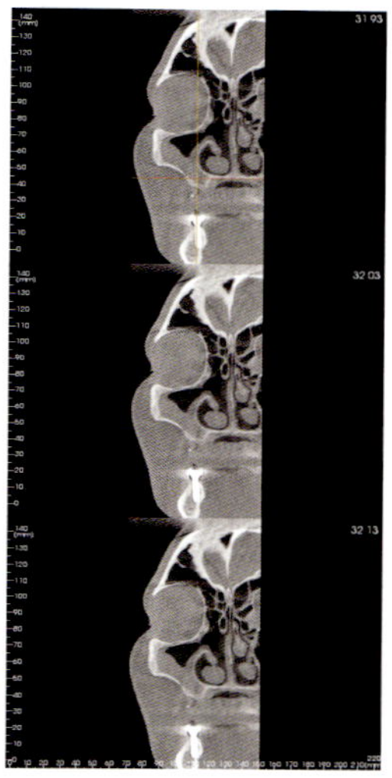

図 36　鼻道はきれいであり、炎症は改善している。

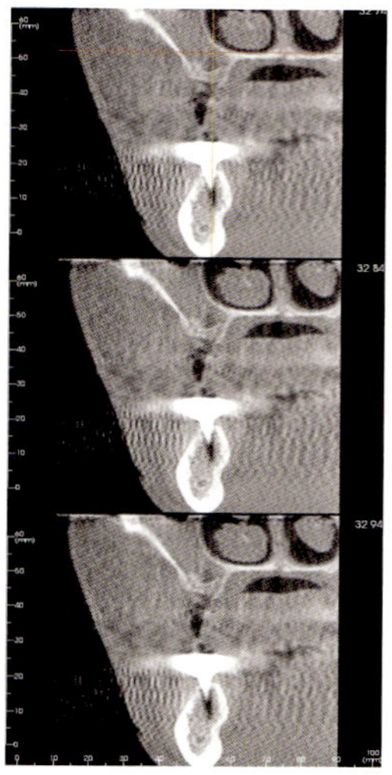

図 37　既存骨は約３mm の高さである。インプラント埋入のために上顎洞の大部分を挙上する必要がある。

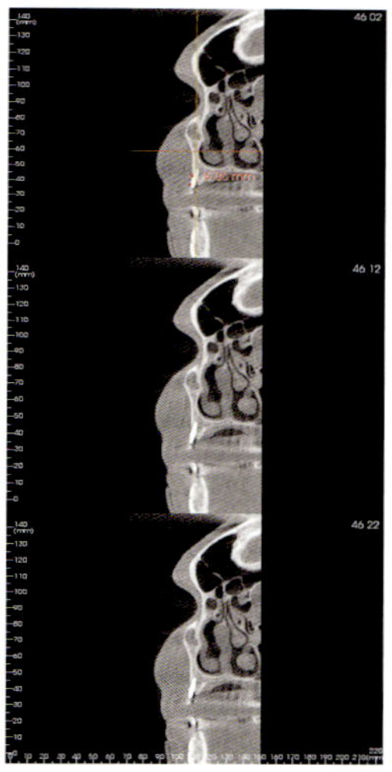

図 38　4|相当部インプラントは感染しており、スレッドが６mm 露出している。

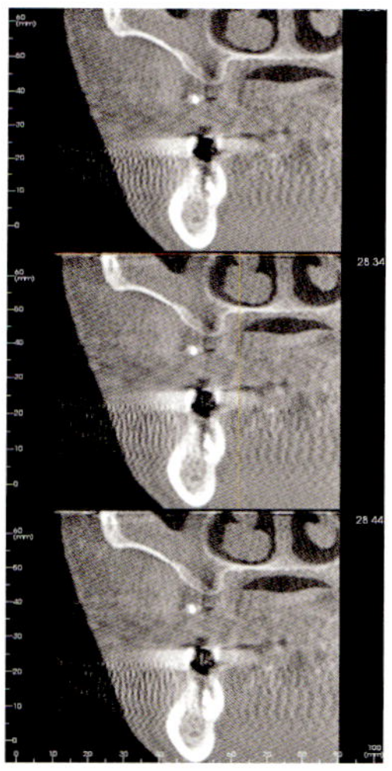

図 39　矢状断で既存骨が、１mm 以下の部位がある：上顎洞底挙上はオプションではない。

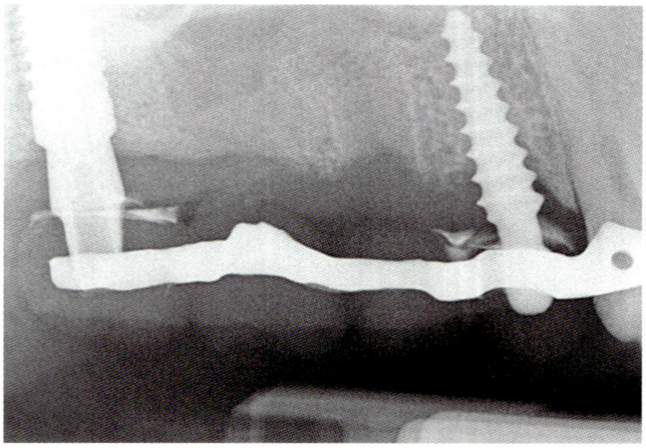

図 40　術後３ヵ月の根尖周囲Ｘ線写真。骨の高さが増加している。部分的な上顎洞底挙上をコラーゲンスポンジを用いててていねいに行い、上顎洞と交通している部分を修復した。

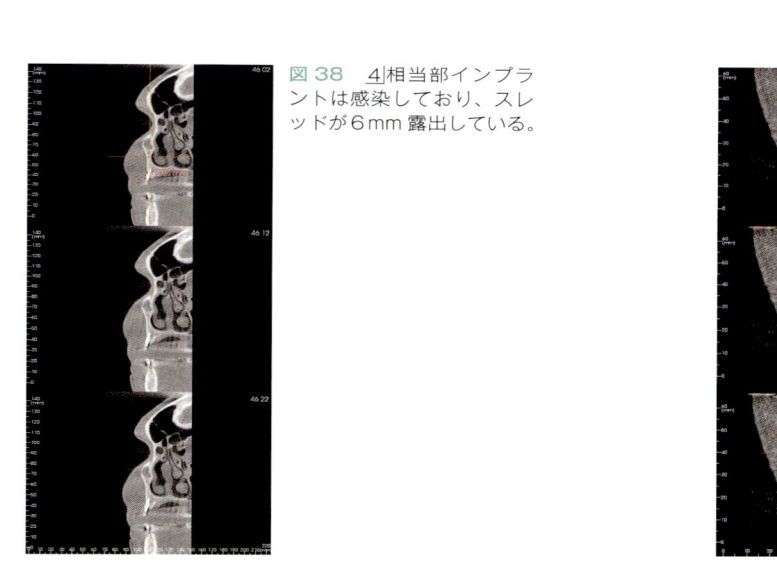

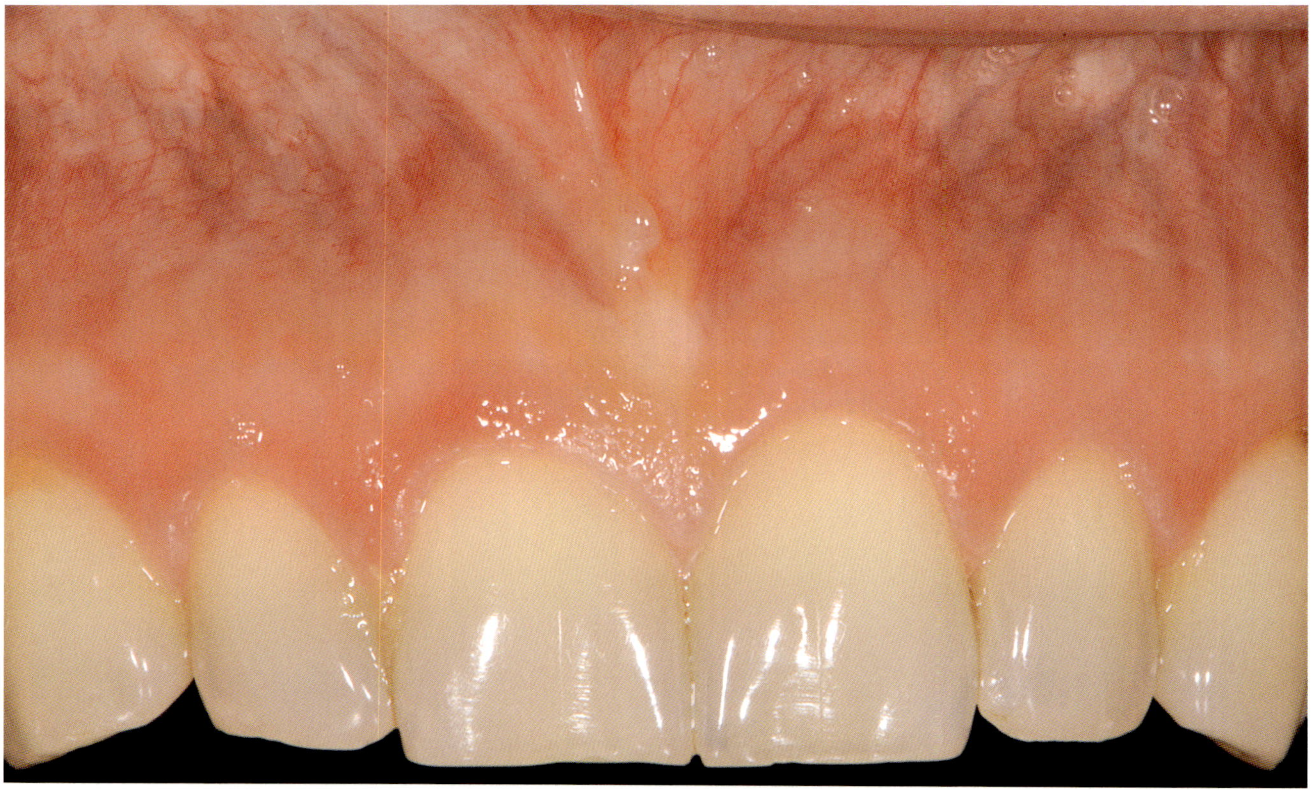

図 41　ブラキシズムによるファセットが認められる。このことはインプラント即時荷重の際に説明する必要がある。

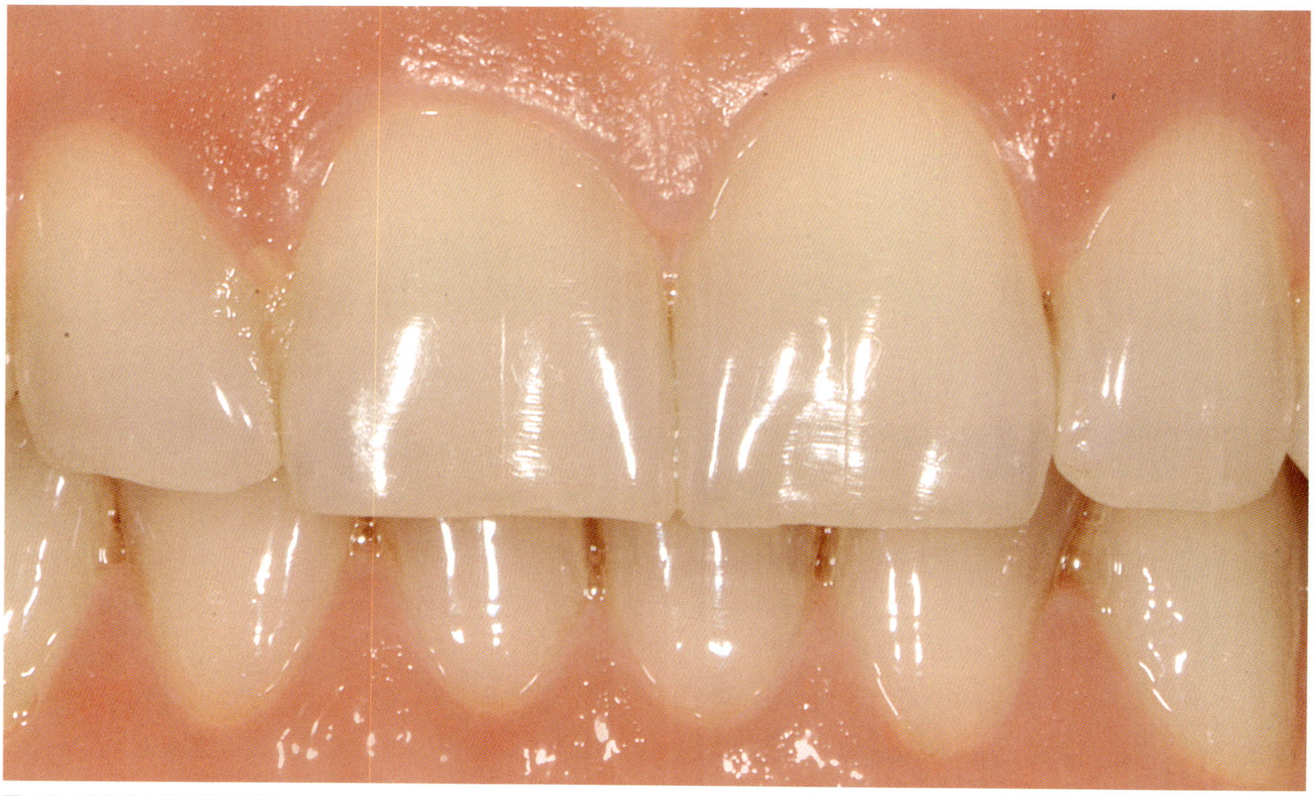

図 42　咬合時の前歯部正面観。

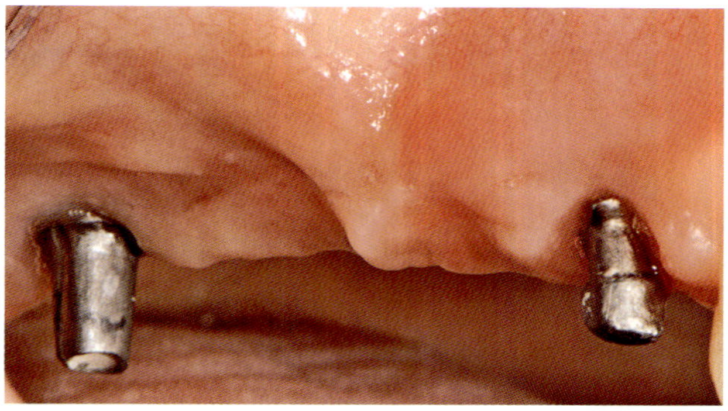

図 43　頬側面観：軟組織の状態が顕著に改善した。炎症の徴候は認められない。歯間乳頭の形態を考慮して、プロビジョナルレストレーションの概形を調整した。

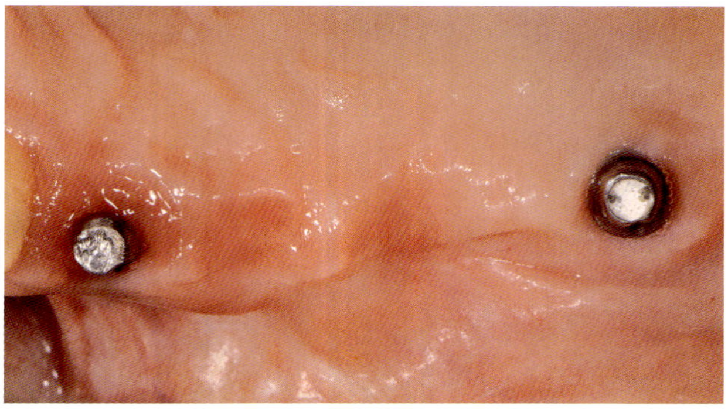

図 44　咬合面観：頬舌的歯槽堤の形態が喪失しており、臼歯部領域には十分な角化粘膜が存在しない。

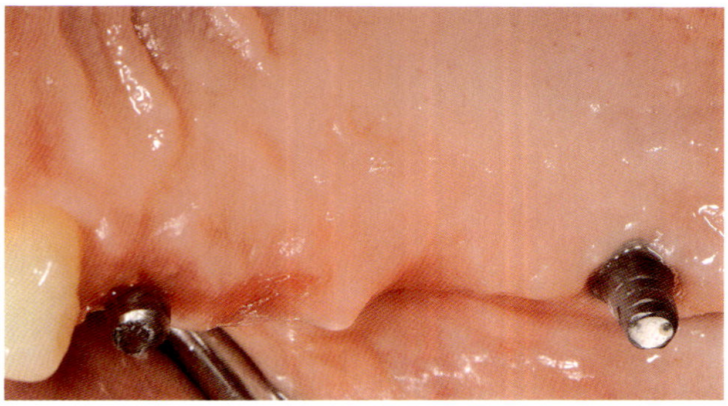

図 45　軟組織形態が口蓋側面観で明瞭に確認できる。

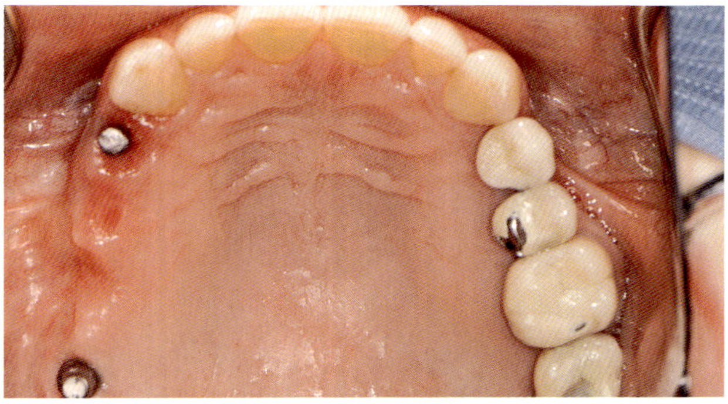

図 46　臼歯部インプラントの口腔前庭は浅い。ファセットはブラキシズムによる治療の失敗を予見させる因子である。

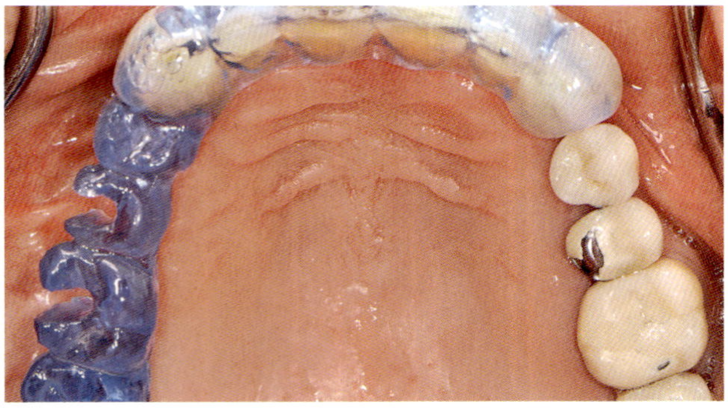

図 47　ワックスアップを参考にサージカルガイドが製作された。

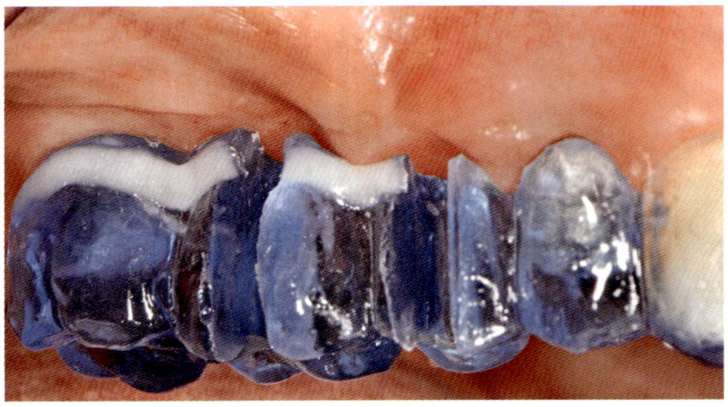

図 48　X 線テンプレートを用いてサージカルガイドを調整した。粘膜ラインが正確な埋入深度を計測するために、インプラント手術時の基準点として活用される。

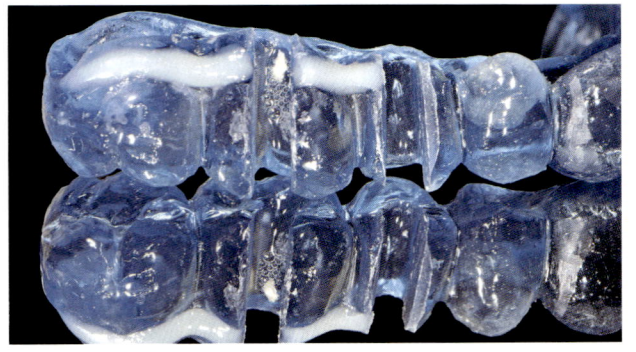

図 49　テンプレートにより、前方と比較して後方臼歯において人工歯肉組織の割合が多いことが示された。

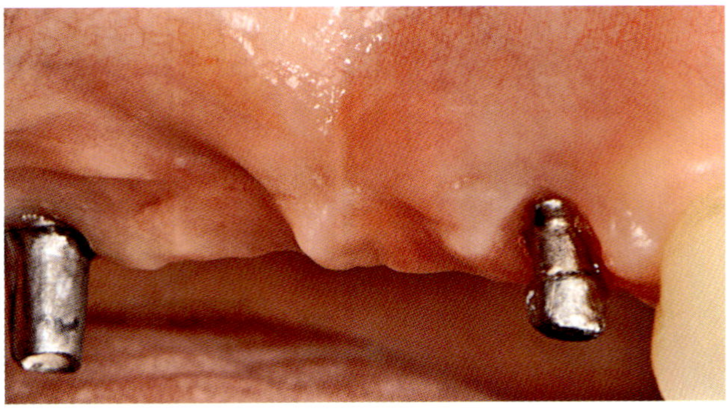

図 50　テンプレートは既存のインプラントや歯に支持を求める。

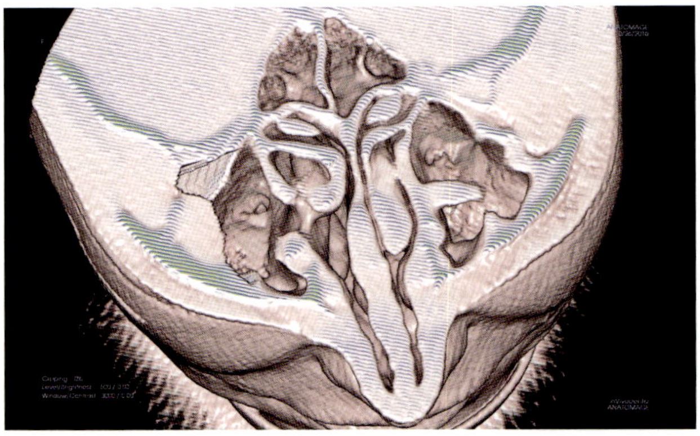

図 51　インプラント撤去後３ヵ月、上顎洞との交通部分は閉鎖している。右側上顎洞は健全な状態に改善した。

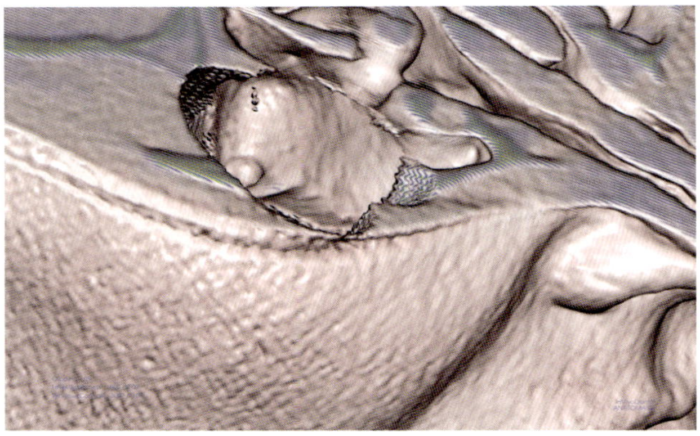

図 52　上顎洞内に液状物質は認められない。

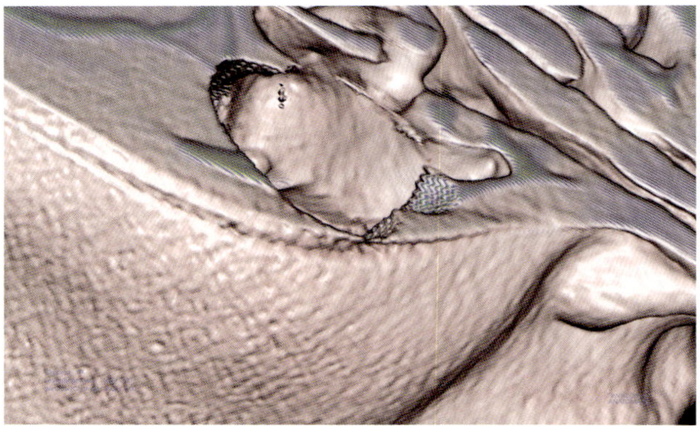

図 53　排膿の徴候はなく、患者からの症状の訴えもない。

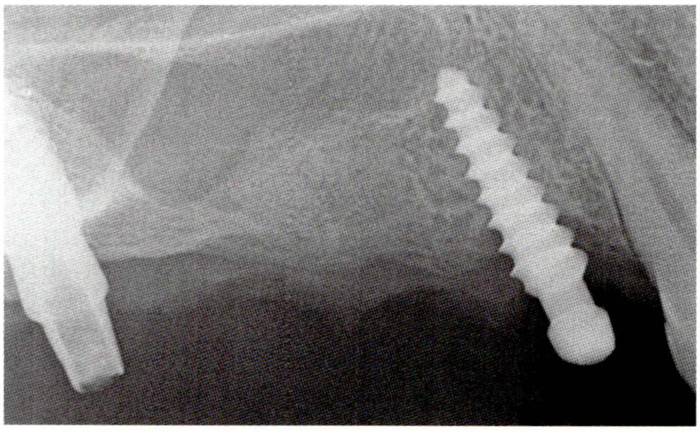

図 54　根尖周囲Ｘ線写真より、抜歯後にコラーゲンスポンジを挿入した5|相当部に新生骨が認められる。上顎洞粘膜の根尖方向への移動は、新生骨形成によるものである。自家骨や生体材料の填入は行っていない。

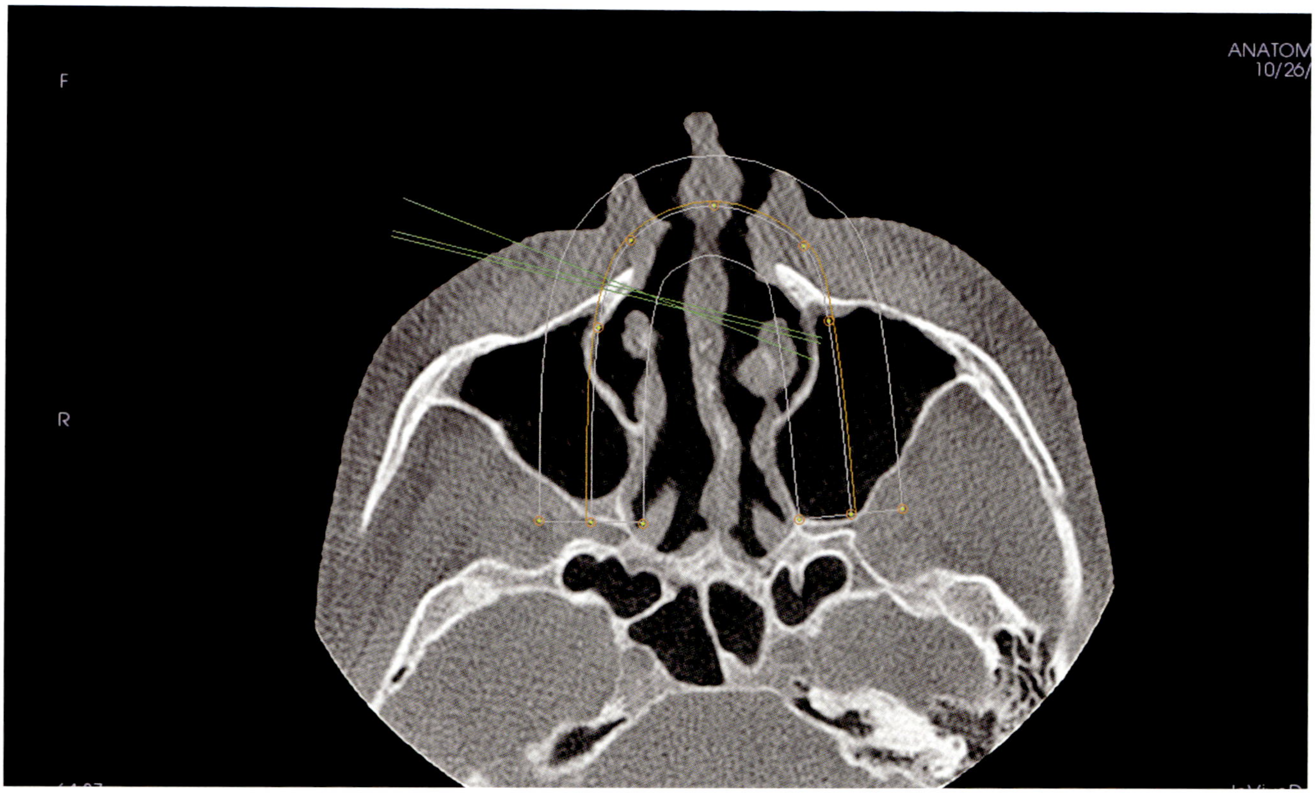

図 55　断層像より、上顎洞内の炎症は完全に消失している。

図 56　矢状断より、4|相当部インプラント周囲骨の吸収を認める。

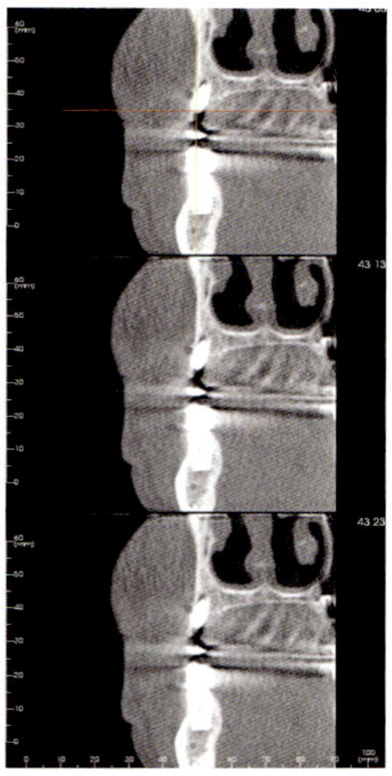

図 57　インプラント周囲の骨吸収が頬側から根尖方向に認められる。

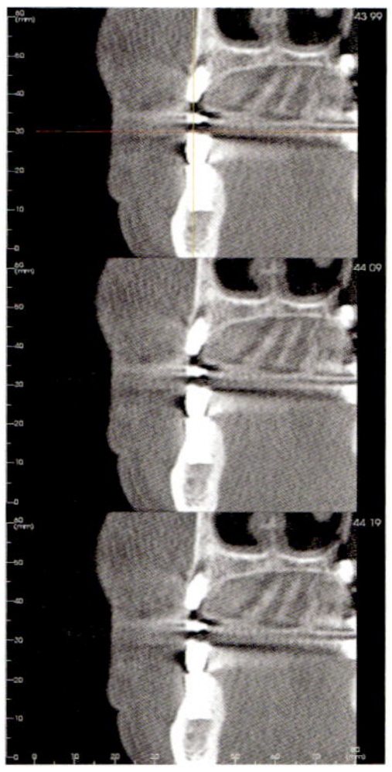

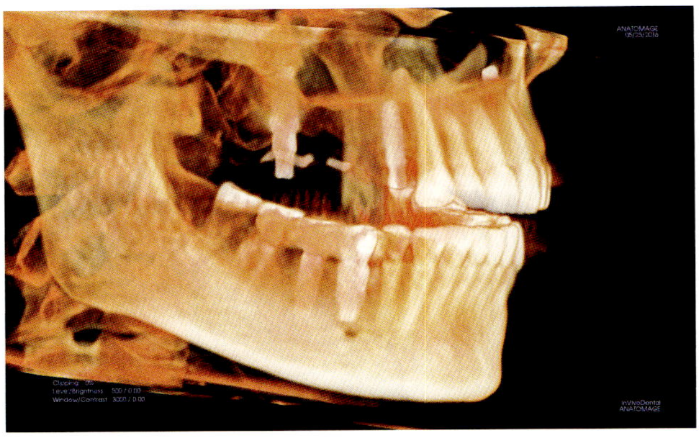

図 58　X 線テンプレートより、歯槽頂と粘膜の位置の距離が示された。

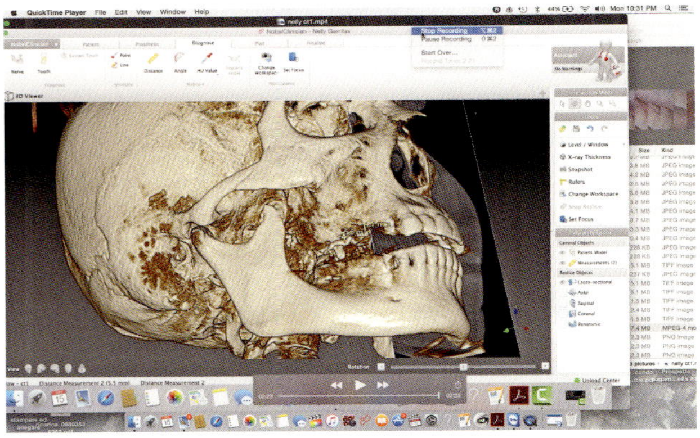

図 59　デジタルソフトウェアを用いて、歯槽頂と粘膜の位置の距離を測定することが可能である。そして、インプラント埋入深度が正確に決定される。

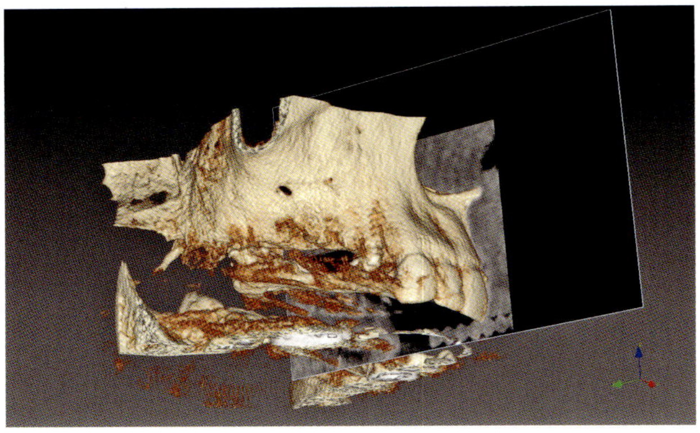

図 60　上顎洞交通部分の閉鎖。

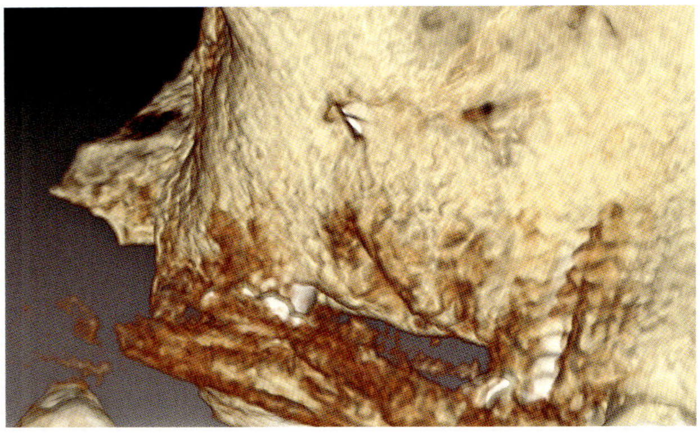

図 61　コラーゲンスポンジを填入した後、人工的に５壁性骨欠損が形成された。３ヵ月で新生骨形成が確認された。

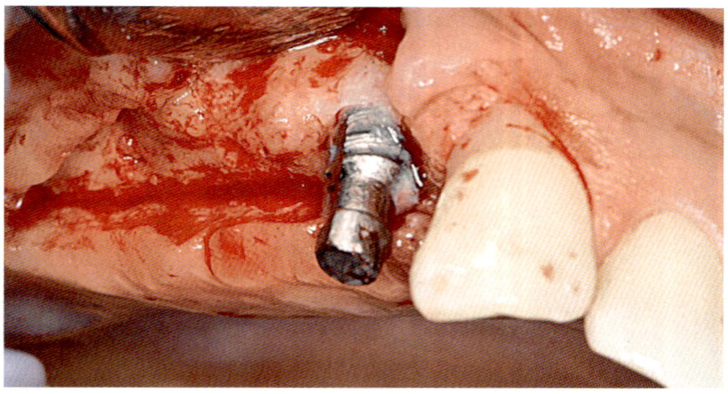

図 62　歯槽頂水平切開を行った。縦切開を加えずに全層弁にて剥離翻転した。インプラントのスレッドが露出している。

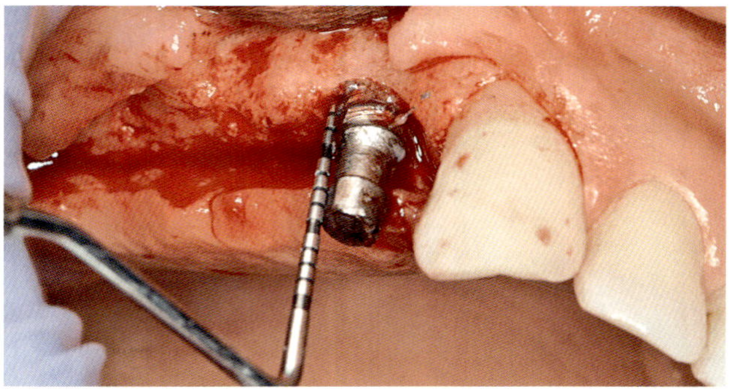

図 63　インプラント周囲に約 5 mm の骨吸収が認められる。

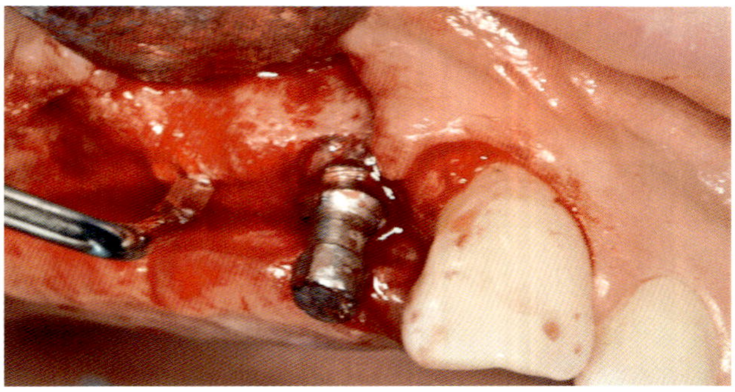

図 64　ツイストドリルとオステオトームを用いて上顎洞底挙上術と同時にインプラント埋入窩形成を行った。メンブレン穿孔の防止や出血リスクを抑えるために、コラーゲンスポンジを挿入した。また、コラーゲンスポンジによる上顎洞粘膜のていねいな剥離を可能にした。

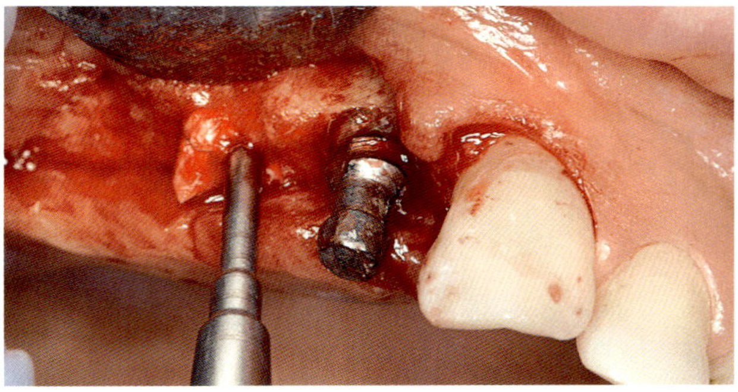

図 65　オステオトーム #2 を用いてコラーゲンスポンジを填入した。

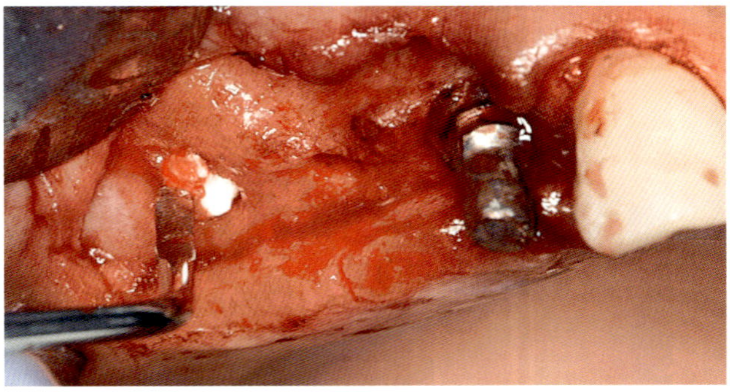

図 66　乾燥したコラーゲンスポンジの填入には、TABANELLA1（ヒューフレディ社製）が使用された。

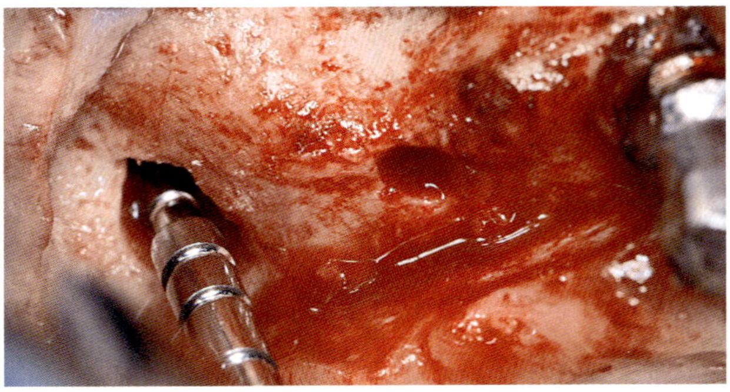

図 67　インプラント埋入窩の深さと上顎洞粘膜の位置をデプスゲージにて確認した。

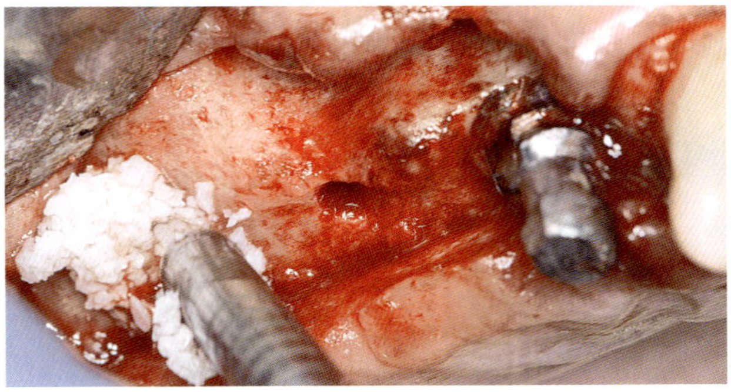

図 68　オステオトーム #3 を用いてインプラント埋入窩に脱灰ウシ骨を上顎洞粘膜に触れない位置まで填入した。また、オステオトームを再び同じ位置まで挿入することで、骨移植片がより根尖側方向に移動し圧接が行われる。

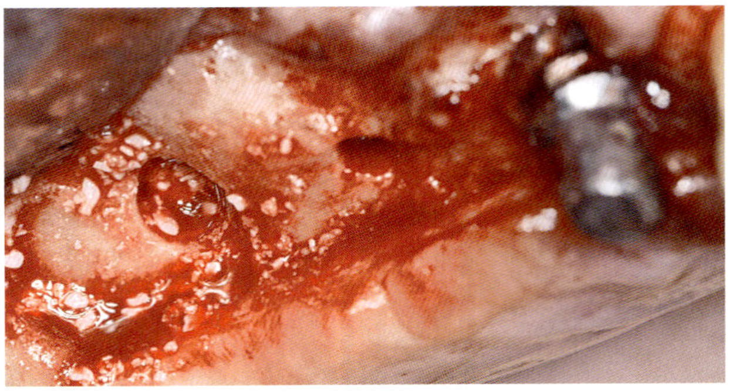

図 69　骨移植片を圧接することにより、出血のコントロールが可能となる。

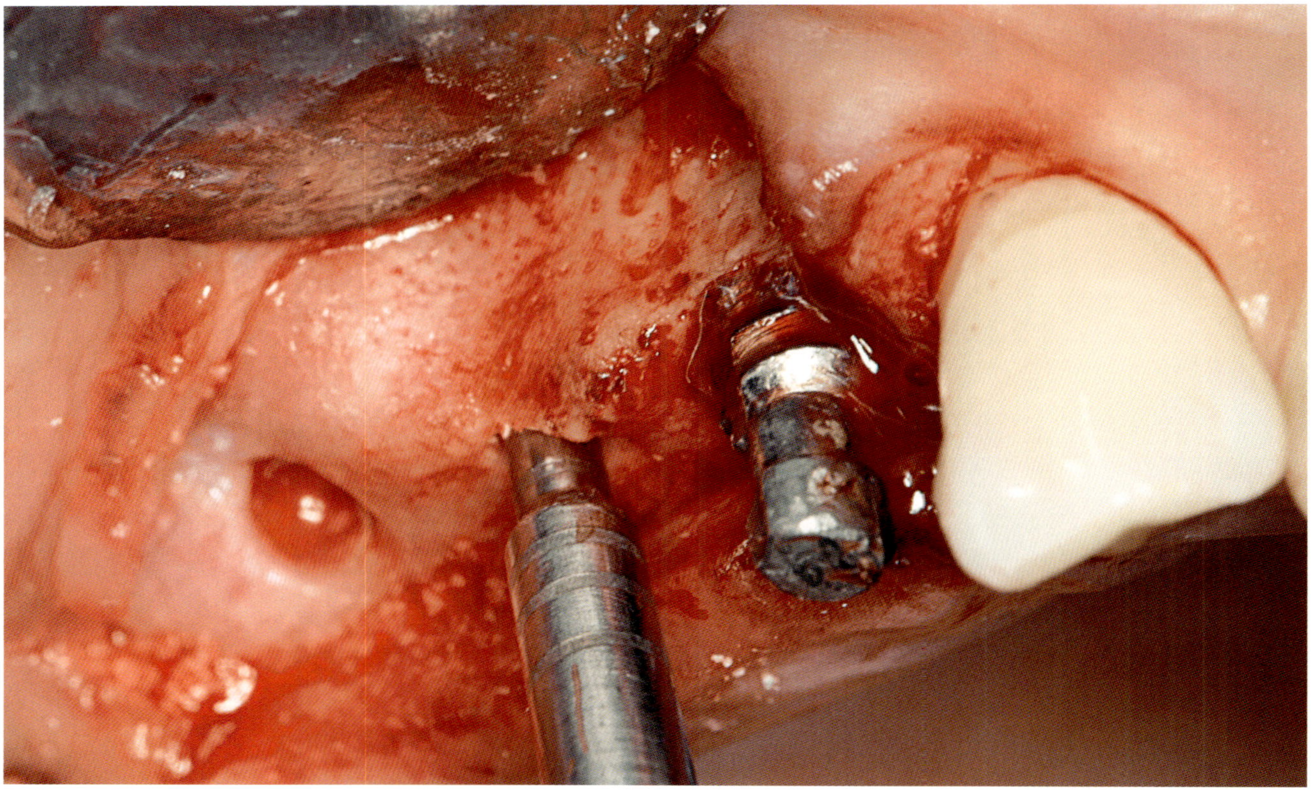

図 70　オステオトーム #3 により残された周囲骨をオステオトーム #2 で除去する。

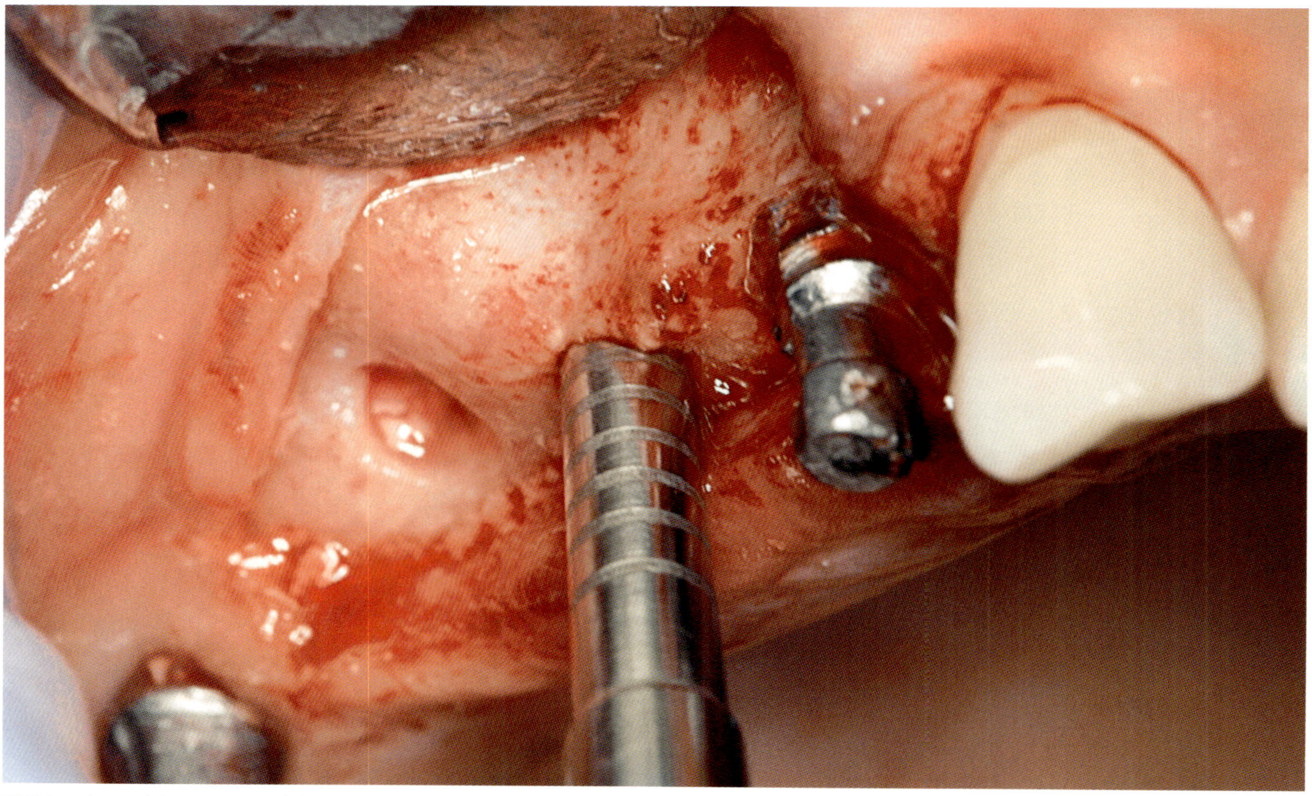

図 71　オステオトーム #2 で除去した骨をオステオトーム #3 で再び圧接する。

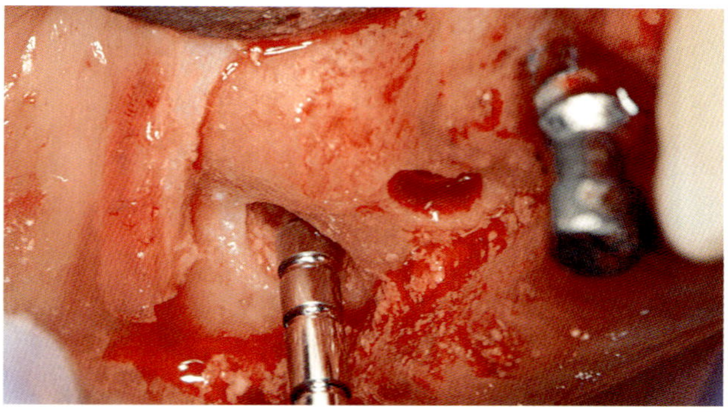

図 72　デプスゲージが骨移植材料の圧接具合と安定性を確認するために用いられた。

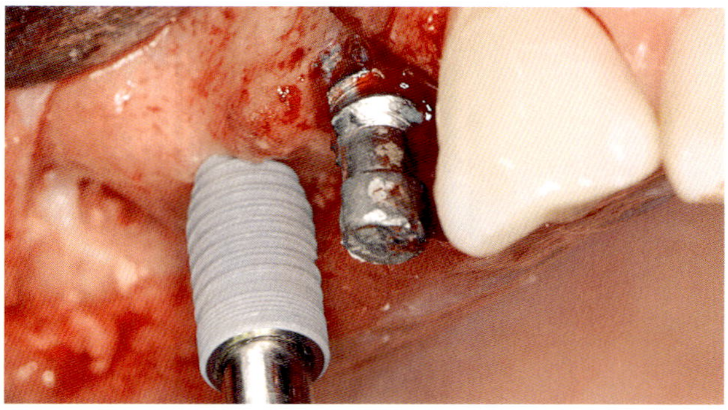

図 73　テーパードドリルを使用することなくインプラント埋入窩形成を行った。このアプローチにより高い初期固定が得られ、骨造成も期待できる。

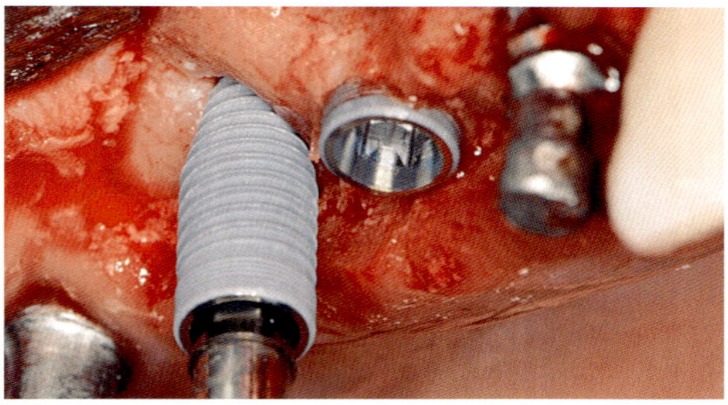

図 74　同様の方法で２本目のインプラントが埋入された。

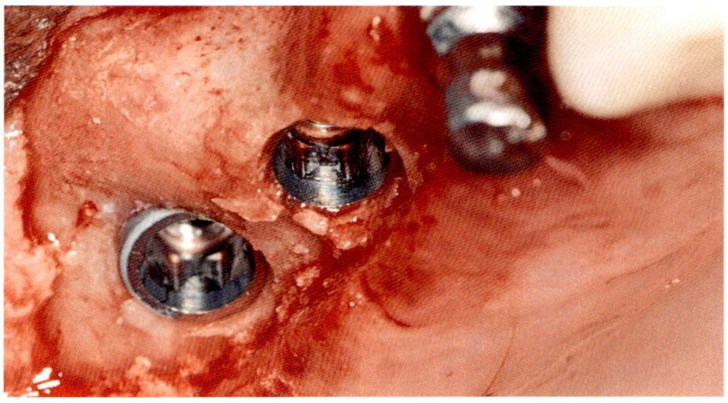

図 75　サージカルテンプレートを用いて計画どおりの深さにインプラントを埋入した。

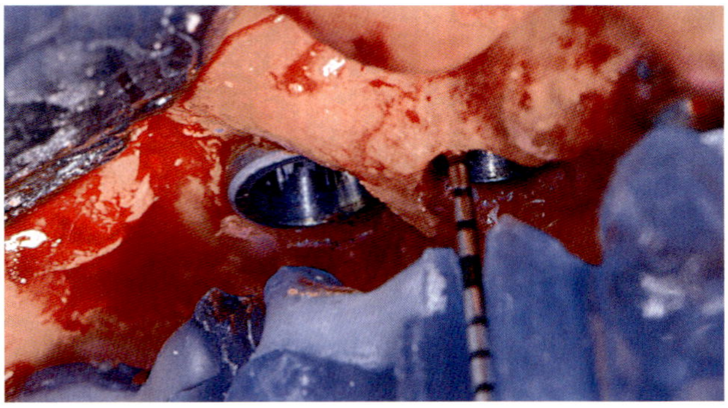

図 76　サージカルガイドを用いて垂直的な位置を再度確認した。埋入深度は粘膜レベルより３mm 根尖側方向である。

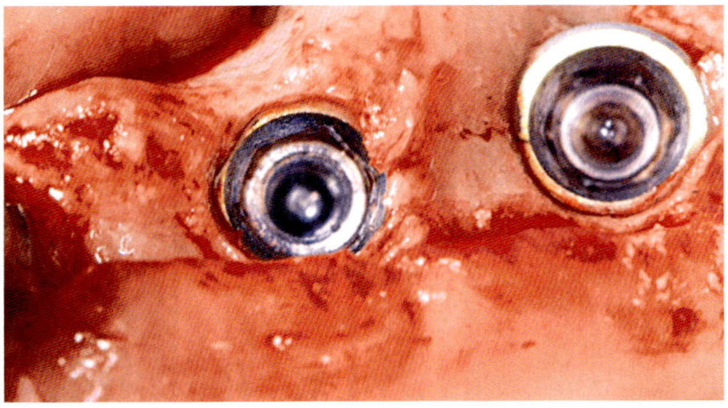

図 77　インプラントが埋入された。インプラント周囲骨には厚みがある。

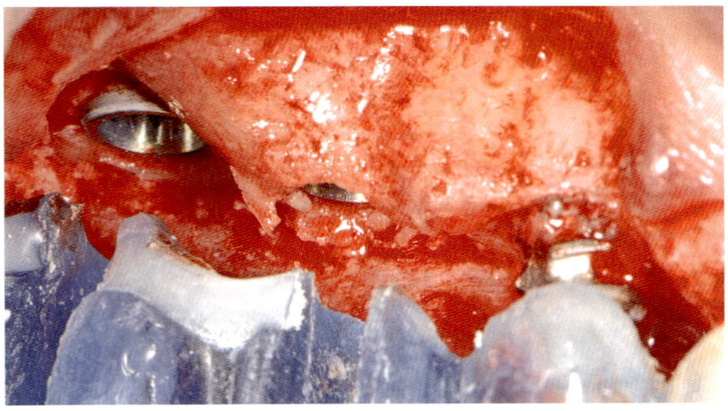

図 78　拡大像：インプラント埋入深度の確認。

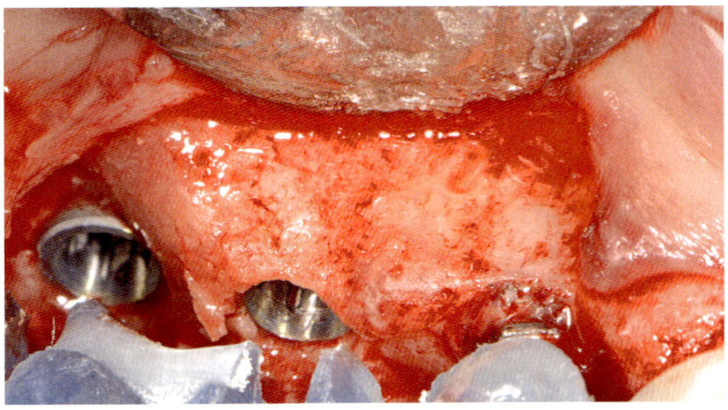

図 79　インプラントは歯槽頂よりやや深めに埋入された。

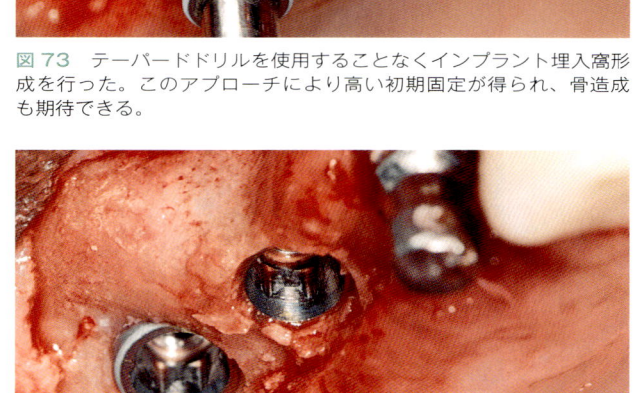

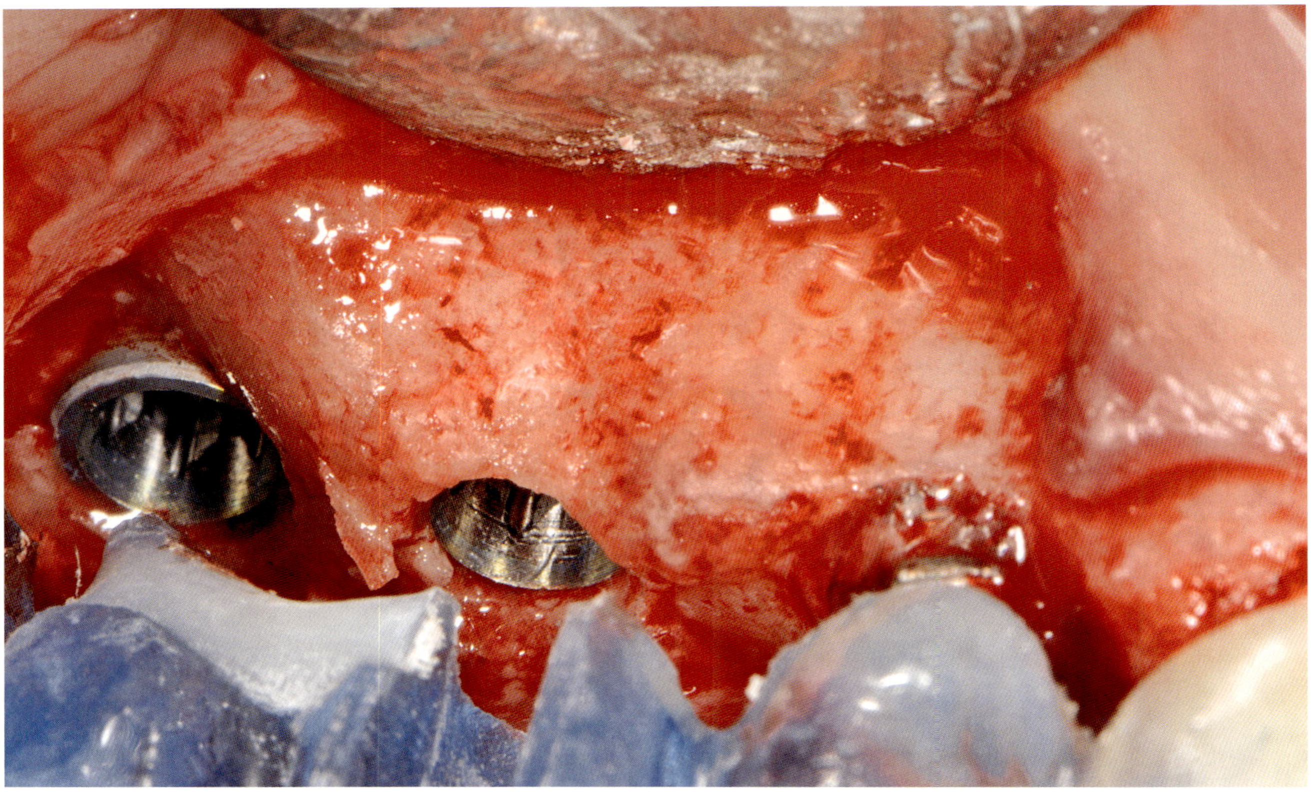

図 80　インプラント周囲骨は少なくとも 1.4mm の厚みがある。

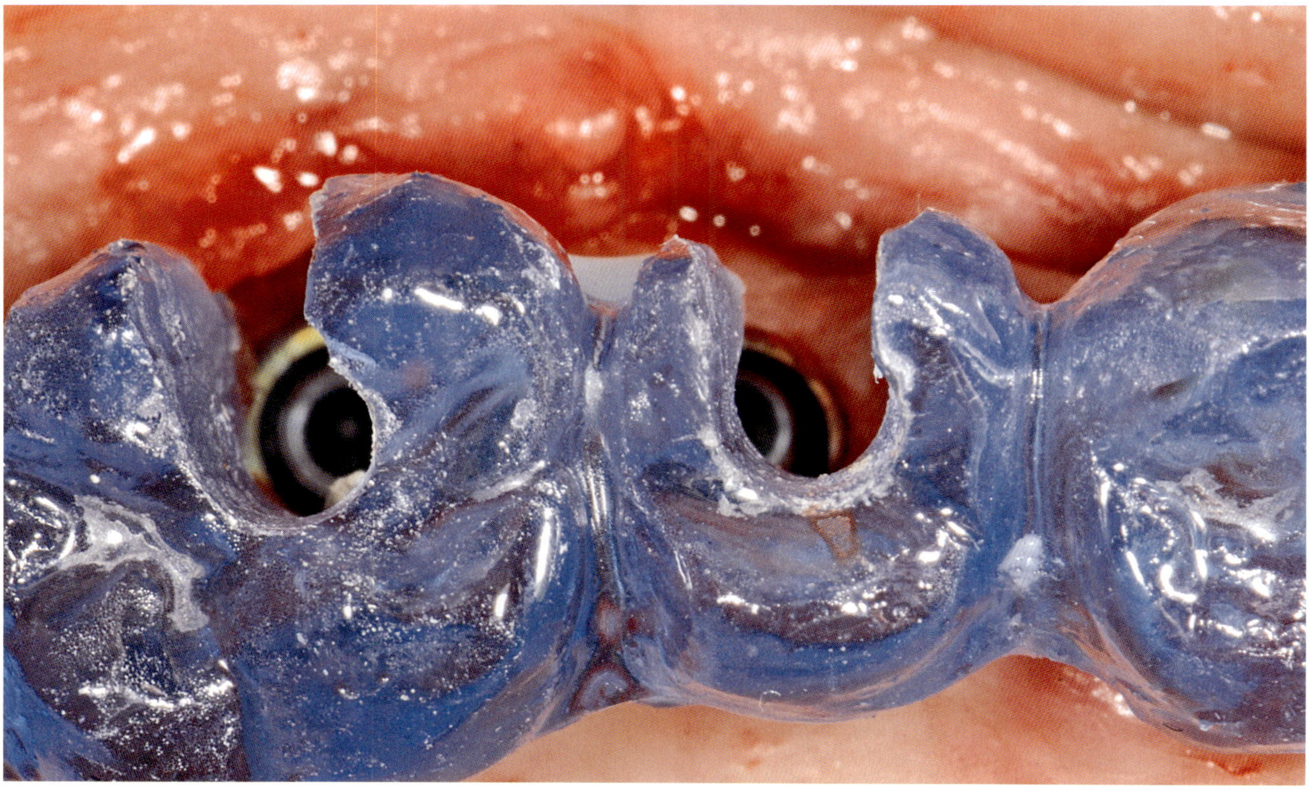

図 81　サージカルガイドにより、三次元的に最終補綴装置を想定した位置への正確なインプラント埋入が可能である。

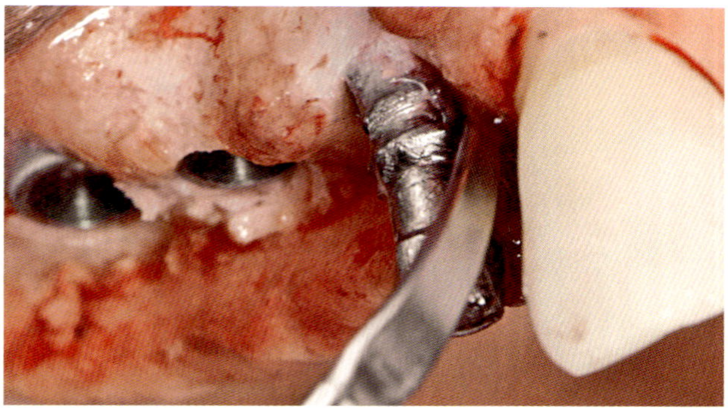

図 82　インプラント撤去に超音波器具を用いるが、周囲骨は最大限温存する。

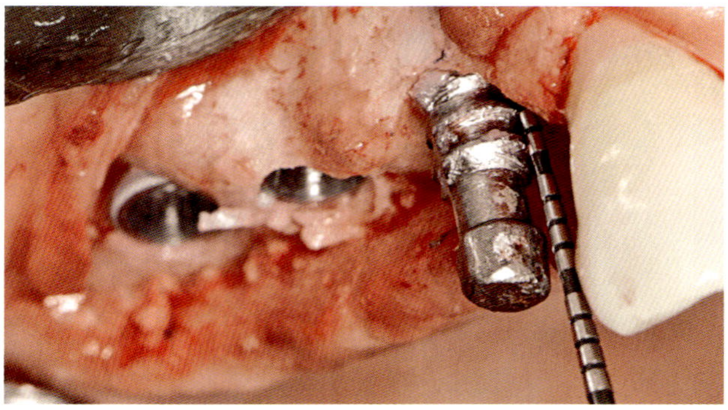

図 83　歯周プローブを用いて超音波器具によるデッドスペースを確認する。

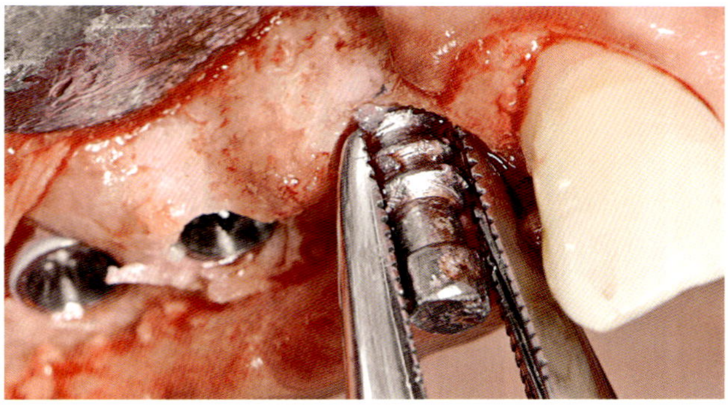

図 84　鉗子でていねいにインプラントを回転させる。

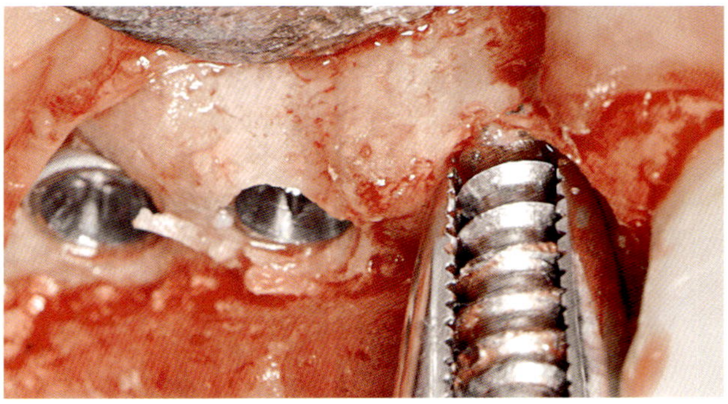

図 85　インプラント撤去時の拡大写真。

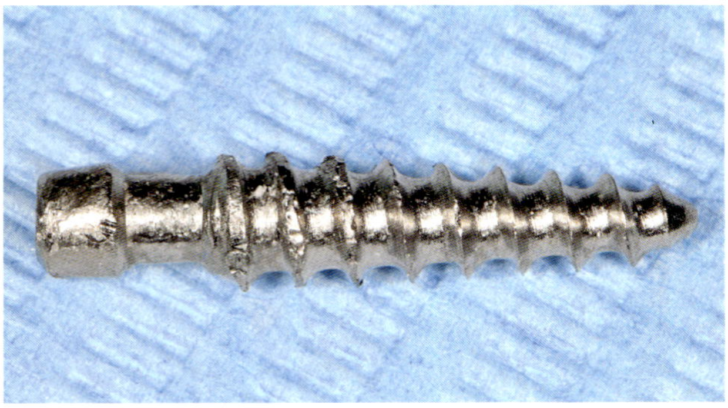

図 86　インプラントをていねいに撤去した。

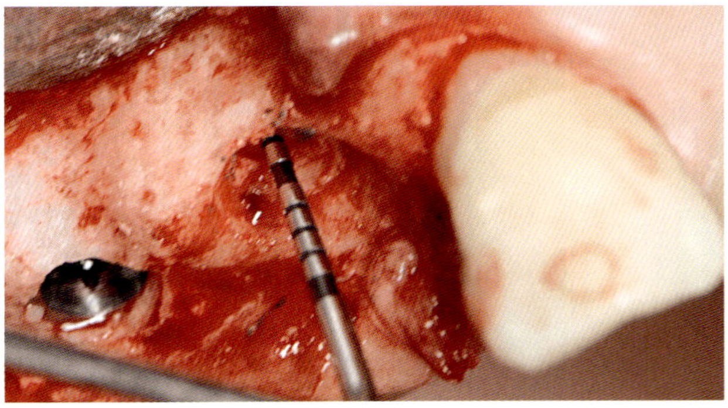

図 87　歯周プローブにて既存骨を確認する。

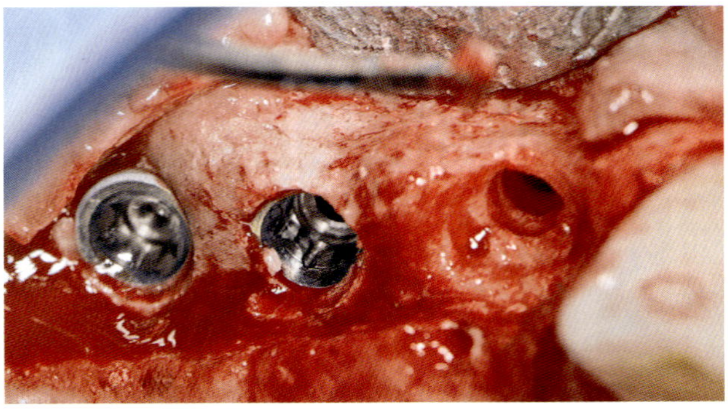

図 88　インプラントのスクリュータップが確認できる。

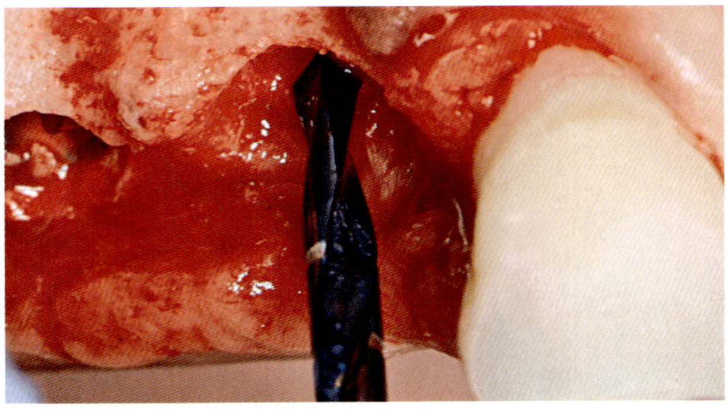

図 89　新しいインプラント埋入窩形成がツイストドリルを用いて行われた。埋入窩は口蓋側に主に形成された。頬側には骨移植を計画している。

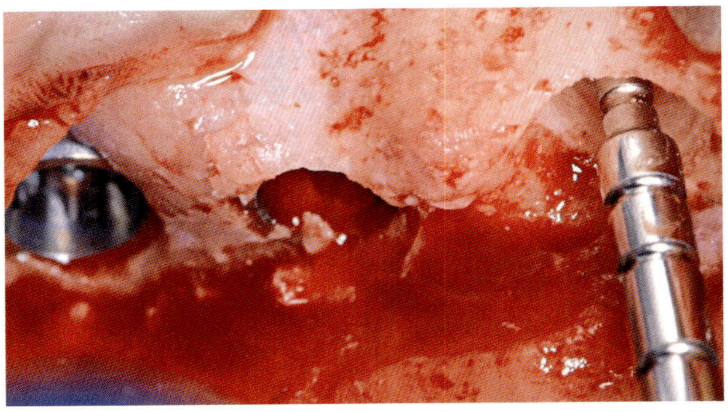

図 90　デプスゲージを再び挿入する。

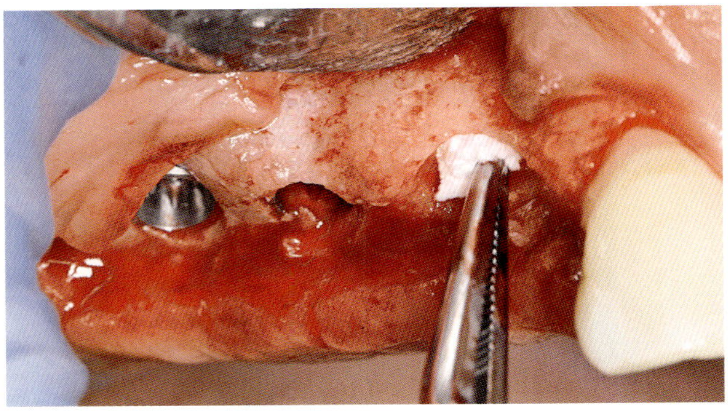

図 91　出血を抑えるために、コラーゲンスポンジを填入する。

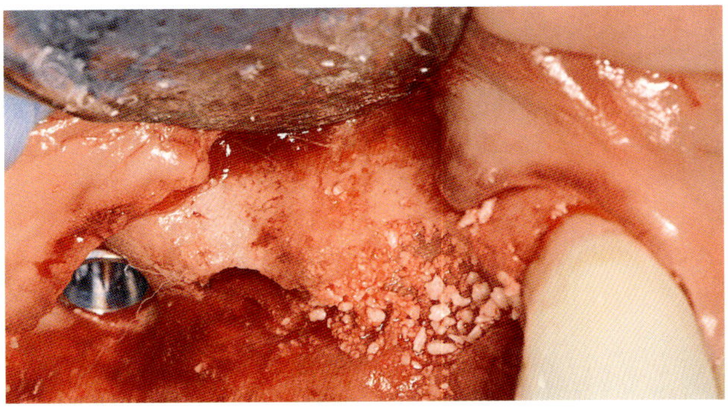

図 92　インプラント埋入窩に、脱灰ウシ骨を填塞する。

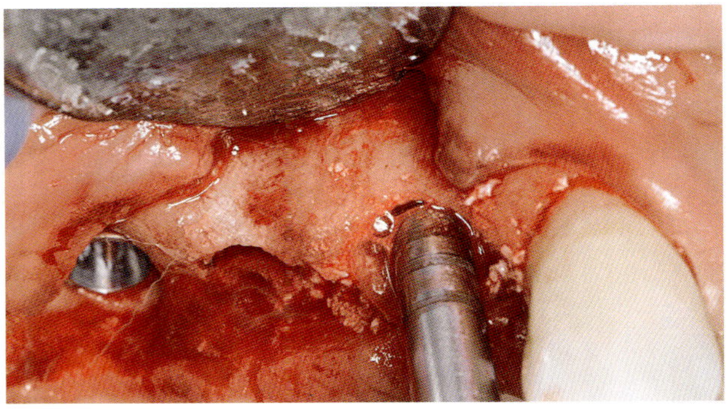

図 93　インプラント埋入窩形成時に用いられるオステオトームで、移植骨を圧接する。

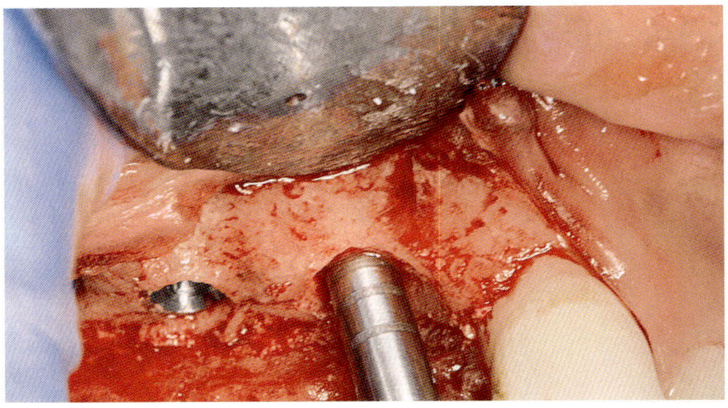

図 94　オステオトームを 11mm 挿入した。

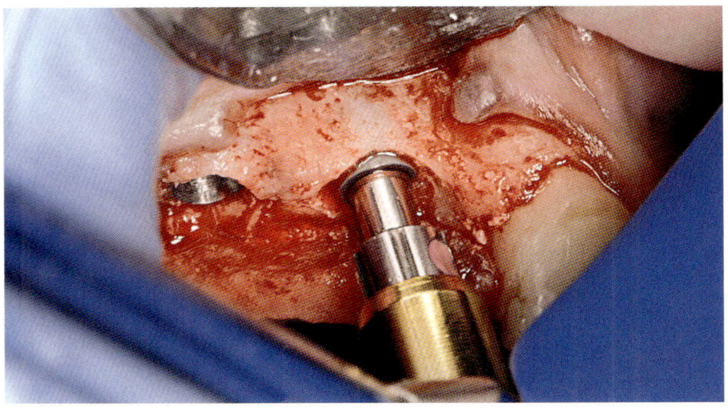

図 95　直径 3.5mm、長さ 11mm のナローインプラントを埋入した。

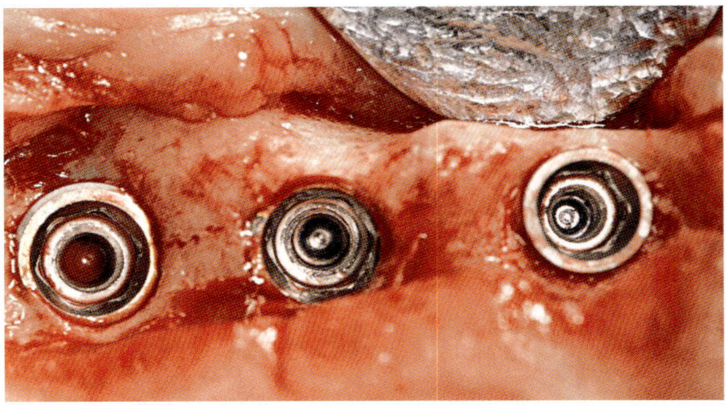

図 96　インプラント埋入後。

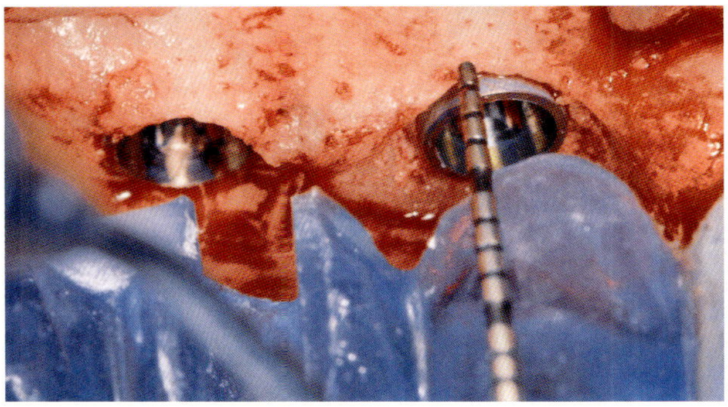

図 97　近心側のインプラントは、粘膜辺縁から 4 mm の位置に埋入した。

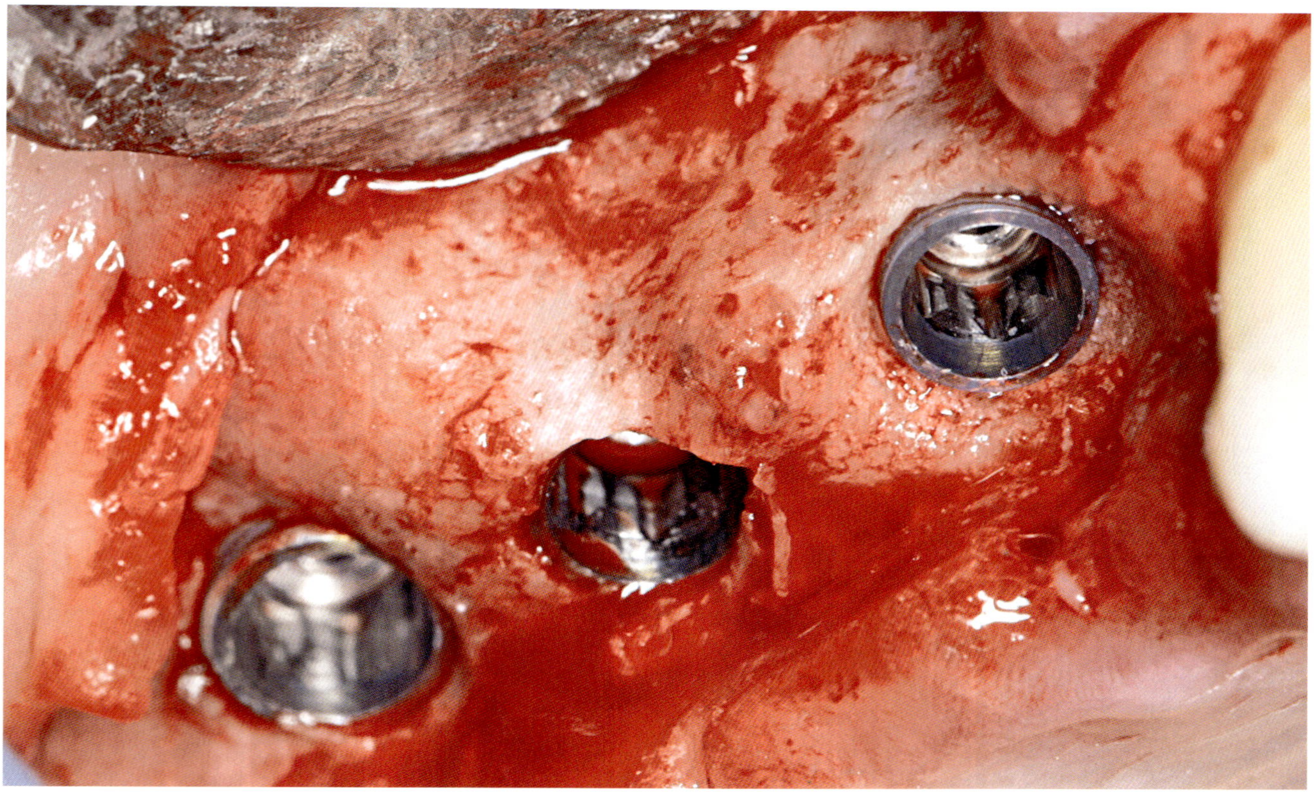

図 98　ツイストドリルとオステオトームを併用することで、スレッドの露出は認められない。

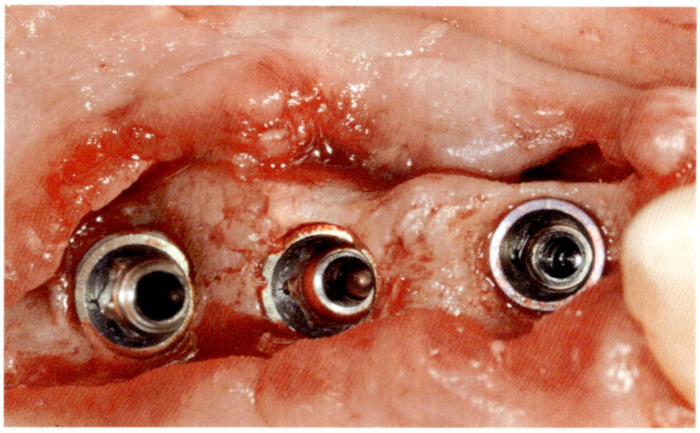

図 99　頬側骨バルコニーが確認される。

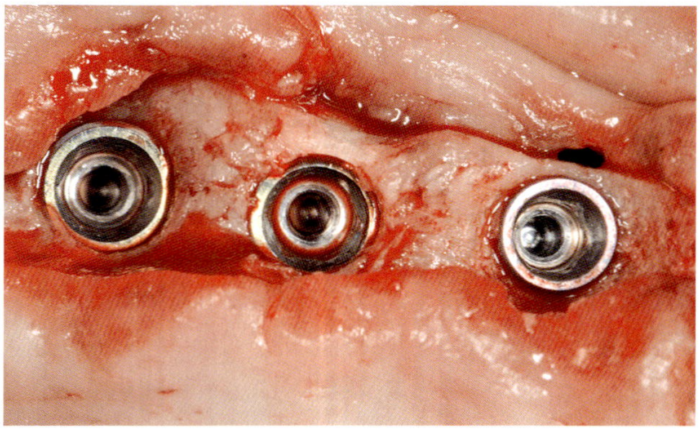

図 100　インプラント間には十分な骨が確認され、近遠心の距離関係も適切であり、計画された位置にインプラント埋入が行われた。

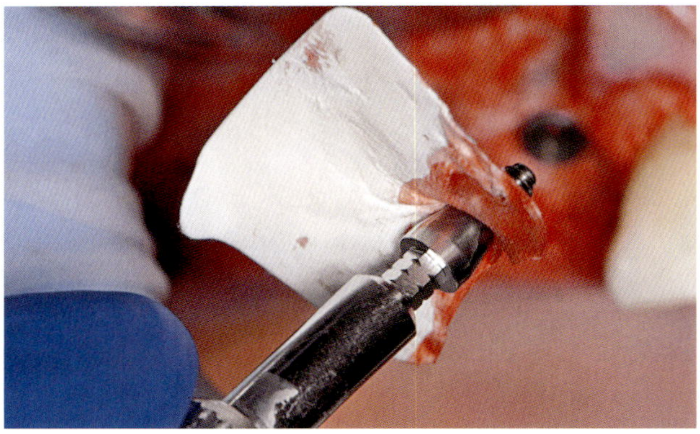

図 101　非架橋構造コラーゲンメンブレンがインプラント埋入部位を覆うように設置された。チタン製アバットメントを用いて歯槽頂部にメンブレンを固定した。

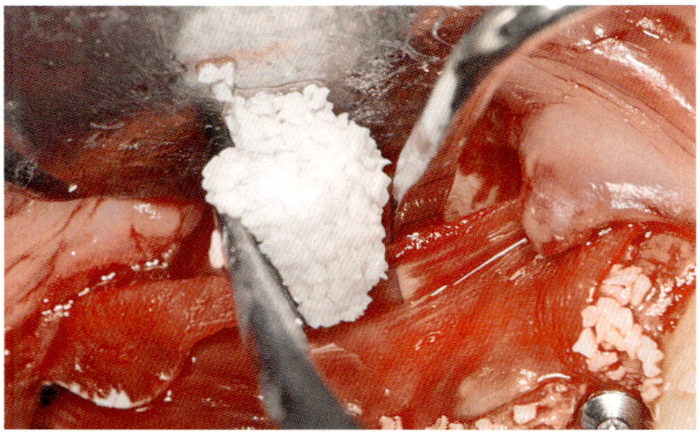

図 102　さらに2本のチタン製アバットメントを用いてメンブレンを固定した後に、脱灰ウシ骨を人工的に製作したパウチ内へ填塞した。

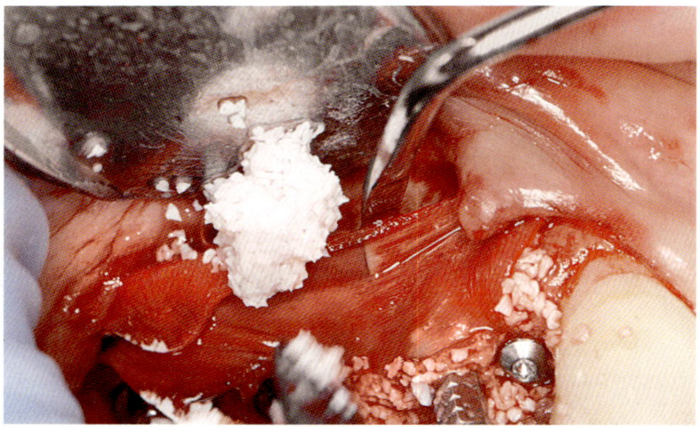

図 103　TABANELLA1 を用いて骨移植片を垂直方向やインプラント間に圧接した。適度な硬さに圧接することは基本的に困難である。

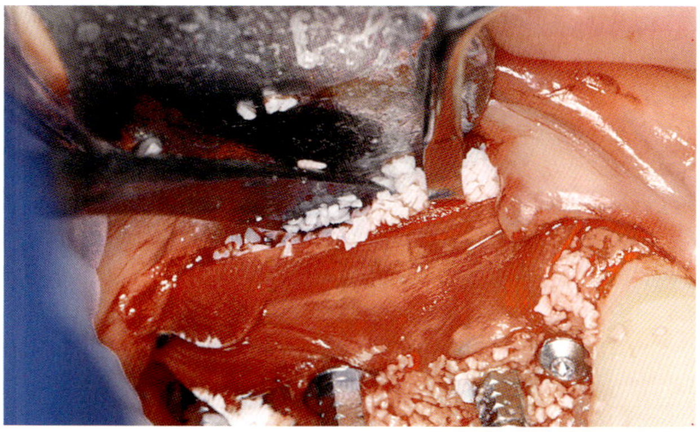

図 104　メンブレンの根尖側にある骨移植片は、幅広のエレベーターで圧接する。

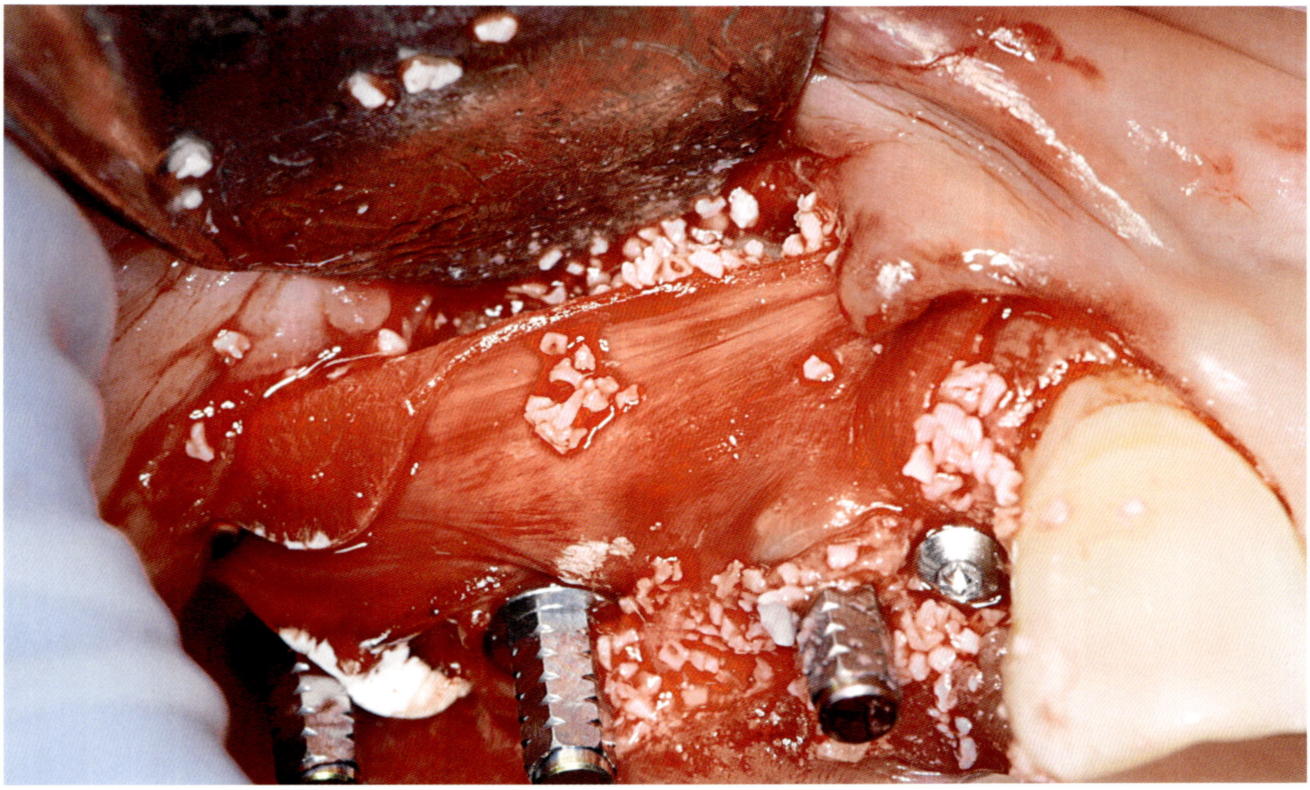

図 105　メンブレンの膨らみが見られる。移植片は安定している。

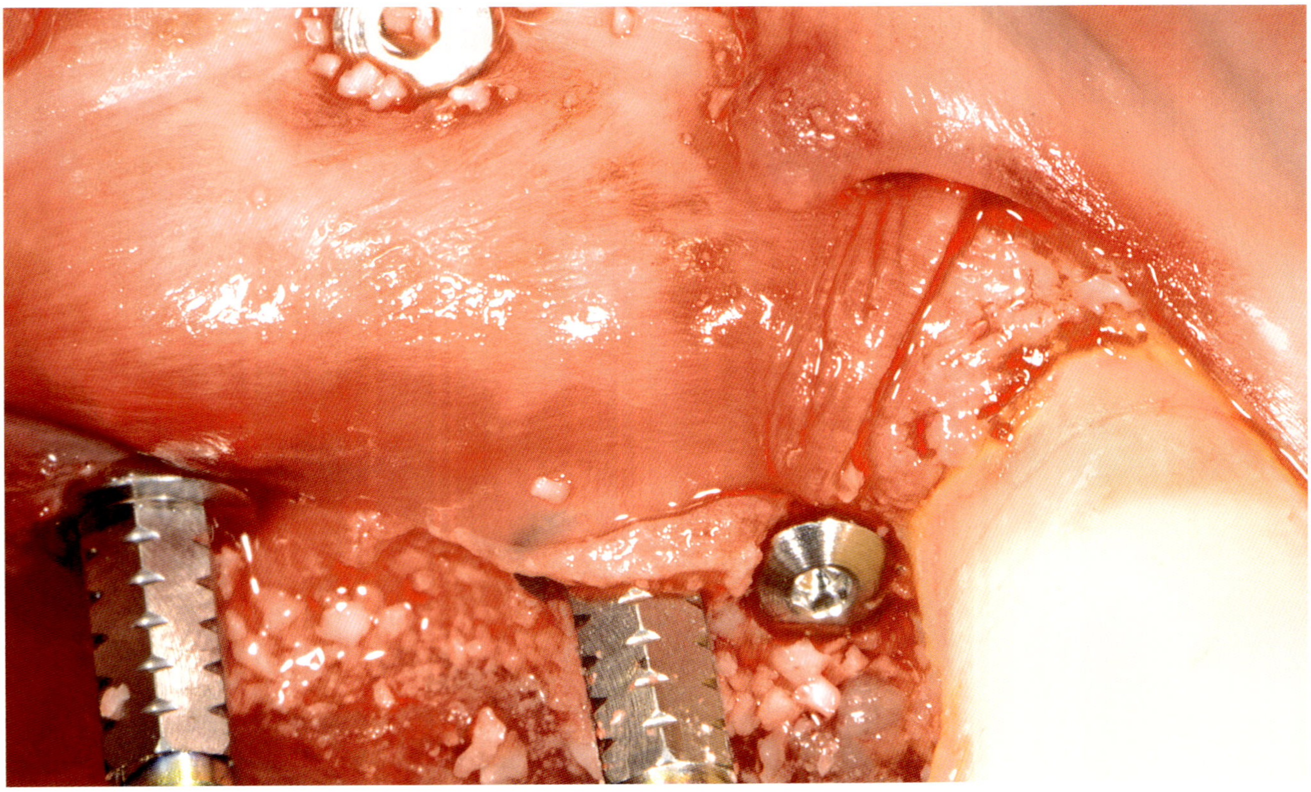

図 106　チタン製ピンでメンブレンの近心、遠心、根尖部を固定する。

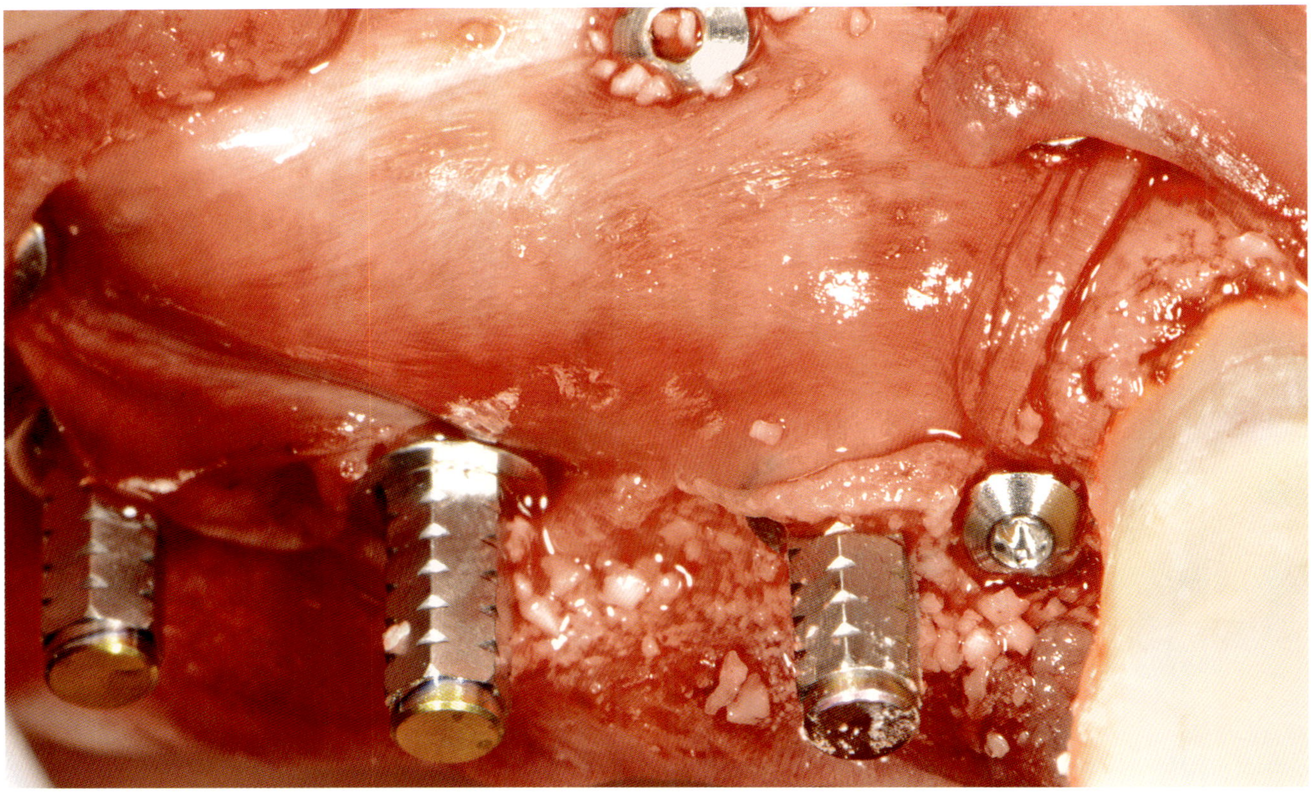

図 107　インプラント間に骨移植片が確認される。

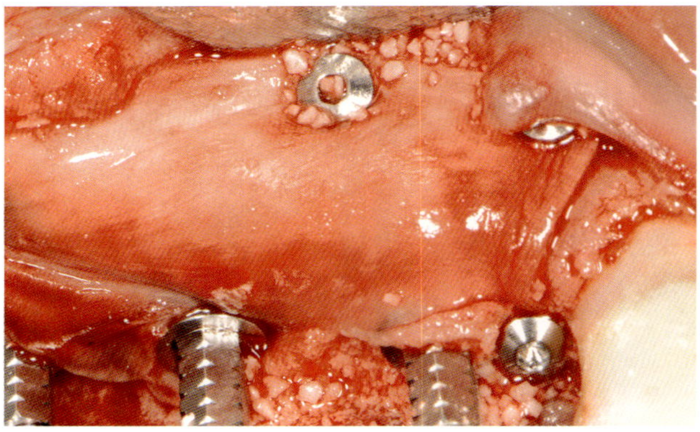

図 108　アバットメントとインプラントの安定性は即時荷重を可能にする。

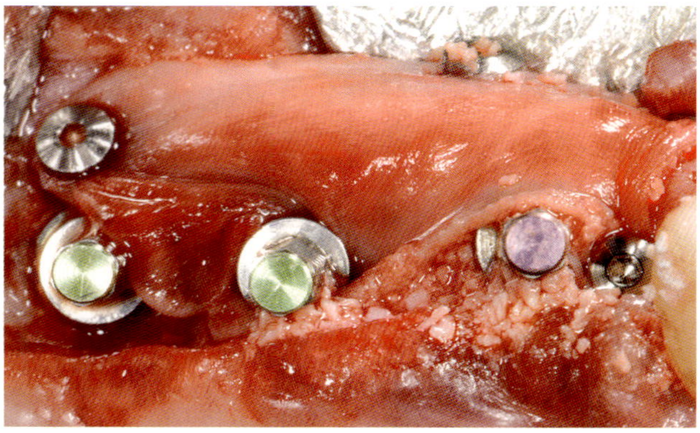

図 109　頬側骨は良好に再建されている。

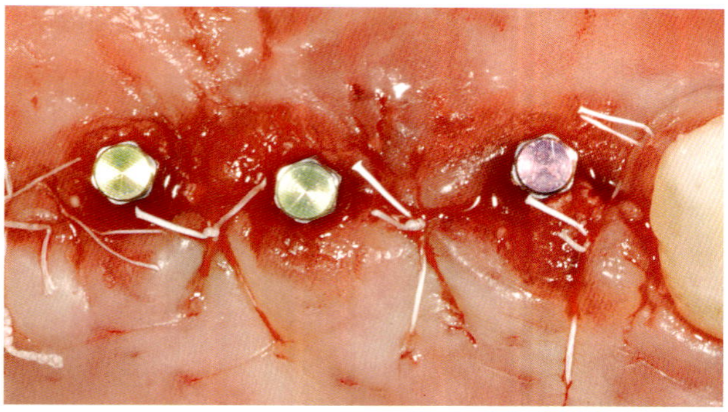

図 110　6-0 e-PTFE 縫合糸にて単純縫合を行った。

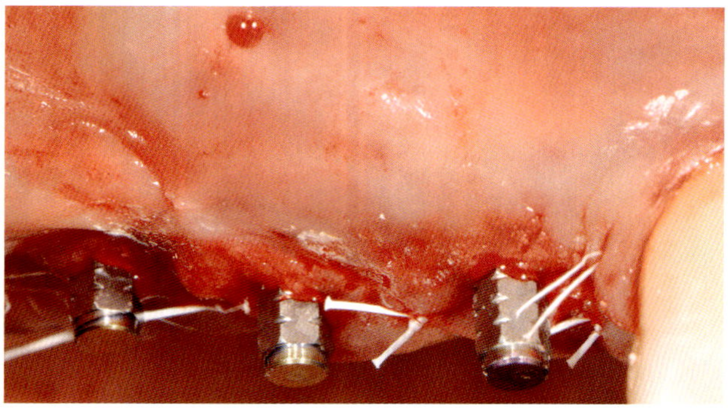

図 111　フラップを歯冠側に移動した。

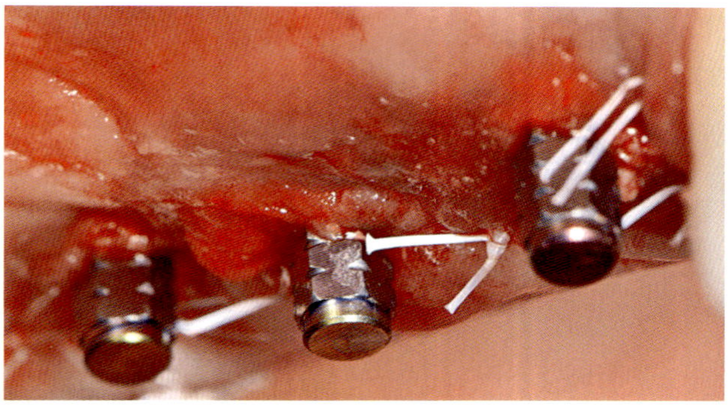

図 112　軟組織の凸状形態は、吸収性コラーゲンメンブレンを用いた GBR 法によって再建された頬側骨バルコニーと関連している。

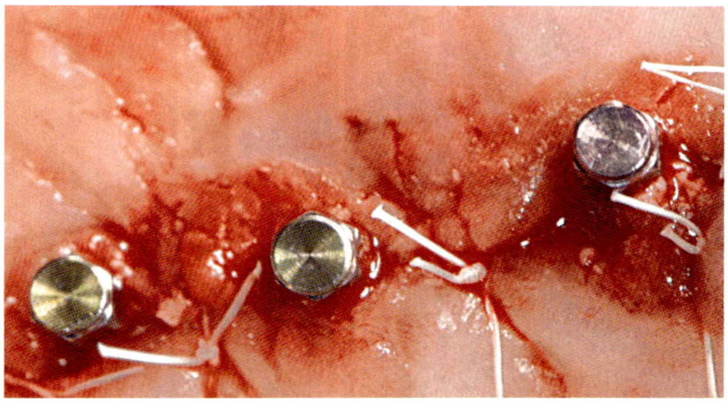

図 113　水平切開は口腔前庭の深さを喪失することなく、フラップの操作性を可能にする。

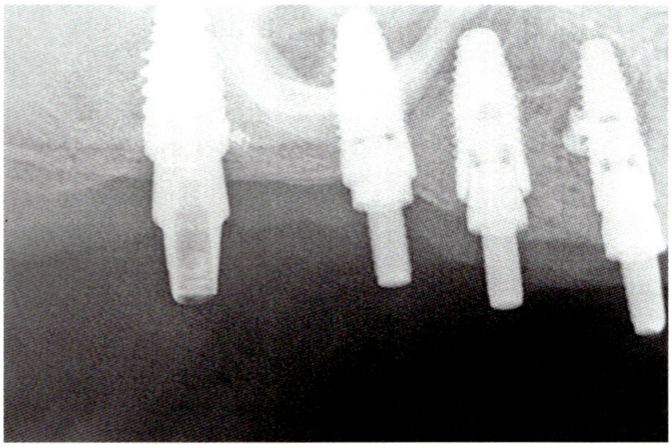

図 114　術後の根尖周囲 X 線写真。

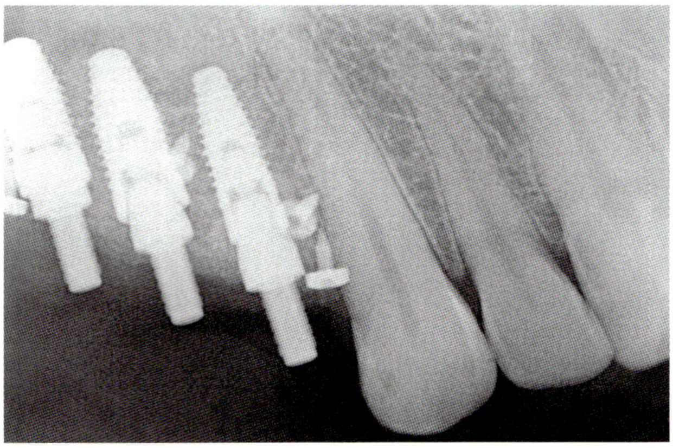

図 115　GBR 法で使用したチタン製ピン。

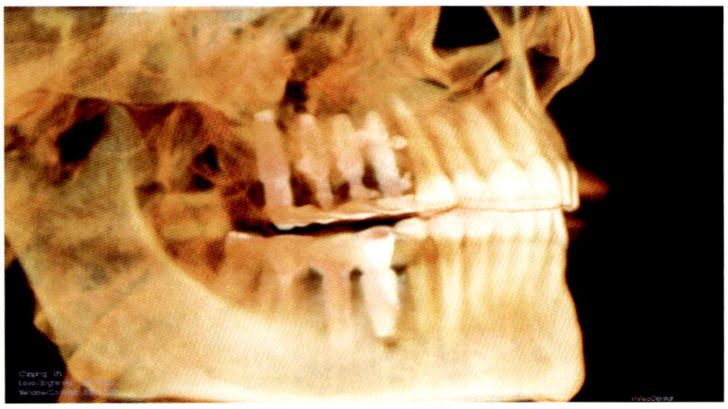

図 116　術後 3D 構築画像。

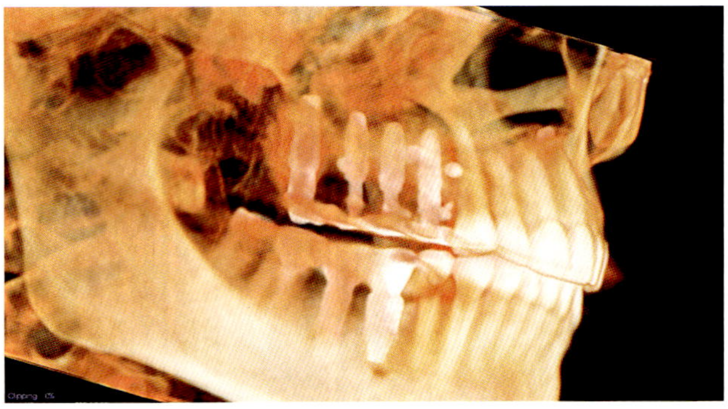

図 117　埋入されたインプラントに即時荷重が行われた。

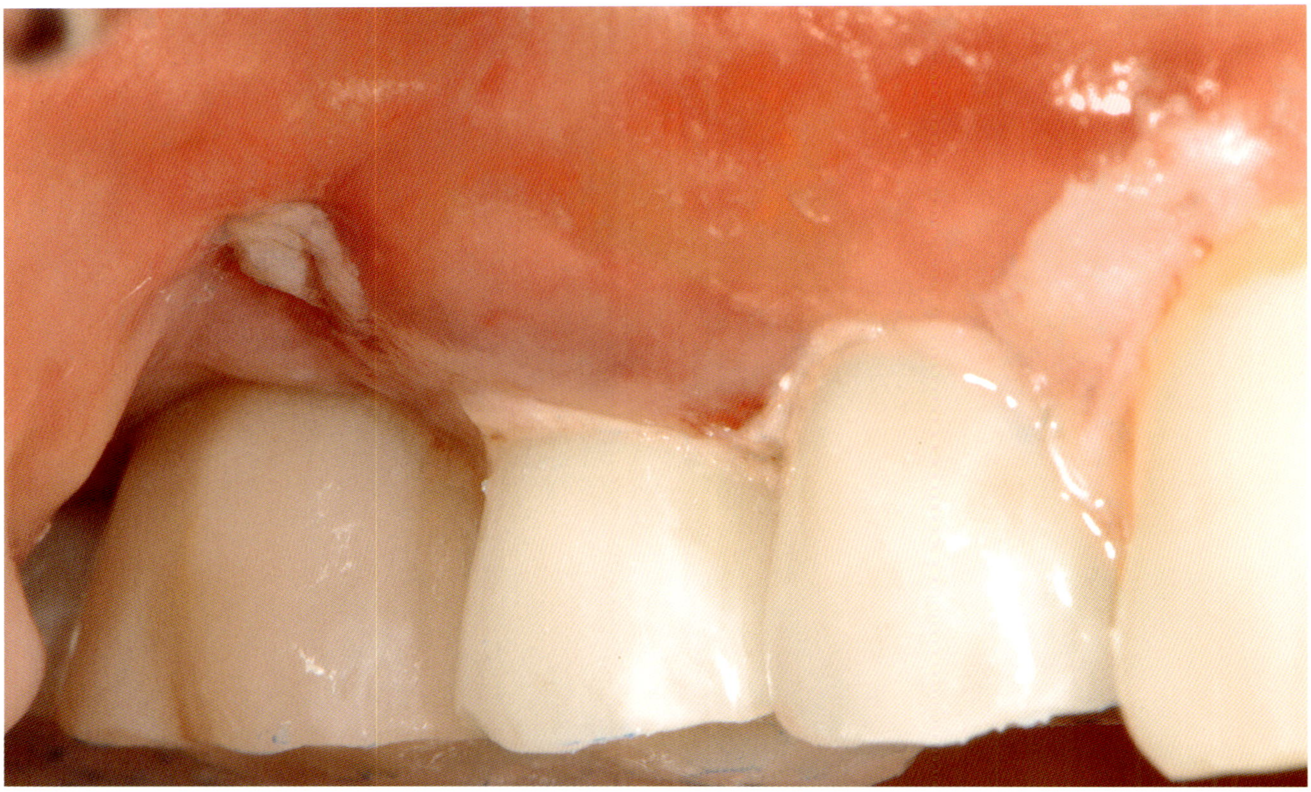

図 118　術後３日。組織にわずかな腫脹がみられる。上皮の一部にプラークの付着が認められる。

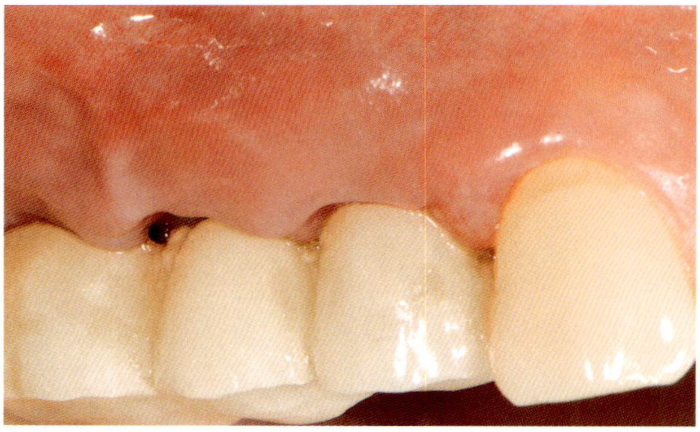

図 119　腫脹と上皮の退縮。術後３日で炎症は改善している。

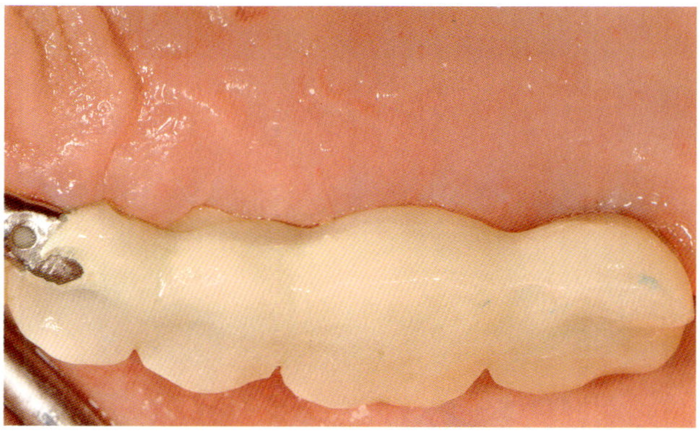

図 120　口蓋側の治癒は、頬側に比較して良好である。GBR 法の際に、口蓋側フラップの挙上を最小限にしたためである。

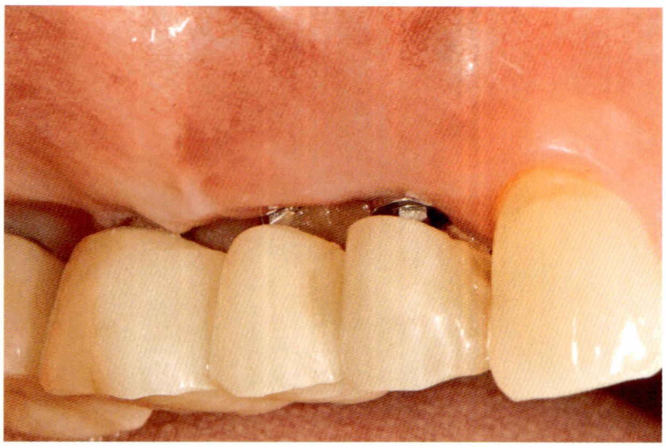

図 121　術後４週、軟組織の退縮とチタン製アバットメントの一部が露出している。このような軟組織の退縮は、GBR 法を行った造成部位では生理的に起こると考えられる。

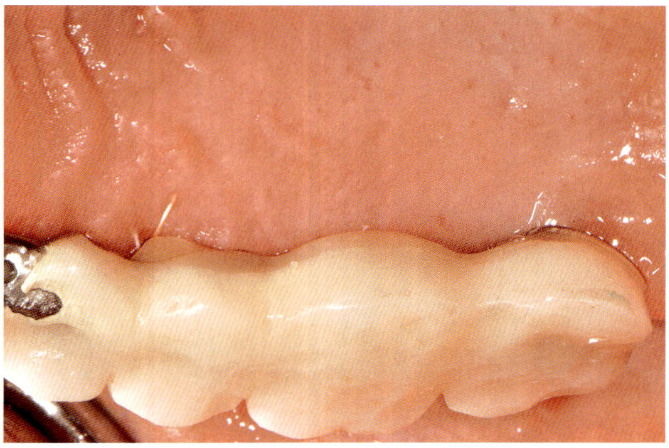

図 122　口蓋側では軟組織の退縮は認められない。最小限のフラップ挙上が口蓋側からの血流の確保を可能にした。したがって、頬側の歯間乳頭の退縮は口蓋側からの血流量に影響を受けると考えられる。

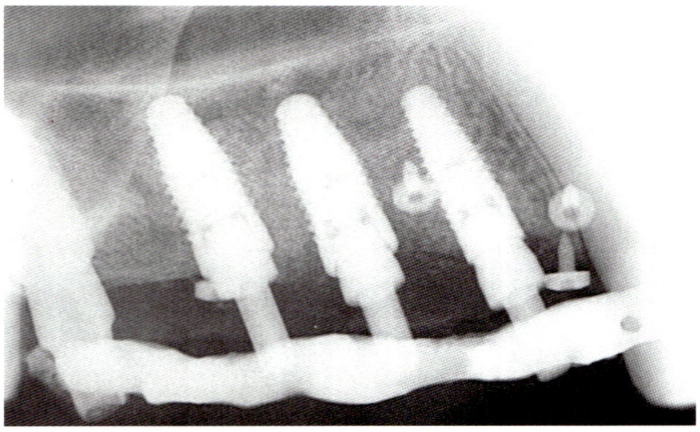

図 123　根尖周囲Ｘ線写真より、良好な骨治癒が得られ、上顎洞底挙上により新たな上顎洞底線が認められる。

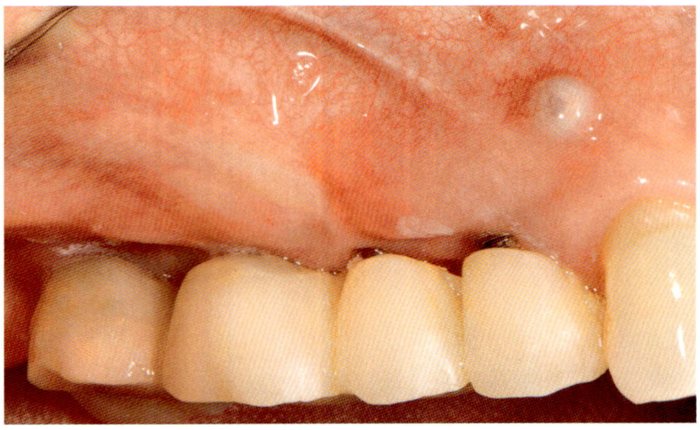

図 124　最小限の口蓋側アプローチを行ったため、歯間乳頭の高さが４ヵ月後に増加している。

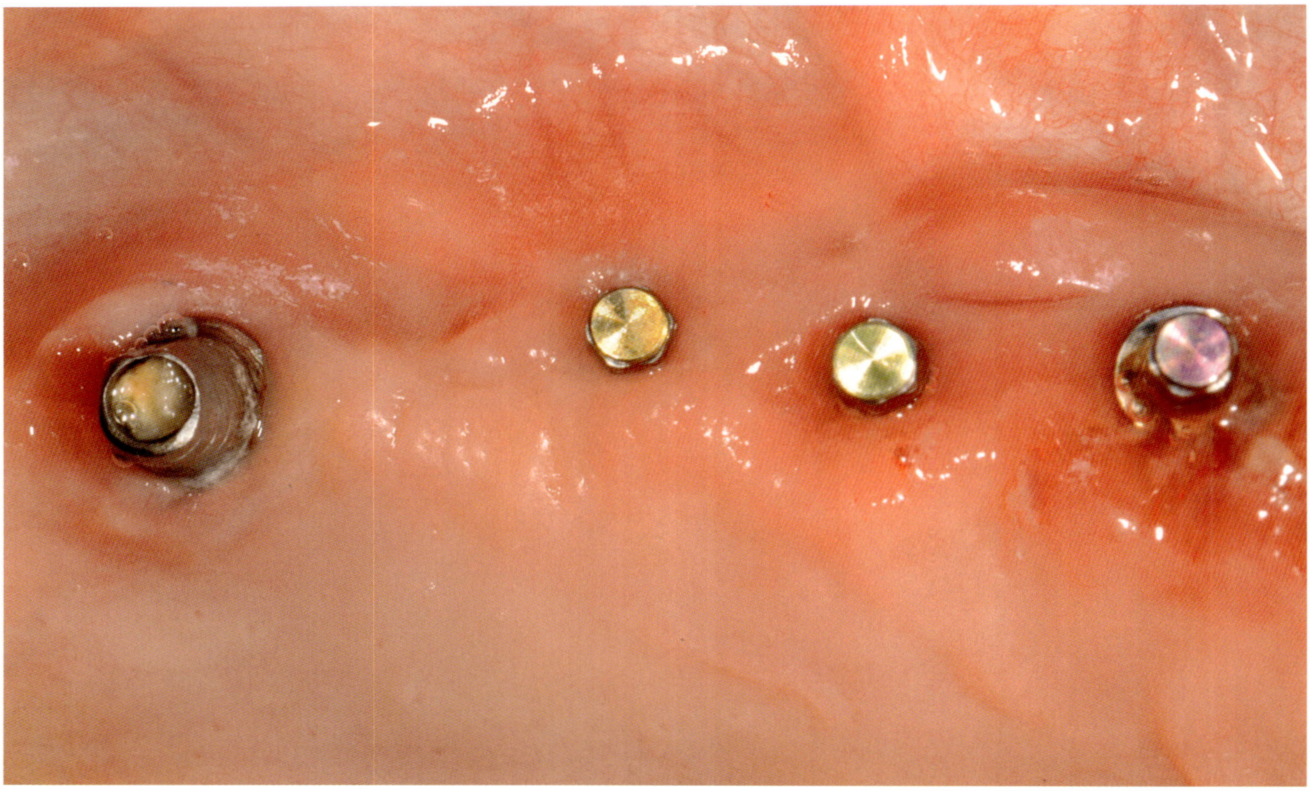

図 125　プロビジョナルレストレーション除去後の咬合面観。

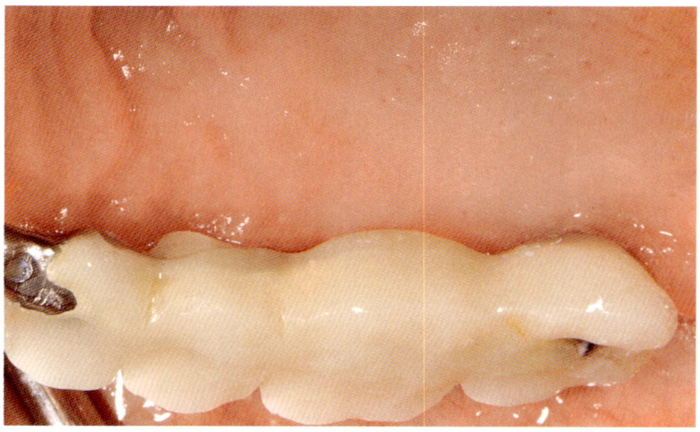

図 126　口蓋側の組織は維持されている。

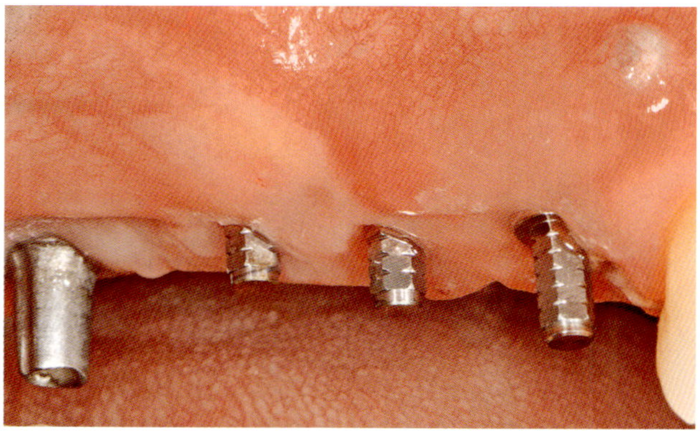

図 127　プロビジョナルレストレーション除去後の頬側面観。チタン製ピンが粘膜から透けて見える。各アバットメントにおいて、良好なインプラント周囲組織の厚みが認められる。

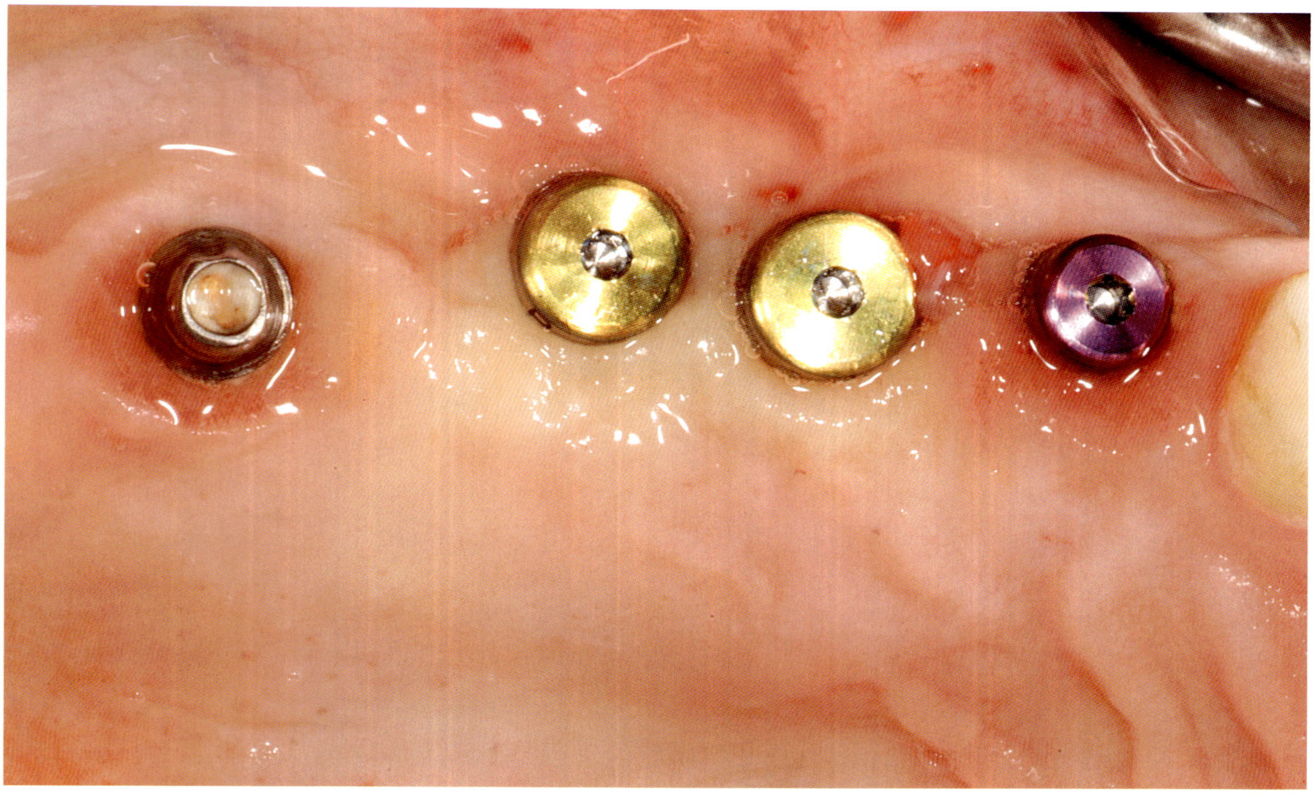

図 128　術後５ヵ月の咬合面観。

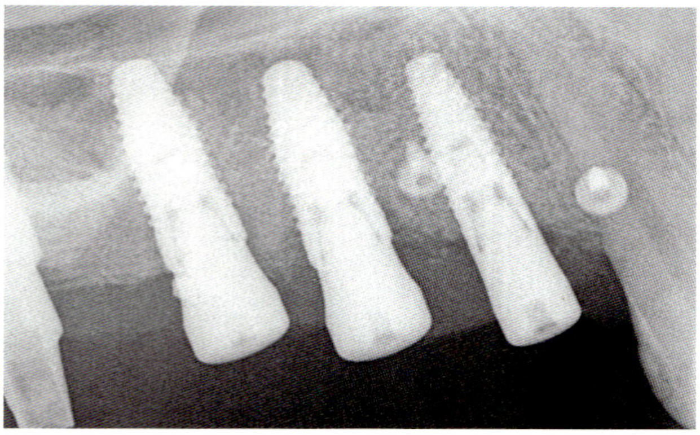

図 129　根尖周囲Ｘ線写真より、インプラント周囲骨が造成しており、Ｘ線不透過性が亢進している。

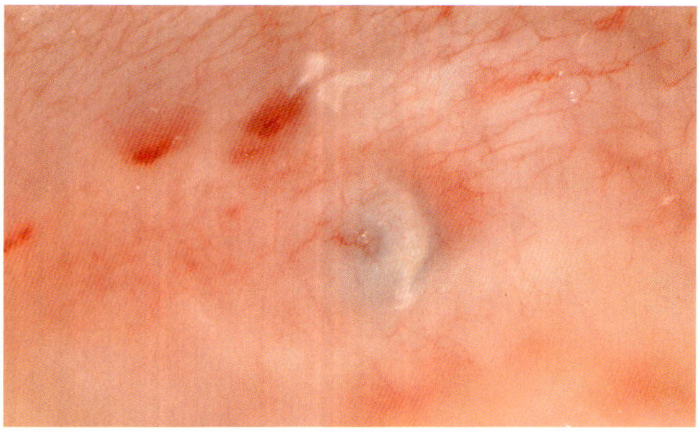

図 130　インプラント埋入と同時に行った GBR 法で使用したコラーゲンメンブレンを固定したピンの拡大写真。

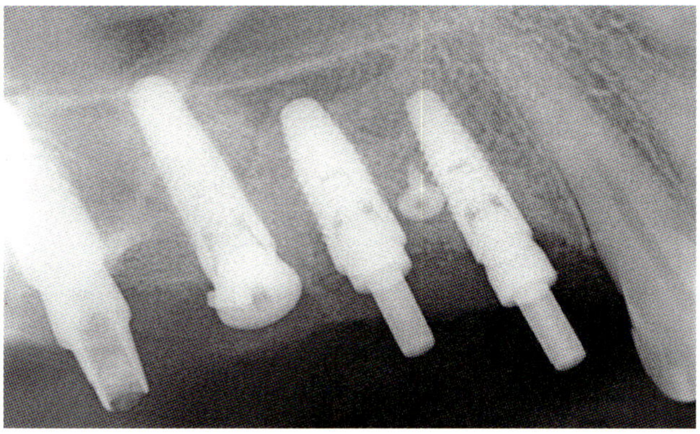

図 131　歯槽骨部位の X 線不透過性の亢進。

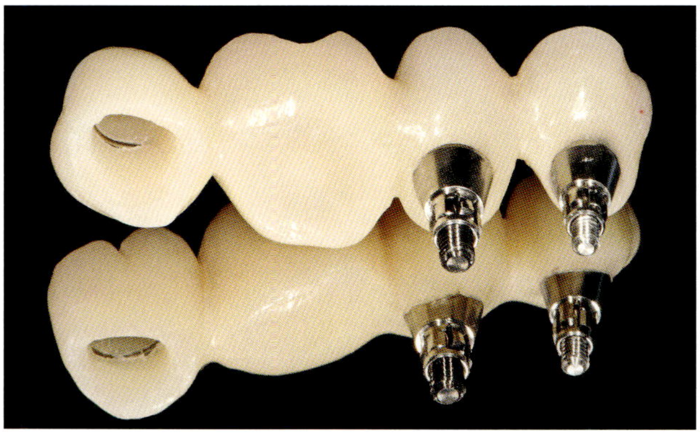

図 132　ヒーリングアバットメントの陥凹を利用してインプラント周囲粘膜の厚みを増加させるために、6|相当部インプラントのプロビジョナルレストレーションは連結しなかった。

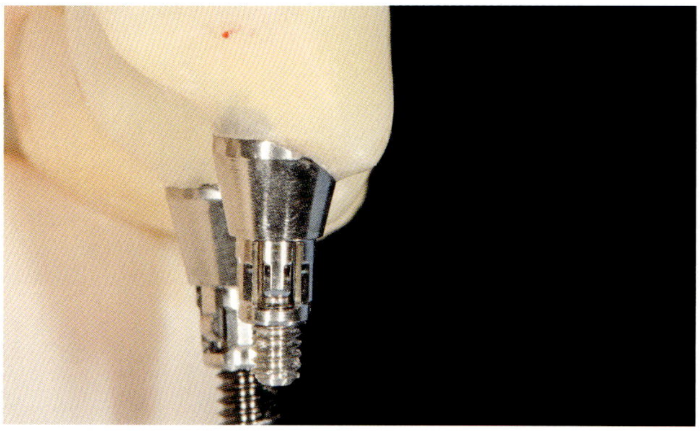

図 133　スクリュー固定のプロビジョナルレストレーションの歯頚部は、スキャロップ形態に修正することでインプラント周囲粘膜をサポートするデザインになっている。

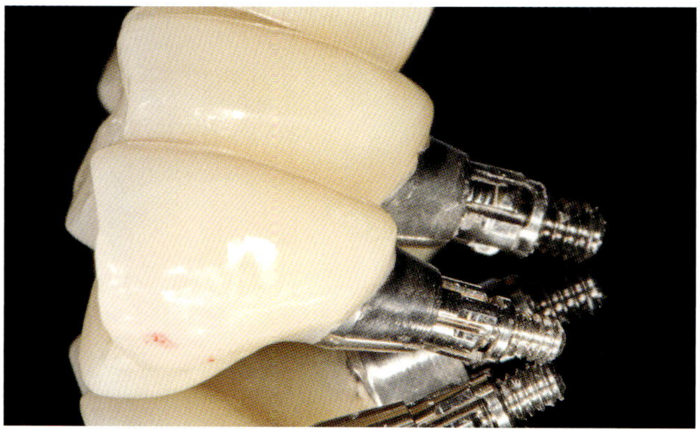

図 134　スクリュー固定のプロビジョナルレストレーションは、インプラント周囲軟組織形態のマネージメントを容易にする。

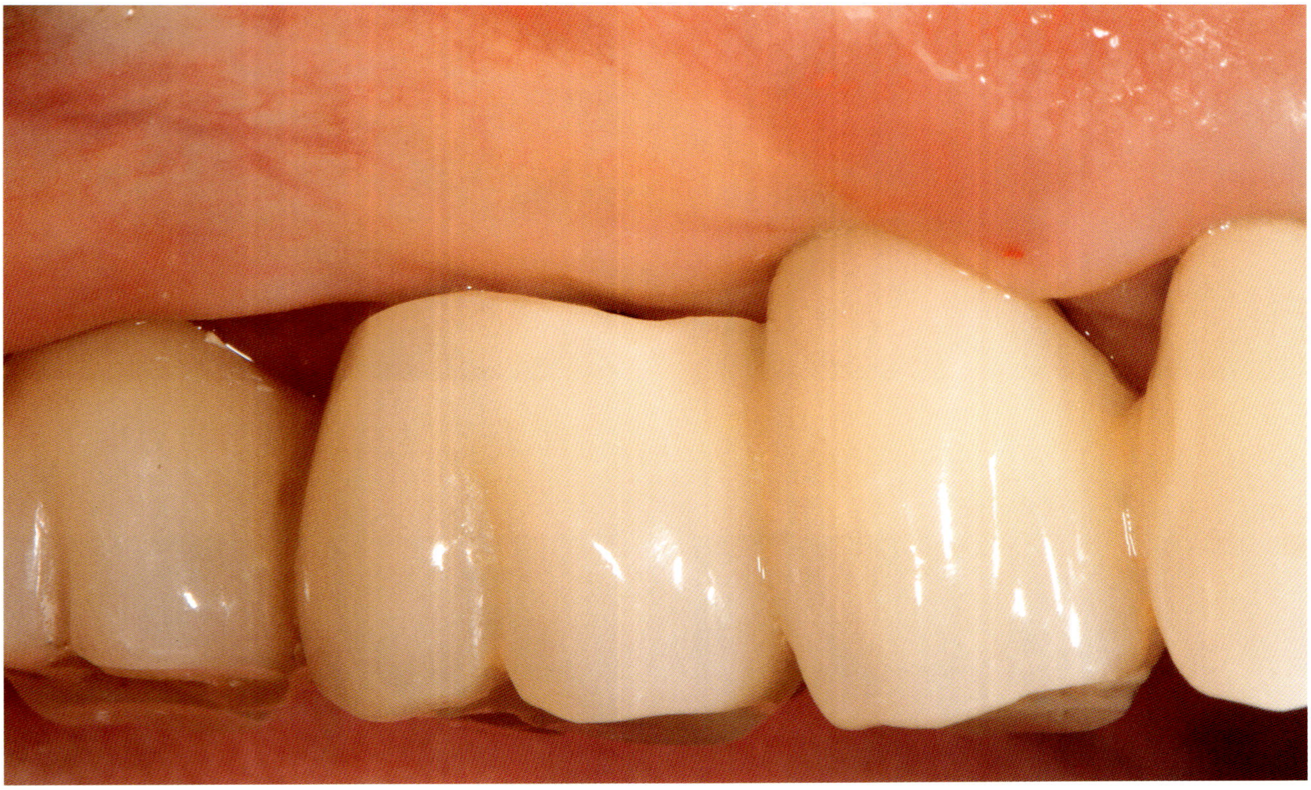

図 135　プロビジョナルレストレーションの側方面観。歯間部空隙は、軟組織のクリーピングを期待してそのまま残しておく。

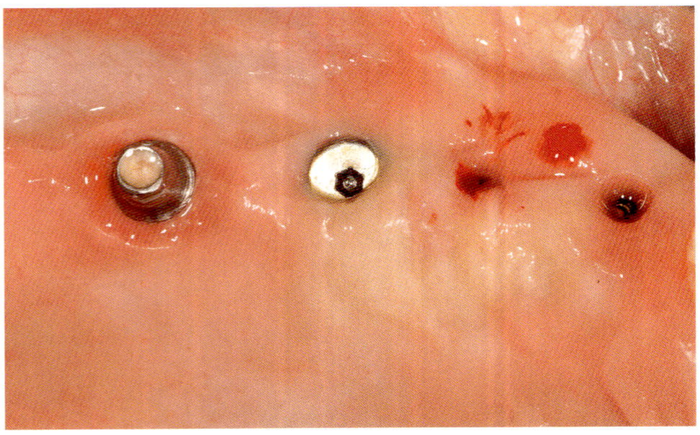

図 136　GBR 法は粘膜をサポートするための頬側骨バルコニーを形成した。GBR 法を行った部位のインプラント周囲粘膜は、十分な厚みと形態を有している。自然な軟組織形態が結合組織移植を行わずに獲得された。したがって複雑な再治療を行う際には、同時に最小限の侵襲による外科治療計画が推奨される。

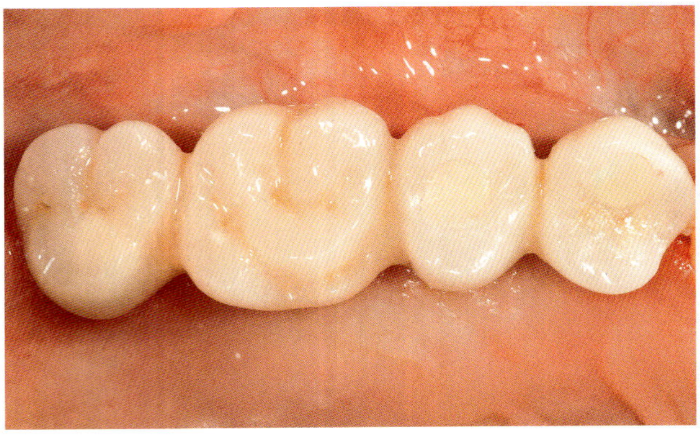

図 137　インプラント支持型プロビジョナルレストレーション咬合面観。

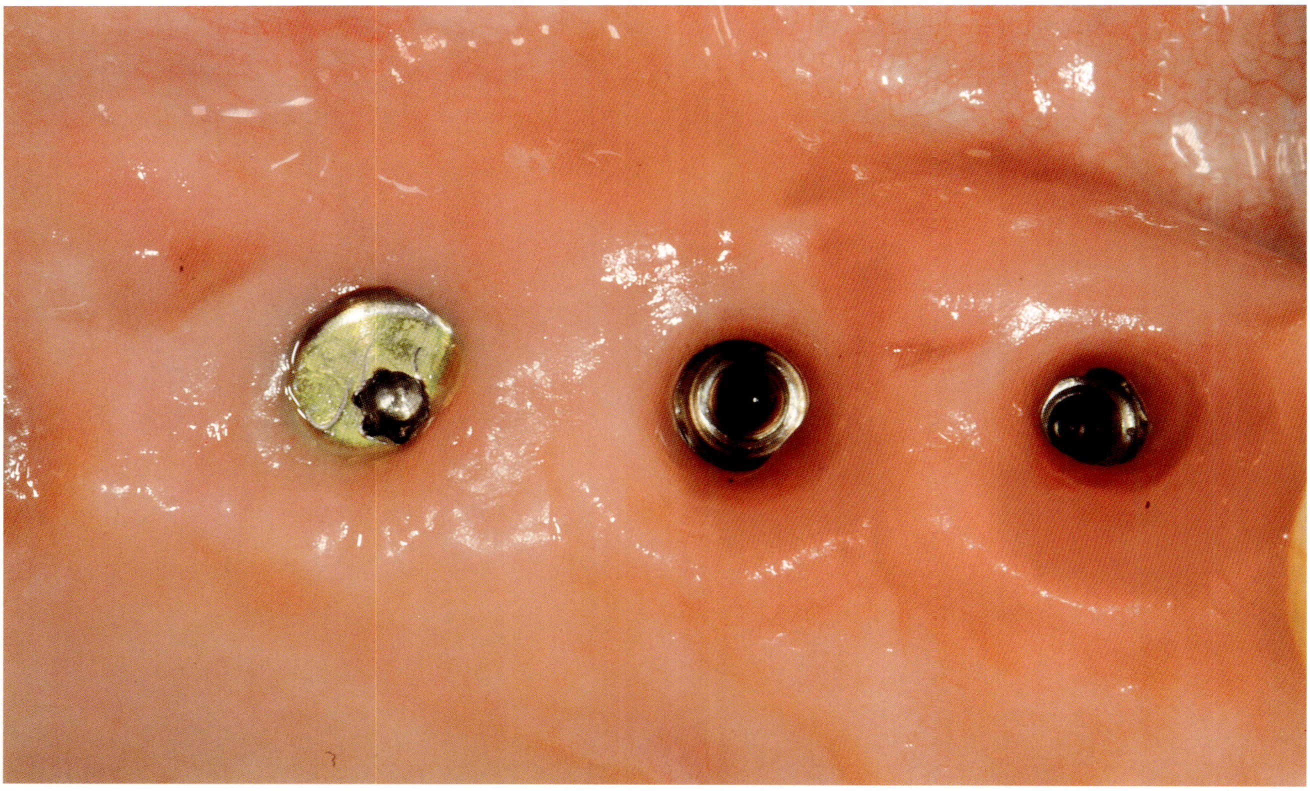

図 138　プロビジョナルレストレーションによって形成された軟組織形態。プロビジョナルレストレーションを連結していない6|相当部インプラント周囲粘膜には、新たな角化粘膜の走行が確認される。

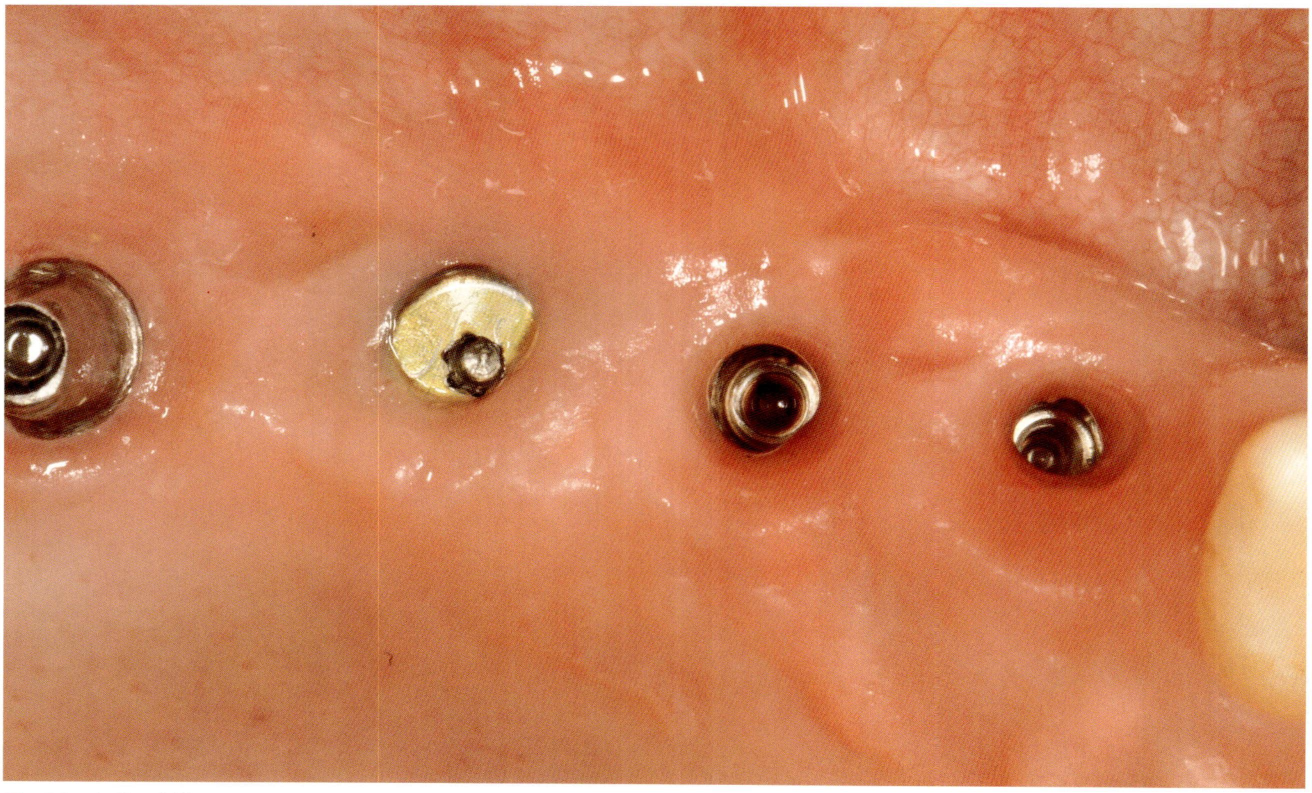

図 139　組織の状態は良好であり、炎症症状が認められない。

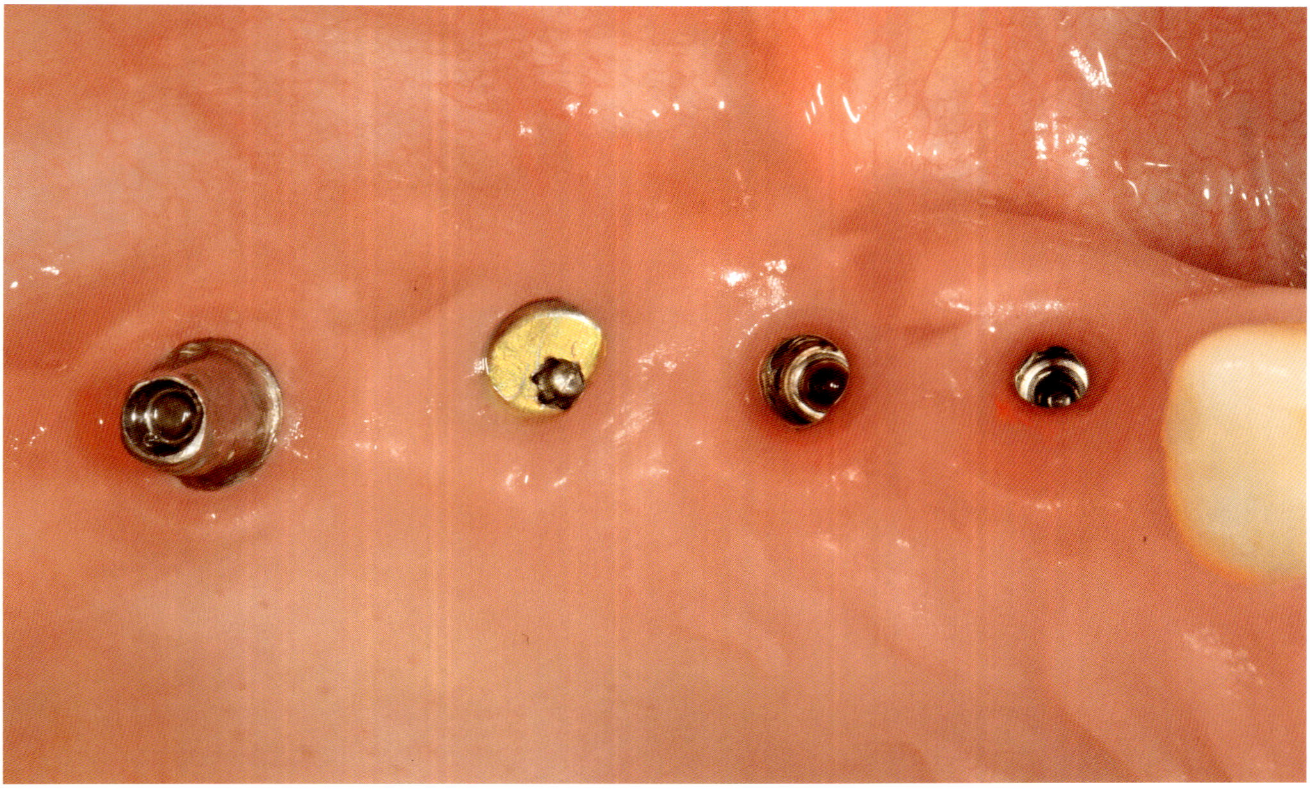

図 140　過去に埋入された遠心のインプラントは、インプラント周囲骨吸収の徴候がないので保存した。同時期に埋入したインプラントはプロビジョナルレストレーションの支台として動的治療期間は便宜的に使用した。

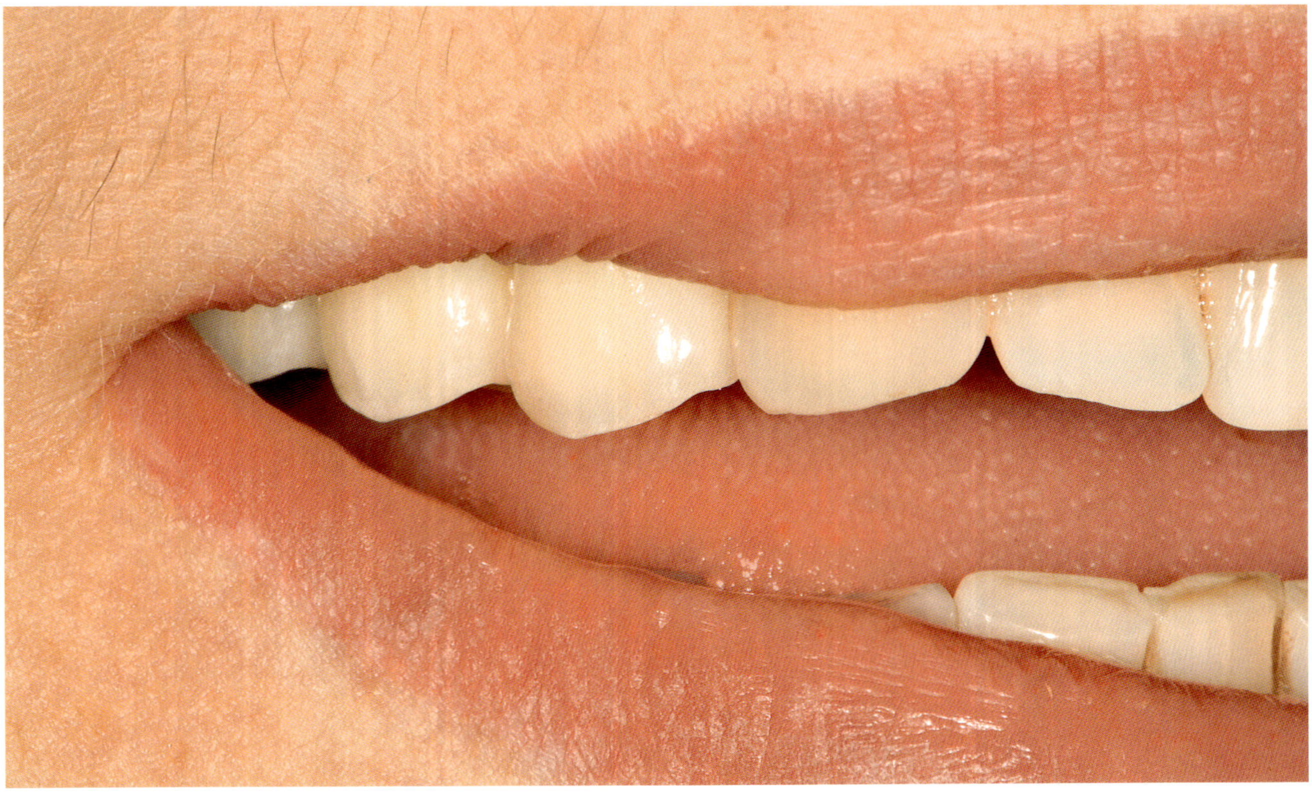

図 141　患者の口元は自然感があり審美的である。

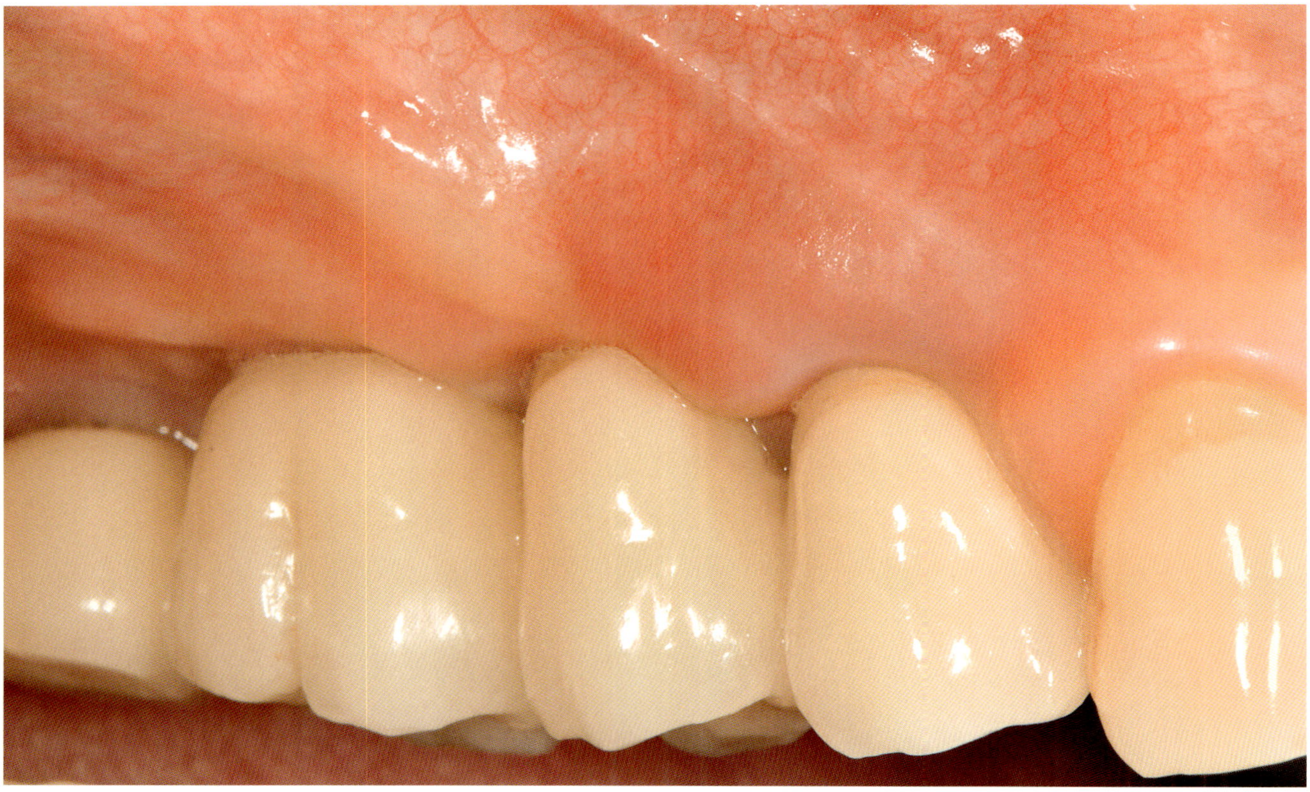

図 142　CAD/CAM によるオールセラミッククラウン（Procera：ノーベル・バイオケア社製）。乳頭は自然な形態を呈している。インプラント周囲粘膜は厚みがあり角化している。

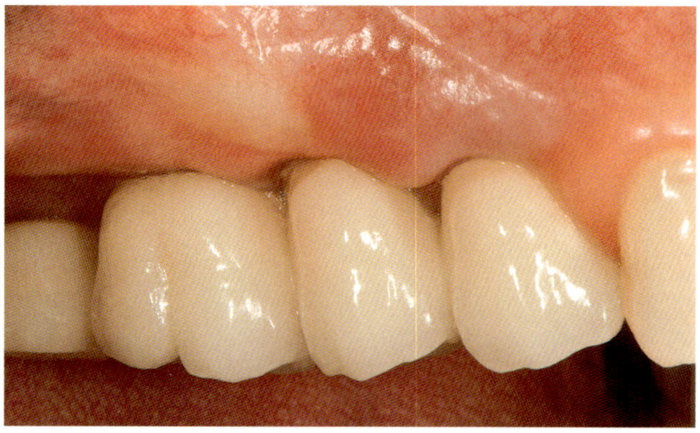

図 143　最終補綴装置頬側面観。

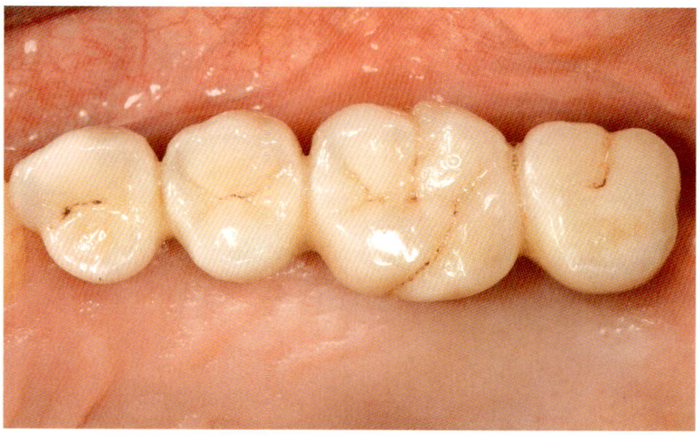

図 144　Procera による最終補綴装置咬合面観。

治療結果

本症例は、全般的に治療後の硬組織および軟組織のバランスを自然な形態につくり上げ、さらに治療期間の短縮を可能にするために組織再生の量をどのように評価し計測することが重要であるのかについて示している。今回行った治療法には、リスクをともなう可能性があったが、治療後には患者の QOL が劇的に改善していた。しかしながら、患者の治療を開始する前にリスクの程度を計算し評価しておくことが重要である。デジタル技術はリスク評価の一助にはなるが、外科医としての経験値、トレーニングの量、技術、熟練度は、ソフトウェアでは代用できない。リスク評価をするだけでなく、即時荷重が可能かなどの治療計画を立案できることが、外科手術を行う前に重要なことである。

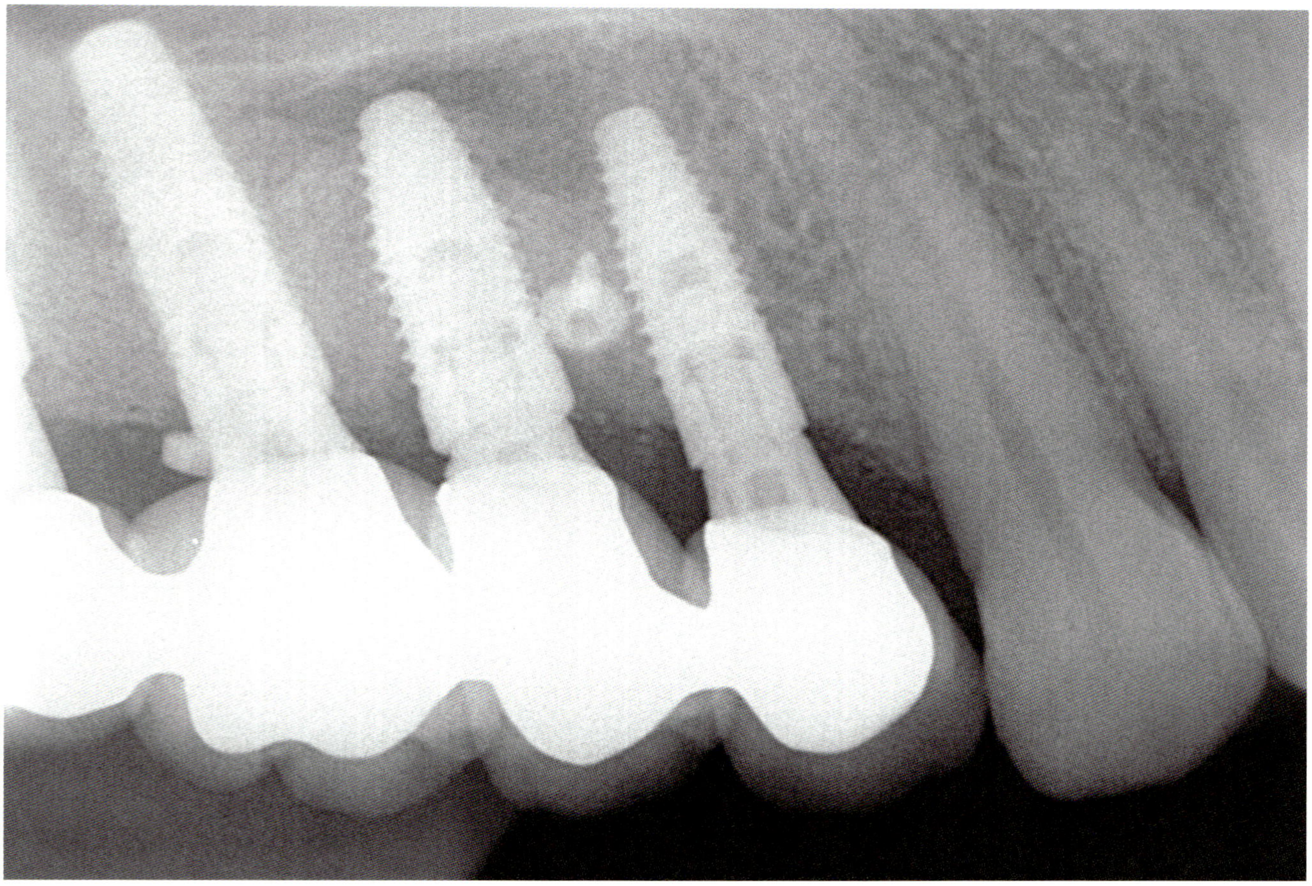

図 145　最終補綴装置装着時の X 線写真。

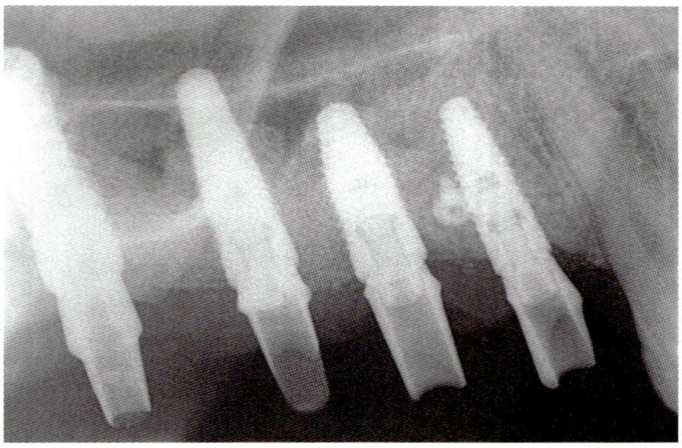

図 146　CAD/CAM アバットメント装着時の X 線写真。

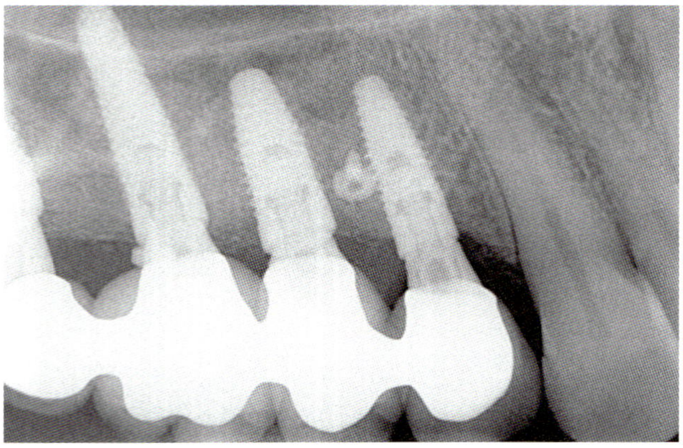

図 147　最終補綴装置装着時の X 線写真。

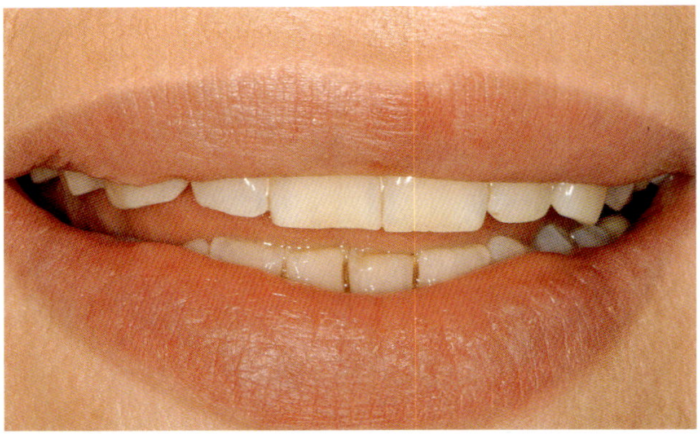

図 148　再治療後の正面観。

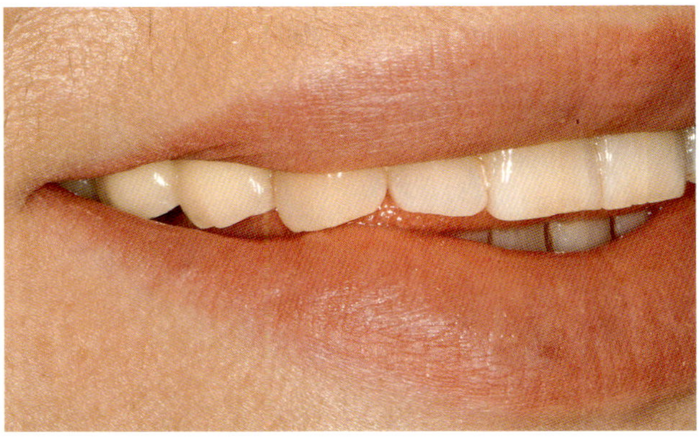

図 149　側方面観。

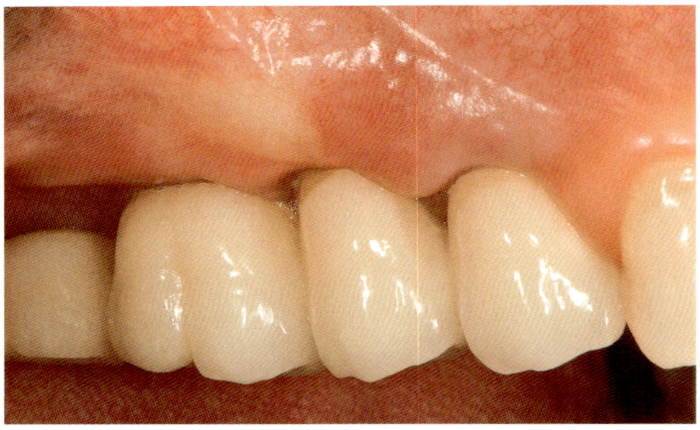

図 150　最終補綴装置装着時の口腔内写真。

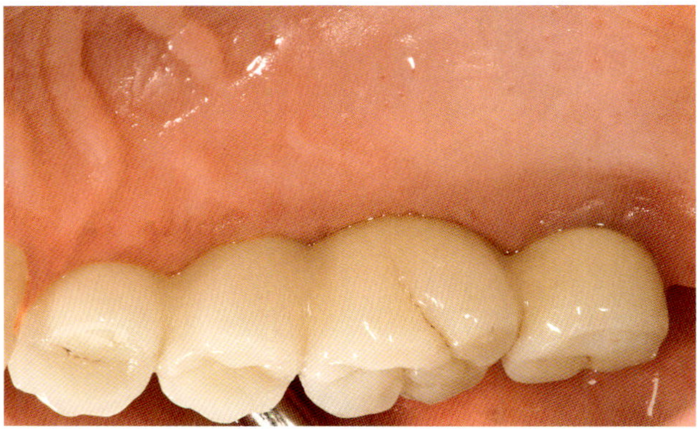

図 151　口蓋側面観：軟組織の良好な治癒。

結論

患者の精神状態は、最初のプロビジョナルレストレーション装着時には改善していた。しかしながら、過去の治療にトラウマがある患者では、少しの合併症に対しても受け入れることが困難であるため、リスク評価を適切に行う必要がある。トータルの治療期間は非常に短縮された。しかし、臨床家の技術や能力に置き換わるデジタル技術はないと考えている。

謝辞

筆者はこの挑戦的なプロジェクトを行うにあたりLorena Bordi のサポートに深謝するとともに、Dr. Emanuele Nicolini に外科撮影時の技術的なサポートを受けたことにも感謝したい。

参考文献

Abrahamsson I, Berglundh T, Lindhe J. The mucosal barrier following abutment dis/reconnection. An experimental study in dogs. J Clin Periodontol **1997**;24:568–572.

Antoun H, Karouni M, Abitbol J, Zouiten O, Jemt T. A retrospective study on 1592 consecutively performed operations in one private referral clinic. Part I: Early inflammation and early implant failures. Clin Implant Dent Relat Res **2017**;19:404–412.

Araujo MG, Lindhe J. Dimensional ridge alterations following tooth extraction. An experimental study in the dog. J Clin Periodontol **2005**;32:212–218.

Bömicke W, Gabbert O, Koob A, Krisam J, Rammelsberg P. Comparison of immediately loaded flapless-placed one-piece implants and flapped-placed conventionally loaded two-piece implants, both fitted with all-ceramic single crowns, in the posterior mandible: 3-year results from a randomised controlled pilot trial. Eur J Oral Implantol **2017**;10:179–195.

Caudry S, Landzberg M. Lateral window sinus elevation technique: managing challenges and complications. J Can Dent Assoc 2013;79:d101.

Chiapasco M, Zaniboni M, Boisco M. Augmentation procedures for the rehabilitation of deficient edentulous ridges with oral implants. Clin Oral Implants Res **2006**;17(suppl 2):136–159.

Chrcanovic BR, Albrektsson T, Wennerberg A. Bone Quality and Quantity and Dental Implant Failure: A Systematic Review and Meta-analysis. Int J Prosthodont **2017**;30:219–237.

Chrcanovic BR, Kisch J, Albrektsson T, Wennerberg A. Analysis of risk factors for cluster behavior of dental implant failures. Clin Implant Dent Relat Res **2017**;19:632–642.

Chrcanovic BR, Kisch J, Albrektsson T, Wennerberg A. Impact of Different Surgeons on Dental Implant Failure. Int J Prosthodont **2017**;30:445–454.

Clementini M, Morlupi A, Canullo L, Agrestini C, Barlattani A: Success rate of dental implants inserted in horizontal and vertical guided bone regenerated areas: a systematic review. Int J Oral Maxillofac Surg **2012**;41:847–852.

Cosyn J, Pollaris L, Van der Linden F, De Bruyn H. Minimally Invasive Single Implant Treatment (M.I.S.I.T.) based on ridge preservation and contour augmentation in patients with a high aesthetic risk profile: one-year results. J Clin Periodontol **2015**;42:398–405.

Donos N, Mardas N, Chadha V. Clinical outcomes of implants following lateral bone augmentation: systematic assessment of available options (barrier membranes, bone grafts, split osteotomy). J Clin Periodontol **2008**;35(suppl 8):173–202.

Hämmerle CH, Jung RE, Feloutzis A. A systematic review of the survival of implants in bone sites augmented with barrier membranes (guided bone regeneration) in partially edentulous patients. J Clin Periodontol **2002**;29(suppl 3):226–231; discussion 232–233.

Hingsammer L, Watzek G, Pommer B. The influence of crown-to-implant ratio on marginal bone levels around splinted short dental implants: A radiological and clincial short term analysis. Clin Implant Dent Relat Res **2017**;19:1090–1098.

Jemt T, Karouni M, Abitbol J, Zouiten O, Antoun H. A retrospective study on 1592 consecutively performed operations in one private referral clinic. Part II: Peri-implantitis and implant failures. Clin Implant Dent Relat Res **2017**;19:413–422.

Jemt T, Nilsson M, Olsson M, Stenport VF. Associations Between Early Implant Failure, Patient Age, and Patient Mortality: A 15-Year Follow-Up Study on 2,566 Patients Treated with Implant-Supported Prostheses in the Edentulous Jaw. Int J Prosthodont **2017**;30:189–197.

Jemt T. A retro-prospective effectiveness study on 3448 implant operations at one referral clinic: A multifactorial analysis. Part II: Clinical factors associated to peri-implantitis surgery and late implant failures. Clin Implant Dent Relat Res **2017**;19:972–979.

Jensen SS, Terheyden H. Bone augmentation procedures in localized defects in the alveolar ridge: clinical results with different bone grafts and bonesubstitute materials. Int J Oral Maxillofac Implants **2009**;24(suppl):218–236.

Jesch P, Jesch W, Bruckmoser E, Krebs M, Kladek T, Seemann R. An up to 17-year follow-up retrospective analysis of a minimally invasive, flapless approach: 18 945 implants in 7783 patients. Clin Implant Dent Relat Res **2018**;doi:10.1111/cid.12593.

Kornman KS, Giannobile WV, Duff GW. Quo vadis: what is the future of periodontics? How will we get there? Periodontol **2000** 2017;75:353–371.

Lang NP, Löe H. The relationship between the width of keratinized gingiva and gingival health. J Periodontol **1972**;43:623–627.

Mellonig JT, Triplett RG. Guided tissue regeneration and endosseous dental implants. Int J Periodontics Restorative Dent 1993;13:108–119.

Moustafa Ali RM, Alqutaibi AY, El-Din Gomaa AS, Abdallah MF. Effect of Submerged vs Nonsubmerged Implant Placement Protocols on Implant Failure and Marginal Bone Loss: A Systematic Review and Meta-Analysis. Int J Prosthodont **2018**;31:15–22.

Papaspyridakos P, Chen CJ, Chuang SK, Weber HP, Gallucci GO. A systematic review of biologic and technical complications with fixed implant rehabilitations for edentulous patients. Int J Oral Maxillofac Implants **2012**;27:102–110.

Perez AC, Cunha Junior Ada S, Fialho SL, Silva LM, Dorgam JV, Murashima Ade A, Silva AR, Rossato M, Anselmo-Lima WT. Assessing the maxillary sinus mucosa of rabbits in the presence of biodegradable implants. Braz J Otorhinolaryngol **2012**;78:40–46.

Pjetursson BE, Brägger U, Lang NP, Zwahlen M. Comparison of survival and complication rates of tooth-supported fixed dental prostheses (FDPs) and implant-supported FDPs and single crowns (SCs). Clin Oral Implants Res **2007**;18(suppl 3):97–113.

Pjetursson BE, Sailer I, Zwahlen M, Hämmerle CH. A systematic review of the survival and complication rates of all-ceramic and metal-ceramic reconstructions after an observation period of at least 3 years. Part I: Single crowns. Clin Oral Implants Res **2007**;18(suppl 3):73–85.

Sanz M, Simion M; Working Group 3 of the European Workshop on Periodontology. Surgical techniques on periodontal plastic surgery and soft tissue regeneration: consensus report of Group 3 of the 10th European Workshop on Periodontology. J Clin Periodontol **2014**;41(suppl 15):S92–S97.

Tabanella G, Nowzari H, Slots J. Clinical and microbiological determinants of ailing dental implants. Clin Implant Dent Relat Res **2009**;11:24–36.

Tabanella G. "May Vitamin D Intake be a Risk Factor for Peri-Implant Bone Loss? A Critical Review". EC Dental Science 15.3 **2017**:71–76.

Tabanella G. Oral tissue reactions to suture materials: a review. J West Soc Periodontol Periodontal **2004**;52:37–44.

Tabanella G. The "Buccal Pedicle Flap technique" for peri-implant soft tissue boosting. Int J Esthet Dent (in press).

Theunisse HJ, Pennings RJE, Kunst HPM, Mulder JJ, Mylanus EAM. Risk factors for complications in cochlear implant surgery. Eur Arch Otorhinolaryngol **2018**:275:895–903.

Urban IA, Nagursky H, Church C. Lozada JL. Incidence, diagnosis, and treatment of sinus graft infection after sinus floor elevation: a clinical study. Int J Oral Maxillofac Implants **2012**;27:449–457.

Vela X, Méndez V, Rodríguez X, Segalá M, Tarnow DP. Crestal bone changes on platform-switched implants and adjacent teeth when the tooth-implant distance is less than 1.5 mm. Int J Periodontics Restorative Dent **2012**;32:149–155.

Wang HL, Carroll MJ. Guided bone regeneration using bone grafts and collagen membranes. Quintessence Int 2001;32:**504**–515.

Zuffetti F, Capelli M, Galli F, Del Fabbro M, Testori T. Post-extraction implant placement into infected versus non-infected sites: A multicenter retrospective clinical study. Clin Implant Dent Relat Res **2017**;19:833–840.

DR. GIORGIO TABANELLA

① TABANELLA1

隣接歯間部における移植骨やコラーゲンスポンジの填入に適用!

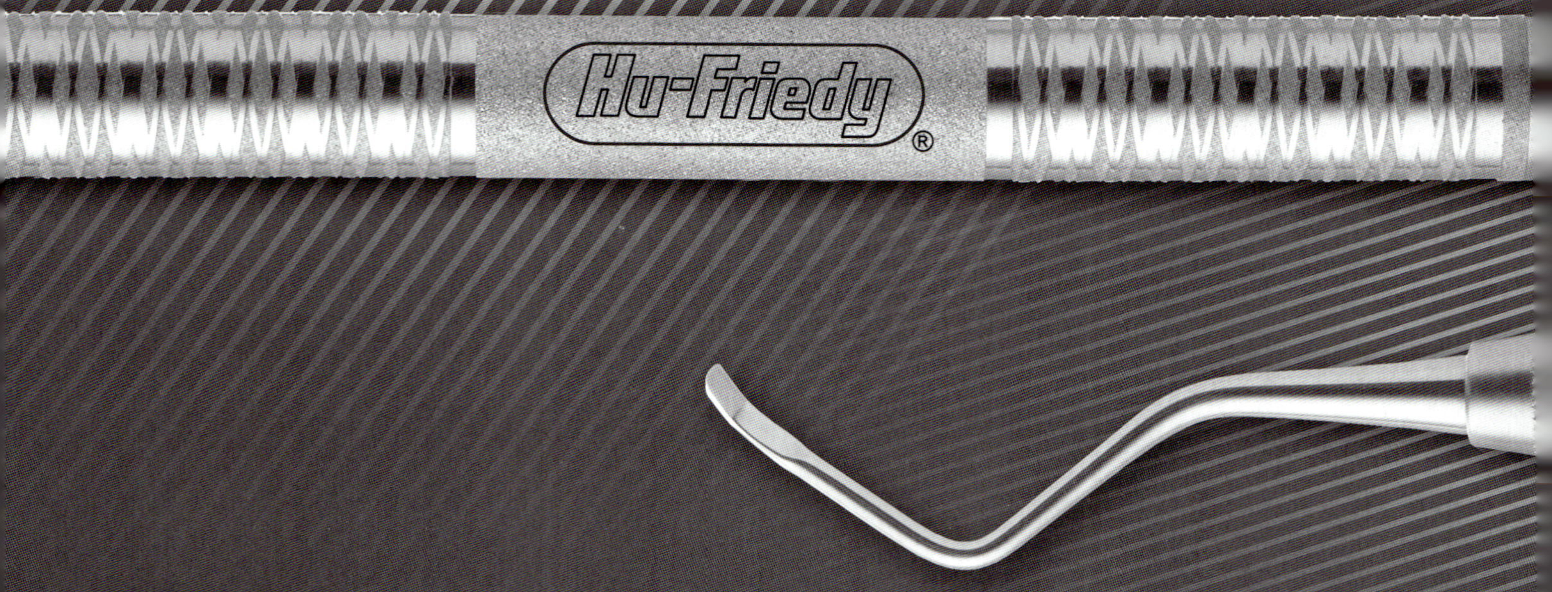

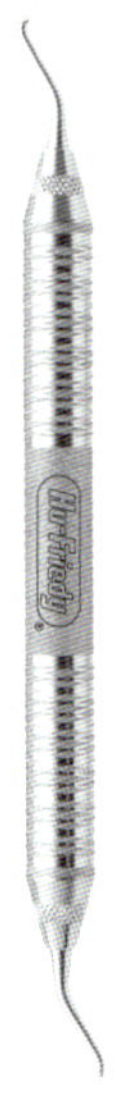

③ TABANELLA3
ペリオドンタルチゼル
タバネラ 1

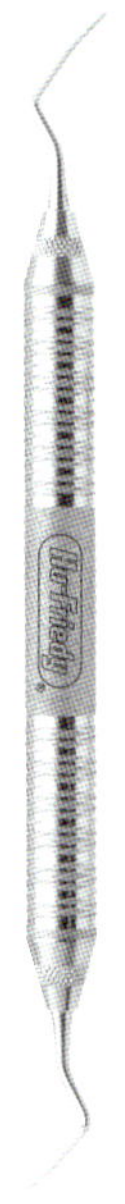

④ TABANELLA4
ペリオドンタルチゼル
タバネラ 2

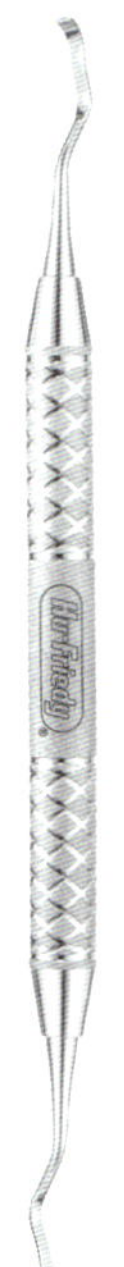

⑤ S13K/TG9
ペリオドンタルチゼル
カークランド
13K/TG

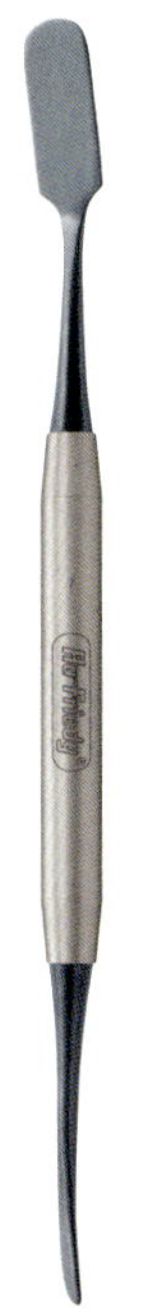

⑥ PPR3X
ペリオスチール
プリチャード
PR3

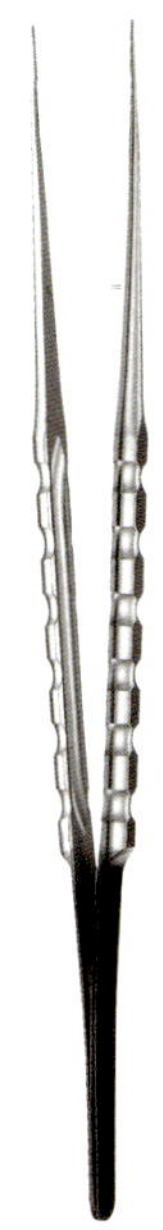

⑦ TPSLCOSM
ティッシュ
プライヤー
マイクロ LCOSM
直 マルチ

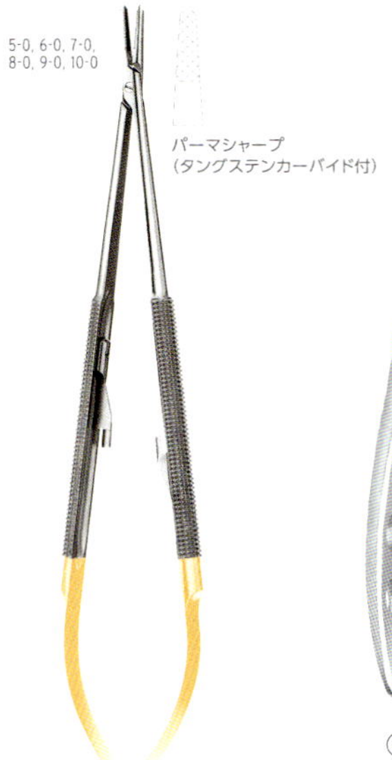

⑧ NH5024R
持針器
カストロビージョ
直 5024R
ラウンドハンドル
18cm

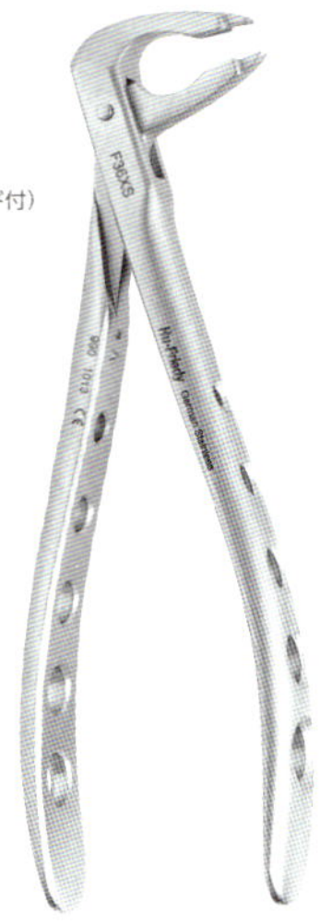

⑨ F36XS
抜歯鉗子
アトラウメア 36
下顎切歯用

QUINTESSENCE PUBLISHING
日本

動画と拡大写真で学ぶ“タバネラメソッド”
エンド・ペリオの失敗に悩む心理状態に配慮した
患者負担軽減のためのインプラント治療

2019年８月10日　第１版第１刷発行

著　　者　Giorgio Tabanella《ジョルジオ タバネラ》

監　　訳　井汲憲治《いくみのりはる》

訳　　者　田中譲治《たなかじょうじ》 / 水口稔之《みずぐちとしゆき》 / 若井広明《わかいひろあき》 / 岩野義弘《いわのよしひろ》 / 髙山忠裕《たかやまただひろ》

発 行 人　北峯康充

発 行 所　クインテッセンス出版株式会社
東京都文京区本郷３丁目２番６号　〒113-0033
クイントハウスビル　電話(03)5842-2270(代表)
(03)5842-2272(営業部)
(03)5842-2276(編集部)
web page address　https://www.quint-j.co.jp/

印刷・製本　サン美術印刷株式会社

Printed in Japan　落丁本・乱丁本はお取り替えします
ISBN978-4-7812-0697-4　C3047　定価は表紙に表示してあります